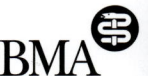

# 英国医師会
# 腰痛・頸部痛ガイド

解剖、診断、治療、そして生活指導と運動療法の詳細

［監訳］
松平浩（東京大学医学部附属病院22世紀医療センター特任教授）
竹下克志（自治医科大学整形外科教授）

# THE BMA GUIDE TO
# BACK CARE
## PREVENTING, DIAGNOSING, AND TREATING BACK AND NECK CONDITIONS

医道の日本社
Ido·No·Nippon·Sha

# 英国医師会 腰痛・頚部痛ガイド
解剖、診断、治療、そして生活指導と運動療法の詳細

## 監訳

**松平浩**　東京大学医学部附属病院
　　　　　22世紀医療センター特任教授

**竹下克志**　自治医科大学整形外科教授

## 訳

**大島寧**　東京大学医学部附属病院
　　　　　整形外科・脊椎外科

**岡敬之**　東京大学医学部附属病院
　　　　　22世紀医療センター

**小野貴司**　東京厚生年金病院
　　　　　脊椎脊髄外科

**粕谷大智**　東京大学医学部附属病院
　　　　　リハビリテーション部鍼灸部門

**勝平純司**　国際医療福祉大学
　　　　　小田原保健医療学部

**河村直洋**　日本赤十字社医療センター
　　　　　脊椎整形外科

**後藤美和**　東京大学医学部附属病院
　　　　　リハビリテーション部

**坂光徹彦**　東京大学医学部附属病院
　　　　　リハビリテーション部

**相馬一仁**　東京大学医学部附属病院
　　　　　整形外科・脊椎外科

**髙橋雅人**　東京大学医学部附属病院
　　　　　リハビリテーション部

**高見沢圭一**　東京大学医学部附属病院
　　　　　リハビリテーション部

**竹下祐次郎**　横浜労災病院
　　　　　脊椎脊髄外科

**谷口優樹**　東京大学医学部附属病院
　　　　　整形外科・脊椎外科

**筑田博隆**　東京大学医学部附属病院
　　　　　整形外科・脊椎外科

**寺山星**　武蔵野赤十字病院
　　　　　整形外科

**唐司寿一**　関東労災病院
　　　　　整形外科・脊椎外科

**原慶宏**　武蔵野赤十字病院
　　　　　整形外科

**東川晶郎**　関東労災病院
　　　　　整形外科・脊椎外科

**増田和浩**　日本赤十字社医療センター
　　　　　脊椎整形外科

**山口正貴**　東京大学医学部附属病院
　　　　　リハビリテーション部

（五十音）

※訳者の所属は初版時（2013年12月）のもの

## 日本語版序

　WHO（世界保健機関）を含む7つの世界主要機関による最新の調査報告（世界の疾病負担研究：Global Burden of Disease Study）によると、生活に支障を与える疾患の第1位は腰痛であることが、2012年の年末に「Lancet」という世界で最も権威のある英国の医学雑誌に掲載されました（Vos T, et al. Lancet 380, 2012）。厚生労働省が公表する「国民生活基礎調査」「業務上疾病発生状況等調査」によると、腰痛は国民の愁訴としても、仕事（作業）が原因で4日以上の休業を要した疾病としても、長年に渡りトップにランクされています。腰痛が、我が国においても世界的にみても最もポピュラーな訴えで社会的損失も大きい問題であるといえます。視点をかえれば、世の中の腰痛対策が奏効しきれていないことを露呈した報告や統計データであると解釈できます。

　その理由として、「木を見て森を見ず」的な医療者の考えや治療行為が根底にあると考えています。具体的には、「脊椎の障害、あるいはより細かい解剖学的部位や組織損傷への執着」と「自分が得意とする、あるいは知識が及ぶ範囲の治療手段への執着」です。一方、世界的な流れと同様に我が国でも、腰痛の捉え方やアプローチ法は、心理・社会的要因の重要性も勘案した方向へ舵が切られ、歴史的な転換期に入ったことを医療者は強く認識する必要性があります。

　本書は、世界的にも信頼の厚い英国医師会（British Medical Association：BMA）が企画・構成した評価の高い書籍の待望の日本語版です。腰痛および腰痛と同様にその診断と治療が容易でない頚部痛や背部痛について、解剖から原因となりうる疾患や病態、診断学、様々な専門領域の治療法、腰痛をはじめとする今後の疼痛治療の基軸と言っても過言ではない運動療法の詳細、そして日常生活や職場での予防法やリラクゼーション法を含む痛みと上手につき合うストラテジーまで丁寧かつフェアに記載されたテキストブックです。理解を助ける豊富なカラーイラストも印象的に感じていただけると思います。そして、本分野の「森を知る」、つまり包括的な知識を整理し、ステレオタイプの医療から脱却するヒントをみつける道標にもなりうるでしょう。

　私たち自身、本書を監訳するにあたって、大変勉強になり、新たな発見が多数ありました。様々な立場で腰痛・頚部痛の臨床に携わっているセラピストの皆さんとコメディカルの方々、さらにはプライマリケア医や本分野における専門医の先生方にも役立つ1冊であると確信しております。本書が腰痛や頚部痛に悩む患者さんの着実な減少という我々の悲願と言ってもよい社会的公益性の一助になれば幸いです。

　なお、本書は英国での医療状況を踏まえており、内容の一部に我が国の医療事情とは異なる表現が含まれていることをご了承ください。

2013年12月吉日

松平浩
竹下克志

# 英国医師会 腰痛・頚部痛ガイド
解剖、診断、治療、そして生活指導と運動療法の詳細

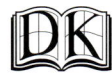

LONDON, NEW YORK, MUNICH,
MELBOURNE, DELHI

| | |
|---|---|
| Senior Editors | Gareth Jones, Ed Wilson |
| Senior Art Editors | Gillian Andrews, Keith Davis |
| Project Editors | Corinne Masciocchi, Hannah Bowen, Cécile Landau, Scarlett O'Hara |
| Project Art Editors | Phil Gamble, Yen Mai Tsang |
| Production Editor | Joanna Byrne |
| Production Controller | Sophie Argyris |
| Jacket Designer | Mark Cavanagh |
| Managing Editor | Stephanie Farrow |
| Managing Art Editor | Lee Griffiths |
| Illustrators | Philip Wilson, Debbie Maizels, Mark Walker, Debajyoti Dutta, Phil Gamble, Darren Awuah |

A Dorling Kindersley Book
www.dk.com

Original Title: BMA Guide to Back Care
Copyright © Dorling Kindersley Limited, 2011

Japanese translation rights arranged with Dorling Kindersley Limited, London through Fortuna Co., Ltd. Tokyo
Japanese version Copyright © IDO-NO-NIPPON-SHA, Inc., 2013
All rights reserved.

本書の情報は、健康全般、食事療法、フィットネス、エクササイズ、リハビリテーション・プログラムに役立つ情報を提供することを目的に書かれたものです。本分野の専門医を含む医師や理学療法士による実際の医療的な指示および指導に代わるものではありません。なんらかの損傷や障害、医学的な問題が感じられた際は、エクササイズを行う前に医療機関を受診してください。著者、編集者、発行者、出版社は本書の掲載内容を利用したことにより生じた人的・物的な損失や損傷、損害、将来的な変化について責任を負いません。また226ページもご参照ください。

# CONTENTS

| | |
|---|---|
| 監訳者・訳者一覧 | 2 |
| 日本語版序 | 3 |
| 本書について | 6 |

## 第1章 腰部と頚部の解剖

| | |
|---|---|
| 脊椎 | 10 |
| 脊柱管・神経 | 14 |
| 筋肉・靭帯 | 16 |

## 第2章 診断と治療

| | |
|---|---|
| 自己診断チャート | 20 |
| 頚部 | 20 |
| 背部 | 22 |
| 腰部と下肢 | 24 |
| 急性頚部痛・神経根痛 | 26 |
| 頚椎椎間板ヘルニア | 27 |
| 急性斜頚 | 28 |
| むち打ち症 | 29 |
| 慢性頚部痛・神経根痛 | 30 |
| 椎間関節の痛み | 31 |
| 筋筋膜性疼痛症候群 | 32 |
| 椎間板の痛み | 33 |
| 胸椎由来の背中の痛み | 34 |
| 機械的疾患 | 35 |
| 急性腰痛 | 36 |
| 急性の腰椎機能障害 | 37 |
| 椎間板ヘルニア・坐骨神経痛 | 38 |
| 仙腸関節の捻挫 | 39 |
| 慢性腰痛 | 40 |
| 椎間板関連の痛み | 41 |
| 椎間関節の痛み | 42 |
| 脊椎分離(すべり)症 | 43 |
| 不安定症と仙腸関節の捻挫 | 44 |
| 非特異性の腰椎機能障害 | 45 |
| 慢性の坐骨神経痛 | 46 |
| 非特異的な神経根痛 | 47 |
| 脊柱管狭窄症 | 48 |
| 梨状筋症候群 | 49 |
| 殿部・尾骨の痛み | 50 |
| 尾骨痛 | 51 |
| 仙腸関節炎 | 52 |
| 中殿筋の機能障害 | 53 |
| 全脊椎に及ぶ症候 | 54 |
| 炎症性疾患 | 55 |
| 異常可動性 | 56 |
| 姿勢性疼痛 | 57 |
| 脊柱側弯症 | 58 |
| 急性脊椎圧迫骨折 | 59 |

## 第3章 腰痛・頚部痛の原因

| | |
|---|---|
| 筋肉の緊張 | 62 |
| 強直性脊椎炎 | 63 |
| 脊椎分離症・脊椎分離すべり症 | 64 |
| 脊椎圧迫骨折 | 65 |
| 異常可動性・不安定性 | 66 |
| 椎間板性疼痛 | 67 |
| 椎間関節の捻挫 | 68 |
| 仙腸関節の捻挫 | 69 |
| 椎間板ヘルニア | 70 |
| 急性斜頚 | 71 |
| むち打ち症 | 72 |
| 脊柱管狭窄症と変形性関節症(脊椎症) | 73 |
| 脊柱側弯症 | 74 |
| 尾骨痛 | 75 |
| 梨状筋症候群 | 76 |
| 中殿筋の機能障害 | 77 |

## 第4章 専門医へのコンサルタントおよび各専門分野の主な治療法

| | |
|---|---|
| 整形外科への受診 | 80 |
| 専門医の診察 | 82 |
| 薬物療法 | 84 |
| ブロック療法 | 86 |
| 手術療法 | 88 |
| 理学療法 | 90 |
| オステオパシー | 94 |
| カイロプラクティック | 96 |
| マッサージ | 98 |
| 鍼灸治療 | 100 |
| リラクゼーション法 | 102 |
| その他の治療法 | 104 |

## 第5章 腰部・頚部のメンテナンス

| | |
|---|---|
| 脊柱のしくみ | 108 |
| 腰背部痛になりやすい人とは？ | 110 |
| 姿勢の改善 | 112 |
| エクササイズとスポーツ | 116 |
| ストレッチの効果 | 118 |
| 健康に良い食事 | 120 |

## 第6章 痛みを予防する方法

| | |
|---|---|
| オフィスのデスクワークでは | 124 |
| 物を持ち上げるとき・運ぶとき | 128 |
| 家事をするとき | 130 |
| 庭仕事をするとき | 132 |
| 車の運転をするとき | 134 |
| 妊娠中の予防対策 | 136 |
| 幼児と接するとき | 138 |

## 第7章 痛みとうまくつき合う方法

| | |
|---|---|
| 痛みとつき合う方法 | 142 |
| 痛みに対する認知 | 144 |
| 腰背部痛の心理的要因について | 146 |
| リラクゼーションによる痛みの緩和 | 148 |
| 横になるとき・寝るとき | 150 |
| 身支度をするとき | 154 |
| 座るとき、歩くとき | 156 |

## 第8章 リハビリテーション・エクササイズ

| | |
|---|---|
| 上背部と頚部 | 160 |
| 腰部と殿部 | 178 |

| | |
|---|---|
| 用語集 | 214 |
| 索引 | 218 |
| 監訳者・訳者プロフィール | 223 |
| 謝辞 | 226 |

## BMA MEDICAL ASSOCIATION

**Chairman of the Council**
Dr Hamish Meldrum

**Treasurer**
Dr David Pickersgill

**Chairman of Representative Body**
Dr Steve Hajioff

## BMA MEDICAL EDITOR
Dr Michael Peters

## CONSULTANT EDITORS
Dr John Tanner
Eva Niezgoda-Hadjidemetri Msc MCSP HPC

## 日本語版製作

| | |
|---|---|
| 編集 | 坂川慎二、椚田直樹<br>（株式会社医道の日本社） |
| カバー・表紙デザイン | 掛川竜 |
| 本文DTP | 宮下晴樹<br>（有限会社ケイズプロダクション） |
| 印刷・製本 | ベクトル印刷株式会社 |

# 本書について

最初に腰部・頚部の解剖、そして腰痛や頚部痛のタイプや原因、さらには症状に合った治療法を解説していく。本書の後半では、日々の生活の中で実践できる手軽な予防対策、痛みとうまくつき合う方法、そして生活環境の見直しのポイントなどをアドバイスする。最終章では、日々の運動プログラムとしても最適なリハビリテーション・エクササイズを紹介する。

---

### 第1章　腰部と頚部の解剖
腰部・頚部の解剖に対する理解を深めるとともに、複雑な脊椎の構造やメカニズム、周囲の神経、筋肉、靱帯との機能の連携について解説する。

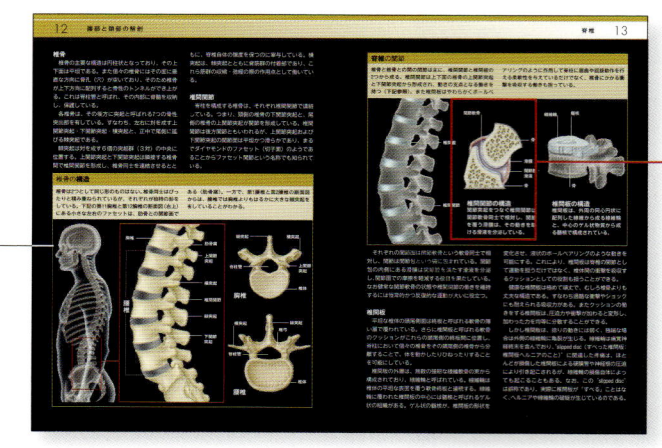

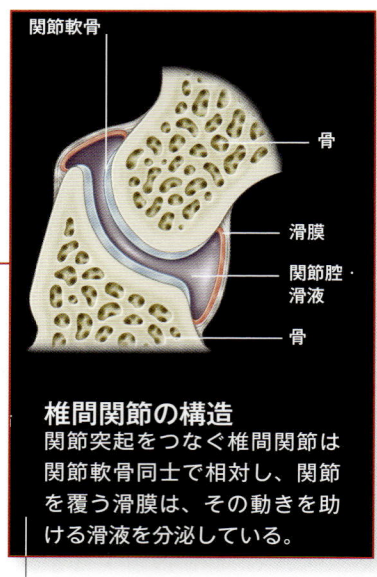

**解剖図**
腰部と頚部の骨格、神経、筋肉、靱帯を部位別にイラストでわかりやすく解説。

腰部・頚部の詳細な解説は、十分な解剖学的な知識を提供する。

### 第2章　診断と治療
脊椎の3つのパートごとのチャート式自己診断法、医師や理学療法士による腰痛・頚部痛の様々な診断や治療の選択肢を提供する。

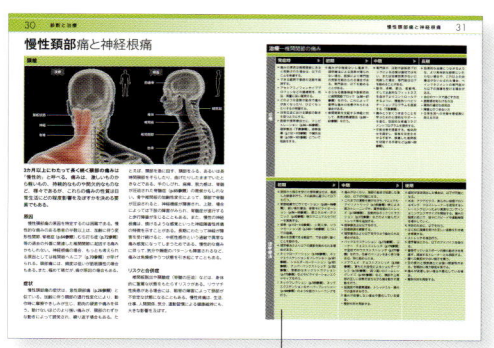

**治療法一覧**
医師や理学療法士が提供する治療法を具体的に解説。

### 第3章　腰痛・頚部痛の原因
先に紹介した各部位の名称が記された解剖図を用いつつ、腰痛・頚部痛の原因や症状をわかりやすく解説する。

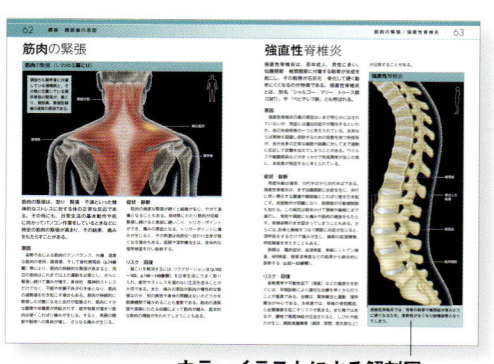

**カラーイラストによる解剖図**
腰部・頚部の骨格、神経、筋肉、靱帯へどのような影響を与えるかビジュアルでわかるように提示。

## 本書について

### 第4章　専門医へのコンサルタントおよび各専門分野の主な治療法
専門医による診察や診断に至るまでの過程、そして医療機関で受ける治療だけでなく、補完代替医療など、腰痛・頚部痛を解消する様々な治療法について解説する。

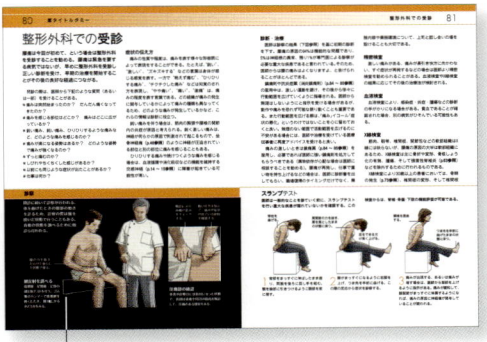

**治療法ナビ**
医療従事者による治療法を個別に紹介。

### 第5章　腰部・頚部のメンテナンス
普段の姿勢や動作における腰部・頚部の役割を説明する。毎日の生活での注意点や腰痛・頚部痛にならないための予防対策を紹介する。

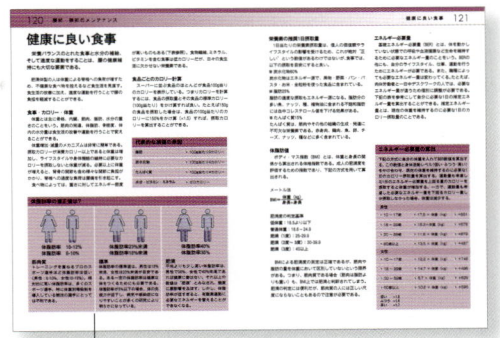

**チャートや図表**
重要なポイントや情報を明確にわかりやすく紹介。

### 第6章　痛みを予防する方法
腰痛や頚部痛を予防するにあたって、毎日の生活や職場における理想的な姿勢や動き、そして症状を悪化させないために役立つ方法について解説する。

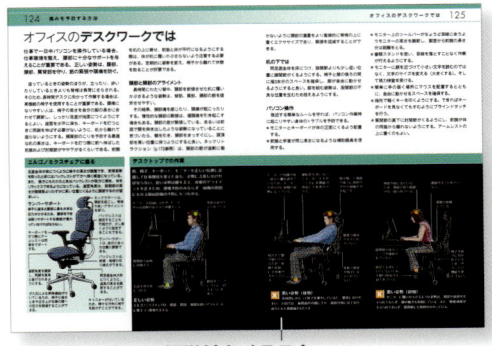

**解説付きイラスト**
正しい姿勢のキーとなる情報を紹介。

### 第7章　痛みとうまくつき合う方法
腰痛や頚部のコンディションを保ち、長期的に痛みを自己管理する方法を紹介する。

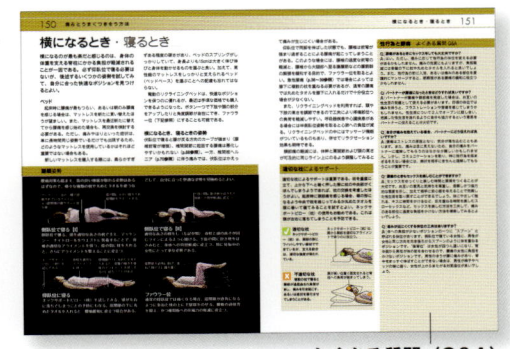

**よくある質問（Q&A）**
治療中の患者から寄せられる質問とその回答例。

### 第8章　リハビリテーション・エクササイズ
リハビリプログラムの一環として、専門の理学療法士が推奨する、様々なエクササイズを目で見て読んでわかるイラストと解説で紹介する。

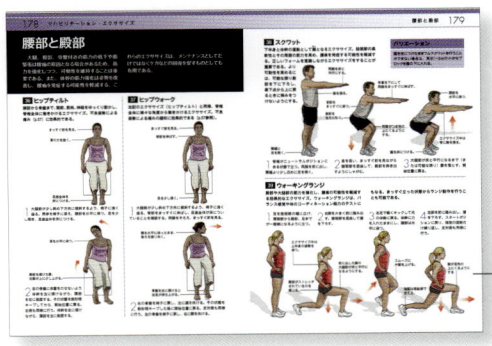

段階を踏んでエクササイズをわかりやすく丁寧に図示。

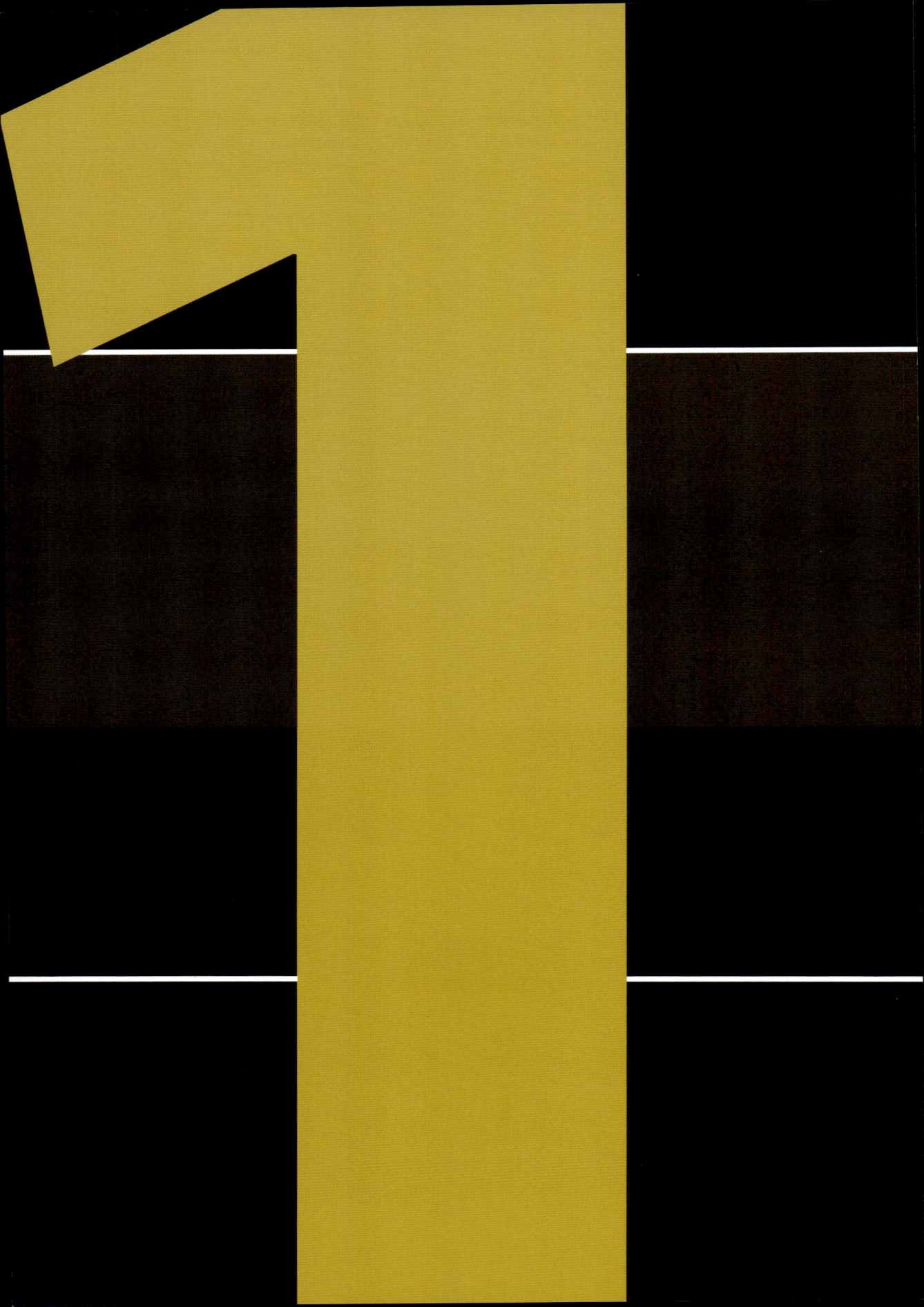

# BACK AND NECK ANATOMY

腰部と頚部の解剖

本章では基本的な解剖についての概要を説明し、腰部・頚部の構造や機能についての理解を深める手助けをします。解剖イラストにより脊椎の構造を部位別にわかりやすく説明します。さらに周囲の神経や筋肉、靱帯との機能の連携についても解説します。

## 10　腰部と頚部の解剖

# 脊椎

脊椎は、身体全体の中心を支える支持組織としてあらゆる動作に関与し、脊髄の支持・保護も同時に行っている。立位の際には、体重を支えるのに十分に強固である必要があり、また上肢や下肢のスムーズな動きを助けるために、しなやかさと強さを備えている必要もある。

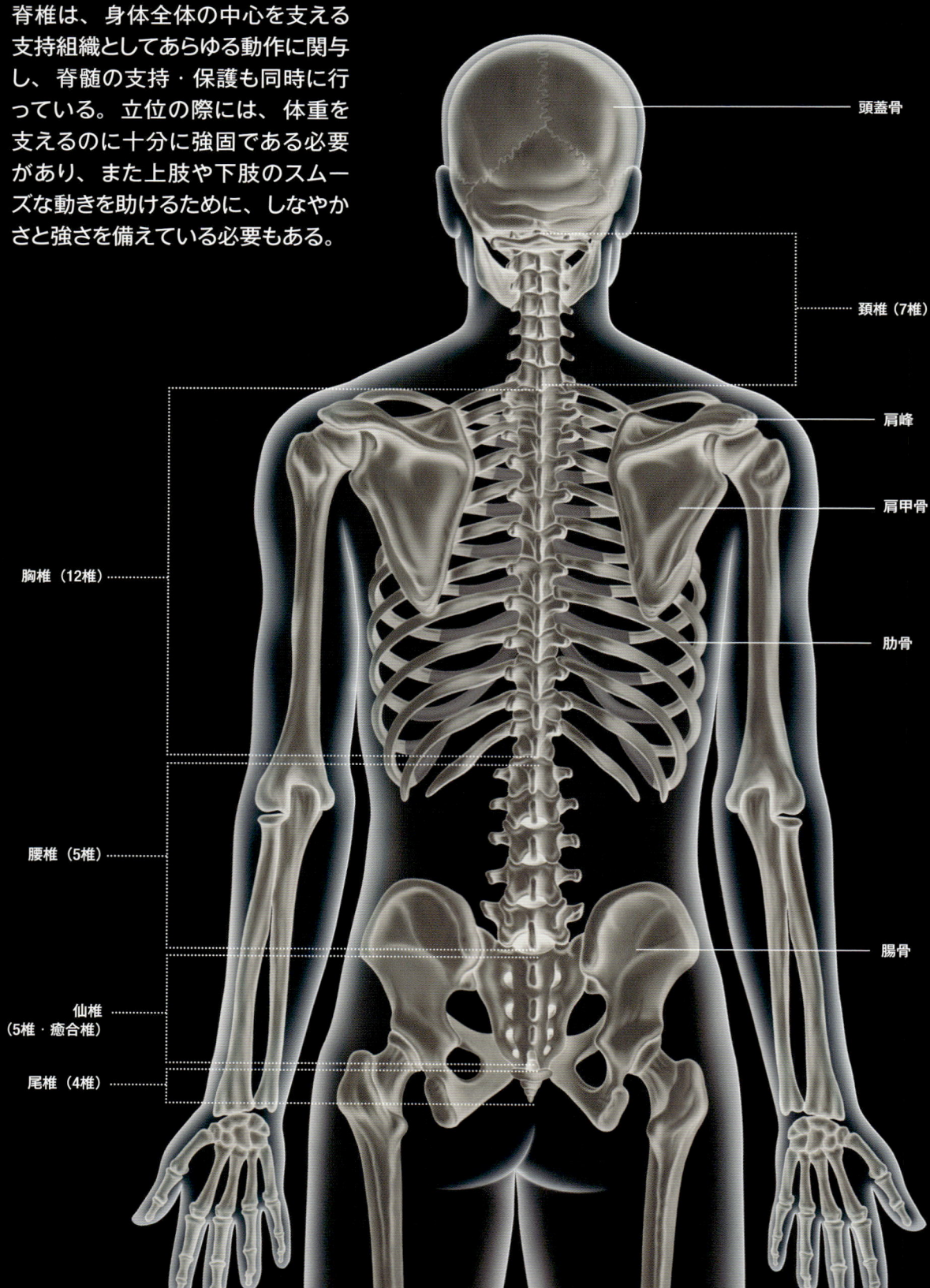

- 頭蓋骨
- 頚椎（7椎）
- 肩峰
- 肩甲骨
- 肋骨
- 腸骨
- 胸椎（12椎）
- 腰椎（5椎）
- 仙椎（5椎・癒合椎）
- 尾椎（4椎）

# 脊椎

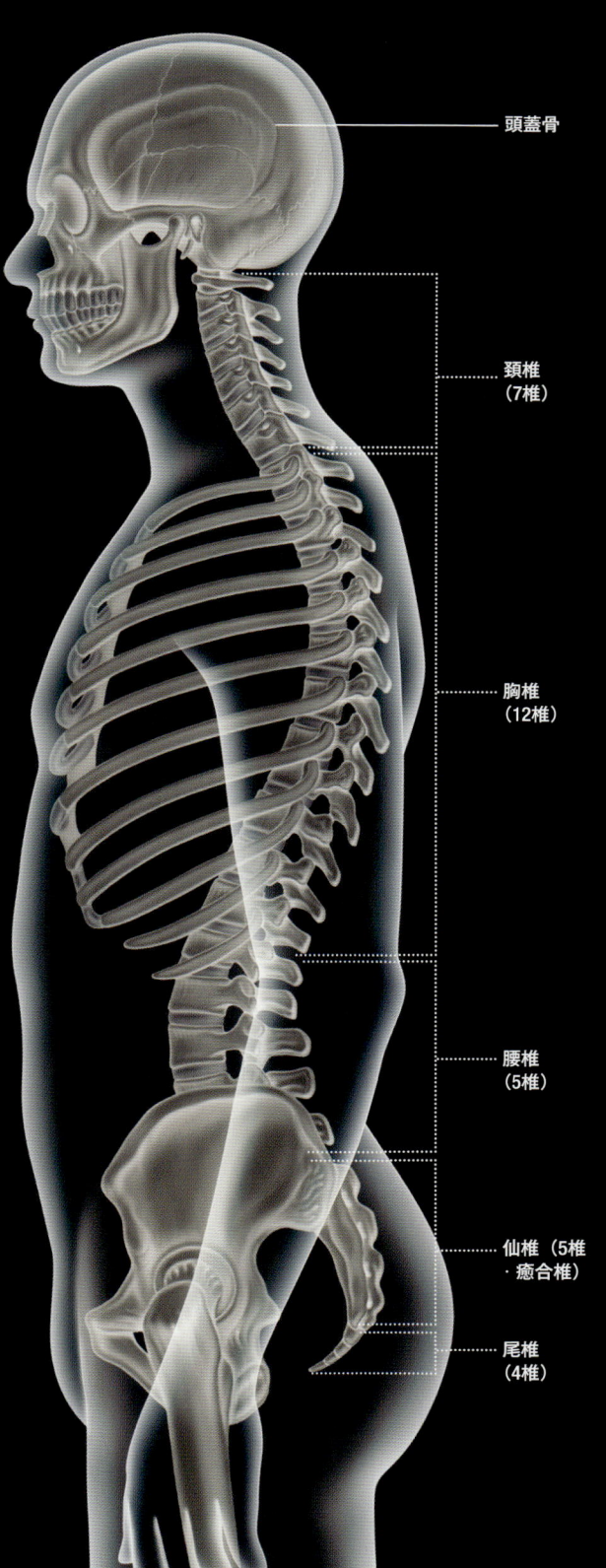

頭蓋骨
頸椎（7椎）
胸椎（12椎）
腰椎（5椎）
仙椎（5椎・癒合椎）
尾椎（4椎）

## 脊柱

脊椎は、椎骨という最多で34個の骨から成る支柱である。これらの椎骨のうち、可動性を持つ部分は以下の3つのグループ、すなわち7個の頸椎（頸部）、12個の胸椎（背部）、5個の腰椎（腰部）に分類される。残りの10個の椎骨は脊椎の基部に位置しているが、このうち、5個の仙椎は癒合して逆三角形の形状をした仙骨を形成し、左右の腸骨の間に位置して骨盤を構成する。さらにこの尾側に3～5個（多くの場合は4個）の尾椎があり、これらがすべて、または一部癒合して尾骨を形成する。尾骨は、ヒトが祖先から引き継いだ尻尾の名残である。

## 頸椎

頸椎を構成する7個の椎骨は、頭蓋骨を支える主な支持組織であると同時に、頭を捻ったり頷いたりする動きを可能にしている。もともと脊椎は可動性を有しており、ほとんどすべての方向への屈曲・回旋運動が可能であるが、頸椎はその中で最も可動域が大きい。

## 胸椎

背部中央に位置する12個の椎骨は、それぞれが左右で肋骨と連結して胸郭を形成し、これが心臓・肺・肝臓などの臓器を包み保護している。深呼吸の吸気の際には胸椎はわずかに伸展し、胸郭が全体的に膨らむように持ち上がり、呼気の際には胸椎は屈曲する。また上半身を捻る動きは胸椎を中心として行われる。

## 腰椎

身体を起こしている間、つまり人間が起きているほとんどの時間は、この5個の椎骨から成る腰椎が体重を支え、上半身と下半身をしなやかに連動させている。

## 仙椎

腰椎の尾側では、5個の仙椎が癒合して1個の仙骨を形成している。男性と女性では仙骨の形に大きな違いがあり、男性の仙骨は女性に比べて幅が狭く長いのが特徴である。

仙椎は、仙尾連結と呼ばれる関節によって、尾椎と連結している。複数の尾椎が集まって尾骨を形成する。

## 椎骨

椎骨の主要な構造は円柱状となっており、その上下面は平坦である。また個々の椎骨にはその面に垂直な方向に骨孔（穴）が空いており、そのため椎骨が上下方向に配列すると骨性のトンネルができ上がる。これは脊柱管と呼ばれ、その内部に脊髄を収納し、保護している。

各椎骨は、その後方に突起と呼ばれる7つの骨性突出部を有している。すなわち、左右に対を成す上関節突起・下関節突起・横突起と、正中で尾側に延びる棘突起である。

棘突起は対を成す6個の突起群（3対）の中央に位置する。上関節突起と下関節突起は隣接する椎骨間で椎間関節を形成し、椎骨同士を連結させるとともに、脊椎自体の強度を保つのに寄与している。横突起は、棘突起とともに背筋群の付着部であり、これら筋群の収縮・弛緩の際の作用点として働いている。

## 椎間関節

脊柱を構成する椎骨は、それぞれ椎間関節で連結している。つまり、頭側の椎骨の下関節突起と、尾側の椎骨の上関節突起が関節を形成している。椎間関節は後方関節ともいわれるが、上関節突起および下関節突起の関節面は平坦かつ滑らかであり、まるでダイヤモンドのファセット（切子面）のようであることからファセット関節という名称でも知られている。

### 椎骨の構造

椎骨は2つとして同じ形のものはない。椎骨同士はぴったりと積み重ねられているが、それぞれが独特の形をしている。第11胸椎と第12胸椎の断面図にある小さな左右のファセットは、肋骨との関節面である（肋骨窩）。一方で、第1腰椎と第2腰椎の断面図からは、腰椎では胸椎よりもはるかに大きな棘突起を有していることがわかる。

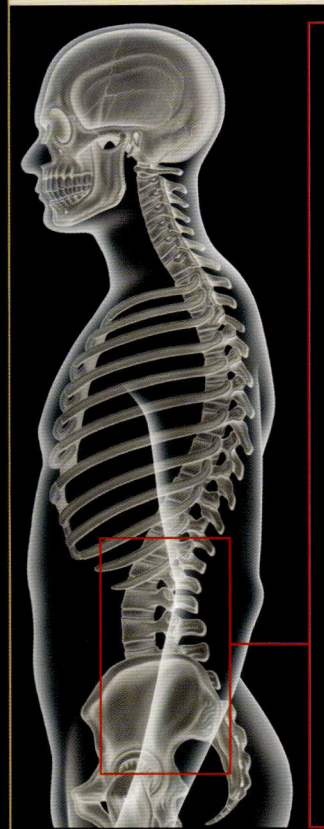
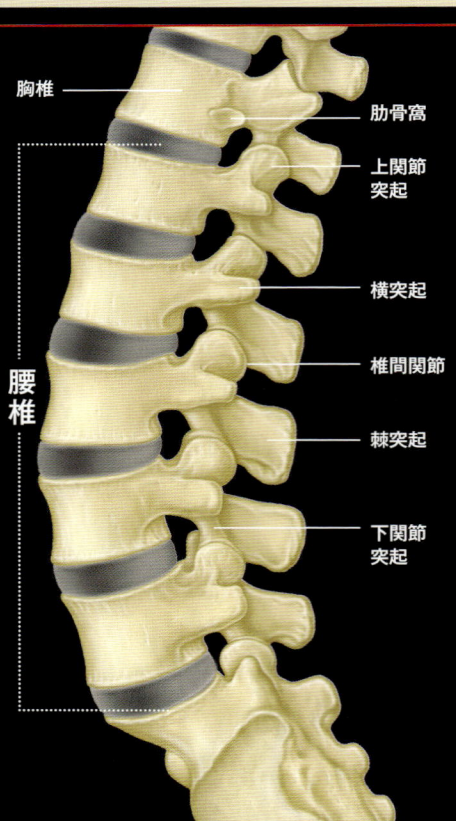
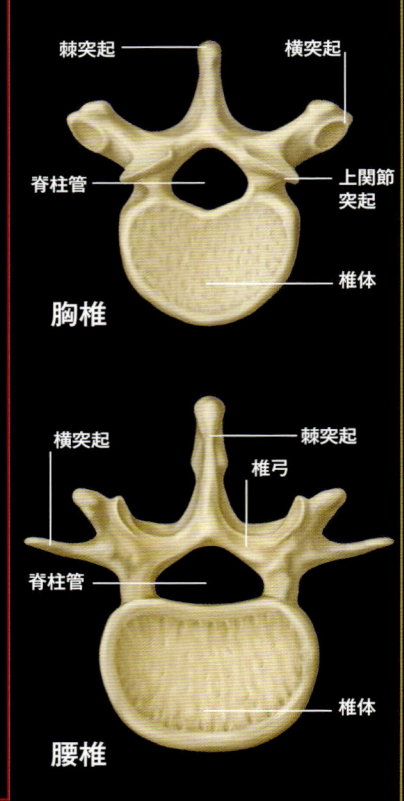

## 脊椎の関節

椎骨と椎骨との間の関節は主に、椎間関節と椎間板の2つから成る。椎間関節は上下面の椎骨の上関節突起と下関節突起から形成され、動きの支点となる働きを持つ。また椎間板はやわらかくボールベアリングのように作用して脊柱に屈曲や回旋動作を行える柔軟性を与えているだけでなく、椎骨にかかる衝撃を吸収する働きも担っている。

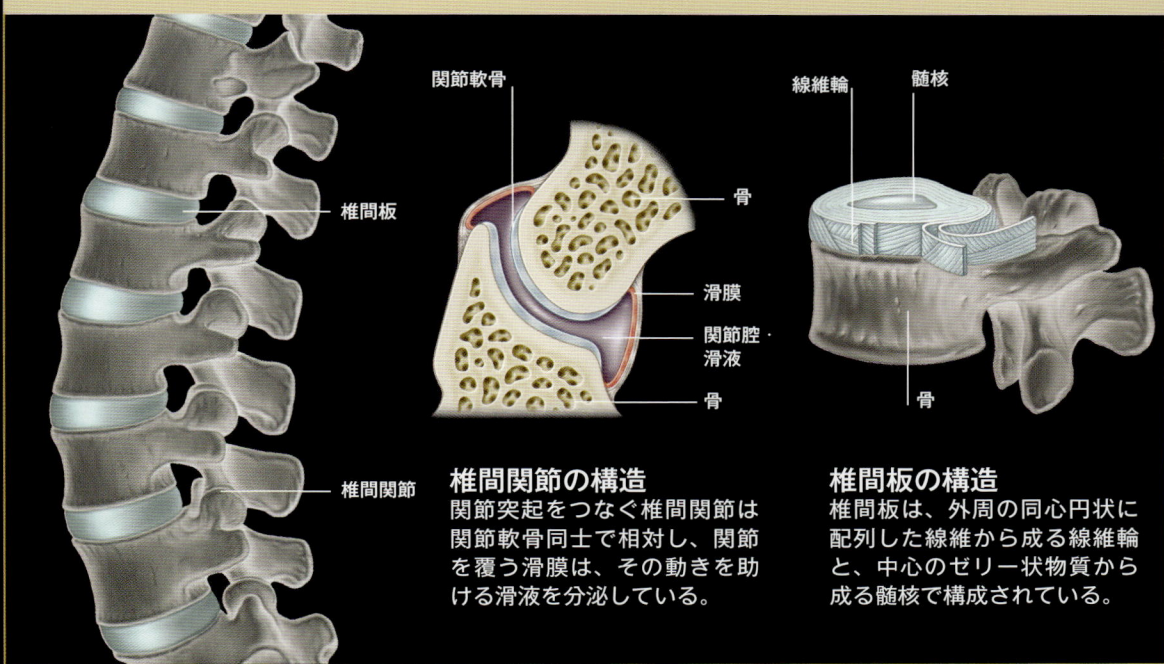

**椎間関節の構造**
関節突起をつなぐ椎間関節は関節軟骨同士で相対し、関節を覆う滑膜は、その動きを助ける滑液を分泌している。

**椎間板の構造**
椎間板は、外周の同心円状に配列した線維から成る線維輪と、中心のゼリー状物質から成る髄核で構成されている。

　それぞれの関節面は関節軟骨という軟骨同士で相対し、関節は関節包という袋に包まれている。関節包の内側にある滑膜は関節腔を満たす滑液を分泌し、関節面での摩擦を軽減する役目を果たしている。なお健常な関節軟骨の状態や椎関関節の働きを維持するには恒常的かつ反復的な運動が大いに役立つ。

### 椎間板

　平坦な椎体の頭尾側面は終板と呼ばれる軟骨の薄い層で覆われている。さらに椎間板と呼ばれる軟骨のクッションがこれらの頭尾側の終板間に位置し、脊柱において個々の椎骨をその頭尾側の椎骨から分離することで、体を動かしたり捻ったりすることを可能にしている。

　椎間板の外層は、無数の強靱な線維軟骨の束から構成されており、線維輪と呼ばれている。線維輪は椎体の平坦な表面を覆う軟骨終板と連続する。線維輪に覆われた椎間板の中心には髄核と呼ばれるゼリー状の組織がある。ゼリー状の髄核が、椎間板の形状を変化させ、液状のボールベアリングのような動きを可能にする。これにより、椎間板は脊椎の関節として運動を担うだけではなく、椎体間の衝撃を吸収するクッションとしての役割も担うことができる。

　健康な椎間板は極めて頑丈で、むしろ椎骨よりも丈夫な構造である。すなわち過酷な衝撃やショックにも耐えられる吸収力がある。またクッションの働きをする椎間板は、圧迫力や衝撃が加わると変形し、加わった力を均等に分散することができる。

　しかし椎間板は、捻りの動きには弱く、極端な場合は外側の線維輪に亀裂が生じる。線維輪は痛覚神経終末を含んでおり、"slipped disc（すべった椎間板：椎間板ヘルニアのこと）"に関連した疼痛は、ほとんどが髄核の膨隆や脱出による硬膜管や神経根の圧迫で生じるが、線維輪の損傷自体によっても起こることもある。なお、この"slipped disc"は誤称であり、実際に椎間板が「すべる」ことはなく、ヘルニアや線維輪の破綻が生じているのである。

# 脊柱管・神経

椎骨が上下に積み重なって脊柱を形成するが、その骨孔は連続して脊柱管と呼ばれる管状構造を形成する。脊柱管は、内部に脊髄を収納してこれを保護する役割を担う。この神経の束である脊髄は、脳と全身の神経をつなぎ、求心性または遠心性の信号伝達を担っている。

**脊髄**
脊髄は脊柱管に沿って脳幹から第1・第2腰椎まで続いており、その下端よりさらに尾側は馬尾と呼ばれる神経線維の束へ移行している。

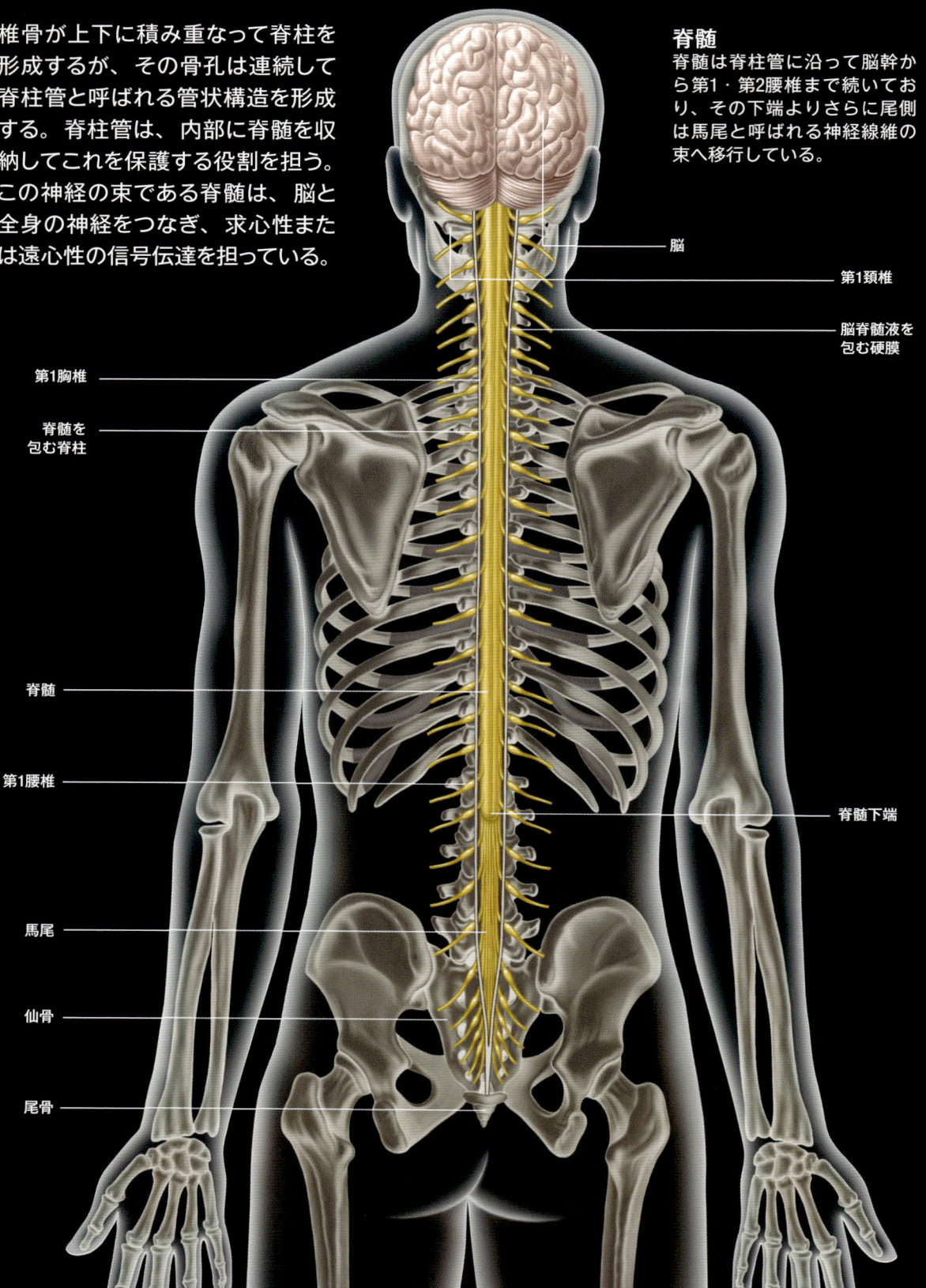

## 脊髄

脊髄は、密につまった神経線維の束であり、脳と身体各部の広大な神経ネットワークをつないで、全身のあらゆる運動と感覚を制御している。その長さには個人差もあるが、一般的に延髄から第1・第2腰椎まで続いている。この脊髄下端より尾側にも多数の神経線維が存在しているが、これらはその外観が「馬のしっぽ」のように見えることから、馬尾と呼ばれている。

### 脊髄神経

脊髄神経は、左右一対ずつ分岐し、椎体と椎間関節の隙間である椎間孔から脊柱管外へ出ていく。

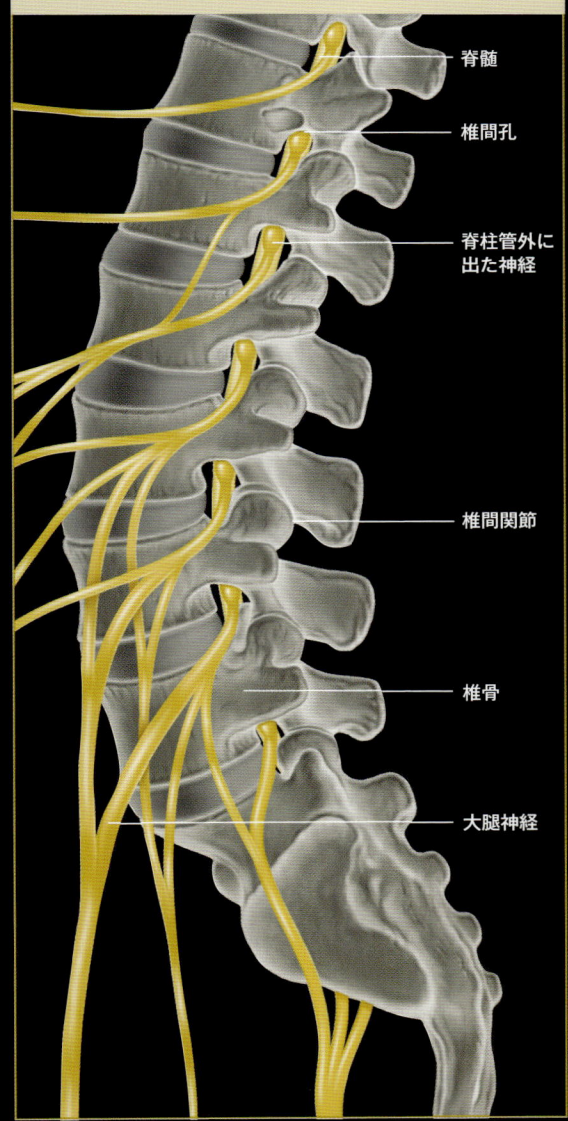

脳を包み保護する3枚の膜（髄膜）は、脊髄全体も包み、保護している。これらの膜のうち最外層は硬膜と呼ばれ、5つの椎骨の癒合椎である仙骨の第2仙椎へと続いている。脊柱の間隙（椎間孔）を通って脊髄から分岐した神経根では、これを包み保護する神経根鞘が硬膜嚢から移行している。

硬膜嚢は全体にわたって圧に対して鋭敏に反応する。硬膜嚢は神経根鞘とともに可動性が高い組織だが、曲げられたり伸ばされたりすると、神経根が膨隆した椎間板に接触しやすくなり、その際に下肢を伸展挙上すると神経が刺激され、下肢痛を生じることになる。

硬膜嚢の内側のくも膜下腔には、脳脊髄液が存在する。この無色透明の液体は、脳を包み外傷から保護しており、同様に脊髄周囲に存在して外部の衝撃から守る役割を果たしている。

### 神経による筋収縮の指令

人体の神経系は、無数の神経線維から構成されており、脳から、または脳へ電気信号を伝える役割を果たしている。つまり、脳は身体全体の働きを神経系によって制御している。神経線維には主に感覚線維と運動線維の2種類がある。感覚線維には、痛みや温度変化等の感覚に関連した情報を脳に伝える。一方で運動線維は、脳から出る運動の指令をそれぞれの筋肉に伝えている。筋線維束は、収縮・弛緩にかかわらず、常に神経刺激を受け、その動きを制御されている。

たとえば、肘を曲げるという動作は、まず脳から「肘を曲げる」ための信号が神経に送られる。その信号が上腕にある上腕二頭筋を収縮させて前腕を引き上げ、肘関節を屈曲させる。

脳から神経系を通して伝えられる電気信号は、心臓の拍動や呼吸、消化といった活動など、普段我々が意識していない、生命維持にかかわる臓器の筋活動も制御している。これらは自律神経系と呼ばれている。自律神経系には、交感神経系と副交感神経系と呼ばれる2種類がある。交感神経系は脈拍の増加など急性ストレス反応で働く神経系であり、逆に副交感神経系は唾液分泌時など体がリラックスした状態のときに働く神経系である。

# 筋肉・靱帯

背部の筋肉は、脊椎のまわりで何層にも折り重なっている。これらの筋肉は身体を動かすだけでなく、安定化させる役割も果たしている。

**背筋群**
小さい筋群（下図右側）は、主に姿勢を調整している。そしてこれらを覆うように付着する大きい筋群（下図左側）が、体幹の動きを制御している。

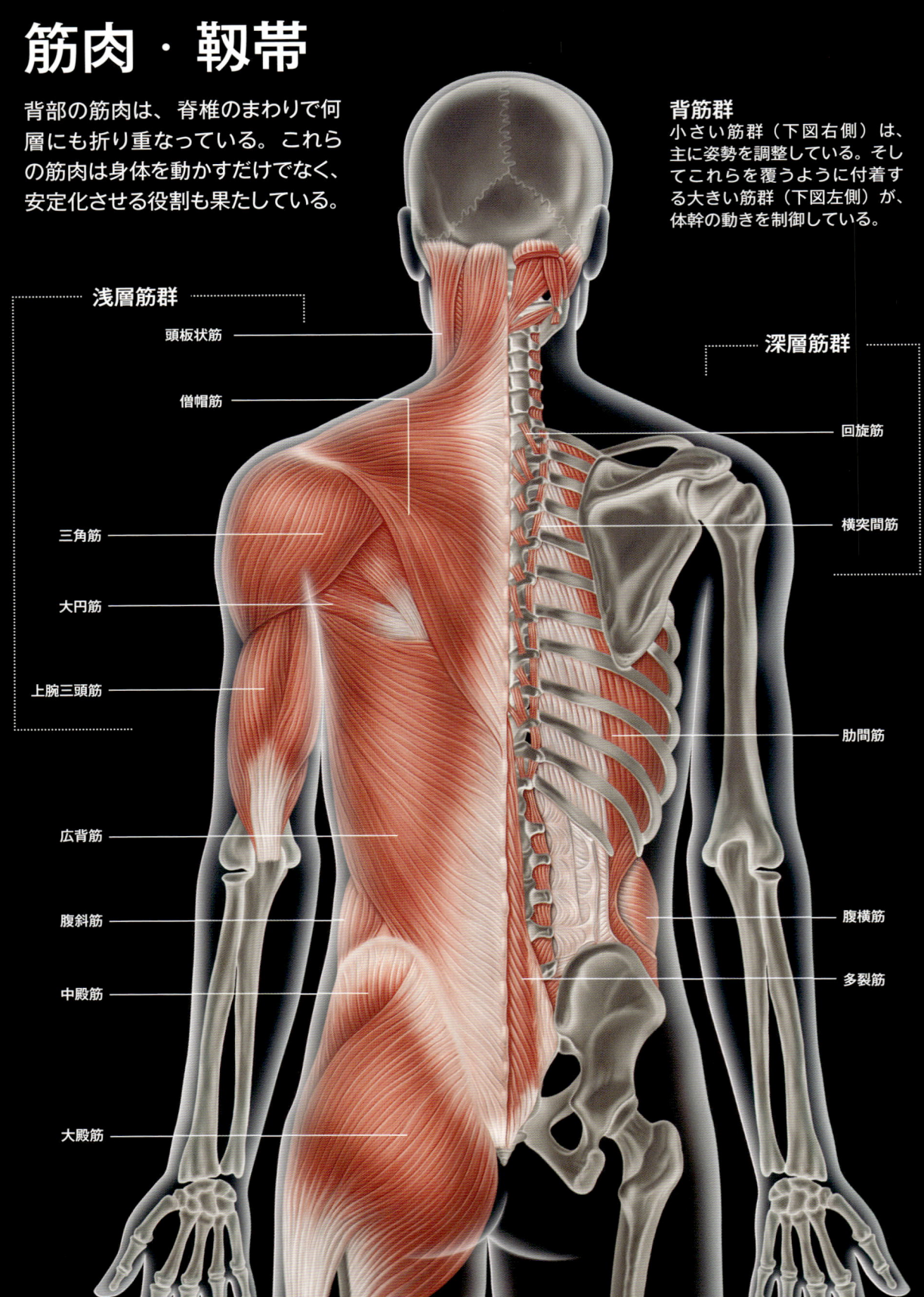

浅層筋群
- 頭板状筋
- 僧帽筋
- 三角筋
- 大円筋
- 上腕三頭筋
- 広背筋
- 腹斜筋
- 中殿筋
- 大殿筋

深層筋群
- 回旋筋
- 横突間筋
- 肋間筋
- 腹横筋
- 多裂筋

## 筋群

それぞれの脊椎関節の周辺に、複数の筋群が存在する。それらの筋の両端は異なる椎骨に対して直接または腱と呼ばれる強靭な線維組織を介して付着している。体の深層にある小さな筋肉で構成されている深層筋群は、主に姿勢を調節する役割を果たす。それらを覆う、より大きな浅層筋群は、体幹の動きをサポートする役割を担う。なお、これらの筋群は1つの動作をするときには通常ペアになって動く。つまりある筋肉が収縮する際には、その逆側の筋肉が弛緩する。

## スタビライザー

椎骨間の関節近傍に存在する小さな筋群の収縮は、わずかな動きの変化を起こす。これらの筋肉は、主に脊椎の姿勢制御を主な役割とし、スタビライザーという呼称で知られている。

## モビライザー

浅層に位置し、皮膚表面から確認できる長く強力な筋群が、体幹の大きな動きを制御している。後方に存在する筋群は脊柱起立筋群と呼ばれる。体幹を前屈すると伸張され、直立または起立の際に強力に収縮し、脊椎に圧迫力がかかる。

体幹の前面から両側部にかけては腹筋群があり腹腔および胸腔内圧を高めることで脊椎を支持する働きをしている。たとえば、重量挙げの選手は重いバーベルを挙げる際、息を止めて腹部の筋肉を緊張させる。また最も深層にある腹横筋は日常生活や様々な動きを常にサポートしている。

## 筋肉と体幹運動

脊椎を捻る動きをする際は、体幹筋と呼ばれる腹筋や背筋が重要な役割を果たしている。他の筋肉と同じように、体幹筋も動作の際には収縮する筋と、反対に弛緩する筋肉がペアで機能する。

たとえば、ゴルファーが力強いドライバーショットを打つには、大きな捻りの力が必要であるが、この力は反対側の筋肉のゆるみによってバランスが取られて脊椎から両下肢へと伝わるのである。体幹筋の周囲には肩や股関節の筋肉があるが、長く強力な筋群がこれらの関節の動きをサポートし、深層の小さい筋群がスタビライザーとしての働きをし、動きをコントロールしている。

## 健康な筋肉の維持

筋肉は多くの酸素を必要とするため、豊富な血液供給が必要である。筋肉が痛みに反応して攣縮(れんしゅく)を起こす、あるいは不良姿勢により硬直してしまうと、筋血流量は低下する。この状態が慢性的に続くと、筋力は低下して、弾力性（柔軟性）も失われる。

筋力を維持するためには適度な運動が必要である。たとえば机の前に座るなど同じ姿勢を長時間続ける際は、定期的にストレッチを行うことにより筋肉の短縮や筋力低下の予防に役立つ。長引く痛みやストレスも筋肉を硬直させてしまうため、体をリラックスさせることも健康な筋肉を維持する上では重要である。

また筋肉にとっては神経支配が極めて重要である。神経や脊髄内の神経細胞が外傷や感染症等により損傷を受けた場合、神経支配を失った筋肉は収縮力を失い萎縮していく。

### 脊柱の靱帯

弾力性のある線維性の組織、つまり靱帯は脊椎の関節を結合し、脊柱としての支持性を保ち、どの方向にもわずかな可動性のみ持たせている。また多くの靱帯には、神経終末が多く存在している。

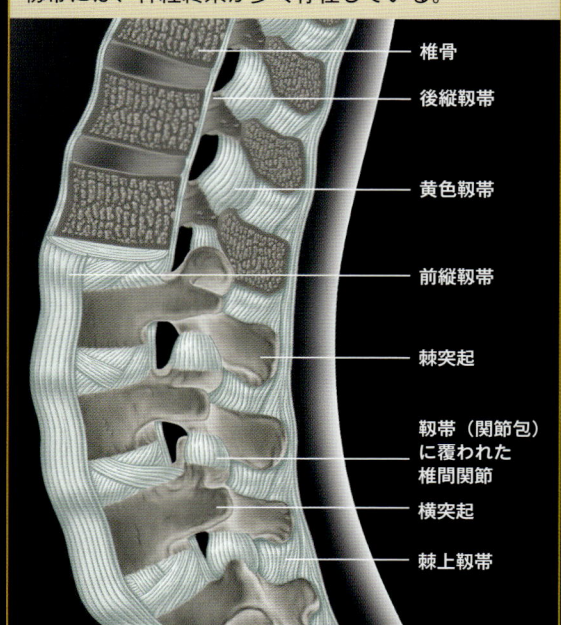

- 椎骨
- 後縦靱帯
- 黄色靱帯
- 前縦靱帯
- 棘突起
- 靱帯（関節包）に覆われた椎間関節
- 横突起
- 棘上靱帯

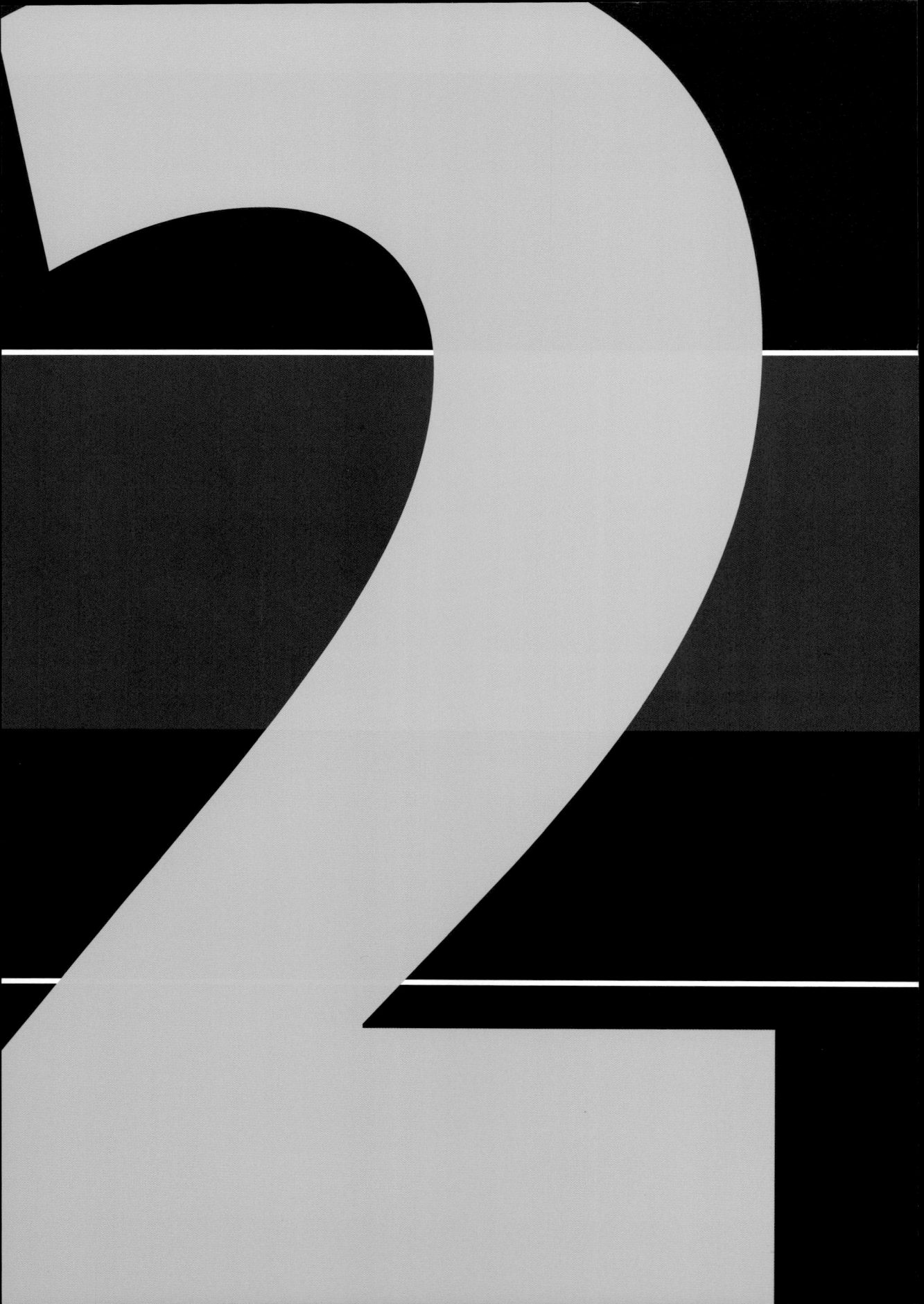

# DIAGNOSIS AND TREATMENT

診断と治療

本章ではまず、症状ごとの自己診断を行うチャートをベースに、腰痛・頸部痛の一般的な原因に加え、症候と予後、そして症状ごとのリハビリテーションを含む治療のオプションについても時間軸を考慮して解説します。

# 自己診断チャート：頚部

この自己診断チャートは、頚部痛の実態と原因を探るだけでなく、それぞれの症状に該当する本書のページを提示している。自己診断結果はあくまでも参考情報の一つであるため、必ず医療機関を受診し、正確な診断を受けることが重要である。

**START HERE**

痛みは数時間かけて徐々に増してきたか？
- NO
- YES

ここ数日の間に交通事故に遭うなど、大きな衝撃を受けたことはあるか？
- NO
- YES

その後、体がだるい、あるいは脚や腕の筋力低下を感じるか？
- NO
- YES

痛むのは頚部だけか？ 痛み始めたのはけがをしてから数時間の間か？
- NO
- YES

頚部のこりの他に、頭痛、吐き気、嘔吐、めまい、ふらつき、光に過敏になるなどの症状はあるか？
- NO
- YES

朝起きると頚部がこっている、痛みなどの症状はあるか？
- NO
- YES

何気ない動きでも、肩や上腕に突然強い痛みが走ることはあるか？
- NO
- YES

**急性斜頚**（p.71参照）の可能性があるため、整形外科を受診する。

**髄膜炎**もしくは**脳出血**の可能性があるため、早急に医療機関を受診する。

**脊髄損傷**の可能性があるため、早急に医療機関を受診する。

いわゆる**むち打ち症**（p.72参照）の可能性があるので、整形外科を受診する。

**椎間板ヘルニア（突出型）**（p.70参照）もしくは**椎間関節の捻挫**（p.68参照）などの可能性があるため、整形外科を受診する。

自己診断チャート：頚部

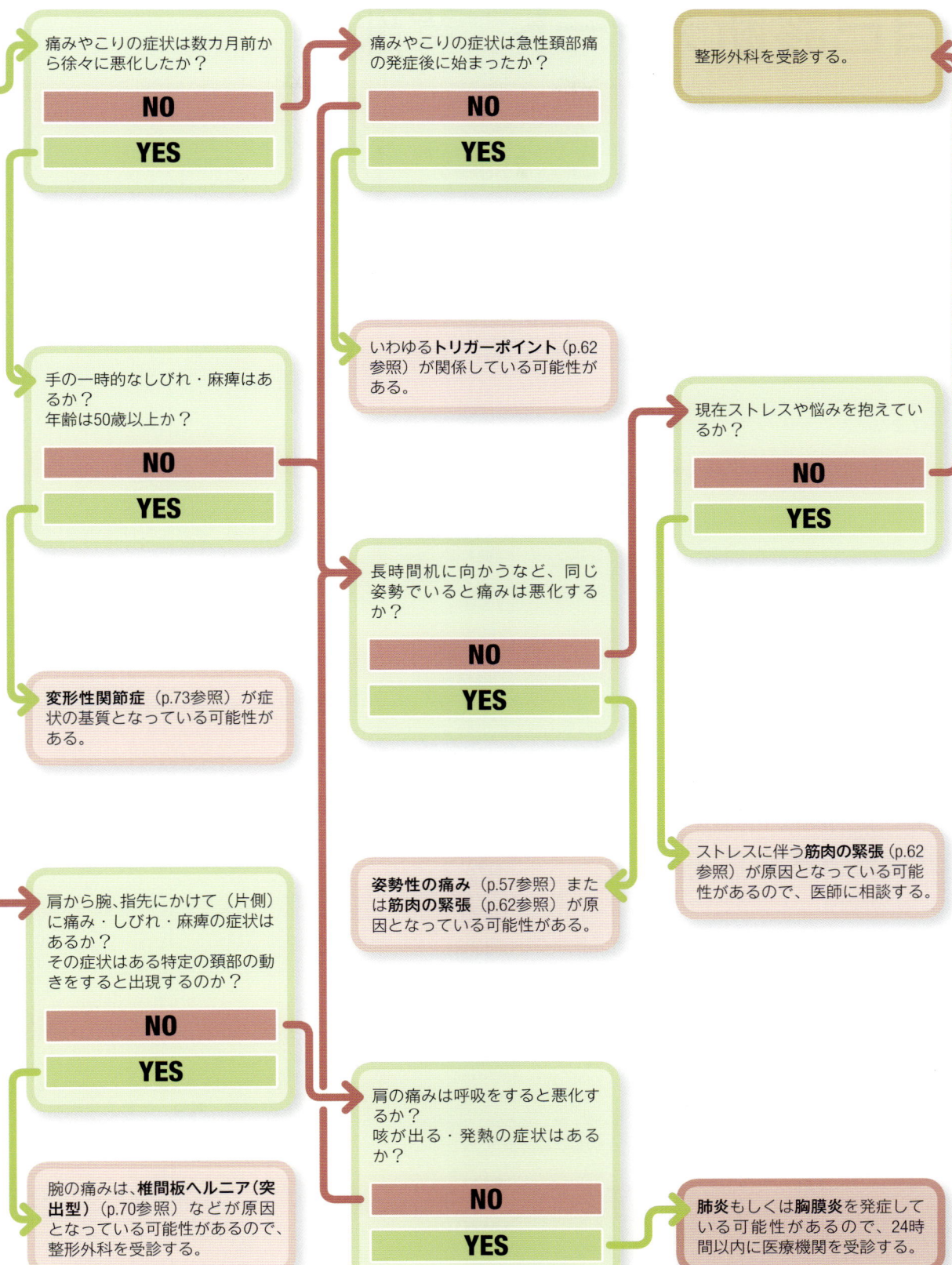

# 自己診断チャート：背部

この自己診断チャートは、背中の痛みの実態と原因を探るだけでなく、それぞれの症状に該当する本書のページを提示している。自己診断結果はあくまでも参考情報の一つであるため、必ず医療機関を受診し、正確な診断を受けることが重要である。

**START HERE**

痛みは数時間かけて徐々に増してきたか？
- NO
- YES

痛みが始まったのは、患部に直接衝撃を受けた後か？
- NO
- YES → **肋骨の骨折・ひび**、さらには深刻な**脊髄損傷**の可能性があるため、早急に医療機関を受診する。

痛みは、寝返りを打つなどの何気ない動作をした直後から始まったか？
- NO
- YES → **椎間関節の機能障害**（p.68参照）もしくは**椎間板ヘルニア（突出型）**（p.70参照）の可能性があるため、整形外科を受診する。

胸部全体もしくは片側に放散する鋭い痛みがあるか？ 呼吸をすると痛みは増すか？
- NO
- YES

常に激しい痛みがあるか？ 高齢であるか、または体が弱いほうか？
- NO
- YES → 骨の脆弱による**骨折**（p.65参照）の可能性があるため、早急に医療機関を受診する。

動く・姿勢を変えるなどで痛みは悪化するか？
- NO
- YES

咳・熱・息切れ・呼吸困難などの症状はあるか？
- NO
- YES → **胸膜炎、肺炎、気管支炎**を発症している可能性があるため、24時間以内に医療機関を受診する。

自己診断チャート：背部

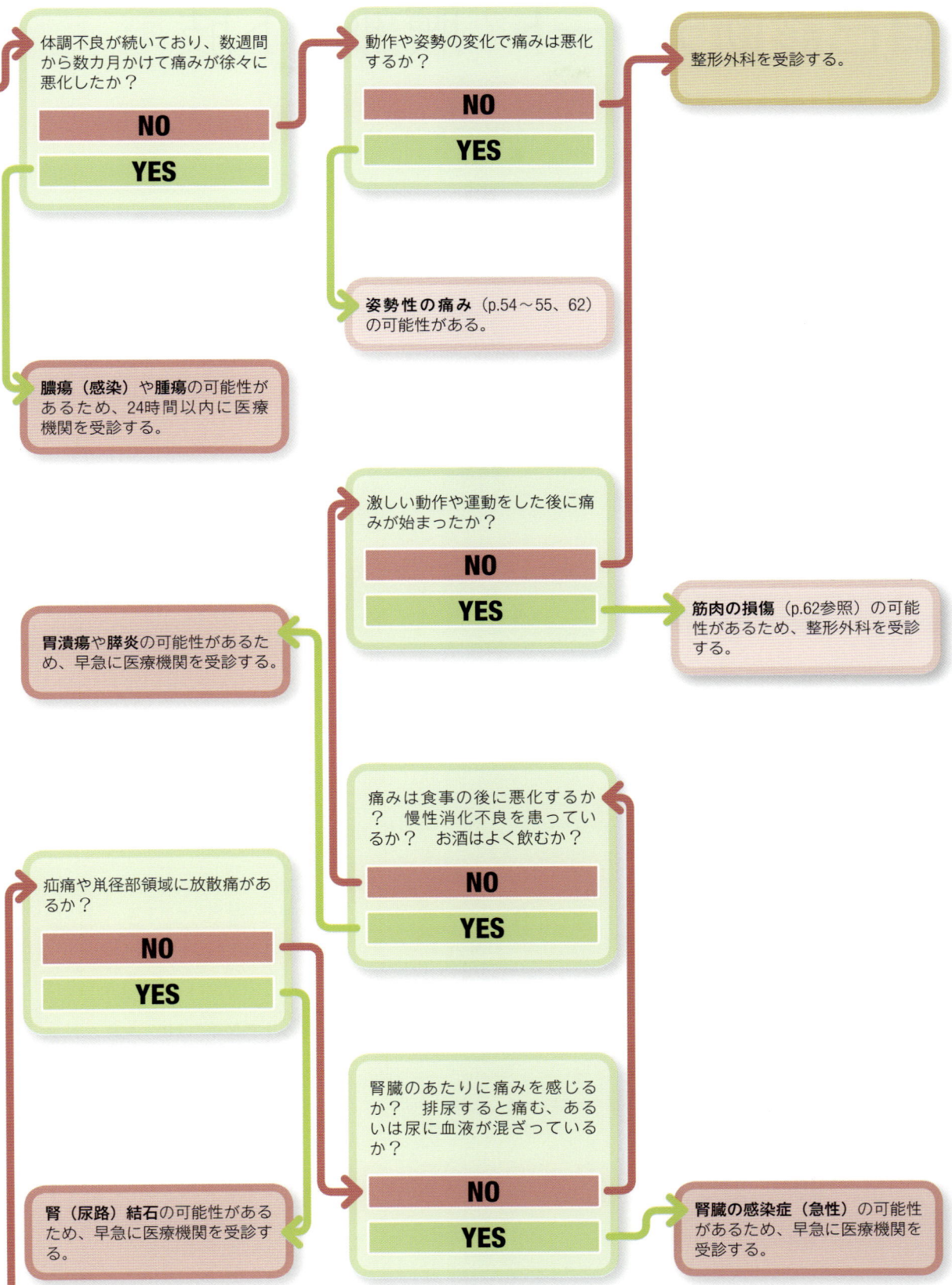

# 自己診断チャート：腰部と下肢

この自己診断チャートは、腰部と下肢の痛みの実態と原因を探るだけでなく、それぞれの症状に該当する本書のページを提示している。自己診断結果はあくまでも参考情報の一つであるため、必ず医療機関を受診し、正確な診断を受けることが重要である。

**START HERE**

- 腰の痛みは数時間かけて徐々に増してきたか？ → NO / YES
- 片脚もしくは両脚に痛みがあるか？ → NO / YES
- 痛みは主に片側の殿部と大腿部後面にかけて感じるか？ → NO / YES
- 痛みは主に腰部や鼠径部領域に感じ、脚の前面に放散する鋭い痛みもあり、歩くと痛みが増すか？ → NO / YES
- 不自然な捻りや前屈あるいは重い荷物を持ち上げた後に痛みは始まったか？ → NO / YES
- 脚の痛みは数時間で出現したか？ → NO / YES
- 脚に持続的・間欠的な痛み（しびれや麻痺を伴う場合もある）があるか？ → NO / YES
- 早歩きなど適度な運動をしたときに下腿の筋肉に痛みが生じるか？ → NO / YES
- 長時間立ったり、歩いたりすると両脚に痛みや違和感があるか？ → NO / YES
- 何気ない動作をした直後から痛みが始まったか？ → NO / YES
- 片方の脚にしびれや麻痺を伴う強い痛みがあるか？ → NO / YES

**結果：**

- **椎間板の突出**や（線維輪の）**亀裂**（p.67参照）または**椎間関節の捻挫**（p.68参照）の可能性があるため、整形外科を受診する。
- **椎間板ヘルニア**（p.70参照）、**脊柱管狭窄症**（p.73参照）または**梨状筋症候群**（p.76参照）などによる**坐骨神経痛**（p.46〜49参照）の可能性があるため、整形外科を受診する。
- **末梢動脈の循環不全**が原因である可能性があるため、医療機関を受診する。
- **仙腸関節の捻挫・炎症**（p.69参照）、**中殿筋の機能障害**（p.77参照）、または**梨状筋症候群**（p.76参照）の可能性があるため、整形外科を受診する。
- **脊椎すべり症**（p.64参照）を含む中心性の**脊柱管狭窄症**（p.73参照）の可能性があるため、整形外科を受診する。

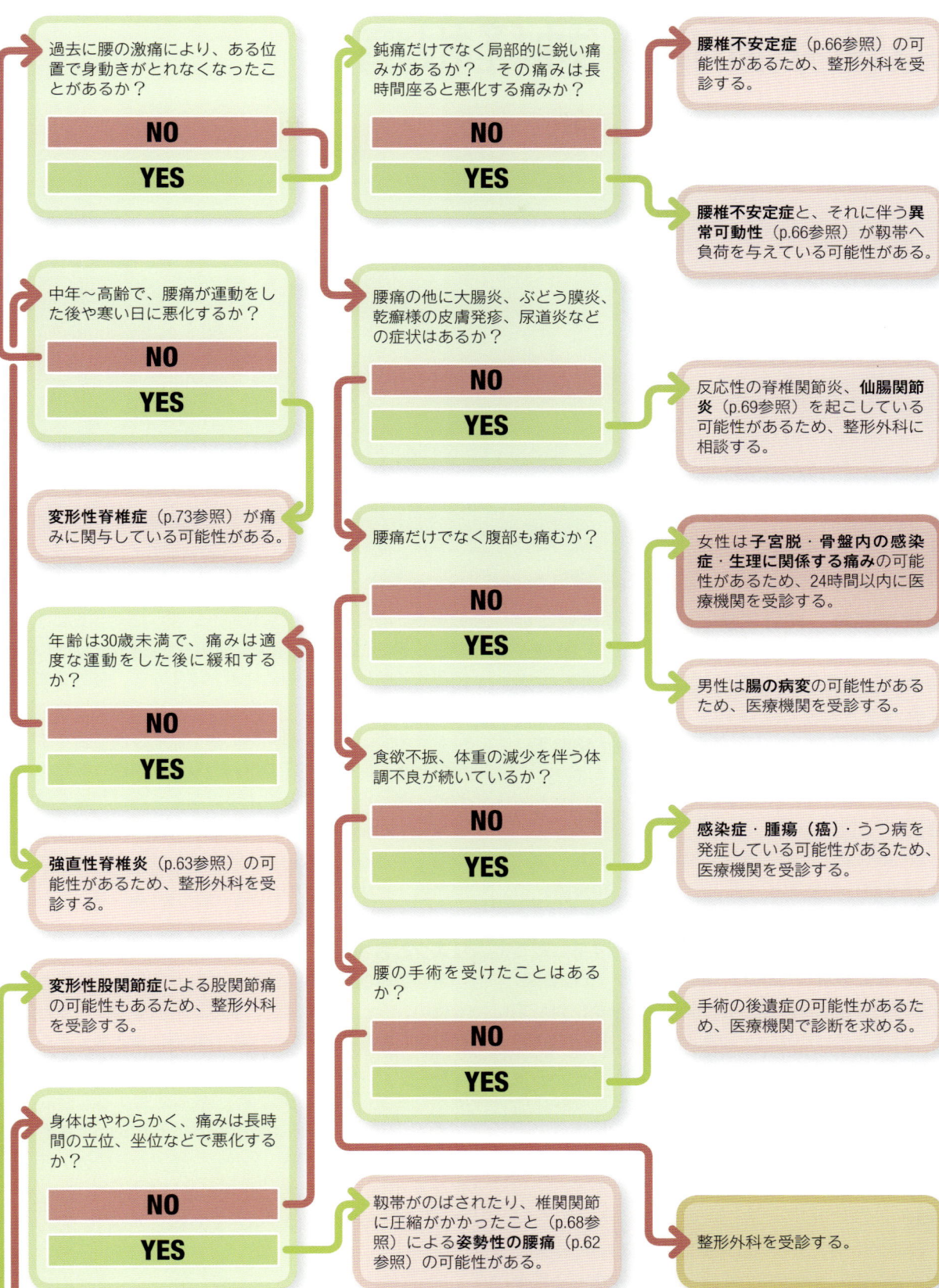

# 急性頸部痛・神経根痛

## 頸椎

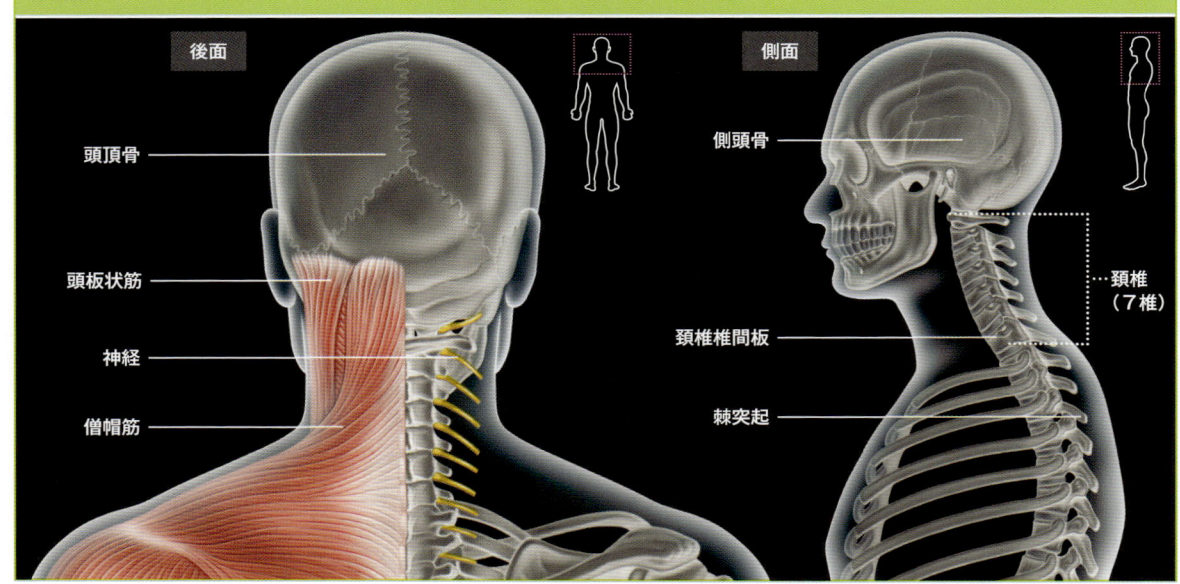

急性頸部痛・神経根痛とは、頸椎領域に症状をもたらすいくつかの病態を指し、頭痛を伴うこともある。長期的には、腰痛ほど生活に支障をきたすことは稀であるが、急性の神経根痛の程度は、坐骨神経痛（p.46参照）と同様に激痛を伴うなど重篤な場合もある。

### 原因

急性頸部痛・神経根痛は、椎間関節・靱帯の捻挫（p.68参照）や椎間板ヘルニア（p.67、70参照）によって起きることがある。通常、筋肉由来の痛みは、より慢性的な経過をとるが、急性に増悪することもある（p.62参照）。頸部は、むち打ち症（p.72参照）にみられるような外部からの間接的な衝撃に対しても、障害を受けやすい。急性頸部痛が、誘因なく若者や思春期の子どもに発生した場合、急性斜頸とも呼ばれる（p.71参照）。神経根の圧迫をともなった椎間板の脱出（p.70参照）は、最も激しい痛みの原因となる。

### 症状

頸部の中央、あるいは片側に鋭い痛みがみられ、強く鈍い痛みが肩甲部や胸椎中間部まで広がる場合もある。筋肉の痙攣（筋攣縮という）によってこりが生じることがあり、頸部を前後左右に動かしたり、回旋する動作をした際に痛みが増強する。長時間車にのったり、パソコンに向かったりするのがつらいこともある。一方、夜間横になると痛みが増強する場合もある。神経が圧迫されたり、刺激されたりすると、腕から手にひびくような痛みが起き、感覚障害やしびれを伴いやすい。発症した際に運動神経も影響を受けると、前腕や上腕（またはその両方）に筋力低下を伴うことがある。

### リスクと合併症

急性頸部痛が深刻な病態につながるリスクは極めて低い。ほとんどの場合、痛みは特別な治療を受けなくとも数週間で軽快するが、難治化する要因として代表的なものに過度な安静、痛みを恐れ行動を制限する意識（恐怖回避思考）、痛みに対する悲観的な考え（破局的思考）が挙げられ、長期にわたる活動性の低下につながる。しかし、後方からの強い打撃など直達外力が加わった後に生じたケースでは、早急に医療機関を受診すべきである。

# 急性頚部痛・神経根痛

## 治療—頚椎椎間板ヘルニア

| | 発症時 ▶ | 初期 ▶ | 中期 ▶ | 長期 |
|---|---|---|---|---|
| **診療** | ■ 痛みの原因が頚椎椎間板ヘルニア（p.67、70参照）であると思われる場合は、以下のことを勧める。<br>▶ もっとも痛みの少ない体勢を見つけ、痛みをやわらげる。たいていの場合は体を半分起こした長坐位である。脚は水平に伸ばし、背中を起こし、頚部に硬めで安定感のある枕を入れる。<br>▶ 痛みが出現した当日は、2時間ごとに15分程度を目安にアイスパックで患部を冷やす。<br>▶ アセトアミノフェンやイブプロフェンなどの鎮痛剤を、用法・用量に従い服用する。<br>▶ 安静は2～3日を超えないようにする。 | ■ 7～10日後も痛みがある場合は、以下のことを勧める。<br>▶ 頚部の激しい動きは避けつつも、できる範囲で動いて普段の活動を維持する。<br>▶ 長時間腕を伸ばしたままの動作・仕事を控える。<br>▶ 車の運転や頚部を捻るような動きは控える。<br>▶ トラマドール、コデイン、アミトリプチリンといった薬剤を鎮痛目的で医師に処方してもらうことも考慮する。 | ■ 2～4週間後、日常動作が行えるまで回復した場合は、以下のことを勧める。<br>▶ 職場の上司や産業保健師に職場復帰について相談をする。担当の医師・理学療法士のアドバイスも参考にする。<br>■ 2～4週間が経過しても日常動作が行えない場合は、以下のことを勧める。<br>▶ 医師・理学療法士にさらなる検査や治療について相談する。<br>■ 激しい痛みを伴う場合は、医師により以下を勧められることがある。<br>▶ 硬膜外ステロイド注射や神経根ブロックのために専門医へ紹介（p.86、87参照）。 | ■ ほぼ通常の生活を送れるようになった場合は、以下のことを勧める。<br>▶ 正しい頚部の姿勢を意識し（p.112～114参照）、推奨されるプログラムに従った運動を行う（下表参照）。<br>■ 6～8週間後も改善が見られない場合は、医師が以下を勧めることがある。<br>▶ X線検査、MRI、骨シンチグラムや血液検査（p.82～83参照）。<br>▶ 神経や脊髄の圧迫を解除するための手術（非常に稀）（p.88～89参照）。 |

| | 初期 ▶ | 中期 ▶ | 後期 |
|---|---|---|---|
| **理学療法** | ■ 医師から指示を受けた理学療法士は、徹底した評価を行う。その結果に基づいて以下を行う。<br>▶ 軟部組織モビライゼーション（p.90～91参照）、軽い脊椎モビライゼーション（p.90～91参照）、手動による牽引（p.104～105参照）を行う。<br>▶ 仰臥位で、患者自身が脊椎モビライゼーションを行う方法を指導する。<br>■ 理学療法士から以下のアドバイスを受けることもある。<br>▶ 体を曲げる、物を持ち上げる・運ぶ、いきむ、長時間椅子に坐るなどの動作を避ける。<br>▶ 排便時のいきみを抑制するため、下剤を服用する。<br>▶ 頚椎への圧迫を軽減させる目的で、横隔膜呼吸（p.148～149参照）を行う。<br>■ 腕や手に痛みがある場合や、その他の神経症状がみられる場合には、頚椎の神経根症の可能性がある。その場合には、以下を勧める。<br>▶ 頚椎への圧迫負荷を解消するため頚部の安静を保つ。 | ■ 症状にもよるが数日から数週間後、理学療法士から以下のアドバイスを受ける場合がある。<br>▶ 頚椎の可動域をさらに広げるためにモビライゼーション（自動・他動）を実施する。<br>▶ 治療の間に自己牽引を行う。<br>■ 症状が改善してくると、頭部の重みがかかった位置での、ストレッチや筋力トレーニングが可能になるため、理学療法士より以下の運動を勧められる場合がある。<br>▶ ショルダーローテーション（p.161参照）、ネックローテーション（p.160参照）、自動・他動によるネックリトラクション（p.172参照）、坐位でのショルダースクイーズ（p.167参照）を行う。これらの運動を1日数セット（1セット10回）行う。<br>■ 痛みが解消されるにつれ、以下も可能になる。<br>▶ 痛みのない範囲で、頚部を伸展・屈曲するなどのタオルネックエクステンション（p.174参照）を行う。<br>■ 痛みが改善しない場合や症状が悪化している場合は、整形外科を再診する。 | ■ 症状が軽減し、日常動作が行えるようになった場合は、以下が可能となる。<br>▶ 頚椎のマニュアル・アイソメトリックのエクササイズ（p.163参照）を行う。徐々に負荷を増やす。<br>▶ 心臓機能のコンディショニングや上半身を使ったエクササイズを行う。徐々に負荷を増やす。<br>▶ 四つ這いでのアームレッグレイズ（p.191参照）やバランスボードの上に立つなどの感覚運動トレーニングを追加する。<br>■ 痛みが改善しない場合や症状が悪化している場合は、整形外科を再診する。 |

## 治療—急性斜頸

### 診療

| 発症時 | 初期 | 中期 | 長期 |
|---|---|---|---|
| ■ 痛みの原因が急性斜頸であると思われる場合には、以下のことを勧める。<br>▶ 頭部を支える高い背もたれがある椅子に座るなど、楽な姿勢をとる。<br>▶ 痛みが出現した当日は、2時間ごと15分程度を目安にアイスパックで患部を冷やす。<br>▶ アセトアミノフェンやイブプロフェンなどの鎮痛剤を、用法・用量に従い服用する。<br>▶ 安静は2〜3日を超えないようにする。ソフトカラーは、就寝時にのみ使用する。 | ■ 3日後、頚部を動かすことができるようになった場合は、以下のことを勧める。<br>▶ ネックリトラクション（p.172参照）やアレクサンダー・テクニック（p.115参照）に基づいた姿勢を意識する。<br>▶ パソコン操作や車の運転など長時間同じ姿勢で過ごさないよう注意する。重い荷物を持ち上げたり、運んだりすることは控える。<br>▶ 日常生活での動作を正しく行う（p.112〜114、p.124〜139参照）。<br>■ 直立したときに痛みが悪化する場合は、以下を行う。<br>▶ 半坐位をとって頚部に負担をかけないようにする。脚は水平に伸ばし、背部を起こし、頚部を硬めの枕で支える。 | ■ 3〜5日後、日常動作が行えるまで回復した場合は、以下のことを勧める。<br>▶ 職場の上司や産業保健師に職場復帰について相談をする。担当の医師・理学療法士のアドバイスも参考にする。<br>■ 7〜10日が経過しても日常生活での動作が行えない場合は、以下のことを勧める。<br>▶ 医師・理学療法士にさらなる検査や治療について相談する。マニュアルセラピー、マニピュレーション、鍼灸治療、運動についての、より個別的な指導によって効果が得られることもある（下表参照）。 | ■ 日常生活をほぼ普通に送れるまでに回復した場合は、以下のことを勧める。<br>▶ 正しい頚部の姿勢を意識し（p.112〜114参照）、推奨される運動・訓練プログラムに従った運動を行う（下表参照）。<br>■ 6〜8週間後も改善が見られない場合は、医療機関を受診し、アドバイスを求める。その際、医師は次のような精査を行う場合がある。<br>▶ X線検査、MRI、骨シンチグラムや血液検査（p.82〜83参照）。 |

### 理学療法

| 初期 | 中期 | 後期 |
|---|---|---|
| ■ 医師から指示を受けた理学療法士は、徹底した評価を行う。その結果に基づいて以下を行う。<br>▶ 軟部組織モビライゼーション（p.90〜91参照）、軽い牽引（p.104〜105参照）、脊椎モビライゼーション（p.90〜91参照）、筋エネルギーテクニック（p.92参照）等のマニュアルセラピーを実施する。<br>▶ 日常生活における正しい姿勢や寝るときの姿勢を指導する。<br>▶ 物を持ち上げる・運ぶ・押すなどの動作を控えるようアドバイスする。<br>▶ 筋肉の痙攣とは逆方向への自動運動やアイソメトリックなエクササイズを行うようアドバイスをする。<br>■ 理学療法士が以下の運動を勧めることがある。<br>▶ ショルダーシュラッグ（p.166参照）、ショルダーローテーション（p.161参照）、ネックローテーション（p.160参照）、ネックサイドフレクション（p.160参照）、ネックエクステンション＆フレクション（p.161参照）。 | ■ 起きていられるようになり、痛みが著明に軽減した場合には、理学療法士は以下を行う。<br>▶ 軽めの脊椎モビライゼーション。<br>▶ 筋エネルギーテクニックを継続する。<br>▶ 他動的あるいは自動的なネックリトラクション（p.172参照）を始めるようアドバイスをする。<br>■ 症状が改善してきた場合は、さらに以下が可能になる。<br>▶ アッパーバックストレッチ（p.162参照）、坐位でのショルダースクイーズ（p.167参照）、タオルロック（p.173参照）、オーバルショルダーストレッチ（p.175参照）を日々のトレーニングメニューに導入する。<br>▶ クロストレーナーやリクラインドバイクを使用し、低強度の心血管トレーニングを行う。<br>■ 痛みが改善しない場合や症状が悪化している場合は、整形外科を再診する。 | ■ 痛みがなくなり、頚部の動きが回復した場合は、以下が可能となる。<br>▶ 肩甲挙筋のストレッチ（p.168参照）のような頚部周囲のストレッチ（上級編）を行う。<br>▶ 坐位でのバックエクステンション（p.170参照）やアッパーバックエクステンション（p.170参照）のような上背部のストレッチを行う。<br>▶ アイソメトリックなエクササイズの際の抵抗を増やす（p.163参照）。または、ゴムバンドやバランスボールを使った運動を取り入れ、難易度を上げる。<br>▶ スポーツや運動を再開し、痛みに応じて徐々に負荷量や運動時間を増やしていく。<br>■ 注意点<br>■ 再発予防のため、頚部に無駄な負荷のかからない良い姿勢（p.112〜114参照）を意識する。<br>■ 痛みが改善しない場合や症状が悪化している場合は、整形外科を再診する。 |

# 治療—むち打ち症

## 診療

### 発症時
- 痛みの原因がむち打ち症であると思われる場合には以下のことを勧める。病院を受診し、骨や神経のより重篤な損傷がないことを確認する。
- 軟部組織の損傷のみの場合は、以下のことを勧める。
  - 高い背もたれがある椅子に座り、楽な姿勢をとる。
  - 痛みが出現した当日は、2時間ごとに15分程度を目安にアイスパックで患部を冷やす。
  - アセトアミノフェンやイブプロフェンなどの鎮痛剤を、用法・用量に従い服用する。
  - 安静は2〜3日を超えないようにする。ソフトカラーは、就寝時のみ使用するほうが良い。

### 初期
- 3日後、頚部を動かすことができるようになった場合は、以下のことを勧める。
  - 顎を引くネックリトラクション（p.172参照）やアレクサンダー・テクニーク（p.115参照）に基づいた姿勢を意識する。
  - コンピュータ操作や車の運転など、長時間同じ姿勢で過ごさないよう注意する。重い荷物を持ち上げたり、運んだりすることは控える。
  - 日常生活での動作を正しく行う（p.112〜114、p.124〜139参照）。
  - 直立したときに痛みが悪化する場合は、以下を行う。
  - 短時間、半臥位をとって頚部を支えることにより、頚部をリラックスさせる。

### 中期
- 3〜5日後、日常動作が行えるまで回復した場合は、以下のことを勧める。
  - 職場の上司や産業保健師に職場復帰について相談をする。担当の医師・理学療法士のアドバイスも参考にする。
- 7〜10日が経過しても日常動作が行えない場合は、以下のことを勧める。
  - 医師・理学療法士にさらなる検査や治療について相談する。マニュアルセラピー、マニピュレーション、鍼灸治療、運動についての、より個別的な指導によって効果が得られることもある（下表参照）。

### 長期
- 日常生活をほぼ普通に送れるまでに回復した場合は、以下のことを勧める。
  - 正しい頚部の姿勢を意識し（p.112〜114参照）、推奨されるプログラムに従った運動を行う（下表参照）。
- 6〜8週間後も改善が見られない場合は、医師から専門医を紹介されることがある。専門医は、以下を行う場合がある。
  - 椎間関節ブロック注射（p.86〜87参照）。
  - 椎間関節ブロック注射でも効果が得られない場合は、MRI検査（p.82参照）を勧める。
  - 包括的な疼痛マネジメントプログラムを紹介する。

## 理学療法

### 初期
- 最近、頚部に衝撃を受けたことがある場合は、以下のことを勧める。
  - 何らかの重大な損傷がないか、病院で精密検査を受ける。重大な病態が疑われる場合には、専門医や専門科を紹介されることになる。
- 症状が重篤でない場合、理学療法士は以下のことを勧める。
  - 局所安静にし、腫れや痛みがある部分は冷やす。
  - イブプロフェンなどを服用する（主治医からすでに処方されていない場合）。
  - 硬直化を防ぐため、可能な範囲で体を動かすようアドバイスを行う。
  - 患部への負荷を軽減するため、テーピングを行う。
- 受傷後早期には、理学療法士は以下のことを行う。
  - 軟部組織モビライゼーション（p.90〜91参照）や脊椎モビライゼーション（p.90〜91参照）を行う。
  - 痛みを我慢できる範囲で、できる限り頚部を左右に回す（p.160参照）よう指導する。
  - むち打ち症は、通常4〜5週間以内に改善すると説明し、安心させる。

### 中期
- 痛みや腫れが軽減した場合、理学療法士は以下を行う。
  - 痛みや違和感をやわらげるため、仰臥位で介助しながらの自動運動を行う。
  - 軟部組織モビライゼーションを継続する。
- 理学療法士が以下の運動を勧めることがある。
  - ネックフレクション（p.169参照）、ネックエクステンション＆オーバープレッシャー（p.169参照）、自動のネックリトラクション（p.172参照）などのストレッチを始める。
  - 上背部の筋力強化の目的で、座位でのショルダースクイーズ（p.167参照）、伏臥位でのショルダースクイーズ（p.167参照）、広背筋のバンドロウ（p.171参照）や僧帽筋のバンドロウ（p.171参照）を行う。
  - コーナー・チェストストレッチ（p.176参照）を行い、胸部の筋肉を伸ばす。
  - 坐位でのツイストストレッチ（p.177参照）やウエストストレッチ（p.177参照）を行い、上背部の筋肉を伸ばす。
- 痛みが改善しない場合や症状が悪化している場合は、整形外科を再診する。

### 後期
- 痛みがなくなり、頚部の可動域や動かし方が完全に回復した場合は、理学療法士は以下を行う。
  - 理学療法士は、状態を観察しつつ、自宅で引き続きリハビリテーション・エクササイズを行うことを勧める。
  - 個別の有酸素運動プログラムを作成する。また、日常生活で筋肉をよりよくコントロールできるよう、感覚運動のトレーニング（p.93参照）を行うことを提案する。
- 注意点は以下のこと。
  - できる限り活動を維持し、徐々に控えていたスポーツやその他の活動を再開させる。
  - 仕事がパソコンを使うデスクワークの場合、仕事中に良い姿勢を保てるよう、仕事環境の見直しを検討する。
  - 仕事が重い物を持ち上げる、運ぶなどの動作を伴う場合、再発防止として仕事環境の見直しを行う。
- 痛みが改善しない場合や症状が悪化している場合は、整形外科を再診する。

# 慢性頚部痛・神経根痛

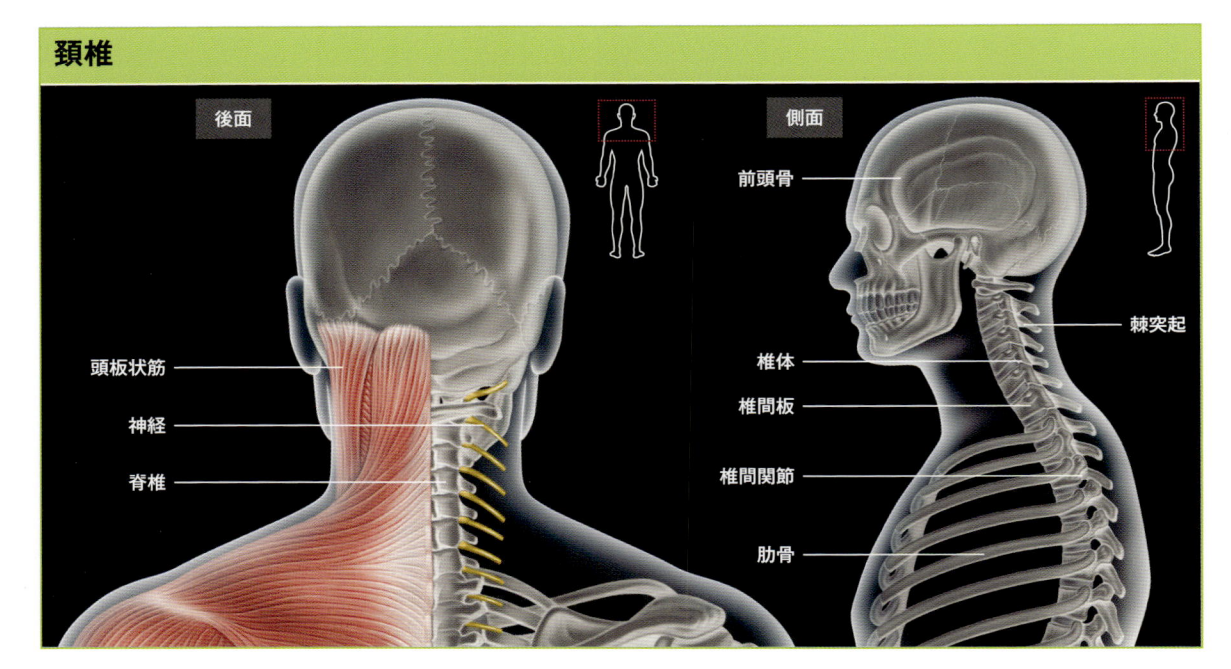

## 頚椎

*後面* — 頭板状筋、神経、脊椎
*側面* — 前頭骨、椎体、椎間板、椎間関節、肋骨、棘突起

3カ月以上にわたって長く続く頚部の痛みを「慢性頚部痛」と呼ぶ。痛みは、激しいものから軽いもの、持続的なものや間欠的なものなど様々であるが、これらの痛みの性質は日常生活にどの程度影響を及ぼすかを決める要素でもある。

## 原因

慢性頚部痛の原因を特定するのは困難である。慢性的な痛みのある患者の半数以上は、加齢に伴う椎間関節の変性や脊椎分離症（**p.64参照**）、あるいはむち打ち症（**p.72参照**）等の過去の外傷に関連した椎関関節に起因する痛みかもしれない。神経根痛の場合、最も考えられる原因としては椎間板ヘルニア（**p.70参照**）が挙げられる。頚部痛には、頻度は低いが筋筋膜性の場合もある。また、極めて稀だが、癌の転移が原因の場合もある。

## 症状

慢性頚部痛の症状は、急性頚部痛（**p.26参照**）と似ている。加齢に伴う頚部の退行性変化により、動作時に摩擦やきしみが生じ、筋硬直や痛みを伴う。動けないほどのより強い痛みが、頚部のわずかな動きによって誘発され、繰り返す場合もある。たとえば、頚部を急に回旋させたり、あるいは伸展位や屈曲位で長時間過ごした後などである。手のしびれ、麻痺、脱力感は、脊髄が圧迫された脊髄症の徴候かもしれない。骨や椎間板の退行性変化によって、頚部で脊髄が圧迫されると、神経機能が障害され、上肢、場合によっては下肢の障害がみられ（脊髄症）、進行すると歩行障害を生じることもある。また、慢性の神経根痛は、焼けるような感覚といった神経障害性疼痛の特徴を示すことがある。長期にわたって神経が障害を受け続けると、中枢性感作という過敏で異常な痛み感覚になってしまうためである。慢性的な痛みに伴って、気分や睡眠のパターンも障害されるなど、痛みは焦燥感やうつ状態を引き起こすこともある。

## リスクと合併症

椎間板脱出や脊髄症では、身体的に重篤な状態をもたらすリスクがある。リウマチ性疾患がある場合には、靭帯の障害によって頚部が不安定な状態になることもある。慢性疼痛は、生活、仕事、人間関係、気分、運動習慣による健康維持にも大きな影響を及ぼす。

慢性頚部痛・神経根痛

## 治療—椎間関節の痛み

### 診療

**発症時**
- 痛みの原因は椎間関節にあると判断された場合は、以下のことを考慮する。
- できる範囲で普段の活動を維持する。
- アセトアミノフェンやイブプロフェンなどの鎮痛剤を、用法・用量に従い服用する。
- どのような姿勢や動作で痛みが良くなったり、ひどくなったりするか把握する。
- 日常生活における頚部の動きを保つようにする。
- 医師や理学療法士に、マニピュレーション（p.94～95参照）、理学療法（下表参照）、姿勢指導（p.112～115参照）や鍼灸治療（p.100～101参照）について相談をする。

**初期**
- 痛みが中程度ないし重度で、理学療法による効果が得られない場合、医師により専門医の受診を勧められる場合がある。専門医は、以下を勧めることがある。
- さらなる画像検査や診断目的に椎間関節ブロック（p.86～87参照）を行う。これによって著明な痛みの改善がみられる場合がある。
- 椎間関節を支配する神経に対して、高周波熱凝固法（p.86～87参照）を行う。

**中期**
- 専門医が、注射や診断的ブロックによる治療は適切ではない、または治療効果がないと判断した場合、専門医は以下を勧めることがある。
- 動作、姿勢、筋力、柔軟性、そして全身的なフィットネスを自分でよりコントロールできるように、機能的リハビリテーションプログラムを提案する（下表参照）。
- 痛みとうまくつき合うことを学ぶための心理的なサポートを含む、包括的な疼痛マネジメントプログラムを提供する。
- 手術治療を提案する。椎体同士を固定し、脊椎を安定化させる手術や、損傷した椎間板を切除する手術など（p.88～89参照）。

**長期**
- 効果的な治療につながるような、より具体的な診断にいたらない場合や、これ以上の治療法がないとされた場合、ペインマネジメントの専門医から以下の指導を受ける場合がある。
- 自分のペースで過ごす方法。
- 筋緊張をやわらげる方法。
- 薬物の適切な使用法。
- 障害とのつき合い方。
- 日常生活への支障を最低限に抑える方法。

### 理学療法

**初期**
- 医師から指示を受けた理学療法士は、徹底した評価を行う。その結果に基づいて以下を行う。
- 軟部組織モビライゼーション（p.90～91参照）、軽い牽引療法、脊椎モビライゼーション（p.90～91参照）、筋エネルギーテクニック（p.92参照）等のマニュアルセラピーを実施する。
- 姿勢（p.112～115参照）、人間工学、リラクゼーション法（p.148～149参照）についての指導。
- 痛みを我慢できる範囲で、できる限り動くことを勧める。
- 理学療法士より以下の運動を勧められる場合がある。
- ネックローテーション（p.160参照）、ネックエクステンション＆フレクション（p.161参照）、ショルダーローテーション（p.161参照）、アッパーバックストレッチ（p.162参照）、他動的なネックリトラクション（p.172参照）などモビライゼーションエクササイズを行う。
- ネックフレクション（p.169参照）、ネックエクステンション＆オーバープレッシャー（p.169参照）のような筋力トレーニングを行う。

**中期**
- 痛みがなくなり、頚部の動きが回復した場合は、以下が可能になる。
- これまでの運動を続けながら、マニュアル・アイソメトリック（p.163参照）等による筋力トレーニングや、肩甲挙筋のストレッチ（p.168参照）、自動的なネックリトラクション（p.172参照）などのより進んだストレッチ等を追加する。
- 理学療法士は以下を行う。
- 回復経過を観察する。
- 理学療法士より以下を行うよう勧められる場合がある。
- バックエクステンション（p.170参照）、コーナー・チェストストレッチ（p.176参照）や坐位でのウエストストレッチ（p.177参照）を行う。仕事でパソコンを多く使う場合は、特に勧められる。
- ドアウェイ・チェストストレッチ（p.168参照）、背もたれ坐位によるショルダープレス（p.181参照）、四つ這いのアームレッグレイズ（p.191参照）など、頚部や上背部の正しい姿勢を保ちながら腕を動かす運動を行う。
- 低強度の有酸素運動、トレッドミル・屋外での速歩きを行う。
- 痛みが改善しない場合や症状が悪化している場合は、整形外科を再診する。

**後期**
- 症状がほぼ消失した場合は、以下が可能となる。
- 水泳、アクアビクス、やわらかい地面でのジョギング、クロストレーナーを使用するトレーニングといったより高度なコンディショニングエクササイズを開始する。痛みの程度に応じて、徐々にスピードや運動時間を増やしていく。
- 予防のために、以下を行う。
- はじめに指導を受けた正しい姿勢を引き続き実践する。
- ストレッチを毎日行う。
- 理学療法士から、以下のアドバイスを受ける。
- 普段行っているスポーツの際の動き方を見直す。担当するトレーナーとも相談する。
- 腰への負担が少ない椅子を買う。
- 目の疲れと頚部痛とには強い関連性がある。定期的に視力検査を受ける。
- 痛みが改善しない場合や症状が悪化している場合は、整形外科を再診する。

## 治療—筋筋膜性疼痛症候群

### 診療

**発症時**
- 痛みの原因が筋筋膜性疼痛症候群（筋肉や筋膜の障害）であると判断された場合は、以下のことを勧める。
- 頚部にとって最も快適な身体の姿勢を追求する。
- できる範囲で普段の活動を維持する。
- アセトアミノフェンやイブプロフェンなどの鎮痛剤を、用法・用量に従い服用する。
- 筋肉をさらに硬直させないように、軽い痛みについては気にせず過ごす。
- 医師や理学療法士に、マニピュレーション、エクササイズ、姿勢トレーニング、鍼灸治療について相談する（**下表参照**）。

**初期**
- 痛みが中程度ないし重度で理学療法による効果が得られない場合、以下を行う。
- 仕事がパソコンを使うデスクワークの場合、仕事環境の評価を依頼する。
- アレクサンダー・テクニーク（**p.115参照**）の受講を検討する。

**中期**
- 痛みが解消されない場合、医師は専門医の診察を勧めることがある。専門医は、以下を行う場合がある。
- 筋肉をリラックスさせ、睡眠の質を改善するため、少量の抗うつ剤（アミトリプチリンなど）を処方する（**p.84～85参照**）。
- トリガーポイントが同定できれば、トリガーポイントブロック注射（**p.86～87参照**）を行う。場合によっては、筋肉の緊張をとるために、ボツリヌス毒素を用いる（最長3カ月）。
- 筋緊張型の頭痛に対する鎮痛剤の常用は控えるようアドバイスをする。

**長期**
- 数カ月後も痛みが解消されていない場合は、専門医より以下の指導を受ける場合がある。
- 動作、姿勢、筋力、柔軟性、全身的な健康状態を包括的に改善する目的で機能的なリハビリテーションプログラムを指示する（**下表参照**）。
- 痛みをコントロールできるようになったとしても、希望があれば、以下についてペインマネジメントの専門医のアドバイスを求めることもできる。
- 正しい姿勢を維持する方法。
- 筋緊張をやわらげる方法。
- 薬物の適切な使用法。
- 日常生活への支障を最低限に抑える方法。
- 仕事を継続するための心がまえ。

### 理学療法

**初期**
- 医師から指示を受けた理学療法士は、徹底した評価を行う。その結果に基づいて以下を行う。
- トリガーポイントを不活化するための深部へのマッサージ、筋膜のマニピュレーション、指圧、筋エネルギーテクニック（**p.92参照**）、超音波治療、鍼灸治療、筋肉内刺激法、氷や冷却スプレーを用いたマッサージを、ストレッチと組み合わせて行うことを勧める。
- PNF（固有受容性神経筋促通法）（**p.92参照**）のようなストレッチ、筋力強化法を勧める。
- 自律訓練法やジェイコブソンの漸進的筋弛緩法を用いたリラクゼーション法を勧める（**p.148～149参照**）。
- 肩甲挙筋のストレッチ（**p.168参照**）、アッパーバックストレッチやアッパーバックエクステンション（**p.162、170参照**）、ロールダウンストレッチ（**p.176参照**）などのストレッチを、トリガーポイントの位置に合わせて進める。
- 痛みの原因となるトリガーポイントを弛緩させる方法を指導する。

**中期**
- 筋肉が硬直する原因・トリガーポイントが特定された場合、理学療法士は以下のことを勧める。
- 筋肉の硬直を悪化させないため、姿勢や生活習慣の見直しを行う。指示に従い、自宅でもエクササイズを行うことが大切である。
- その他に以下のアドバイスを受ける場合がある。
- 横隔膜を使った深い呼吸、つまり腹式呼吸（**p.148～149参照**）を行いつつ、ヒートラブクリーム（訳注：メントールやメチルサリチル酸が入っている）の塗布、温かいお風呂・シャワーなどを活用したリラクゼーションエクササイズを行う。
- フォームローラー（**p.185参照**）やテニスボールを2つ入れた靴下を使って、トリガーポイントをマッサージする。
- 低強度の有酸素運動を始める。
- 痛みが改善しない場合や症状が悪化している場合は、整形外科を再診する。

**後期**
- 痛みの症状をコントロールできるようになり、ストレッチを定期的に行っていれば、痛みは著明に改善されるだろう。その場合は、以下を行う。
- 有酸素運動を継続し、痛みに応じて徐々にスピードや運動時間を増やしていく。
- トレーニングジムに行き、体に負荷をかけ過ぎない程度のウエイトトレーニングを行う。軽い負荷でセット数を増やすほうが、症状を悪化させることなく筋力・持久力を向上させることができる。
- 痛みが改善しない場合や症状が悪化している場合は、整形外科を再診する。

慢性頸部痛・神経根痛　33

## 治療—椎間板の痛み

| | 発症時 ▶ | 初期 ▶ | 中期 ▶ | 長期 |
|---|---|---|---|---|
| **診療** | ▶ 椎間板に関連する痛みと判断された場合には、以下のことを勧める。<br>▶ できる範囲で普段の活動を維持する。<br>▶ アセトアミノフェンやイブプロフェンなどの鎮痛剤を、用法・用量に従い服用する。<br>▶ 体調に注意し、不快な体の動きや姿勢に気づくよう心がける。<br>▶ できるだけ自然な動きを維持することを意識する。<br>▶ 医師や理学療法士に、マニピュレーション、エクササイズ、姿勢トレーニング、鍼灸治療について相談する（**下表参照**）。 | ■ 痛みが中程度ないし重度で理学療法による効果が得られない場合、専門医に相談すべきである。専門医は以下を行う。<br>■ 痛みの原因を調べる目的で、画像検査および診断的ブロック注射（**p.86〜87参照**）、椎間板造影を行う。<br>■ 椎間板の過度の動きを減少させる目的で、プロロセラピー（**p.86参照**）を勧める。<br>■ 脊椎の変性や椎間板の損傷が高度の場合、専門医は以下のことを勧めることがある。<br>■ 頸椎の固定術または椎間板の切除などの手術療法を勧める（**p.88〜89参照**）。 | ■ 治療効果が得られていないと専門医が判断した場合、専門医は以下のことを勧める。<br>▶ 動作、姿勢、筋力、柔軟性、全身的な健康状態を包括的に改善する目的で、機能的なリハビリテーションプログラムを提案する（**下表参照**）。<br>▶ 身体的・心理的なサポートを含む、包括的な疼痛マネジメントプログラムを勧める。<br>▶ 頸椎の固定術または椎間板の切除などの手術療法を勧める（**p.88〜89参照**）。 | ■ 治療により、症状が改善された場合は、以下のことを勧める。<br>▶ 良い頸部に対するケアを引き続き意識する。<br>■ 効果的な治療につながるような、より具体的な診断にいたらない場合や、これ以上の治療法がないとされた場合、ペインマネジメントの専門医から以下の指導を受ける場合がある。<br>▶ 自分のペースで過ごす方法。<br>▶ 筋緊張をやわらげる方法。<br>▶ 薬物の適切な使用法。<br>▶ 障害とのつき合い方。<br>▶ 仕事を継続するための心がまえ。 |

| | 初期 ▶ | 中期 ▶ | 後期 |
|---|---|---|---|
| **理学療法** | ■ 医師から指示を受けた理学療法士は、徹底した評価を行う。その結果に基づいて以下を行う。<br>▶ 軟部組織モビライゼーション（**p.90〜91参照**）、軽い牽引療法（**p.104〜105参照**）、脊椎モビライゼーション（**p.90〜91参照**）、筋エネルギーテクニック（**p.92参照**）、テーピングによる姿勢の支持といった手技療法を行う。<br>▶ 姿勢（**p.112〜115参照**）、人間工学、リラクゼーション法（**p.148〜149参照**）についての指導。<br>■ 理学療法士は、以下のことを行うことがある。<br>▶ 他動的なネックリトラクション（**p.172参照**）、ネックローテーション（**p.160参照**）、ネックサイドフレクション（**p.160参照**）、ネックエクステンション＆フレクション（**p.161参照**）、ショルダーシュラッグ（**p.166参照**）、ショルダーローテーション（**p.161参照**）などのモビライゼーションエクササイズを行う。<br>▶ アッパーバックストレッチ（**p.162参照**）、坐位でのショルダースクイーズ（**p.167参照**）、坐位でのウエストストレッチ（**p.177参照**）、トランクローテーション（**p.163参照**）、タオルロック（**p.173参照**）、タオルネックフレクションやタオルネックエクステンション（**p.174参照**）などのストレッチを勧める。 | ■ 症状が改善してきた場合は、以下が可能になる。<br>▶ 自動的なネックリトラクション（**p.172参照**）、ネックフレクション（**p.169参照**）、ネックエクステンション＆オーバープレッシャー（**p.169参照**）、マニュアル・アイソメトリック（**p.163参照**）、広背筋と僧帽筋のバンドロウ（**p.171参照**）といった運動を追加し、頸部や上背部の筋力トレーニングを行う。<br>▶ キャットストレッチ（**p.165参照**）、アリゲーター（**p.184参照**）、ウエストツイスト（**p.184参照**）、キャット＆キャメル（**p.187参照**）といった運動を追加し、モビライゼーションを行う。<br>▶ バランスをとる、片足で立つ、上肢を様々な方向に動かすといった感覚運動トレーニングを行う。<br>▶ クロストレーナーを使った低強度の有酸素運動、トレッドミル・屋外での速歩きを行い、痛みに応じて徐々にスピードや運動時間を増やしていく。<br>■ 痛みが改善しない場合や症状が悪化している場合は、整形外科を再診する。 | ■ この時期には痛みはほぼ解消し、頸部の動きも回復しているはずである。以下を行うことが勧められる。<br>▶ アームレッグレイズ（**p.191参照**）、バランスボール・ロールアウト（**p.212参照**）、プランク（**p.188参照**）などのエクササイズを行い、体幹筋肉の維持を図りつつ、上半身の筋力を鍛えるより進んだトレーニングを行う。<br>▶ バランスボードやエアークッションを用いたエクササイズを行い、感覚運動トレーニングをより機能的な段階へアップする。<br>▶ ジョギングやアクアビクスによって、心血管トレーニングの負荷を増やす。太極拳などの受講も検討すると良い。<br>▶ 運動量を増やし、スポーツを開始または再開する。<br>■ 痛みが改善しない場合や症状が悪化している場合は、整形外科を再診する。 |

# 胸椎由来の背中の痛み

## 胸椎

（後面）
- 頭板状筋
- 神経
- 脊椎
- 三角筋
- 僧帽筋

（側面）
- 胸椎（12椎）
- 肋骨

胸椎由来の背中の痛みは通常、腰痛・頚部痛に似た生じ方をするが、椎間板ヘルニアを含む神経が圧迫されている場合が少ない点が異なる。胸背部痛がある場合は、必ず医師による診察を受けるべきである。

## 原因

急性の痛みは、転倒、つまずき、重い物を繰り返し持ち上げる、不自然なかがみ方をする、強く体を捻る、咳やくしゃみ、寝返りを打ったり椅子から立ち上がったりする際のぎこちない動作といった原因で起こることがある。その実際の身体的原因は、おそらくメカニカル（機械的）な機能障害（dysfunction）であろう。具体的には椎間関節・肋骨の捻挫、筋挫傷、ごく稀であるが椎間板の損傷や突出などが挙げられる。長期にわたって徐々に増悪する痛みは、脊椎の側弯（p.74参照）に関連している可能性がある。

## 症状

胸郭には、心臓や肺など重要な臓器が存在しており、これらの臓器が、前胸部・側胸部・背部に痛みを起こすことがある。背中の中央や片側に痛みがある場合、咳、くしゃみ、深呼吸の際に痛みが増すことがあり、上半身を左右のどちらかにねじった際にも痛みはより強くなる。体を前後に曲げると悪化し、前胸部に直接痛みがひびくような背中の中央の強い痛みは、椎間板の問題である可能性を疑う。咳のひどい高齢者の場合は、肋骨の疲労骨折の可能性がある。若いスポーツ選手においても、繰り返し負荷がかかると疲労骨折をきたすことがある。また急激な動きによって、背部の筋が肉離れを起こすこともある。持続的で、動きや姿勢によらず、夜間に悪化するような痛みの場合、重篤な疾患が隠れていることがある。関連痛として、痛みが腹部や鼠径部に放散することもある。

## リスクと合併症

胸背部痛は、心臓・大動脈・膵臓・腎臓の病気による場合もあるため、医療機関を受診して、重篤な疾患を除外することが重要である。椎間板炎や脊椎炎は、胸椎に起こることが最も多い。稀ではあるが、痛みの原因が転移性腫瘍による場合もある。

胸椎由来の背中の痛み

## 治療—機械的疾患（訳注：内臓や感染が原因でないもの）

| | 発症時 ▶ | 初期 ▶ | 中期 ▶ | 長期 |
|---|---|---|---|---|
| 診療 | ■ メカニカル（機械的）な機能障害（dysfunction）と判断される場合では、以下のことを勧める。<br>▶ 医師に相談する。<br>▶ 痛みがもっともやわらぐ姿勢を見つける。たいていの場合、背もたれがついた椅子に座るか、半坐位をとるのが良い。<br>▶ 痛みが出現した当日は、2時間ごとに15分程度を目安にアイスパックで患部を冷やす。<br>▶ アセトアミノフェンやイブプロフェンなどの鎮痛剤を、用法・用量に従い服用する。<br>▶ 安静は2〜3日を超えないようにする。 | ■ 3日後、日常動作が行えるまで回復した場合は、以下のことを勧める。<br>▶ トランクローテーション（p.163参照）やマッケンジーに準じた伸展運動（p.192参照）を行う。<br>▶ 体を前に曲げたり、車の運転など同じ姿勢を続けることを控える。<br>▶ 鉄棒やバーにぶらさがり、背部の筋を伸ばす。これを1日に数回、可能な限り長い時間行う。<br>■ 症状の回復が遅い場合は、以下のことを勧める。<br>▶ 理学療法士に相談する。 | ■ 7〜14日後、日常動作が行えるまで回復した場合は、以下のことを勧める。<br>▶ 職場の上司や産業保健師に職場復帰について相談する。担当の医師・理学療法士のアドバイスも参考にする。<br>■ 14〜21日が経過しても日常動作が行えない場合は、以下のことを勧める。<br>▶ 医師・理学療法士にさらなる検査や治療について相談する。マニュアルセラピー、マニピュレーション、鍼灸治療、エクササイズについてのより個別的な指導によって効果が得られることもある（下表参照）。 | ■ ほぼ通常の生活を送れるようになった場合は、以下のことを勧める。<br>▶ 正しい姿勢を意識し（p.112〜114参照）、推奨されるプログラムに従った運動を行う（下表参照）。<br>■ 6〜8週間後も改善が見られない場合は、医師が以下を勧めることがある。<br>▶ X線検査、MRI、骨シンチグラムや血液検査（p.82〜83参照）。 |

| | 初期 ▶ | 中期 ▶ | 後期 |
|---|---|---|---|
| 理学療法 | ■ 医師から指示を受けた理学療法士は、徹底した評価を行う。その結果に基づいて、以下を行う。<br>▶ 脊椎モビライゼーション、マニピュレーションやトリガーポイント療法（p.90〜93参照）を行う。<br>▶ 鍼灸治療（p.100〜101参照）を勧める。<br>▶ テーピングを行う。<br>▶ 姿勢（p.112〜115参照）、人間工学に基づいた作業環境、呼吸法について指導を行う。<br>■ 理学療法士より以下の運動を勧められる場合がある。<br>▶ 坐位でのバックエクステンション（p.170参照）、アッパーバックストレッチ（p.162参照）、ロールダウンストレッチ（p.176参照）、坐位でのツイストストレッチ（p.177参照）、坐位でのウエストストレッチ（p.177参照）やコーナー・チェストストレッチ（p.176参照）といった運動によって胸椎をストレッチする。<br>▶ アームレッグクロスレイズ（p.182参照）、デッドバグ（p.182参照）、アームレッグレイズ（p.191参照）や伏臥位でのアームレッグクロスリフト（p.210参照）を行い、脊椎の安定性にかかわる深部筋群を鍛える。<br>▶ フォーポイントニーリフト（p.204参照）やバランスボール・ロールアウト（p.212参照）を行い、腹筋を意識したトレーニングを行う。 | ■ 痛みが緩和され、胸椎の安定性を高めるエクササイズが行えるようになった場合は、理学療法士より以下の運動を勧められる場合がある。<br>▶ ドアウェイ・チェストストレッチ（p.168参照）を行う。背もたれ坐位によるショルダープレス（p.181参照）へとレベルアップをする。<br>▶ アームレッグレイズを行う。上半身への負荷を増やすため、レベルアップさせていく（p.191参照）。<br>▶ 胸椎部や広背筋に対して、フォームローラーを使ってトリガーポイントをほぐす（p.185参照）。<br>▶ バンドロウ（p.171参照）やショルダースクイーズ（p.167参照）を導入する。<br>▶ 痛みの許容範囲でストレッチを行う回数やセット数を増やし、持久力の向上を図る。<br>■ 痛みが改善しない場合や症状が悪化している場合は、整形外科を再診する。 | ■ 痛みが解消され、胸椎の安定性を維持できるようになった場合は、理学療法士より以下のアドバイスを受けることがある。<br>▶ 機能面を重視したトレーニングやシングルレッグスタンド（p.199参照）のような感覚運動のトレーニングを始める。<br>▶ アクアビクス、クロストレーナーを使用するトレーニング、トレッドミル・屋外でのランニングなどの心血管トレーニングを導入する。<br>▶ さらに筋力を向上し、再発を予防するために太極拳やピラティスの受講を検討する。<br>■ 痛みが改善しない場合や症状が悪化している場合は、整形外科を再診する。 |

# 急性腰痛

## 腰椎

（後面）
- 広背筋
- 腹斜筋
- 馬尾神経
- 大殿筋
- 尾骨

（側面）
- 腰椎（5椎）
- 仙腸関節
- 仙骨

**急性の腰痛発作**は、通常若者や中高年にみられ、急激に発症する場合と数日にわたり徐々に痛みが強くなる場合がある。半数のケースでは、明らかなきっかけがなく発症する。一時的に痛みでほとんど動けなくなることもあるが、通常10〜14日ぐらいで痛みはやわらぐ。

## 原因

急性腰痛の要因には、転倒、つまずき、繰り返し重い物を持ち上げる動作、不自然な姿勢、長時間の前かがみ姿勢、咳、くしゃみなどがある。特に誘因もなく起こる場合もあり、朝目が覚めて起き上がれないこともある。一般に痛みの身体的原因として、腰椎のある分節での急性機能異常、椎間板内における線維輪の亀裂および髄核のヘルニア（**p.70参照**）、坐骨神経の炎症、仙腸関節の捻挫（**p.69参照**）、稀に靱帯損傷や肉離れが考えられる。「筋攣縮」を伴うことが多いが、それ自体は結果であり原因ではない。

## 症状

急性腰痛の症状は鋭い痛みが腰の中央や片側に発現し、さらに強い鈍痛が殿部、鼠径部、大腿部にまで広がる場合がある。体幹を前後左右に動かすと1つか2つの方向で痛みが悪化するだろう。長時間の坐位といった、ある特定の姿勢を維持することが困難となる場合もある。

## リスクと合併症

急性腰痛症は特別な治療をしなくても発症から数週間で寛解することが多く、深刻な合併症を引き起こすことも稀である。むしろ長期間安静にすることによって、腰部の硬直化をもたらすリスクのほうが大きい。腰痛発作時の記憶によって体を動かすことに恐怖感を感じたり、痛みを生じる動作が身体に害を及ぼすと勘違いしたりしがちだが（恐怖回避思考の助長）、そうなると予後に悪影響を及ぼす。椎間板内の損傷により脱出ヘルニアが生じ、下肢症状や膀胱直腸障害といった神経障害（馬尾症候群）を引き起こすことがごく稀にある。

急性腰痛

## 治療―急性の腰椎機能障害（dysfunction）

| | 発症時 ▶ | 初期 ▶ | 中期 ▶ | 長期 |
|---|---|---|---|---|
| 診療 | ■ 痛みの原因が急性の腰椎機能障害（dysfunction）であると判断される場合、以下のことを勧める。<br>▶ 膝を立てて仰臥位で寝るなど、楽な姿勢をとる。<br>▶ 痛みが出現した当日は、2時間ごとに15分程度を目安に氷で患部を冷やす。<br>▶ 痛みが出現してから数日は、アセトアミノフェンやイブプロフェンなどの鎮痛剤を、用法・用量に従い正しく服用する。<br>▶ 安静は2～3日を超えないようにする。 | ■ 3日後、動けるようになるまで痛みが緩和された場合、以下のことを勧める。<br>▶ ペルビックティルト（p.200～201参照）やマッケンジーに準じた伸展運動（p.192参照）を試みる。<br>▶ 長時間の坐位（特にソファや深い肘掛け椅子）、車の運転、体幹の前屈を避ける。<br>▶ 日常動作（p.150～157参照）に関する適正なアドバイスを実行する。<br>▶ 直立したときに痛みが悪化する場合、以下のことを勧める。<br>▶ 短時間、仰臥位になり腰への負担を軽減させる。<br>■ 3日が経過しても動けない場合、以下のことを勧める。<br>▶ 医療機関で診察を受ける。 | ■ 7～10日後、日常動作が行えるまで回復した場合、以下のことを勧める。<br>▶ 職場の上司や産業保健師に職場復帰について相談をする。医師・理学療法士のアドバイスも参考にする。<br>■ 7～10日が経過しても日常動作が行えない場合、以下のことを勧める。<br>▶ 医師・理学療法士にさらなる検査や治療について相談する。マニュアルセラピー、鍼灸治療、エクササイズの指導により効果が得られることもある（**下表参照**）。 | ■ 日常生活をほぼ普通に送れるまで回復した場合。<br>▶ 正しい姿勢を意識し（p.112～115参照）、推奨されるプログラムに従った運動を行う（**下表参照**）。<br>■ 6～8週間後も改善がみられない場合、医師が以下を勧めることがある。<br>▶ X線検査、MRI検査、骨シンチグラムや血液検査（p.82～83参照）を行う。 |

| | 初期 ▶ | 中期 ▶ | 後期 |
|---|---|---|---|
| 理学療法 | ■ 医師の指示により理学療法士は、医学的・社会的観点から身体能力や生活環境等も十分に評価した上で以下を行う。<br>▶ 脊椎モビライゼーションおよびマニピュレーション（p.90～95参照）、軟部組織モビライゼーション（p.90～91参照）、筋エネルギーテクニック（p.92参照）やリラクゼーション法（p.148～149参照）などのマニュアルセラピーを実施する。<br>▶ 痛みを緩和するために鍼灸治療（p.100～101参照）を行う。<br>▶ 人間工学、姿勢（p.112～115参照）や腰の可動域を回復させる方法などを指導する。<br>■ 理学療法士より以下の方法を指導してもらう。<br>▶ キャット＆キャメル（p.187参照）、バックローテーション（p.203参照）、マッケンジー伸展運動（p.192参照）、ニューラルグライド（p.162参照）、膝抱えストレッチ（p.202参照）など。 | ■ 腰への負担が軽減され、違和感を覚えることなく日常動作を行えるようになった場合、理学療法士は以下のことを行う。<br>▶ 筋肉のアンバランスや短縮が起きていないか確認する。<br>▶ ハムストリングストレッチ（p.196参照）、股関節屈筋のストレッチ（p.209参照）、大腿四頭筋のストレッチ（p.196参照）、カーフストレッチ（p.198参照）、内転筋のストレッチ（p.197参照）や広背筋のストレッチ（p.196参照）などを勧める。<br>▶ 筋力トレーニングを勧める。<br>■ 以下の運動療法を始める。<br>▶ フォーポイントニーリフト（p.204参照）、クラムシェル（p.181参照）、ブリッジ（p.195参照）、カールアップ（p.186参照）など低負荷の体幹スタビリティエクササイズを行う。<br>▶ ウォーキング（速歩）やクロストレーナーを使用するトレーニングなど、体に負担をかけない心血管運動を行う。初めは5分間行い、徐々に運動時間を増やしていく。<br>■ 痛みが改善しない場合や症状が悪化している場合は、整形外科を再診する。 | ■ 痛みが解消され、腰の可動域が通常状態まで回復した場合は、以下のことを勧める。<br>▶ アームレッグレイズ（p.191参照）、アームレッグクロスリフト（p.210参照）、ブリッジ（p.195参照）、カールアップ（p.186参照）、バランスボールを用いたカールアップ（p.186参照）、バランスボール・サイドクランチ（p.190参照）、バランスボール・バックストレッチ（p.170参照）、バランスボール・ロールアウト（p.212参照）などのエクササイズを始める。痛みに応じて、繰り返し行う回数やセット数を増やしていく。<br>▶ スポーツや活動を再開し、徐々に負荷量や運動時間を増やしていく。<br>■ 痛みが改善しない場合や症状が悪化している場合は、整形外科を再診する。 |

## 治療―椎間板ヘルニア・坐骨神経痛

| | 発症時 ▶ | 初期 ▶ | 中期 ▶ | 長期 |
|---|---|---|---|---|
| 診療 | ▶ 痛みが坐骨神経に由来すると推測される場合は以下のことを勧める。<br>▶ 整形外科を受診・診断を受け、鎮痛剤を処方してもらう。<br>▶ 横になる際はファウラー位（p.150参照）をとるなど、楽な姿勢をとる。<br>▶ 7〜10日間は日常生活に支障をきたすが、症状が軽い場合は治療を継続しなくても4〜6週間で自然治癒する。 | ▶ 3日後、動けるようになるまで痛みが緩和された場合は、以下のことを勧める。<br>▶ 仰臥位でのペルビックティルト（p.200参照）やマッケンジー伸展運動（p.192参照）を試みる。<br>▶ 車の運転や長時間の座位・体幹の前屈を避ける。<br>▶ 日常動作（p.150〜157参照）に対するアドバイスを正しく実行する。<br>▶ 直立したときに痛みが悪化する場合は、以下を行う。<br>▶ 短時間、仰臥位になる。<br>▶ 理学療法士からエクササイズ、腰部ケア、正しい姿勢の指導を受ける（下表参照）。<br>■ 梨状筋症候群（p.76参照）が原因で坐骨神経痛のある場合は以下のことを勧める。<br>▶ マッサージ、ストレッチ、鍼灸治療を試してみる。 | ▶ 7〜10日後、日常動作が行えるまで回復した場合は、以下のことを勧める。<br>■ 職場の上司や産業保健師に職場復帰について相談をする。医師・理学療法士のアドバイスも参考にする。<br>▶ 7〜10日が経過しても日常動作が行えない場合、医師や理学療法士により以下のことを勧められることがある。<br>▶ 運動療法に対するアドバイスを受ける（下表参照）。<br>▶ 硬膜外ステロイド注射や神経根ブロック（p.86〜87参照）治療を勧められる。発症時から2〜12週間の間に受けるべきである。 | ▶ 6〜8週間後、日常動作が行えるまで回復した場合は、以下のことを勧める。<br>▶ 正しい頸部の姿勢を意識し、推奨される運動・訓練プログラムに従った運動を行う（下表参照）。<br>▶ 6〜8週間後も改善がみられない場合は、以下のことを勧める。<br>▶ 医師によりMRI検査（p.82〜83参照）を勧められることがある。<br>■ 3ヵ月が経過しても治療効果が得られない場合<br>▶ 痛みの原因となっているヘルニアを切除する手術を考慮して、専門医を紹介されることもある（p.88〜89参照）。 |

| | 初期 ▶ | 中期 ▶ | 後期 |
|---|---|---|---|
| 理学療法 | ■ 医師の指示により理学療法士は、医学的・社会的観点から身体能力や生活環境も十分評価した上で以下を行う。<br>▶ 脊椎あるいは軟部組織モビライゼーション（p.90〜95参照）、鍼灸治療（p.100〜101参照）によって痛みを緩和させる。<br>▶ 殿部から脚にかけてテーピングを施し、神経筋の緊張をやわらげる。<br>■ 体幹が側方に変位（ラテラルシフト）している場合、理学療法士は以下のことを行う。<br>▶ 自宅でできるプログラム（p.90〜93参照）の指導を行う。<br>▶ サイドグライド（p.206参照）を行い、体の中心位置に痛みが集約すること（セントラライズ）を狙う。痛みが強くなったり、脚のほうに移動したりするようであればエクササイズを中断する。<br>■ 痛みが中心部に移動し、ラテラルシフトが矯正された場合、理学療法士は以下のことを行う。<br>▶ セルフモビライゼーションの一環として、マッケンジー伸展運動（p.192参照）を1セット10回、1日数セット行うよう指導をする。<br>■ 注意点は以下のこと。<br>▶ 椅子に座るときは前屈姿勢にならないようにし、腰への負担を軽減するランバーサポートを使用する。<br>▶ 便座の高さを調整する・下剤を使用するなどして、排便時のいきみを抑制する。 | ■ 症状が緩和された、あるいは日常動作を違和感なく行えるようになった場合、理学療法士は以下のことを行う。<br>▶ 関節モビライゼーション（p.90〜95参照）を用いて、腰の可動域の回復を図る。<br>■ 以下の運動療法を始める。<br>▶ キャット＆キャメル（p.187参照）、ランスロットストレッチ（p.197参照）、大腿四頭筋のストレッチ（p.196参照）、ハムストリングストレッチ（p.196参照）、股関節屈筋ストレッチ（p.209参照）を行う。<br>▶ アームレッグレイズ（p.191参照）、ブリッジ（p.195参照）、フォーポイントニーリフト（p.204参照）、デッドバグ（p.182参照）など低負荷の体幹エクササイズを行う。<br>▶ 大腿前面に痛みがある場合は、ハムストリングストレッチ（p.196参照）や簡単なレッグキックを行う。<br>▶ クロストレーナーを使用するトレーニングを行う。<br>■ 痛みが改善しない場合や症状が悪化している場合は、整形外科を再診する。 | ■ 可動域が回復し、体幹筋が強化され、日常動作を行っても痛みがない、あるいはあまり痛みを感じない場合は、以下が可能となる。<br>▶ 低強度のランニング、水泳、アクアビクスなどを開始する。<br>▶ 筋力トレーニングを開始し、痛みのない範囲でセット数や運動時間を増やしていく。<br>▶ フォワードランジ（p.207参照）、ソアスランジ（p.209参照）、リバースランジ＆ニーリフト（p.208参照）、ウェイトを使った屈筋群、外転筋群、伸筋群のトレーニング、バランスボール・ロールアウト（p.212参照）、バランスボールを用いたカールアップ（p.186参照）、バランスボール・サイドクランチ、バランスボール・サイドクランチ＆ツイスト（p.190参照）を行う。<br>■ 痛みが改善しない場合や症状が悪化している場合は、整形外科を再診する。 |

急性腰痛

## 治療―仙腸関節の捻挫

| | 発症時 ▶ | 初期 ▶ | 中期 ▶ | 長期 |
|---|---|---|---|---|
| 診療 | ■ 痛みの原因が仙腸関節の捻挫であると判断される場合は以下のことを勧める。<br>▶ 椅子に座る・軽いウォーキングや運動をする（**下表参照**）など、楽な姿勢・動きを心がける。<br>▶ 痛みが出現した当日は、2時間ごとに15分程度を目安に氷で患部を冷やす。<br>▶ 痛みが出現してから数日は、アセトアミノフェンやイブプロフェンなどの鎮痛剤を、用法・用量に従い服用する。<br>▶ 安静は2～3日を超えないようにする。 | ■ 3日後、症状が落ち着いた場合は、以下のことを勧める。<br>▶ 痛みが再発した場合は、認定理学療法士の助言を求める。<br>▶ エクササイズを行う際は、適正な指導を受ける（**下表参照**）。<br>▶ 3日が経過しても痛みが感じられる場合は、以下のことを勧める。<br>▶ 医師・理学療法士に検査、マニピュレーションやエクササイズ（**下表参照**）について相談する。 | ■ 数週間後に順調に回復している場合は、以下のことを勧める。<br>▶ エクササイズを引き続き行う（**下表参照**）。<br>▶ 数週間が経過しても日常動作が行えない場合は、以下のことを勧める。<br>▶ 医師・理学療法士に再検査や治療について相談する。<br>▶ マニュアルセラピー、マニピュレーションやエクササイズについてアドバイスを受ける。 | ■ 6～8週間後、日常動作が行えるまで回復した場合は、以下のことを勧める。<br>▶ 正しい腰の姿勢を意識し、推奨される運動・訓練プログラムに従った運動を行う（**下表参照**）。<br>■ 6～8カ月後も痛みを感じる場合は、以下のことを勧める。<br>▶ 筋骨格の専門医を受診し、診断的な仙腸関節ブロックやプロロセラピー（p.86～87参照）を行いつつ靭帯の強化や関節の安定性を高める。 |

| | 初期 ▶ | 中期 ▶ | 後期 |
|---|---|---|---|
| 理学療法 | ■ 医師の指示により理学療法士は、医学的・社会的観点から身体能力や生活環境も十分評価した上で以下を行う。<br>▶ 軟部組織モビライゼーション（p.90～91参照）や脊椎モビライゼーション（p.90～95参照）を行う。<br>▶ 超音波治療（p.92参照）を施す。<br>▶ テーピングを施し、腰部の補強・保護（p.93参照）を図る。<br>▶ 患部を氷で冷やし、膝の間に枕をはさみ、痛む側を上にして横になる。<br>▶ 仙腸関節が痛む（損傷による後遺症や妊娠中・出産後の痛み）場合は、運動をする際に仙腸関節ベルトを着用する。椅子に座るときや横になるときは、ベルトを外すようにする。<br>▶ 歩行・立位・坐位といった荷重負荷を最小限度にとどめる。 | ■ 痛みが緩和された場合、理学療法士は以下を行う。<br>▶ 自動あるいは他動のモビライゼーション（p.90～95参照）を用いて、関節の動きの回復、骨盤帯の最適なアライメントを獲得し、動きをコントロールする。<br>▶ 腰方形筋、中殿筋、大殿筋の筋持久力・筋力トレーニングを行うようアドバイスをする。<br>▶ アームレッグクロスリフト（p.210参照）、アームレッグレイズ（p.191参照）、バランスボール・ツイスト（p.187参照）、ウエストツイスト（p.184参照）、アイソメトリック・ヒップフレクション（p.205参照）、膝つきプランク（p.188参照）、クラムシェル（p.181参照）、アイソメトリック・アダクタースクイーズ（p.194参照）、レッグレイズ（p.192参照）、ヒップヒッチャー（p.180参照）、ニーリングヒップストレッチ（p.210参照）、シングルレッグブリッジ（p.195参照）を行う。筋力や体力が高まるに連れ、痛みのない範囲でストレッチを行う回数やセット数を増やしていく。<br>■ 痛みが改善しない場合や症状が悪化している場合は、整形外科を再診する。 | ■ ほとんど痛みがない状態であれば、以下が可能となる。<br>▶ 上肢支持のあるフォワードランジ（p.207参照）、フォワードランジ（p.207参照）、リバースランジ＆ニーリフト（p.208参照）を行い、腰の安定性を高める。<br>▶ チェアスクワット（p.213参照）やスクワット（p.179参照）を行う。<br>▶ シングルレッグスタンド（p.199参照）のようなバランス感覚・感覚運動能力を高める運動を行う。<br>▶ 痛みのない範囲で回数やセット数を増やし、筋持久力・筋力を鍛える。<br>▶ ジョギング、ホップ（片足飛び）、ジャンプなどの有酸素運動を開始する。<br>■ 痛みが改善しない場合や症状が悪化している場合は、整形外科を再診する。 |

# 慢性腰痛

## 腰椎

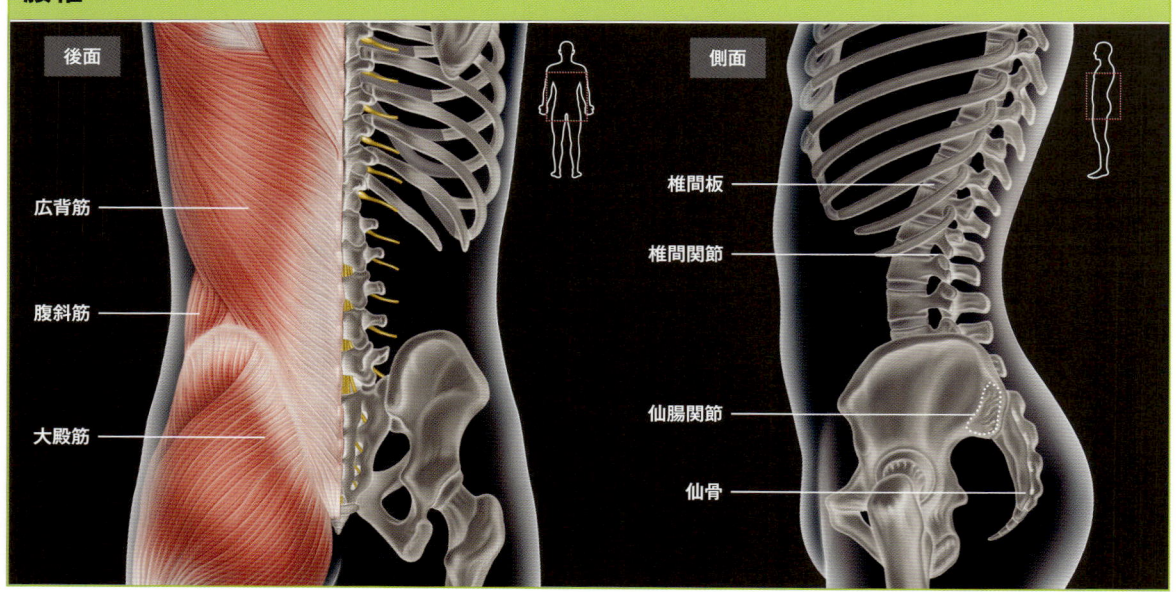

後面：広背筋、腹斜筋、大殿筋

側面：椎間板、椎間関節、仙腸関節、仙骨

**慢性腰痛**とは、3カ月以上痛みが継続する腰痛のことである。軽い痛みから激痛まで、痛みには持続的なものもあれば間欠的なものもあり、特定の姿勢や動作が痛みを誘発することが多い。激痛と軽度の痛みが交互に起こったり、持続的な痛みを感じつつ、時に強い痛みが再発する場合もあるが、いずれにしろ生活に支障を及ぼす。

## 原因

慢性腰痛の70%は変性椎間板内の小外傷（**p.67参照**）、椎間関節の問題（**p.68参照**）、仙腸関節や靭帯の捻挫（**p.69参照**）などが関与している可能性があり、診断的ブロック（**p.87参照**）が役立つことがある。腰椎の分節を構成する複数の構造的な問題が重なると、「脊椎不安定性」が出現する場合もある（**p.66参照**）。一方、慢性腰痛では身体的な要因のみならず、心理・社会的な要因が関与することが少なくなく、職場などの環境調整が必要な場合もある。癌や骨折のような深刻な状態は、腰痛の1%以下である。しかし、これといった原因がはっきりしない腰痛も存在し、これがいわゆる「非特異性腰痛」と呼ばれるものである。

## 症状

椎間関節の痛みは高齢者に多くみられ、通常立った姿勢でいると痛みが悪化する。身体を捻る、前屈動作、くしゃみ、重量物の挙上、長時間坐位などがきっかけで痛みが再発し、激痛に襲われることもある。いわゆる"脊椎不安定性"を示唆する腰部の不安感を感じることもある。慢性の仙腸関節痛の場合もあるが、腰部ではなく殿部周辺に痛みを伴いやすい。時に坐骨神経痛様の下肢痛を伴うが、これは椎間板損傷の結果であることが少なくない。その痛みは、焼けるようなひりひりする痛みといった神経障害性疼痛の特徴を呈する場合もある。

## リスクと合併症

痛みの原因として、感染症や腫瘍といった深刻な疾患が除外されれば、慢性腰痛のリスクは、身体的なものだけでなく、心理的なものを考える必要がある。痛みが慢性化すると、情緒が安定せず睡眠障害に陥り、フラストレーションが蓄積され、抑うつ状態になることもある。

# 慢性腰痛

## 治療―椎間板関連の痛み

### 診療

**発症時**
- 痛みの原因が椎間板にあると判断された場合は以下のことを勧める。
- できるだけ活動を維持する。
- 痛みが悪化したときだけでなく、アセトアミノフェンやイブプロフェンなどの鎮痛剤を、用法・用量に従い定期的に正しく服用する。
- 医師や理学療法士に椎間板内圧を減少させる方法について助言を求める（**下表参照**）。

**初期**
- 痛みが中程度ないし重度で理学療法による効果が得られない場合、専門医に相談すべきである。専門医は以下のことを勧める。
- 日々の動作や姿勢の改善、筋力強化、体の柔軟性、基礎体力の向上を図るためのリハビリテーションプログラムを提示する。（**下表参照**）。

**中期**
- 治療効果が得られない場合、専門医は以下のことを行う。
- 画像検査、心理面の評価、診断のためのブロック注射（**p.86～87参照**）を行う。
- 椎間板内療法（**p.86～87参照**）を試す。
- 椎間板にかかる衝撃を緩和するプロロセラピー（**p.86参照**）を検討する。
- 脊椎固定術または人工椎間板置換術などの手術療法を勧める（**p.88～89参照**）。

**長期**
- 痛みが緩和されない、もしくは他に治療法がないと判断された場合、専門医から以下についてアドバイスを受ける場合がある。
- 身体的・心理的なサポートを含む、包括的な疼痛マネジメントプログラムの利用（**下表参照**）。
- 痛みとうまくつき合う方法。
- 鎮痛関連薬剤の適切な使用法。
- 日常生活への支障を最低限に抑える方法。

### 理学療法

**初期**
- 医師の指示により理学療法士は、医学的・社会的観点から身体能力や生活環境も十分評価した上で以下を行う。
- 筋膜の緊張があれば、軟部組織の柔軟性を高めるために徒手療法を行う。
- 痛みを軽減するために鍼灸治療（**p.100～101参照**）を行う。
- 殿部や脚に痛みがある場合は、テーピングを施し、神経筋の緊張をやわらげる。
- マッケンジー伸展運動（**p.192参照**）やニューラルグライド（**p.162参照**）を用い、腰椎伸展エクササイズを行うように勧める。
- 椅子の座り方、デスクワークや運転をするときの姿勢、物を持ち上げるときや運ぶときの動き、就寝時の姿勢など（**p.124～157参照**）、理にかなった姿勢や動きを指導する。

**中期**
- 理学療法士は、以下を行う場合がある（症状による）。
- 筋エネルギーテクニック（**p.92参照**）やアクティブダイナミックリハビリテーションにより体幹筋の強化・安定性の向上を勧める。
- 筋のアンバランスが起きていないか確認し、その改善を図るリハビリテーションプログラムを作成する。
- 以下の運動療法を始める。
- アームレッグレイズ（慣れてきたらレベル2へステップアップする）（**p.191参照**）、ブリッジ（**p.195参照**）、フォーポイントニーリフト（**p.204参照**）、デッドバグ（**p.182参照**）などの低負荷の体幹エクササイズを行う。
- キャット＆キャメル（**p.187参照**）、バックローテーション（**p.203参照**）、ウエストツイスト（**p.184参照**）、シングルレッグエロンゲーション（**p.205参照**）などを行い、腰部の可動域を拡大する。
- 痛みが改善しない場合や症状が悪化している場合は、整形外科を再診する。

**後期**
- 腰部の可動域が回復し、日常動作に伴う痛みや違和感が軽減された場合、以下のことを勧める。
- 膝つきプランク（**p.188参照**）、サイドプランクレベル1&2（**p.189参照**）、シングルレッグブリッジ（**p.195参照**）などの体幹エクササイズ（中級～上級編）を行う。
- 理学療法士より以下の運動を勧められる場合がある。
- 心血管運動を行って筋持久力を高め、脊柱の安定化に関与する筋群が疲労しないようにする。アクアビクスや、クロストレーナーを使用するトレーニングが効果的である。
- 感覚運動アプローチを用いたトレーニングで全身のバランスを整える。
- 痛みが改善しない場合や症状が悪化している場合は、整形外科を再診する。

## 治療—椎間関節の痛み

### 診療

| 発症時 ▶ | 初期 ▶ | 中期 ▶ | 長期 |
|---|---|---|---|
| ■ 痛みの原因が椎間関節の問題であると判断された場合は以下のことを勧める。<br>▶ できる範囲で活動を維持する。<br>▶ アセトアミノフェンやイブプロフェンなどの鎮痛剤を、用法・用量に従い定期的に正しく服用する。<br>▶ どのような姿勢や動作で痛みが緩和したり、悪化したりするか把握する。<br>▶ 痛みは症状の悪化やケガのサインではないことを理解する。<br>▶ 医師、理学療法士に相談をする（**下表参照**）。 | ■ 痛みが中程度ないし重度で理学療法による効果が得られない場合、専門医を受診すると良い。<br>▶ 画像検査（p.82〜83参照）、心理面の評価、診断のための椎間関節ブロック注射（p.86〜87参照）などを行う。<br>▶ 高周波熱凝固法（p.86〜87参照）により痛みを緩和する。 | ■ 治療効果がない場合、専門医が以下を勧めることがある。<br>▶ 運動機能のリハビリテーションプログラムによる日々の動作や姿勢の改善、筋力強化、体の柔軟性と基礎体力の向上（**下表参照**）。<br>▶ 脊椎固定術を勧める（p.88〜89参照）。 | ■ 痛みが緩和されない、もしくは他に治療法がないと判断された場合、専門医から以下についてアドバイスを受ける場合がある。<br>▶ 自分がやれることに過剰な期待をしない。<br>▶ 鎮痛関連薬剤の適切な使用法。<br>▶ 自分の支障とうまくつき合う方法。<br>▶ 日常生活への支障を最低限に抑える方法。 |

### 理学療法

| 初期 ▶ | 中期 ▶ | 後期 |
|---|---|---|
| ■ 医師の指示により理学療法士は、医学的・社会的観点から身体能力や生活環境も十分評価した上で以下を行う。<br>▶ 徒手的でリズミカルな下肢の牽引（p.104〜105参照）、脊椎モビライゼーション（p.90〜91参照）、マニピュレーション（p.94参照）、鍼灸治療（p.100〜101参照）を行い、痛みを緩和する。<br>■ 理学療法士が、以下のことを勧める場合がある。<br>▶ 自律訓練法や漸進的筋弛緩法（p.102〜103参照）を用いたリラクゼーション法を勧める。<br>▶ シングルレッグエロンゲーション（p.205参照）、ヒップヒッチャー（p.180参照）、サイドグライド（p.206参照）、仰臥位および坐位でのペルビックティルト（p.200参照）、アリゲーター（p.184参照）、膝抱えストレッチ（p.202参照）、バックローテーション（p.203参照）、チャイルドポーズ（p.212参照）、キャット＆キャメル（p.187参照）など、簡単なストレッチやモビライゼーションを勧める。 | ■ 腰部の動きがほぼ回復した・痛みが緩和された場合は、以下が可能となる。<br>▶ アームレッグレイズ（p.191参照）、アームレッグクロスリフト（p.210参照）、フォーポイントニーリフト（p.204参照）、ブリッジ（p.195参照）、デッドバグ（p.182参照）など簡単な体幹のスタビリティエクササイズを含む機能的リハビリテーションプログラムを開始する。<br>▶ ストレッチを継続し、プレスアップ（p.180参照）やアイソメトリック・ヒップフレクション（p.205参照）も日々のトレーニングメニューに導入する。<br>■ 理学療法士から、以下のアドバイスを受けることもある。<br>▶ クロストレーナーを使用したトレーニングやアクアビクスなどの有酸素運動を行う。<br>▶ 痛みが改善しない場合や症状が悪化している場合は、整形外科を再診する。 | ■ 腰部を自由に動かすことができる・痛みが解消された場合は、以下が可能となる。<br>▶ 膝つきプランク（p.188参照）、プランク（p.188参照）、バランスボール・ロールアウト（p.212参照）、バランスボール・ツイスト（p.187参照）、サイドプランクレベル1&2（p.189参照）やシングルレッグブリッジ（p.195参照）など、体幹エクササイズ（上級編）を開始する。<br>▶ シングルレッグスタンド（p.199参照）を行い、バランス感覚・感覚運動能力を高める。<br>▶ 心血管運動をランニング（トレッドミル・やわらかい土の上）のレベルに上げる。<br>▶ ヨガやピラティスを始める。<br>▶ スポーツや運動を徐々に再開し、負荷量や運動時間を増やしていく。<br>■ 痛みが改善しない場合や症状が悪化している場合は、整形外科を再診する。 |

慢性腰痛

## 治療―脊椎分離（すべり）症

| | 発症時 ▶ | 初期 ▶ | 中期 ▶ | 長期 |
|---|---|---|---|---|
| 診療 | ■ 痛みの原因が脊椎分離（すべり）症であると判断された場合は以下のことを勧める。<br>▶ 理学療法士や専門医の指示に従う。<br>▶ 理学療法士によって管理されているエクササイズ・プログラムを行う。<br>▶ 無理はせず焦らない。 | ■ 治療や運動療法により効果が得られない場合は、医師は以下を行う。<br>▶ X線検査を行う（p.82参照）。<br>■ 検査結果から、脊椎分離症や脊椎分離すべり症であるという診断の裏付けが取れた場合、医師は以下を行う。<br>▶ MRI検査、骨シンチグラムやCT検査（p.82〜83参照）を行って専門医に依頼する。 | ■ 検査結果をもとに、専門医は以下を行う。<br>▶ 3〜6カ月の間は症状を抑えるため、運動を継続しながらも競技スポーツなどは控えるよう勧める。運動療法（下表参照）は引き続き行う。<br>▶ 不安定椎体間の固定術を勧める（p.88〜89参照）。 | ■ 痛みが緩和されない、または他に治療法がない場合は、専門医から以下のアドバイスを受ける場合がある。<br>▶ 自分がやれることに過剰な期待をしない。<br>▶ 鎮痛関連薬剤の適切な使用法。<br>▶ 自分の支障とうまくつき合う方法。<br>▶ 日常生活への支障を最低限に抑える方法。 |

| | 初期 ▶ | 中期 ▶ | 後期 |
|---|---|---|---|
| 理学療法 | ■ 医師の指示により理学療法士は、医学的・社会的観点から身体能力や生活環境も十分評価した上で以下を行う。<br>▶ 脊椎モビライゼーション（p.90〜95参照）、マニピュレーション（p.94参照）、神経モビライゼーション（p.92参照）、脊椎を伸ばすストレッチ（p.94〜95参照）、鍼灸治療（p.100〜101参照）により痛みを緩和する。<br>▶ 膝の下に枕を入れ、腰や膝が曲がるように仰臥位に寝ることを勧める。<br>▶ 自律訓練法やジェイコブソンの漸進的筋弛緩法（p.102〜103参照）などのリラクゼーション法、体幹筋を強化するアイソメトリック・ヒップフレクション（p.205参照）の指導を行う。<br>■ 以下の運動を行う。<br>▶ ペルビックティルト（p.200参照）、四つ這いペルビックティルト（p.200参照）、バランスボールを用いたペルビックティルト（p.201参照）、膝抱えストレッチ（p.202参照）、ニューラルグライド（p.162参照）を行う。 | ■ 痛みが緩和された場合は、理学療法士は以下のことを行う。<br>▶ 骨盤周辺や下肢に、アンバランスが起きていないかを確認する。<br>▶ 硬くなった筋肉を伸ばし、筋力が弱い部分を鍛えるようアドバイスをする。<br>■ 以下の運動が可能となる。<br>▶ フォーポイントニーリフト（p.204参照）、オブリーククランチ（p.211参照）、カールアップのレベル1〜3（p.186参照）、クラムシェル（p.181参照）やデッドバグ（p.182参照）など低負荷の体幹スタビリティエクササイズを行う。<br>▶ バランスボードやエアークッションを使い筋力やバランス感覚を鍛え（p.93参照）、徐々に難易度を上げて感覚運動能力を高める。<br>▶ クロストレーナーを使用したトレーニングやアクアビクスなど心血管運動を行い、痛みのない範囲で徐々にスピードや運動時間を増やしていく。<br>■ 痛みが改善しない場合や症状が悪化している場合は、整形外科を再診する。 | ■ 痛みが大きく緩和された場合は、以下の運動が可能となる。<br>▶ アームレッグレイズ（p.191参照）、膝つきプランク（p.188参照）、サイドプランクレベル1（p.189参照）、バランスボール・ロールアウト（p.212参照）、カールアップ（p.186参照）などの体幹スタビリティエクササイズ（上級編）を開始する。<br>▶ チェアスクワット（p.213参照）や上肢の支持のあるフォワードランジ（p.207参照）、フォワードランジ（p.207参照）やリバースランジ＆ニーリフト（p.208参照）を行い、脚の筋肉を鍛える。<br>▶ スポーツを再開し、姿勢や全体の動きを調整するなど、痛みのない範囲で徐々に負荷や運動時間を増やしていく。新体操、ダンス、クリケットやテニスなど背部を伸ばすスポーツを行う際は、症状を悪化させてしまう場合があるため注意が必要である。<br>■ 痛みが改善しない場合や症状が悪化している場合は、整形外科を再診する。 |

## 治療—不安定症と仙腸関節の捻挫

### 診療

| 発症時 ▶ | 初期 ▶ | 中期 ▶ | 長期 |
|---|---|---|---|
| ■ 痛みの原因が腰椎不安定症であると判断された場合は以下のことを勧める。<br>▶ できる範囲で活動を維持する。<br>▶ 痛みが悪化した場合は、アセトアミノフェンやイブプロフェンなどの鎮痛剤を、用法・用量に従い正しく服用する。<br>▶ 痛みがない期間を利用し、エクササイズのプログラムを作成する（下表参照）。<br>▶ どのような活動や動作で激しい痛みが出現するか把握し、それを避けるようにする。 | ■ 医師により専門医の受診を勧められる場合がある。専門医が以下を勧めることがある。<br>▶ 徒手療法を用い、痛みを伴う不安定な状態を軽減する。<br>▶ 脊椎を安定させる特定のエクササイズや、背部が安定していると感じることのできる一般的なエクササイズ、骨盤を固定・安定させるベルトの使用を勧める（下表参照）。 | ■ 専門医から以下のアドバイスを受ける。<br>▶ 3〜6カ月の間は、運動機能の回復を目標とした体幹のスタビリティエクササイズやピラティス（下表参照）を行う。<br>▶ 罹患部である脊椎や仙腸関節の靱帯にプロロセラピーを行う（p.86〜87参照）。<br>▶ 不安定椎体間の固定術や、椎間板置換術が有効かどうか評価する（p.88〜89参照）。 | ■ あらゆる治療を行っても痛みが解消されない場合は、以下のことを勧める。<br>▶ 身体的・心理的なサポートを含む、包括的な疼痛マネジメントプログラムの利用。 |

### 理学療法

| 初期 ▶ | 中期 ▶ | 後期 |
|---|---|---|
| ■ 医師の指示により理学療法士は、医学的・社会的観点から身体能力や生活環境も十分評価した上で以下を行う。<br>▶ 可動性亢進関節の他動的なモビライゼーションの実施。<br>▶ 軟部組織モビライゼーション（p.90〜91参照）の実施。<br>▶ 異常可能性のある分節の固定や、仙腸関節用骨盤ベルトの使用を勧める。<br>▶ かがむなどの動きは痛みのない範囲で行うようにするなど、生活習慣の見直しを勧める。<br>▶ 体を前に倒したり、捻ったりして関節を伸ばす動きは避けること、座るときには足を組まないようにすることをアドバイスする。<br>■ 以下の運動が可能となる。<br>▶ 腰部のアイソメトリック・トレーニングや仙腸関節のスタビリティエクササイズを行い、腹筋や背筋を鍛える。<br>▶ アームレッグレイズ（p.191参照）、フォーポイントニーリフト（p.204参照）やアームレッグクロスリフト（p.210参照）などのダイナミックエクササイズを行う。 | ■ 安定性が増して痛みが緩和された場合、以下の運動が可能となる。<br>▶ 内転筋ストレッチ2（p.197参照）、梨状筋ストレッチ（p.198参照）、ウエストツイスト（p.184参照）を行い、硬直した内転筋（大腿内側）をほぐす。<br>▶ サイドレッグレイズ（p.193参照）、リバースレッグレイズ（p.193参照）、クラムシェル（p.181参照）を行い、大殿筋や中殿筋など筋力が弱い部分を鍛える。<br>▶ 膝つきプランク（p.188参照）、サイドプランクレベル1（p.189参照）、ブリッジ（p.195参照）、アームレッグクロスリフト（p.210参照）を行い、痛みのない範囲で徐々にセット数や筋肉が収縮している時間を長くしていく。また、エクササイズを行う回数を増やし、筋持久力・筋力の向上を図る。<br>▶ ウォーキング（トレッドミル・屋外）を開始し、徐々に歩く距離やスピードを上げていく。これらの運動を行う際は、3割程度の負荷で体幹筋を強化すると良い。 | ■ 腰部や仙腸関節の安定性（スタビリティ）が強化されて痛みが解消された場合は、以下の運動が可能となる。<br>▶ シングルレッグスタンド（p.199参照）を行い、バランス感覚・感覚運動能力を高める。<br>▶ 上肢支持のあるフォワードランジ（p.207参照）、フォワードランジ（p.207参照）、リバースランジ&ニーリフト（p.208参照）を始める。<br>▶ カールアップ（p.186参照）、プランク（p.188参照）、サイドプランクレベル2（p.189参照）を行い、腹直筋・腹斜筋・腰方形筋を鍛える。慣れてきたらバランスボール・サイドクランチ（p.190参照）やバランスボール・サイドクランチ&ツイスト（p.190参照）を行う。<br>▶ 心肺機能を高めるために、クロストレーナーを使用したトレーニングやランニング（トレッドミル）を行い、徐々に運動時間を増やしていく。 |

慢性腰痛　45

## 治療—非特異性の腰椎機能障害（dysfunction）

### 診療

| 発症時 ▶ | 初期 ▶ | 中期 ▶ | 長期 |
|---|---|---|---|
| ■ 腰椎の機能障害（dysfunction）であると判断されたが、具体的な改善法が得られない場合は以下のことを勧める。<br>▶ できる範囲で活動を維持する（**下表参照**）。<br>▶ アセトアミノフェンやイブプロフェンなどの鎮痛剤を、激痛時だけ服用するのではなく、用法・用量に従い正しく服用する。<br>▶ どのような姿勢や動作で痛みが出現するか把握し、姿勢や動作の改善を図る。<br>▶ 痛みは、必ずしも症状の悪化やケガのサインではないことを理解する。 | ■ 痛みが中程度ないし重度で理学療法による効果が得られない場合、医師により専門医の受診を勧められる場合がある。専門医が以下を勧めることがある。<br>▶ 画像検査、心理面の評価、診断のための各種ブロック注射（p.87参照）の実施を検討する。 | ■ 治療効果が得られない場合、専門医は以下のことを行う。<br>▶ 運動機能のリハビリテーション・エクササイズを行い、日々の動作や姿勢の改善、筋力強化、体の柔軟性と基礎体力の向上を図る（**下表参照**）。<br>▶ 痛みがもたらす、日常生活への身体的・心理的影響を最小限度に抑えるため、身体的・心理的なサポートを含む、包括的な疼痛マネジメントプログラムの利用を勧める。 | ■ 1～2年後も痛みを感じる場合、または他に治療法がない場合、専門医から以下についてアドバイスを受ける場合がある。<br>▶ 自分がやれることに過剰な期待をしない。<br>▶ 鎮痛関連薬剤の適切な使用法。<br>▶ 自分の支障とうまくつき合う方法。<br>▶ 日常生活への支障を最低限に抑える方法。<br>▶ 患者会・支援団体への入会。 |

### 理学療法

| 初期 ▶ | 中期 ▶ | 後期 |
|---|---|---|
| ■ 医師の指示により理学療法士は、医学的・社会的観点から身体能力や生活環境も十分評価した上で以下を行う。<br>▶ 軟部組織および脊椎モビライゼーションやマニピュレーションの実施。<br>▶ 姿勢（p.112～115参照）やリラクゼーション法（p.102～103参照）の指導。<br>▶ 鍼灸治療（p.100～101参照）を勧める。<br>▶ 痛みを緩和するエクササイズを提案する。<br>▶ 異常可動性のある分節の固定や、運動機能をサポートするテーピング療法を行う。<br>▶ マッケンジー伸展運動（p.192参照）、立位でのバックエクステンション（p.202参照）やニューラルグライド（p.162参照）を日々のトレーニングメニューに導入する。<br>▶ 痛みを生理学的な視点から説明することで、患者が痛みとうまくつき合う手助けを行う。 | ■ 痛みが解消され、日常動作が無理なく行えるまで回復した場合は、以下のことを勧める。<br>▶ 症状が再発しないよう心がける。<br>■ 理学療法士は、以下を行う。<br>▶ 筋のアンバランスや短縮を調整するリハビリテーションプログラムを提案する。<br>▶ 理学療法士から以下の運動を勧められる場合がある。<br>▶ アームレッグレイズ（p.191参照）、フォーポイントニーリフト（p.204参照）やブリッジ（p.195参照）など、低強度の体幹スタビリティエクササイズを開始する。<br>▶ バランスボール・バックストレッチ（p.170参照）、ペルビックティルト（p.200参照）、シングルレッグエロンゲーション（p.205参照）、バックローテーション（p.173、203参照）といった可動域訓練を行う。<br>▶ ニーベント（p.206参照）、シングルレッグサークル（p.183参照）やニューラルグライド（p.162参照）などの神経系のトレーニングを行う。<br>▶ クロストレーナーやリカンベントバイクを使用したトレーニング、ウォーキング（トレッドミル・屋外）など、筋力を鍛えるコンディショニング運動を行う。<br>■ 痛みが改善しない場合や症状が悪化している場合は、整形外科を再診する。 | ■ 日常生活動作を、痛みを感じることなく行えるまで回復した場合は、以下のことを勧める。<br>▶ カールアップ（p.186参照）、バランスボール・ツイスト（p.187参照）、サイドクランチ（p.211参照）、アームレッグクロスリフト（p.210参照）、膝つきプランク（p.188参照）、プランク（p.188参照）、シングルレッグブリッジ（p.195参照）、サイドプランク（p.189参照）などの体幹エクササイズ（中級編）を行い、徐々にレベルアップを図る。<br>▶ スクワット（p.179参照）、上肢支持のあるフォワードランジ（p.207参照）、フォワードランジ（p.207参照）、リバースランジ＆ニーリフト（p.208参照）やウォーキングランジを行い、運動機能を鍛える。<br>▶ シングルレッグスタンド（p.199参照）で、バランス感覚（感覚運動能力）を高める。<br>▶ ランニング（トレッドミル・柔らかい土の上）をする。<br>■ スポーツが苦手な場合は、以下のことを勧める。<br>▶ 左の表（中期）に記載されている運動を引き続き行う。エクササイズ回数やセット数を増やすことで筋持久・筋力を強化し、症状の再発を予防する。<br>■ 痛みが改善しない場合や症状が悪化している場合は、整形外科を再診する。 |

## 慢性の坐骨神経痛

### 腰椎

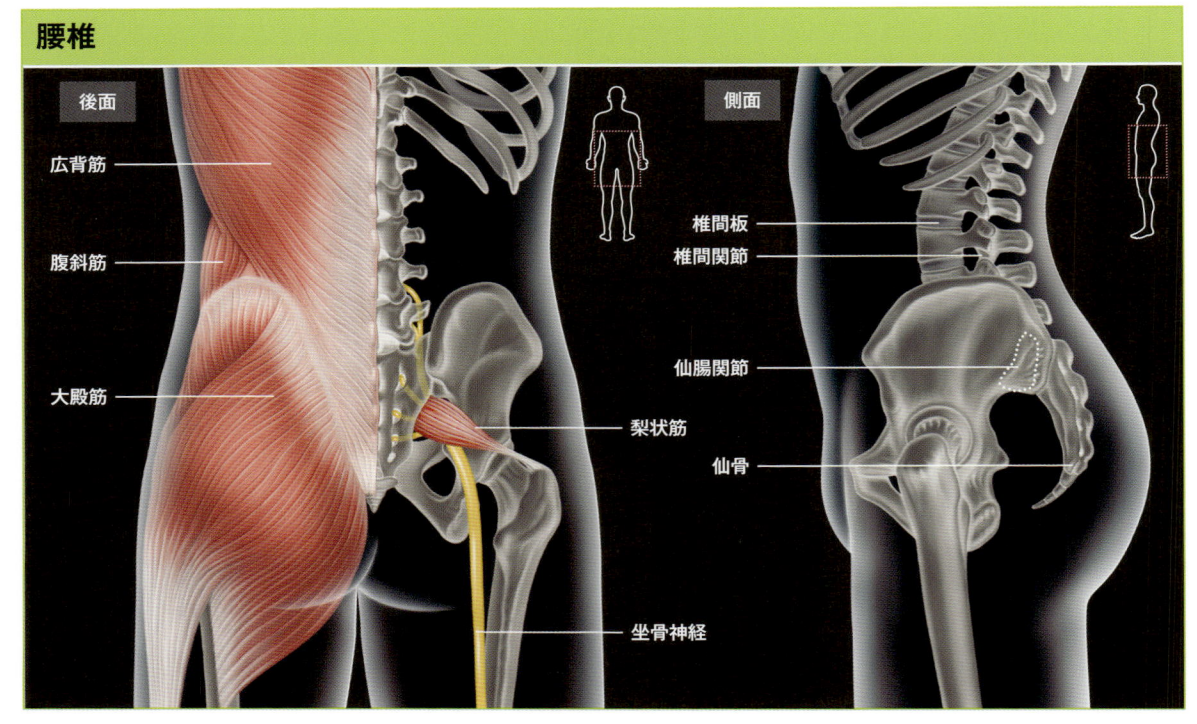

後面
- 広背筋
- 腹斜筋
- 大殿筋
- 梨状筋
- 坐骨神経

側面
- 椎間板
- 椎間関節
- 仙腸関節
- 仙骨

　腰椎椎間板が神経根を圧迫すると、片側下肢へ放散する痛み、いわゆる坐骨神経痛が生じる。通常は、3～6カ月で症状は軽快するが、難治化した場合、慢性の坐骨神経痛として扱われる。

### 原因

　慢性の坐骨神経痛の原因としては、脊柱管の中心、あるいは外側部での狭窄（P.73参照）、あるいは梨状筋症候群（P.76参照）などが考えられる。前者は、MRI検査やCT検査を行い診断の裏づけをとる。後者の梨状筋症候群は、理学所見や診断的ブロックの効果から判断される（p.86～87参照）。

### 症状

　慢性の神経根痛は急性の神経根痛ほど強くはないが、両者の症状は似ている。下肢に放散痛やひりひりとしたうずきを感じることもある。脊髄や脳（中枢神経系）に変化が生じ、焼けるような痛みといった神経障害性疼痛を引き起こすこともある。脚の奥が締めつけられるような痛み、あるいは強い圧迫感や拍動感を伴うかもしれない。針やピンで刺されるようなしびれや痛みを感じる場合もある。また、神経が過敏になり触れるだけで痛みを生じるなど、日常動作中も痛みを感じやすくなる場合がある。痛みのある部位の皮膚の変色、発汗異常、腫脹さらには気温差に過敏な反応を示すこともある。

　これらすべての神経障害性の徴候は、障害されている神経（神経細胞）の構造上の変化、および脊髄後角と脳の変化によるものである（中枢性感作）。

### リスクと合併症

　慢性の坐骨神経痛に起因する全身合併症のリスクはないが、長期にわたる痛みは活動性の低下や休職（離職）につながり、充実した生活を送れなくなる。その結果、精神的な負担も大きくなる。

# 慢性の坐骨神経痛

## 治療—非特異的な神経根痛

### 診療

| 発症時 ▶ | 初期 ▶ | 中期 ▶ | 長期 |
|---|---|---|---|
| ■ 痛みの原因が慢性の神経根痛による場合は、以下のことを勧める。<br>▶ 可能である検査・治療法のすべてが考慮されているか確認をとる。<br>■ 専門医は、以下のことを勧める場合がある。<br>▶ 痛みの原因を特定するため、さらなる画像検査を行うことを勧める（p.82～83参照）。<br>▶ 未施行ならば硬膜外ステロイド注射や神経根ブロック（p.86～87参照）を提案する。<br>▶ 手術療法により神経根の圧迫を取り除くことを検討する。 | ■ 適切な治療を施しても痛みが緩和されない場合は、以下のことを勧める。<br>▶ 医師にアミトリプチリンの服用を相談する。ガバペンチンやプレガバリンでも神経障害性疼痛が緩和される。<br>▶ 経皮的末梢神経電気刺激について相談する。経皮的末梢神経電気刺激は、痛みの局所・周辺などに表面電極を置き、低周波で通電する電気療法の一種である。 | ■ 専門医による治療やアドバイスを受けた後も痛みが解消されない場合は、以下のことを勧める。<br>▶ 痛みを我慢できる範囲で、できる限り動くことを勧める。<br>▶ 鎮痛剤（痛み止め）を用法・用量に従い服用する。<br>▶ 自宅でできるエクササイズを行う（下表参照）。<br>▶ リラクゼーション法、マインドフルネスストレス低減法、瞑想（p.102～103参照）といったセルフケアを行う。<br>▶ 身体的・心理的なサポートを含む、包括的な疼痛マネジメントプログラムを勧める。 | ■ ほとんどの場合、慢性の坐骨神経痛の痛みは徐々に緩和される。しかし、痛みが続く場合は、以下のことを勧める。<br>▶ 自分なりのペースをつかむまで無理をし過ぎない。自分の体の声に耳を傾けることも大切である。<br>▶ できること、できないことの判断に対して現実的になる。<br>▶ 自宅でできるエクササイズを続ける（下表参照）。 |

### 理学療法

| 初期 ▶ | 中期 ▶ | 後期 |
|---|---|---|
| ■ 医師の指示により理学療法士は、医学的・社会的観点から身体能力や生活環境も十分評価した上で以下を行う。<br>▶ 脊椎のモビライゼーションおよびマニピュレーション（p.90～95参照）、軟部組織モビライゼーション（p.90～91参照）、神経モビライゼーション（p.92参照）や筋エネルギーテクニック（p.92参照）を提案する。<br>▶ 姿勢（p.112～115参照）、人間工学やリラクゼーション法（p.102～103参照）についての指導。<br>▶ 鍼灸治療（p.100～101参照）を勧める。<br>▶ 症状に合ったリハビリテーションを提案する。<br>■ 以下の運動療法を始める。<br>▶ ニューラルグライド（p.162参照）やサイドグライド（p.206参照）を行い、徐々にセット回数を増やしていくが、これらの体勢を連続して2秒以上維持しないよう注意する。<br>▶ プレスアップ（p.180参照）やシングルレッグエロンゲーション（p.205参照）のような自身でできるストレッチを行う。 | ■ 症状が治まった場合は、以下の運動療法を行う。<br>▶ ペルビックティルト（p.200参照）、四つ這いでのペルビックティルト（p.200参照）、膝抱えストレッチ（p.202参照）やバックローテーション（p.173、203参照）など、可動性を高めるモビリティエクササイズを行う。<br>▶ アームレッグレイズ（p.191参照）、カールアップ（p.186参照）、オブリーククランチ（p.211参照）、サイドプランクレベル1（p.189参照）、リバースレッグレイズ（p.193参照）やブリッジ（p.195参照）などを行い筋力の向上を図る。<br>▶ シングルレッグスタンド（p.199参照）、ウォーキング（トレッドミル・屋外）やアクアビクスなどを行い、バランス感覚を鍛え、感覚運動能力を高める。<br>■ 筋肉の伸縮性低下が見受けられる場合、理学療法士は以下のことを行う。<br>▶ レッグレイズ（p.192参照）、内転筋リフト（p.194参照）、ハムストリングストレッチ（p.196参照）、ランスロットストレッチ（p.197参照）や股関節屈筋ストレッチ（p.209～210参照）を日々のトレーニングメニューに導入する。<br>■ 痛みが改善しない場合や症状が悪化している場合は、整形外科を再診する。 | ■ 日常動作を行う際に痛みを感じなくなり、可動域が広がった場合は、以下のことを行う。<br>▶ クロストレーナーを使用したトレーニングやランニング（トレッドミル・柔らかい土の上）などの有酸素運動（上級編）を始める。<br>▶ ヨガ、ピラティス、太極拳などあまり激しくないエクササイズを検討する。<br>■ 痛みが改善しない場合や症状が悪化している場合は、整形外科を再診する。 |

## 治療—脊柱管狭窄症

### 診療

**発症時**
- 痛みの原因が脊柱管狭窄症である場合は、以下のことを勧める。
- 脊柱管狭窄症に適したやや前かがみの歩行を実践する。
- 自分の症状に応じて外出の計画を立てる。症状が強くなるようであれば必要に応じて休息をとる。
- 休憩用の椅子がついたステッキを携帯すると良い。
- 寄りかかり、前かがみ姿勢になる歩行具を使う。

**初期**
- 専門医は、治療を行う前に以下を考慮する。
- 画像診断を行い、症状の重症度や罹患椎間数を見極める。
- 生活に支障をきたすほどの痛みではない場合、以下のことを勧める。
- 自宅でできるストレッチや筋力トレーニングを行うなど、できる範囲で体を動かすようにする。理学療法士の指導の下、脊柱管内の空間を広げるための姿勢改善を遂行する（**下表参照**）。
- 症状が悪化している場合、専門医は以下のことを行う。
- 硬膜外ステロイド注射をする。3～6カ月以上痛みを緩和できることがある。

**中期**
- 日常生活への支障や神経障害がある場合は、専門医は以下のことを行う。
- 手術療法を勧める。
- 狭窄が1カ所の場合、医師は以下を考慮するかもしれない。
- 棘突起間スペーサー（X-Stop）を挿入し、脊柱管を広げる。
- 狭窄が2カ所以上ある場合、医師は以下のことを勧める場合がある。
- 各レベルの椎弓を開窓し、除圧を行う。

**長期**
- 症状が安定している場合は、専門医は以下を考慮するかもしれない。
- 硬膜外ステロイド注射（**p.86～87参照**）を1年に2～3回行う。
- 手術療法では改善が見込めない、または、手術が最適な治療法ではない場合は、以下のことを勧める。
- ウォーキングよりも長距離のサイクリングを生活に取り入れる。

### 理学療法

**初期**
- 医師の指示により理学療法士は、医学的・社会的観点から身体能力や生活環境も十分評価した上で以下を行う。
- 脊椎のモビライゼーションおよびマニピュレーション（**p.90～95参照**）、軟部組織モビライゼーション（**p.90～91参照**）や神経モビライゼーション（**p.92参照**）によって筋緊張を軽減させ、障害を受けた患部の神経や筋機能改善を狙う。
- 疼痛マネジメント（**p.142～147参照**）、人間工学（**p.124～127参照**）やリラクゼーション法（**p.102～103参照**）についての指導を行う。
- 歩行時に痛みが増す場合は、段階的なウォーキングプログラムを提案する。
- 以下の運動療法を始める。
- 膝抱えストレッチ（**p.202参照**）、仰臥位でのペルビックティルト（**p.200参照**）、ニューラルグライド（**p.162参照**）を行う。
- 前かがみ姿勢をとり、背中を反るような動きは避けるようにする。

**中期**
- 痛みが改善し、自分のペースで動けるようになった場合、理学療法士は以下のことを行う。
- 回復の経過を見つつも、適切であればマニュアルセラピーを続ける。
- 理学療法士は以下の運動を勧める。
- フォーポイントニーリフト（**p.204参照**）、デッドバグ（**p.182参照**）、カールアップ・レベル1～4（**p.186参照**）など低負荷の体幹エクササイズを行う。
- 股関節屈筋のストレッチ（**p.209参照**）、スクアスランジ（**p.209参照**）やニーリングヒップストレッチ（**p.210参照**）など、股関節屈筋群の自動あるいは他動的なストレッチを行う。
- ブリッジ（**p.195参照**）、シングルレッグブリッジ（**p.195参照**）、クラムシェル（**p.181参照**）やサイドレッグレイズ（**p.193参照**）を行い、股関節の外転筋群と伸筋群を鍛える。感覚運動能力を高めるシングルレッグスタンド（**p.199参照**）も行う。
- 徐々にエクササイズをする回数やセット数を増やす、あるいは足関節にウェイトをつけてエクササイズを行う。
- 痛みが改善しない場合や症状が悪化している場合は、整形外科を再診する。

**後期**
- 痛みがほぼ解消された場合は、以下の運動療法を行う。
- オブリーククランチ（**p.211参照**）、サイドクランチ（**p.211参照**）、バランスボール・ツイスト（**p.187参照**）など、体幹のスタビリティエクササイズ（上級編）を行う。
- 上肢支持のあるフォワードランジ（**p.207参照**）、シングルレッグサークル（**p.183参照**）、フォワードランジ（**p.207参照**）、リバースランジ＆ニーリフト（**p.208参照**）、ウォーキングランジ（**p.179参照**）やスクワット（**p.179参照**）など運動能力をさらに高めるエクササイズを行う。
- キャッチボール、バランスボード、エアークッション、バランスパッドを用いたエクササイズなどの腕や足を動かす動作を追加し、バランス感覚運動の難易度を上げる。
- アクアビクス、サイクリング、トレッドミルを使用したウォーキング（傾斜歩行）を日々のコンディショニングエクササイズ（有酸素運動）に取り入れる。
- 痛みが改善しない場合や症状が悪化している場合は、整形外科を再診する。

慢性の坐骨神経痛

## 治療—梨状筋症候群

### 診療

| 発症時 ▶ | 初期 ▶ | 中期 ▶ | 長期 |
|---|---|---|---|
| ■ 殿部から足の先にかけて慢性的な痛みがある場合は、以下のことを勧める。<br>▶ 専門医や理学療法士を受診する。<br>▶ 坐骨神経痛を引き起こす原因となる疾患は様々で、症状や痛みの原因が梨状筋症候群であると確証できることは稀である。梨状筋症候群がover-diagnosisされる傾向にあることを理解しておく。<br>■ 専門医から、以下のアドバイスを受けることがある。<br>▶ 痛みを緩和するリハビリテーションプログラムの提案（**下表参照**）。 | ■ 日常動作を行えるまで回復した場合は、以下のことを勧める。<br>▶ 長時間硬い椅子に座ったり、殿部のポケットに財布を入れたまま椅子に座ったりすることを控える。<br>▶ 処方されたストレッチプログラムを定期的に行う。 | ■ 症状が緩和されない場合は、以下のことを勧める。<br>▶ 専門医を受診し、再検査や確定診断を求める。<br>▶ 専門医の診断の結果、痛みの原因が仙腸関節炎や椎間板由来の症状が除外された場合、以下のことを行う。<br>▶ イメージ下での局所麻酔薬とステロイド薬のブロック注射（**p.86〜87参照**）を検討する。もし治療効果が得られた場合は、ボツリヌス毒素注射治療を考慮する場合もある。<br>▶ さらなる画像検査を行い、痛みの原因が他の重大な疾患でないかどうか確認をする。 | ■ 日常生活の動作がほぼできるようになるまで回復した場合は、以下のことを勧める。<br>▶ 正しい姿勢を意識し（**p.112〜115参照**）、推奨される運動・訓練プログラムにしたがって運動を行い、筋力強化を図る（**下表参照**）。<br>▶ 個別のエクササイズを6カ月間続ける。<br>▶ 症状が長期間続くことはほとんどなく、手術療法が必要なケースはごく稀であるということを認識しておく。 |

### 理学療法

| 初期 ▶ | 中期 ▶ | 後期 |
|---|---|---|
| ■ 医師の指示により理学療法士は、医学的・社会的観点から身体能力や生活環境も十分評価した上で以下を行う。<br>▶ 軟部組織モビライゼーション（**p.90〜91参照**）や筋エネルギーテクニック（**p.92参照**）など手技療法を行う。<br>▶ 梨状筋のストレッチ（自動・他動）を行う。<br>▶ 電気療法を用いて梨状筋をやわらげ、回復の促進を図る。<br>▶ 症状に応じたリハビリテーション・エクササイズを提案する。<br>▶ 鍼灸治療（**p.100〜101参照**）を勧める。<br>■ 理学療法士の指導の下、以下の運動療法を始める。<br>▶ 内転筋のストレッチ（**p.197参照**）、梨状筋のストレッチ（**p.198参照**）、ウエストツイスト（**p.184参照**）といったストレッチエクササイズを行う。<br>▶ クラムシェル（**p.181参照**）、サイドレッグレイズ（**p.193参照**）、リバースレッグレイズ（**p.193参照**）、ブリッジ（**p.195参照**）などの筋力トレーニングを行う。 | ■ 殿部や脚の痛みが緩和された場合は、理学療法士が以下のことを行う。<br>▶ 殿部・下肢の筋群のアンバランスが生じていないか確認し、体幹のバランスを整えるストレッチやエクササイズ、筋力トレーニングを提案する。<br>■ 以下のエクササイズを始める。<br>▶ シングルレッグブリッジ（**p.195参照**）、スクワット（**p.179参照**）やフォワードランジ（**p.207参照**）などの筋力トレーニング（上級編）を行う。<br>▶ エクササイズバイク・クロストレーナーを使用したトレーニングや、水泳など強度の高くない有酸素運動を開始する。<br>■ 痛みが改善しない場合や症状が悪化している場合は、整形外科を再診する。 | ■ 痛みが解消された場合、理学療法士の指示のもと、すべての運動を再開する。<br>▶ ランニングを始め、徐々にスピードや距離を増やしていく。<br>▶ さらなる痛みを引き起こさないためにも、ストレッチやエクササイズ、筋力トレーニングを継続する。<br>▶ バランスボール・ロールアウト（**p.212参照**）、バランスボール・サイドクランチ（**p.190参照**）、バランスボール・サイドクランチ＆ツイスト（**p.190参照**）やサイドレッグレイズ、リバースレッグレイズ（**p.193参照**）といった体幹のスタビリティエクササイズ（上級編）を行う。足首にウェイトをつけるなどして徐々に負荷を増やしていく。<br>■ 痛みが改善しない場合や症状が悪化している場合は、整形外科を再診する。 |

# 殿部・尾骨の痛み

**殿部・尾骨**

（後面）
- 大殿筋
- 中殿筋
- 尾骨
- 坐骨神経

（側面）
- 仙腸関節
- 仙骨
- 尾骨

**殿部の痛み**は一般的に脊椎に問題があることが多いが、仙腸関節とその周囲靱帯、また股関節周囲の筋群や滑液包（クッションのような役目をする関節液の入った袋）が痛みの起源となる場合もある。尾骨が痛むという症状は、尾骨自体に問題がある場合が多い。

## 原因

腰椎の椎間関節、椎間板、神経や筋組織に生じた問題、あるいは下位胸椎の圧迫骨折（**p.65参照**）などにより、殿部痛が生じる。仙腸関節（**p.69参照**）や骨盤の靱帯に問題がある場合では、殿部の深部痛だけでなく、股関節外側や鼠径部、そして時に下肢痛も伴う。その際、殿部の筋緊張が高まり、トリガーポイントができたり、可動部分の摩擦によって滑液包炎が生じると、中殿筋は緊張し、股関節痛や殿部の筋痛を伴う。転倒などによる衝撃によって殿部を強打した場合、尾骨が長期にわたり痛むことがある（**p.75参照**）。また、股関節の構成要素である軟骨や関節唇の損傷も殿部痛の原因となる。

## 症状

腰椎の神経根が炎症を起こすと痛みは殿部に放散するが、梨状筋症候群（**p.76参照**）が痛みの原因である場合も考えられる。仙腸関節炎や強直性脊椎炎（**p.63参照**）など炎症性病変に伴う仙腸関節の痛みは、突発的で激痛の場合がある。転倒などに起因する関節や靱帯由来のメカニカルな痛みも珍しくない。また、妊娠中や産後では、靱帯の弛緩性が原因となる痛みが生じうるが、それは鋭く刺すような痛みであったり、不安感や歩行への支障を伴うこともある。

過度なスポーツや脊椎・股関節・下肢の非対称性により筋が機能障害（dysfunction）を起こすと、運動後に悪化する鈍痛を伴う。ウォーキングやランニング時に痛みや関節の硬さを感じやすく、夜間痛を伴う場合もある。股関節の滑液包炎では、寝る、歩く、座るといった行為により内圧が上昇し、痛みが誘発される。

尾骨痛では主に、座ると痛みが強まる。

## リスクと合併症

炎症性疾患と単なるメカニカルな機能障害（dysfunction）とでは治療方針が大きく異なるため、炎症性疾患の見逃しに注意を払う必要がある。骨盤内臓器の癌は骨盤骨へ浸潤することがあり、痛みの原因が重篤な疾患でないか確認することは重要である。

殿部・尾骨の痛み 51

## 治療—尾骨痛

### 診療

| 発症時 ▶ | 初期 ▶ | 中期 ▶ | 長期 |
|---|---|---|---|
| ▶ 強打や転倒による尾骨痛であると推測される場合は、以下のことを勧める。<br>▶ 椅子に座ったときに尾骨に体重がかからないよう円座型クッションを使用する。<br>▶ 便秘にならないよう心がける。 | ▶ 2〜3週間後も痛みがある場合は、整形外科を受診する。医師は、以下のことを行う。<br>▶ 痛みの部位を評価し、骨折を除外するためのレントゲン検査の必要性を検討する。<br>▶ 必要であれば鎮痛剤（痛み止め）を処方する。<br>▶ 除痛目的の局所麻酔薬の注射を提案する。 | ▶ 注射により一時的にしか痛みが緩和されなかった・痛みが解消されない場合は、医師は以下のことを行う。<br>▶ 専門医による検査や診断を勧める。<br>▶ 痛みの原因が仙腸関節痛、そして腰椎・骨盤に起因する放散痛でもない場合、専門医は以下のことを行う。<br>▶ X線検査（立位・座位姿勢）により可動性を評価する。<br>▶ 手技療法による尾骨のマニピュレーションやリハビリテーション・エクササイズを提案する（**下表参照**）。 | ▶ 日常生活の動作がほぼできるようになった場合は、以下のことを勧める。<br>▶ 円座型クッションを6カ月間は使用する。<br>▶ 保存療法による効果が得られない場合、専門医が以下を勧めることがある。<br>▶ ごく稀なケースだが、可動性が残存した尾骨先端の骨片による痛みが残存する場合（プロロセラピーによる治療効果が得られなかったもの）、または、可動性はないが尾骨の先端部が後方に突出して痛みを生じている場合は、手術療法が勧められる。 |

### 理学療法

| 初期 ▶ | 中期 ▶ | 後期 |
|---|---|---|
| ■ 医師の指示により理学療法士は、医学的・社会的観点から身体能力や生活環境も十分評価した上で以下を行う。<br>▶ 尾骨のマニピュレーション、マッサージ、尾骨に付着している靱帯のストレッチといった手技療法を行う。<br>▶ 電気療法や鍼灸治療を行う。<br>■ 理学療法士より以下を勧められる場合がある。<br>▶ 長時間椅子に座ることは避け、尾骨に負担がかからないように円座型クッションを使う（**上表参照**）。円座型クッションがない場合は、丸めたタオルや半分にたたんだ枕などで代用する。<br>▶ 急性期の数日間は氷で患部を冷やす。その後の数日間はホットパックで患部を温める。<br>▶ 排便時に尾骨にかかる負荷を減らすため、下剤を使用したり積極的に食物繊維・水分を摂取したりする。 | ■ 痛みが緩和された場合は、以下のことを勧める。<br>▶ リハビリテーション・エクササイズを開始する。<br>■ 理学療法士より以下の運動を勧められる場合がある。<br>▶ チェアスクワット（**p.213参照**）、スクワット（**p.179参照**）、マッケンジー伸展運動（**p.192参照**）、レッグレイズ（**p.192参照**）、サイドレッグレイズ（**p.193参照**）、シングルレッグサークル（**p.183参照**）やペルビックティルト・四つ這いのペルビックティルト（**p.200参照**）を行う。<br>■ クロストレーナーを使用したトレーニングや、アクアビクスなど強度の低い有酸素運動を開始する。<br>▶ 深呼吸を意識し、リラクゼーション法を行う。<br>■ 痛みが改善しない場合や症状が悪化している場合は、整形外科を再診する。 | ■ 痛みがほぼ解消された場合は、以下の運動を行う。<br>▶ ジョギングやランニング（トレッドミル）、サイクリングやエアロビクスなど、強度の高い有酸素運動を行う。<br>▶ レッグレイズ（**p.192参照**）、サイドレッグレイズ（**p.193参照**）、内転筋リフト（**p.194参照**）など引き続き股関節周囲や下肢の筋群を鍛える。徐々に足関節にウェイトをつけて負荷を増やす。<br>▶ 膝抱えストレッチ（**p.202参照**）、マッケンジー伸展運動（**p.192参照**）、ニーリングヒップストレッチ（**p.210参照**）やハムストリングストレッチ（**p.196参照**）などで腰部と股関節屈筋群・伸筋群のストレッチを行う。<br>▶ スポーツを再開し、徐々に負荷や運動時間を増やしていく。<br>■ 痛みが改善しない場合や症状が悪化している場合は、整形外科を再診する。 |

## 治療—仙腸関節炎

### 診療

| 発症時 | 初期 | 中期 | 長期 |
|---|---|---|---|
| ■ 急性の殿部痛は腰椎由来であることがもっとも多い。<br>▶ 膝関節を屈曲して仰臥位になるなど、楽な姿勢をとる。<br>▶ 痛みが出現した当日は、2時間ごとに最大15分を目安に氷で患部を冷やす。<br>▶ 最初の数日はアセトアミノフェンやイブプロフェンなどの鎮痛剤を、用法・用量に従い正しく服用する。<br>▶ 安静は2～3日を超えないようにする。 | ■ 数日後も痛みが治まらない場合は、整形外科を受診することを勧める。医師は、以下を行う。<br>▶ 仙腸関節炎の可能性が高いと判断した場合は、リウマチ専門医の受診を勧める。<br>▶ 症状の緩和に抗炎症薬（消炎鎮痛剤）を処方する。<br>▶ X線検査を行う。 | ■ 専門医は、以下を行う。<br>▶ 血液検査、MRI検査などを行い、痛みの原因が仙骨の不全骨折、または骨盤内の重大な疾患によるものではないことを確認する。<br>▶ 仙腸関節炎だと診断された場合、専門医は以下を行う。<br>▶ 専門医はステロイド注射や作用が強い抗炎症薬（消炎鎮痛剤）を用いて炎症を抑える。 | ■ 専門医は、以下を行う。<br>▶ 長期にわたる経過観察にもとづいて確定診断を下す。<br>▶ 定期的な外来での経過観察にて、他部位での関節が炎症を起こしていないか確認する。<br>■ 急性炎症の症状が落ち着いた場合、専門医は以下を行う。<br>▶ 筋力低下とバランス不良を理学療法により改善することを勧める（**下表参照**）。 |

### 理学療法

| 初期 | 中期 | 後期 |
|---|---|---|
| ■ 医師の指示により理学療法士は、医学的・社会的観点から身体能力や生活環境も十分評価した上で以下を行う。<br>▶ 姿勢（p.112～115参照）、人間工学（p.124～127参照）についての指導を行う。<br>▶ 関節の柔軟性を維持するストレッチエクササイズの指導を行う。<br>▶ 体幹スタビリティエクササイズを勧める。<br>▶ 機能的なトレーニングを提案する。<br>▶ 軟部組織モビライゼーションなどの手技療法を行う。<br>■ 炎症箇所が1カ所の場合は、理学療法士は以下を勧める。<br>▶ 椅子に座る際は、痛みがないほうに小さくたたんだタオルを敷く。痛みの軽減に役立つかもしれない。<br>■ 以下の運動を行う。<br>▶ 膝抱えストレッチ（p.202参照）、クラムシェル（p.181参照）、内転筋のストレッチ（p.197参照）やニーリングヒップストレッチ（p.210参照）。 | ■ 痛みが緩和された場合は、以下の運動を行う。<br>▶ 左記の運動の他に、ソアスランジ（p.209参照）、ハムストリングストレッチ（p.196参照）や、痛みのない範囲でチェアスクワット（p.213参照）を行う。<br>▶ 徐々に膝つきプランク（p.188参照）、サイドプランクレベル1-2（p.189参照）、レッグレイズ（p.192参照）、サイドレッグレイズ（p.193参照）やリバースレッグレイズ（p.193参照）など、体幹スタビリティエクササイズ（上級編）を開始する。<br>■ 理学療法士から、以下のアドバイスを受ける場合がある。<br>▶ 痛みのない範囲でできる限り動き、座ることを極力避ける。<br>■ 痛みが改善しない場合や症状が悪化している場合は、整形外科を再診する。 | ■ 症状が徐々に回復されている場合は、以下のことを勧める。<br>▶ 日常生活における正しい動きや姿勢を身につける機能訓練を開始する。<br>▶ 上肢支持のあるフォワードランジ（p.207参照）、フォワードランジ（p.207参照）、リバースランジ＆ニーリフト（p.208参照）を日々のトレーニングメニューに導入する。<br>▶ バランス感覚を鍛える運動を導入し、徐々にバランスボードやエアークッションを使用することで難易度を上げていく。<br>■ 理学療法士から、以下のアドバイスを受ける場合がある。<br>▶ クロストレーナーを使用したトレーニングやアクアビクスなど、有酸素運動を開始する。<br>■ 痛みが改善しない場合や症状が悪化している場合は、整形外科を再診する。 |

# 殿部・尾骨の痛み

## 治療——中殿筋の機能障害（dysfunction）

### 診療

| 発症時 ▶ | 初期 ▶ | 中期 ▶ | 長期 |
|---|---|---|---|
| ■ 殿部に慢性的な痛みがある場合、腰椎の問題が原因である可能性が高い。しかし、腰椎の問題が除外された場合は、医師は以下を行う。<br>▶ 触診や筋力テストを行い、痛みの原因が中殿筋でないか確かめる。<br>▶ 股関節や仙腸関節の検査を行い、機能障害の主因が何であるかを調べる。 | ■ 医師により、以下を勧められることがある。<br>▶ スポーツ医学を専門とする理学療法士の受診を勧める（下表参照）。<br>■ スポーツ医学を専門とする理学療法士は、以下を行う。<br>▶ 中殿筋の筋力維持および周辺の筋群を動かして本来のバランスを取り戻す方法を指導する。<br>▶ 筋肉のオーバーユース・腰部からの放散痛・滑液包炎・変形性股関節症といった可能性をきちんと管理する。<br>▶ 運動プログラムを提案する（下表参照）。 | ■ 6～10回の治療セッション後に症状が改善した場合、専門医は以下を行う。<br>▶ 筋力維持の運動プログラムを続けるよう指導する（下表参照）。<br>■ 症状が改善されていないが、股関節の手術が必要ではない場合、医師からスポーツ医学を専門とする理学療法士や専門医の受診を勧められる。スポーツ医学を専門とする理学療法士や専門医は、以下を行う。<br>▶ 超音波診断システムやMRI検査を行い、痛みの原因が腱の損傷でないか再評価する。<br>▶ 局所のブロック注射や鍼灸治療（深部組織にアプローチ）（p.92参照）を行い、本来の筋肉の動きを取り戻す。 | ■ ほぼ通常の動作ができるまでに機能が回復した場合は、以下のことを勧める。<br>▶ 最低3カ月間、ストレッチや筋力トレーニングを含む運動プログラムを続ける（下表参照）。<br>■ 痛みの原因が股関節の機能障害や変形性股関節症である場合は、以下を勧める。<br>▶ 専門医を受診する。 |

### 理学療法

| 初期 ▶ | 中期 ▶ | 後期 |
|---|---|---|
| ■ 医師の指示により理学療法士は、医学的・社会的観点から身体能力や生活環境も十分評価した上で以下を行う。<br>■ 痛みがある場合はホールド・リラックス、痛みがない場合はコントラクト・リラックスといった手技療法を行う。<br>▶ トリガーポイント療法（p.86～87参照）、超音波療法（p.92参照）や鍼灸治療（p.100～101参照）を行う。<br>■ 体のバランスを鍛えるエクササイズの提案をする。徐々に、感覚運動機能や筋持久力・筋力の向上を図る。<br>■ 以下の運動を行う。<br>▶ サイドレッグレイズ（p.193参照）、クラムシェル（p.181参照）、内転筋ストレッチ1-2（p.197参照）やシングルレッグスタンド（p.199参照）から始める。<br>▶ ウエストツイスト（p.184参照）のようなゆっくりとしたストレッチを行う。 | ■ シングルレッグスタンド（片脚立ち）をする際に、その状態で骨盤の位置を30秒キープできるようになった場合、理学療法士は以下のエクササイズを勧める場合がある。<br>▶ 運動機能に基づいた荷重トレーニングや安定化運動を導入する。脚を前や後ろに出すことによって、重心を体の中心から移動させる・支持基底面を狭くする・不安定な平面上でこれらの運動を行うなど、トレーニングにバリエーションを持たせる場合もある。<br>■ 以下の運動を行う。<br>▶ 上肢支持のあるフォワードランジ（p.207参照）、フォワードランジ（p.207参照）、リバースランジ＆ニーリフト（p.208参照）、ウォーキングランジ（p.179参照）や感覚運動を高めるシングルレッグスタンド（p.199参照）を導入する。<br>▶ 腕の挙上やおもりを利用し、体の重心位置を高くする。<br>■ 痛みが改善しない場合や症状が悪化している場合は、整形外科を再診する。 | ■ 股関節外転筋および下半身の安定性が強化された場合は、以下が可能となる。<br>▶ スポーツ種目に特有の動作パターンに対する機能的トレーニングを行う。<br>▶ トレッドミルを用いたランニング、サイクリングや水泳をすることで、心肺機能を強化する。<br>■ 痛みが改善しない場合や症状が悪化している場合は、整形外科を再診する。 |

# 全脊椎に及ぶ症候

## 全脊椎

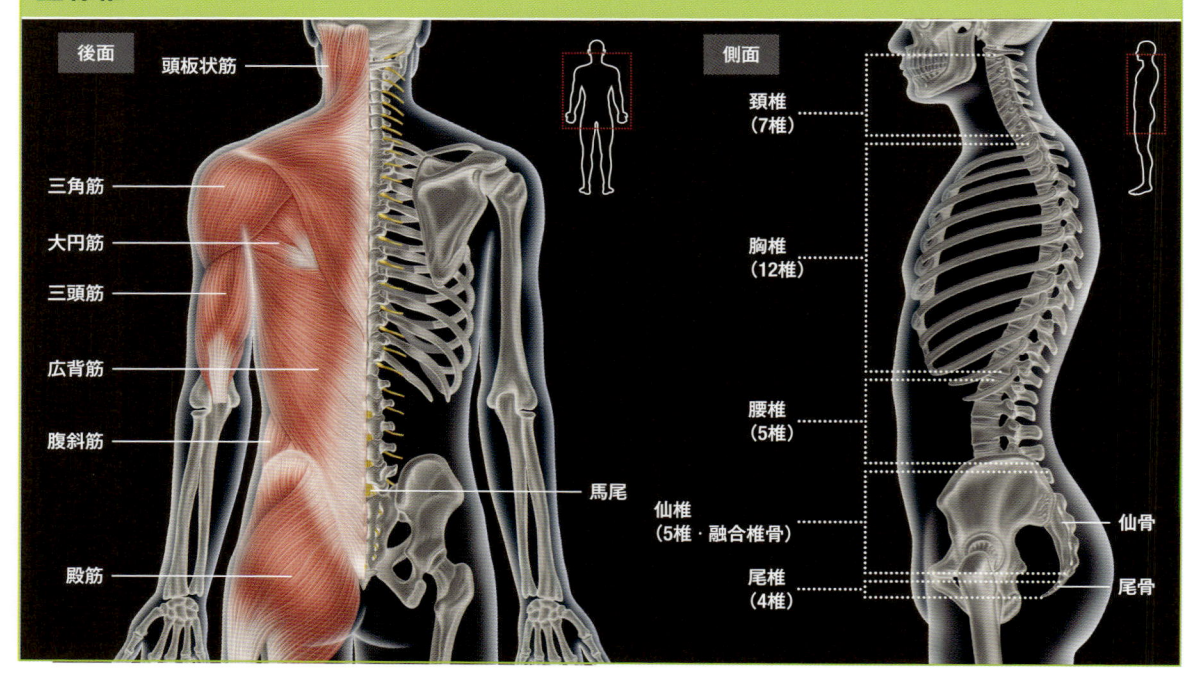

**後面**
- 頭板状筋
- 三角筋
- 大円筋
- 三頭筋
- 広背筋
- 腹斜筋
- 殿筋
- 馬尾

**側面**
- 頚椎（7椎）
- 胸椎（12椎）
- 腰椎（5椎）
- 仙椎（5椎・融合椎骨）
- 尾椎（4椎）
- 仙骨
- 尾骨

**全脊椎に及ぶ病態**には、強直性脊椎炎を代表とする、広範囲に罹患した炎症性疾患もあれば、骨粗鬆性の圧迫骨折のようにまずは特定部位に急性発症するケースもある（p.65参照）。その他、姿勢性疼痛、筋緊張、脊柱側弯、異常可動性といったものに関連した病態が様々な部位に症状を引き起こす。

## 原因

全脊椎に起こる問題は、それぞれの特異的な病態に依存して生じる。

脊柱は25分節から構成され、分節ごとに機能するが、付着する筋肉により制御されている。下方で起こった症状は、連鎖反応的に患部から上方へ波及する。また脊椎の椎間関節にも四肢などの他の関節と同様に滑膜組織があり、関節リウマチを含む炎症性疾患では複数の脊椎分節が罹患する。さらには、加齢とともに骨の構成物質（ミネラル）が減少して骨の脆弱化も進行する。

## 症状

姿勢異常または進行した側弯症（p.58、74参照）の場合、筋（筋膜）や靱帯の緊張状態あるいは拘縮がある部位や程度によって、症状は異なる。炎症性疾患では、痛みは左右対称性のことが多く、朝や休息後の動き出し時に悪化しやすい（p.55参照）。骨粗鬆症は、自覚症状が乏しく、軽い尻もちや転倒後に初めて椎体の圧潰（圧迫骨折、p.65参照）に起因する強い痛みが出現しやすい。異常可動性の症状としては、関節のクリック音や不安定感が挙げられる（p.56、66参照）。

## リスクと合併症

身体へのリスクは症候や病態によって異なる。脊椎に感じる痛みは、全身に激しい痛みを伴う慢性的な線維筋痛症の場合があり、本症では標準的な局所治療は奏効しない。また、広範囲な痛みを伴う症例には、ビタミンD欠乏症といった代謝性疾患が潜在する可能性も考慮する必要がある。

全脊椎に及ぶ症候

## 治療―炎症性疾患

### 診療

| 発症時 ▶ | 初期 ▶ | 中期 ▶ | 長期 |
|---|---|---|---|
| ■ 脊椎の炎症性疾患の症状が見られる場合は、医療機関を受診することが重要である。医師は、以下を行う場合がある。<br>▶ 血液検査の他に、骨盤や脊椎のX線検査を行うこともある（p.80～81参照）。<br>▶ リウマチの診断・治療を専門とする医師の受診を勧める。<br>▶ イブプロフェンやジクロフェナクなどの抗炎症剤を処方する。 | ■ 専門医は、以下を行う場合がある。<br>▶ 患者の病気の経過や症状、検査のデータを併せて、総合的な診断をする。<br>▶ MRI検査などの検査を行う（発症から5年間はX線写真によって仙腸関節の変化が見られることは稀だが、MRI検査では発見されることがあるため）。<br>■ 強直性脊椎炎の場合、専門医は以下を行う場合がある。<br>▶ 引き続き抗炎症剤を処方する。<br>▶ 強直性脊椎炎の治療を専門とする理学療法士を紹介する（**下表参照**）。 | ■ 進行性の炎症性疾患がある場合、専門医は以下を行う場合がある。<br>▶ スルファサラジンや生物学的製剤の処方を検討する。<br>▶ 血液検査により炎症マーカーとして利用される検査項目をモニタリングする。<br>▶ 抗炎症薬の副作用モニタリングを行う。 | ■ 確定診断後は、以下のことを勧める。<br>▶ 理学療法士の指示の下、日々の運動プログラムを行う（**下表参照**）。<br>▶ 専門医の診断を定期的に受ける。 |

### 理学療法

| 初期 ▶ | 中期 ▶ | 後期 |
|---|---|---|
| ■ 医師の指示により、理学療法士は、医学的・社会的観点から身体能力や生活環境も十分評価した上で以下を行う。<br>▶ 軟部組織マニピュレーション（p.91参照）などマニュアルセラピーを実施。<br>▶ 姿勢（p.112～115参照）、人間工学の基礎やリラクゼーション法（p.102～103参照）について指導を行う。<br>▶ 深呼吸法を勧める（p.148～149参照）。<br>■ 以下の運動療法を勧められる。<br>▶ 水中運動を行う。水中での浮力により関節への体重負荷による影響を軽減できる。痛みの緩和だけでなく、リラックス効果も得られる。<br>▶ キャット＆キャメル（p.187参照）、ブリッジ（p.195参照）、アリゲーター（p.184参照）、ウエストツイスト（p.184参照）、ランスロットストレッチ（p.197参照）、トランクローテーション（p.163、164参照）、ネックローテーション（p.160参照）などモビリティエクササイズを行う。 | ■ 痛みが緩和された場合は、以下が可能となる。<br>▶ アッパーバックエクステンション（p.170参照）、バランスボール・バックストレッチ（p.170参照）、コーナー・チェストストレッチ（p.176参照）、ウエストストレッチ（p.177参照）、ハムストリングストレッチ（p.196参照）、ニーリングヒップストレッチ（p.210参照）、ニーベント（p.206参照）、オーバルショルダーストレッチ（p.175参照）などのストレッチやエクササイズを開始する。<br>▶ アームレッグクロスリフト（p.210参照）、アームレッグレイズ（p.191参照）、シングルレッグブリッジ（p.195参照）、キャットストレッチ（p.165参照）、プローンブレストストローク（p.166参照）、ショルダースクイーズ（p.167参照）といった筋力トレーニングを開始する。<br>▶ ドアウェイ・チェストストレッチ（p.168参照）など姿勢の矯正体操を開始する。<br>▶ バランス感覚を鍛える感覚運動を開始する。<br>■ 痛みが改善しない場合や症状が悪化している場合は、整形外科を再診する。 | ■ 痛みが大きく緩和した場合は、以下が可能となる。<br>▶ アクアビクス、水泳、ウォーキング（トレッドミル・屋外）やクロストレーニングを使用したトレーニングなど、低負荷の有酸素運動を行う。<br>▶ 太極拳のような全身運動を行う。<br>▶ ラグビーやレスリングなど、コンタクトが多いスポーツは避ける。骨に対するインパクトが強いネットボール、バスケットボール、テニスやステップエアロビクスは、痛みが解消されていない場合、あるいは症状が悪化している場合は避ける。<br>■ 痛みが改善しない場合や症状が悪化している場合は、整形外科を再診する。 |

## 治療—異常可動性

### 診療

| | 発症時 | 初期 | 中期 | 長期 |
|---|---|---|---|---|
| | ■ 関節のクリック音、コーディネイション・バランス能力の低下や、骨盤・肩関節・頚部・背部に不安定感を感じるといった症状がある場合は、以下を行う。<br>▶ 医療機関を受診する。<br>■ 異常可動性の疑いがあると判断された場合、医師は以下を行う。<br>▶ リウマチの診断・治療を専門とする医師や理学療法士を紹介する。<br>■ 専門医は、以下を行う。<br>▶ 必要な検査を行い、全身的な状態を総合的に考慮して確定診断を行う。 | ■ 確定診断後は、疾患に対する治療が開始されて、症状が落ち着くことがある。理学療法士の指示の下、推奨できる運動プログラムを開始する。その際、以下を目標とする。<br>▶ 筋力トレーニングを行い、脊椎や骨盤周辺のコアマッスルを鍛える（**下表参照**）。<br>▶ 脊椎や股関節を正しく使う日常動作を身につける。<br>▶ アレクサンダー・テクニークを参考にし、バランス感覚、正しい姿勢位置感覚を身につける（p.115参照）。 | ■ 中期的には、疼痛治療の専門医から、他の治療法と鎮痛剤の服用の最適なバランスについて指導を受ける。以下のことを勧める。<br>▶ 医師の指示に従い、鎮痛剤を正しく服用する。<br>▶ 骨盤、腰部、胸椎の関節に対し、プロロセラピーによって効果が得られるかどうか医師に相談する（このような施術手法は、他の治療法とうまく組み合わせると、症状を安定させたり、治療効果が得られたりすることがある）。 | ■ 慢性的な痛みがある場合は、心理・社会的、そして仕事上の問題解決こそが重要な課題であるため、以下を勧める。<br>▶ 痛みや動作に対する恐怖感など、マイナス思考を前向きな行動に転換する。<br>▶ 自分のペースで焦らない。<br>▶ マインドフルネスストレス低減法やメディテーション（瞑想）（p.102～103参照）を行い、筋緊張をやわらげる。<br>▶ 著しい抑うつ気分や情緒不安定がある場合は、医療機関を受診（p.146～147参照）する。 |

### 理学療法

| | 初期 | 中期 | 後期 |
|---|---|---|---|
| | ■ 医師の指示により理学療法士は、医学的・社会的観点から身体能力や生活環境も十分評価した上で以下を行う。<br>▶ マニュアルセラピーを行う。<br>▶ 姿勢（p.112～115参照）や人間工学の基礎について指導を行う。<br>▶ 包括的な筋骨格系のリハビリテーションプログラムを作成する。<br>▶ 過剰な回内の動きがあれば、オーソティックスの使用を勧める（p.113参照）。<br>■ 理学療法士から、以下のアドバイスを受ける場合がある。<br>▶ アームレッグレイズ（p.191参照）、アームレッグクロスリフト（p.210参照）、ブリッジ（p.195参照）、カールアップ（p.186参照）、オブリーククランチ（p.211参照）、キャットストレッチ（p.165参照）やクラムシェル（p.181参照）などの筋力トレーニングを定期的に行う。<br>▶ カーフストレッチ（p.198参照）、ハムストリングストレッチ（p.196参照）、内転筋ストレッチ（p.197参照）といったストレッチを開始し、徐々に負荷を増していく。 | ■ 順調な回復が見られる場合は、以下が可能となる。<br>▶ シングルレッグブリッジ（p.195参照）、サイドプランクのレベル 1-2（p.189参照）、膝つきプランク（p.188参照）、プランク（p.188参照）、レッグレイズ（p.192参照）、サイドレッグレイズ（p.193参照）、リバースレッグレイズ（p.193参照）、内転筋リフト（p.194参照）、僧帽筋のバンドロウ（p.171参照）、広背筋のバンドロウ（p.171参照）やプローンブレストストローク（p.166参照）などの筋力トレーニング（上級編）を行う。<br>■ 理学療法士から、以下のアドバイスを受ける場合がある。<br>▶ シングルレッグスタンド（p.199参照）を行い、バランス感覚を鍛え、感覚運動能力を高める。<br>■ 過回内足の場合は、以下のアドバイスを受ける場合がある。<br>▶ カーフレイズ（p.198参照）や、つま先上げ（p.199参照）を導入する。<br>■ 痛みが改善しない場合や症状が悪化している場合は、整形外科を再診する。 | ■ 引き続き順調な回復が見られる場合は、以下が可能となる。<br>▶ バランスボール・サイドクランチ（p.190参照）やバランスボール・サイドクランチ＆ツイスト（p.190参照）など、高負荷の体幹のスタビリティエクササイズを行う。<br>▶ ウエイトを使ったトレーニングや、動作パターン（機能）に基づいた安定化運動を始める。足を前や後ろに出すことによって、重心を体の中心から移動させて支持基底面を狭くする、あるいはバランスボールなどを用いて支持基底面を不安定にするなど、トレーニングにバリエーションを持たせる場合もある。<br>▶ ウエイトやゴムバンドを用いた、フォワードランジ（p.207参照）やスクワット（p.179参照）を行う。<br>▶ スポーツ活動を徐々に再開し、負荷量や運動時間を増やしていく。<br>■ 痛みが改善しない場合や症状が悪化している場合は、整形外科を再診する。 |

全脊椎に及ぶ症候

## 治療—姿勢性疼痛

| | 発症時 ▶ | 初期 ▶ | 中期 ▶ | 長期 |
|---|---|---|---|---|
| 診療 | ■ 姿勢性疼痛（姿勢が悪く、筋肉や関節にかかる負荷が増大して痛みを感じる）がある場合は、以下のことを勧める。<br>▶ アセトアミノフェンやイブプロフェンなどの鎮痛剤を、強い痛みを感じるときだけでなく、用法・用量に従い正しく服用する。<br>▶ 痛みを我慢できる範囲でできる限り動くことを勧める。<br>▶ 体調に注意し、不快な体の動きや姿勢に気づくよう心がける。<br>▶ 筋肉をさらに硬直させないように、軽い痛みについては気にせず過ごす。<br>▶ 痛みが解消されない場合は、医師や理学療法士を受診する。 | ■ 痛みが中程度ないし重度で理学療法による効果が得られない場合は、医療機関を受診すべきである。医師は、以下を行う。<br>▶ 痛みの原因が筋原性の疾患や炎症ではないか、血液検査を行う。<br>▶ ビタミンDなど血液中の栄養素の測定を勧める。<br>▶ 甲状腺ホルモン検査や生化学検査を行う。<br>▶ 筋緊張をやわらげ、睡眠の質が改善されるよう、低用量の三環系抗うつ薬を処方する。<br>▶ 最長で3カ月間トリガーポイントブロック注射（p.86～87参照）、場合によっては、治療目的でボツリヌス毒素を用いることで、緊張している筋肉を麻痺させ、筋緊張に伴う症状を改善させる。 | ■ 確定診断されていない、治療効果が得られない、線維筋痛症や慢性疲労症候群と診断を受けた場合、専門医は以下を勧める場合がある。<br>▶ 筋力強化、柔軟性、動作や姿勢の改善、基礎体力の向上を目指した機能的な運動プログラムの導入（下表参照）。<br>▶ 包括的な疼痛マネジメントプログラム（心理療法も含む）の利用を提案する。<br>▶ 抗うつ薬、ガバペンチンやプレガバリンなどを処方する（p.84～85参照）。 | ■ このような病気の痛みは、治療により管理できることが多く、たとえ痛みがあったとしても日常生活に支障をきたすほどではない。しかし、動けないほどの激痛、あるいは、他に治療法がない場合は、ペインマネジメントの専門医から以下の指導を受ける。<br>▶ 自分のペースで過ごす方法。<br>▶ 正しい姿勢。<br>▶ 薬物の適切な使用法。<br>▶ 筋緊張をやわらげる方法。<br>▶ 痛みの対処法。<br>▶ 仕事を継続するための心構え。<br>▶ 患者会・支援団体への入会（p.216参照）。 |

| | 初期 ▶ | 中期 ▶ | 後期 |
|---|---|---|---|
| 理学療法 | ■ 医師の指示により理学療法士は、医学的・社会的観点から身体能力や生活環境も十分評価した上で以下を行う。<br>▶ 軟部組織のマッサージ、他動的なモビライゼーションやテーピングによる固定（p.93参照）。<br>▶ 姿勢（p.112～115参照）や人間工学の基礎（p.124～127参照）について指導を行う。<br>▶ 靴の中敷き（アーチサポート）の使用による矯正を勧める。<br>▶ 機能を再構築するトレーニングを開始する。<br>■ 以下のエクササイズを開始する。<br>▶ マッケンジー伸展運動（p.192参照）、トランクローテーション（p.163、164参照）やキャット＆キャメル（p.187参照）といったモビライゼーションエクササイズを開始する。<br>▶ フォーポイントニーリフト（p.204参照）、アームレッグレイズ（p.191参照）やクラムシェル（p.181参照）などの筋力トレーニングを始める。<br>▶ 膝抱えストレッチ（p.202参照）、サイドグライド（p.206参照）、肩甲挙筋のストレッチ（p.168参照）、坐位でのバックエクステンション（p.170参照）、坐位でのウエストストレッチ（p.177参照）やツイストストレッチ（p.177参照）などのストレッチエクササイズを行う。 | ■ 痛みが緩和され、可動域も広がり、日常生活の動作を見直すことで体への負担を軽減することができた場合、理学療法士は以下のエクササイズを勧める。<br>▶ カールアップ（p.186参照）、バランスボール・ツイスト（p.187参照）、サイドクランチ（p.211参照）、アームレッグクロスリフト（p.210参照）、膝つきプランク（p.188参照）、シングルレッグブリッジ（p.195参照）やサイドプランク（p.189参照）といった深部筋強化のエクササイズの難易度を上げる（中級～上級編）。<br>▶ スクワット（p.179参照）、上肢支持のあるフォワードランジ（p.207参照）、フォワードランジ（p.207参照）、リバースランジ＆ニーリフト（p.208参照）やウォーキングランジ（p.179参照）といった、機能的なトレーニングを行う。<br>▶ シングルレッグスタンド（p.199参照）を行い、バランス感覚を鍛え、感覚運動能力を高める。<br>▶ クロストレーナーを使用したトレーニングや、ランニング（トレッドミル・屋外）などの有酸素運動を開始する。<br>■ 痛みが改善しない場合や症状が悪化している場合は、整形外科を再診する。 | ■ 痛みが解消し、腰背部の可動性が完全に回復した場合、理学療法士は以下の運動療法を勧める。<br>▶ プローンブレストストローク（p.166参照）、バランスボール・サイドクランチ（p.190参照）、バランスボール・サイドクランチ＆ツイスト（p.190参照）やバランスボール・バックストレッチ（p.170参照）など、負荷をかけた筋力トレーニングを行う。<br>▶ 水泳、太極拳やピラティスを始める。<br>■ 痛みが改善しない場合や症状が悪化している場合は、整形外科を再診する。 |

## 治療—脊柱側弯症

### 診療

| 発症時 ▶ | 初期 ▶ | 中期 ▶ | 長期 |
|---|---|---|---|
| ■ 脊椎の変形が気になる場合は、医師に相談する。医師は、以下を行う。<br>▶ まっすぐに立った姿勢で脊椎の形状を確認する。体を前や後ろに倒したときの状態を観察する。<br>■ 検査結果を踏まえ、医師は、以下を行う。<br>▶ 専門医（特に側弯症専門医）の受診を勧める（**p.74参照**）。 | ■ 側弯症専門医は、以下を行う。<br>▶ 脊柱のX線を撮影する。<br>▶ 側弯の角度を計測する。<br>▶ 症例に合った適切なマネジメントを提案する。<br>▶ 理学療法士による運動プログラムを勧める（**下表参照**）。 | ■ 構築性側弯症と診断を受けた場合は、医師の指示に従う。<br>▶ 定期的に医師の診察を受ける。<br>▶ 理学療法士に指示された運動を行う（**下表参照**）。<br>▶ コルセットを着用する。 | ■ 構築性側弯症に効果がある治療法は乏しい。腰椎の変性側弯症に対して専門医は以下を勧める場合がある。<br>▶ 神経ブロック注射。<br>■ 側弯の角度が45度を超える場合、専門医は以下を行う。<br>▶ 矯正術を勧める。大手術のため回復にも時間がかかるが、長期的には手術や治療により改善が見込まれる。 |

### 理学療法

| 初期 ▶ | 中期 ▶ | 後期 |
|---|---|---|
| ■ 医師の指示により理学療法士は、医学的・社会的観点から身体能力や生活環境も十分評価した上で以下を行う。<br>▶ 側弯症の状態、最善の姿勢（**p.112〜115参照**）や腹式呼吸を指導することで、肺の機能に対する影響を緩和させる（**p.103参照**）。<br>▶ 姿勢の左右非対称を最小限にするリハビリ運動を勧める。<br>▶ コルセットの着用を勧める。<br>▶ 深呼吸法を勧める。<br>▶ 痛みがある場合は、筋膜リリース、PNF、トリガーポイント療法といったマニュアルセラピーを行う（**p.90〜93参照**）。 | ■ 理学療法士は、シュロスメソッド（**p.91参照**）を用いた治療を行う場合がある。この治療法からは、以下の効果が期待される。<br>▶ 姿勢の矯正。<br>▶ 体幹の伸張。<br>▶ 腹式呼吸を身につける（**p.103参照**）。<br>▶ 筋疲労した筋肉をほぐす。<br>▶ 弱った筋肉や、普段使っていない筋肉を強化する。<br>■ 理学療法士は、側弯症の症状に適したエクササイズを勧める。<br>▶ バックエクステンション（**p.170参照**）、ショルダープレス（**p.181参照**）、コーナー・チェストストレッチ（**p.176参照**）、僧帽筋のバンドロウ（**p.171参照**）、チャイルドポーズ（**p.212参照**）、プローンブレストストローク（**p.166参照**）や伏臥位でのショルダースクイーズ（**p.167参照**）などのストレッチを行う。<br>■ 痛みが改善しない場合や症状が悪化している場合は、整形外科を再診する。 | ■ 週に4〜6回の運動を行うことで、以下のことが可能となる。<br>▶ 日常生活においてより良い姿勢を維持する。<br>■ 以下の運動療法を勧める。<br>▶ 水泳やアクアビクスを行う。<br>■ 痛みが改善しない場合や症状が悪化している場合は、整形外科を再診する。 |

全脊椎に及ぶ症候

## 治療—急性脊椎圧迫骨折

| | 発症時 | 初期 | 中期 | 長期 |
|---|---|---|---|---|
| 診療 | ■ 急性脊椎圧迫骨折を発症している可能性がある場合、医師は以下を行う。<br>▶ 胸椎と腰椎のX線検査を行う。X線写真から数カ所の圧迫骨折が認められた場合は、原因疾患が潜在していないかをルールアウトするため血液検査を行うことがある。 | ■ 医師は、以下を行う。<br>▶ トラマドール、コデインとアセトアミノフェンの配合剤などの鎮痛薬を処方する。<br>▶ 予後の説明を行う。<br>▶ 日常生活の改善点や安静治療を勧める。<br>▶ 胸椎圧迫骨折の場合は、椅子に座った状態や半横臥位で寝ることを勧める。 | ■ ステロイド剤、プロトンポンプ阻害薬の服用（消化不良の改善に服用）は、骨折するリスクを高めるため、医師は患者が服用しているすべての薬を確認する場合がある。<br>▶ 専門師は、X線写真をもとにした画像診断が困難である場合、骨シンチグラムやMRI検査などの画像検査を勧める。<br>▶ 血液検査などの追加検査の実施を勧める。<br>▶ 鎮痛剤の処方から1週間後、鎮痛剤により痛みが緩和されたか、薬の処方内容の見直しを行う。 | ■ 脊椎圧迫骨折が完治した場合、医師は以下を行う。<br>▶ DEXA法を用いた骨密度測定を行い、骨の中にあるミネラル成分の量を計測する。その結果、ミネラル成分が不足していると判明した場合は、骨密度を維持するために必要なサプリメントを処方する。これは長期にわたる治療のため、2年おきの経過観察が必要である。<br>▶ リハビリテーションを勧める（下表参照）。<br>■ 脊椎圧迫骨折が完治していない、あるいは6カ月が経過しても痛みが強い場合、医師は以下を行う。<br>▶ ペインクリニックや放射線科医師の受診、椎体形成術の検討を勧める。 |

| | 初期 | 中期 | 後期 |
|---|---|---|---|
| 理学療法 | ■ 医師の指示により理学療法士は、医学的・社会的観点から身体能力や生活環境も十分評価した上で以下を行う。<br>▶ 圧迫骨折を起こした脊椎を刺激するような運動は控える。<br>▶ 良い姿勢（p.112〜115参照）やリラクゼーション法（p.148〜149参照）の指導、コルセットの着用や日常生活の改善点を指示する。<br>■ 理学療法士は、以下のエクササイズを勧める。<br>▶ 脊椎の安定性を高め、姿勢を正し、筋力の強化や可動域の増大を図るエクササイズを行う。<br>▶ 圧迫骨折が完治するのには6〜8週間かかるため、痛みのない範囲でできる限り活動を維持する。 | ■ 医師の指示の下、着用していたコルセットを外した際は、以下のことを勧める。<br>▶ バックローテーション（p.203参照）、ペルビックティルト（p.200参照）、キャット＆キャメル（p.187参照）、アリゲーター（p.184参照）などモビライゼーションエクササイズを行う。<br>▶ クラムシェル（p.181参照）、広背筋のバンドロウ（p.171参照）、僧帽筋のバンドロウ（p.171参照）など筋力トレーニングを行う。<br>▶ チェアスクワットなど、運動機能トレーニングを行う（p.213参照）。<br>▶ トレッドミルを使用したトレーニングや、屋外での有酸素運動を開始する。<br>▶ 水中での簡単な運動を開始する。<br>■ 理学療法士は、以下を行う。<br>▶ 経過観察しながら、必要に応じてマッサージを行い、痛みの緩和を図る。<br>■ 痛みが改善しない場合や症状が悪化している場合は、整形外科を再診する。 | ■ 痛みが緩和され、関節の動きが改善されてきた場合は、以下が可能となる。<br>▶ 脊椎周辺の筋群の体幹安定化運動および腰を支えるその他の筋群の強化を開始する。<br>▶ 歩く速度を上げる、傾斜をつけたウォーキングをすることで、日々の有酸素運動の負荷を上げる。<br>■ 理学療法士は、以下のエクササイズを勧める。<br>▶ アームレッグレイズ（p.191参照）、フォーポイントニーリフト（p.204参照）、アームレッグクロスリフト（p.210参照）、レッグレイズ（p.192参照）、サイドレッグレイズ（p.193参照）、リバースレッグレイズ（p.193参照）、内転筋リフト（p.194参照）やブリッジ（p.195参照）を行う。<br>■ 痛みが改善しない場合や症状が悪化している場合は、整形外科を再診する。 |

3

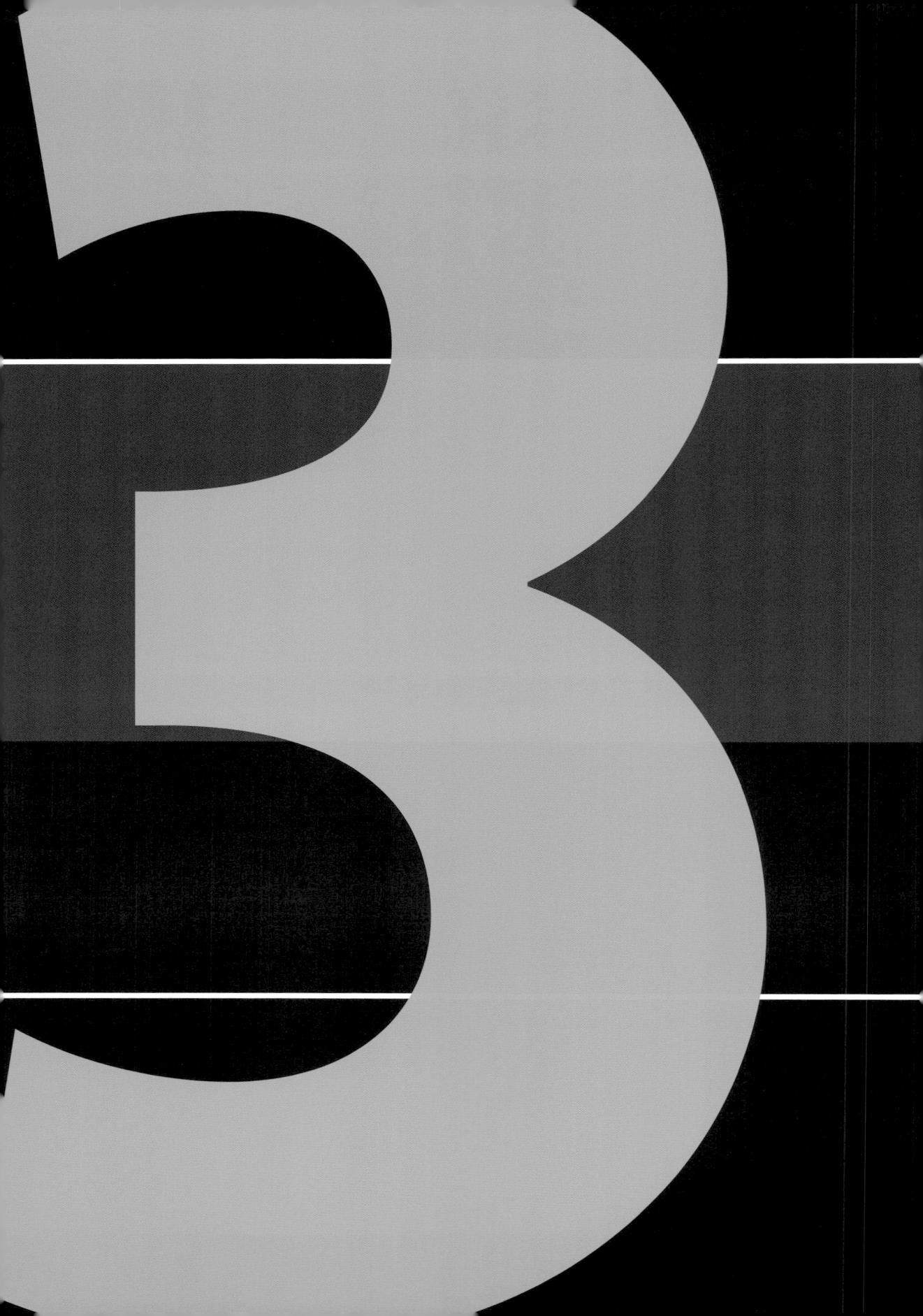

# CAUSES OF BACK AND NECK PAIN

腰痛・頚部痛の原因

腰部や頚部に起こる特異的な原因について、引き続き解剖図を用いて説明します。具体的には特異的な原因疾患ごとの典型的な症候、標準的な診断法、中〜長期的な予後や一般的な回復までの期間についても解説します。

# 筋肉の緊張

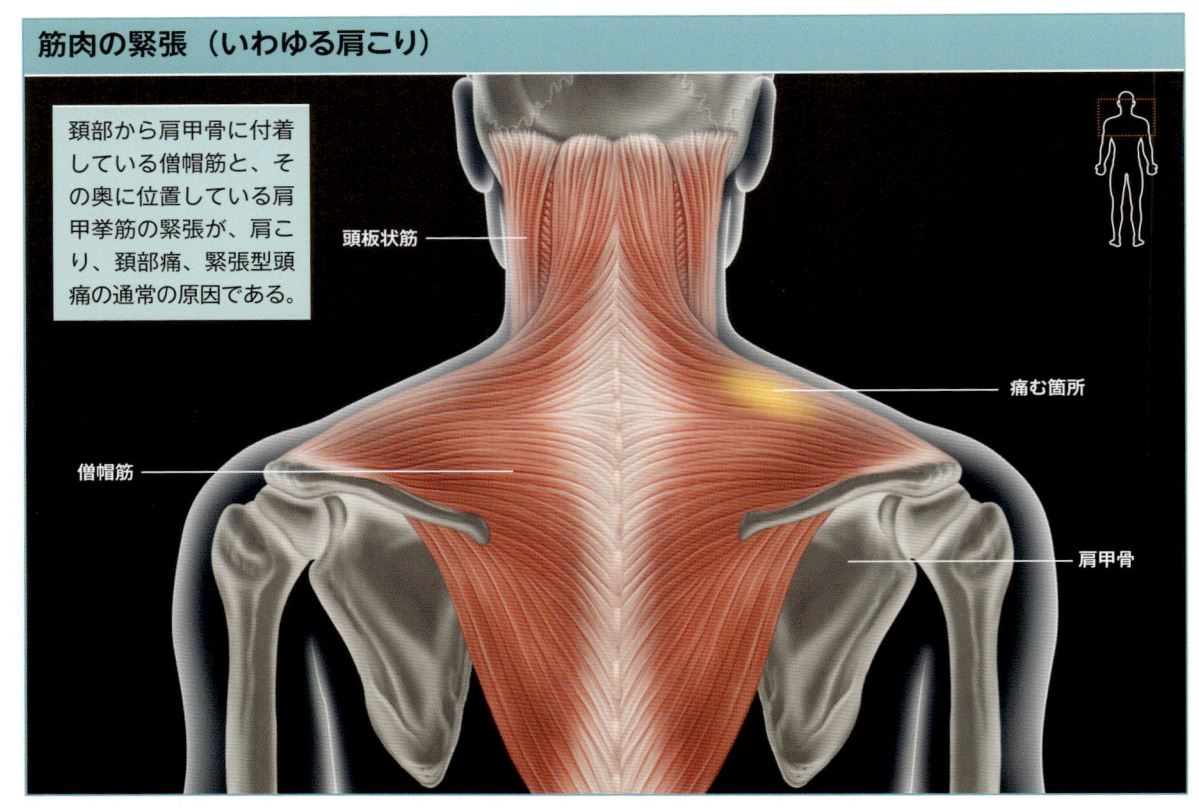

## 筋肉の緊張（いわゆる肩こり）

頚部から肩甲骨に付着している僧帽筋と、その奥に位置している肩甲挙筋の緊張が、肩こり、頚部痛、緊張型頭痛の通常の原因である。

頭板状筋
僧帽筋
痛む箇所
肩甲骨

筋肉の緊張は、怒り・緊張・不満といった精神的なストレスに対する体の正常な反応である。その他にも、日常生活の基本動作や机に向かってパソコン作業をしているときなどに特定の筋肉の緊張が高まり、その結果、痛みをもたらすことがある。

## 原因

姿勢不良による筋肉のアンバランス、外傷、過度な筋肉の使用、脚長差、そして脊柱側弯症（p.74参照）により、筋肉の持続的な緊張が高まると、周辺の筋肉はこれまで以上の活動を必要とし、さらに緊張が持続して痛みが増す。身体的・精神的ストレスだけでなく、不眠や栄養不良が引き金となり、筋肉の過緊張を引き起こす場合もある。筋肉が持続的に緊張した状態になると血行が阻害され、筋肉に十分な酸素や栄養素が供給されず、疲労物質が溜まり、筋肉は硬くこわばり、痛みが生じる。その結果、周囲の関節や靱帯への負荷が増し、さらなる痛みが生じる。

## 症状・診断

筋肉の過度な緊張が続くと鈍痛が生じ、やがて激痛となることもある。長時間にわたり筋肉が収縮・緊張し続けると患部に硬いこり（トリガーポイント）ができ、痛みの原因となる。トリガーポイントに痛みが生じると、その刺激は他部位へ伝わり全身が痛くなる場合もある。医師や理学療法士は理学検査を行い、筋緊張の程度を判断する。

## リスク・回復

肩こりを解消するには、リラクゼーション法（p.102～103、p.148～149参照）を日常生活にうまく取り入れ、疲労やストレスを溜めない生活を送ることが大切である。また、痛みの原因が筋肉の慢性的な緊張なのか、別の疾患（病態）が関与していないかどうかを医療機関で確かめることも重要である。筋肉の過緊張や長期にわたる収縮によって筋肉が縮み、基本的な筋肉の機能が失われてしまうこともある。

# 強直性脊椎炎

強直性脊椎炎は、若年成人、男性に多い。仙腸関節・椎間関節に付着する靱帯が炎症を起こし、その靱帯が石灰化・骨化して硬く動きにくくなるのが特徴である。強直性脊椎炎は、別名「シャルコー・マリー・トゥース病（CMT）」や「ベヒテレフ病」とも呼ばれる。

### 原因

強直性脊椎炎の真の原因はいまだ明らかにはされていないが、発症には遺伝的因子が関与するといわれ、自己免疫疾患の一つと考えられている。本来ならば異物を認識し排除するための役割を持つ免疫系が、自分自身の正常な細胞や組織に対してまで過剰に反応して攻撃を加えてしまうことがある。ウイルスや細菌感染などがきっかけで免疫異常が生じた後に、本疾患が発症すると考えられている。

### 症状・診断

発症年齢は通常、10代半ばから30代半ばである。強直性脊椎炎は、まず仙腸関節に炎症を生じ、歩行に伴い悪化する腰痛や殿部痛とこわばり感を生じる。前屈動作が困難になり、股関節の可動域制限も加わる。この疾患は数年かけて頸椎や胸椎にまで進行し、背部や頸部にも痛みや筋硬直をもたらす。前傾姿勢のまま不動化してしまうこともある。さらには、肋骨と胸椎をつなぐ胸肋関節に炎症が生じると、深呼吸をするだけで痛みが生じ、胸郭の拡張障害（呼吸障害）をきたすこともある。

医師は、臨床症状、血液検査、X線検査、MRI検査、超音波検査などの結果から総合的に診断する（p.82～83参照）。

### リスク・回復

姿勢異常や可動性低下（強直）などの重症化を防ぐには、早期診断により適切な治療を早くから行うことが重要である。治療は、薬物療法と理学療法（運動療法）が中心である。本疾患では、脊椎の骨粗鬆症、心血管障害を起こすリスクが高まる。また稀ではあるが、腰椎で馬尾神経が圧迫されると、しびれや脱力が生じ、膀胱直腸障害（頻尿、尿閉、尿失禁など）が出現することがある。

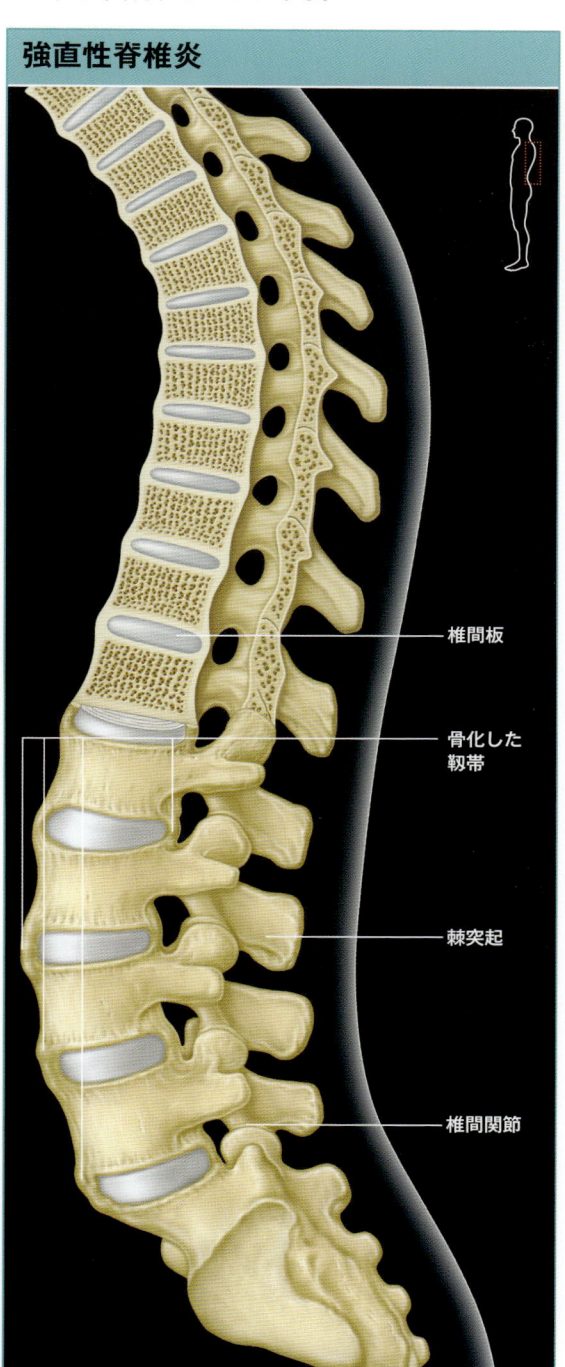

**強直性脊椎炎**

- 椎間板
- 骨化した靱帯
- 棘突起
- 椎間関節

強直性脊椎炎では、背骨の靱帯や椎間板が骨のように硬くなるため、柔軟性がなくなり前傾姿勢となってしまう。

# 脊椎分離症・脊椎分離すべり症

脊椎分離症・脊椎分離すべり症は、腰椎に多くみられるが、他の脊椎部位でも発症することがある。脊椎の分離は、椎弓に外力が繰り返しかかることによる疲労骨折が原因で起こると考えられている。また、分離すべり症は椎間関節の安定性が損なわれ、椎体が前後にずれてしまった状態である。運動能力の低下や痛みを感じることもあれば、自覚症状が出ない場合もある。

### 原因

椎骨の一部である椎弓部分に亀裂が生じることによって、脊椎分離は発症する。生まれつき離れている先天性の例もあるが、ほとんどの場合は転倒や過度な伸展負荷などに伴う疲労骨折である。クリケットやサッカーでは、繰り返し負荷（メカニカルストレス）がかかることで微小な骨折が生じやすい。

脊椎分離すべり症は脊椎分離症から進行して生じる。さらなる負荷が加わると、完全に椎弓の分離部が破綻して椎体が前方にすべり、椎間関節や周辺の靱帯に影響する。神経根が圧迫されることもある。

### 症状・診断

脊椎分離すべり症に伴う痛みは、正常位置からのずれの程度による。ずれの量が大きいほど、椎間関節や靱帯に刺激が加わり、その分だけ痛みも大きくなる。また神経根が刺激されると、片側あるいは両側の下肢痛・しびれが起こる。医師は理学検査やX線検査、MRI、さらには脊髄造影検査によって診断する（p.82～83参照）。

### リスク・回復

腰を支えている腹筋、背筋を強化することによって脊椎の安定性は改善されうるが、すべりの程度が大きかったり、神経障害が強い場合は、手術を検討する（p.88～89参照）。若い成長期に分離すべり症を発症した場合は、6カ月ごとにX線撮影による経過観察を行い、椎骨のずれやすべりの程度が進行していないかを確認する。本症は成長期に進行することが多く、成長の停止とともに進行速度も遅くなる。

**脊椎分離症**

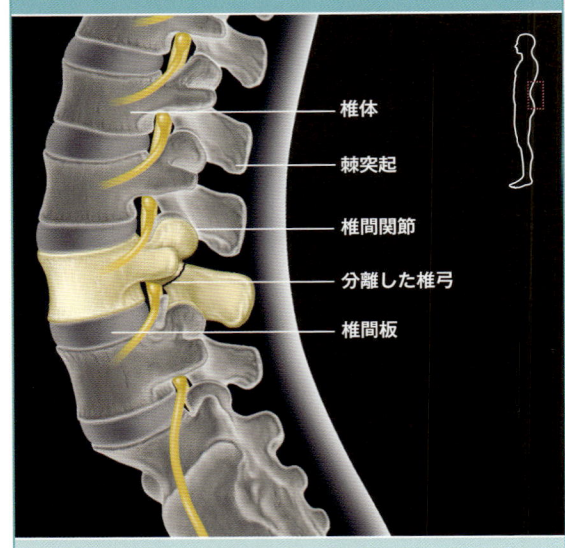

椎体 / 棘突起 / 椎間関節 / 分離した椎弓 / 椎間板

脊椎分離症とは、椎弓部分に亀裂が入り、脊椎の前方部分（横突起・上関節突起）と後方部分（棘突起・下関節突起）が分離し、脊椎の連続性が断たれた状態をいう。

**脊椎分離すべり症**

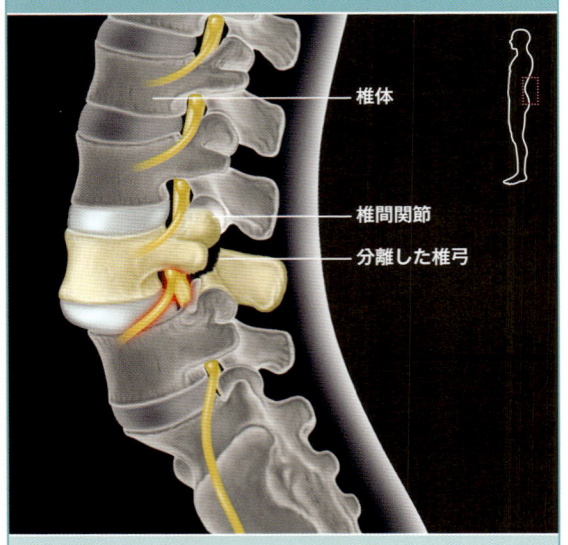

椎体 / 椎間関節 / 分離した椎弓

脊椎分離すべり症とは、椎弓の分離部が広がり、椎体の位置がずれてしまう状態をいう。痛みやしびれなどの神経症状が出現することもある。

# 脊椎圧迫骨折

通常、骨は加齢とともに脆弱化するが、健康状態の悪い若年者でも骨の脆弱化は生じうる。骨脆弱化により骨強度が低下すると、転倒や急な体の動作により、脊椎が圧縮され、椎体のひび、骨折を生じる（胸腰椎に生じやすい）。

### 原因

骨粗鬆症は骨（椎骨を含む）を脆弱化させる最もポピュラーなもので骨折を伴いやすい。骨に含まれるミネラル量が減少すると骨密度が低下し、骨折しやすくなる。女性は、ホルモンのバランスが大きく変化する閉経後に骨粗鬆症になる割合が高まるが、男性も加齢に伴いある程度は骨粗鬆症になる。ヘビースモーカー、アルコール依存症、運動不足、その他にも摂食障害（拒食症など）後や、体重が増えず極度に痩せている場合は、骨粗鬆症になるリスクが高い。また、特定の疾患に対する治療でステロイド剤を使用すると（p.84〜85参照）、薬剤性の骨粗鬆症を生じる。

### 症状・診断

脊椎圧迫骨折が発生した場合は、腰や背中に突然の激しい痛みを伴う。下位腰椎が骨折すると痛みは骨盤付近に出現する。神経が刺激され、下肢に痛みやしびれが起こる場合もある。上背部（胸椎）の骨折は、胸への放散痛や呼吸苦を伴うこともある。動くことだけでなく、横になること、せきやくしゃみでも痛みを生じ、つらくなる。痛みが軽快し、ある程度動けるようになるまでに数週間はかかる。

医師はCTやMRI検査（p.82〜83参照）により、骨折の位置や骨折部の状況を確認する場合がある。

### リスク・回復

脊椎圧迫骨折は特別な治療を受けなくとも数週間で自然に治癒するが、脊椎変形に伴う姿勢異常が永続的に残ってしまう場合もある。痛みを伴う間は活動が制限され、日常生活に支障をきたす。

**脊椎圧迫骨折**

- 骨折
- 椎間板
- 棘突起
- くさび形に変形した椎体

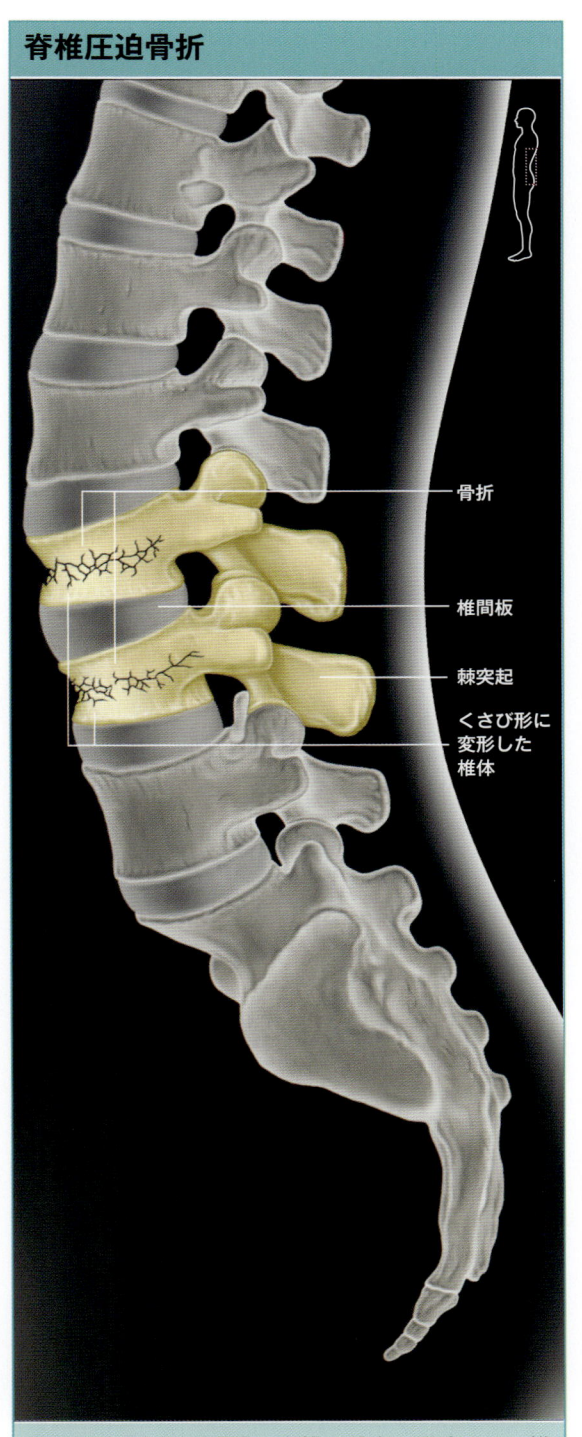

脊椎圧迫骨折では通常、脊椎の前方が圧潰する。椎体がくさび形に変形して、背中がらくだのこぶのように丸まってしまうこともある。

# 異常可動性・不安定性

靭帯の弛緩性や椎間板変性の結果として起こる異常可動性は、腰痛や頚部痛を伴うことがある。その影響は全頚椎に及ぶこともあれば、脊椎の1分節だけの場合もある。また、全身的な多関節、軟部組織に影響する全身疾患の一症状として現れることもある。不安定性が1～2分節に限られ、変性所見を伴うものを、不安定性症候群と呼ぶ。

## 原因

異常な可動性を「二重関節」と表現することがあるが、家族内発生がみられやすい。それは、コラーゲンの体内生成に生まれつき異常があり、関節を覆う靭帯が正常より脆弱なのが原因である。加齢とともに椎間板高が減って、靭帯弛緩があると脊椎の支持性は低下し、さらなる脊椎分節への負荷が増して靭帯弛緩を助長する。また、不安定な分節周囲の筋群には、安定化させようとしてより多くの負荷がかかるため、筋緊張が増す。

## 症状・診断

身体を曲げるといった負荷や姿勢の変化により、背中に「不安定感」を感じたり、鋭い痛みが走り、その後の痛みやこりにつながる。靭帯が脆弱化すると、長時間座ったり同じ姿勢を続けたときに腰痛・頚部痛を生じやすくなる。朝、動き始めに重い鈍痛を感じる場合があるが、この痛みは身体を動かし始めると徐々に消失することが多い。

医師は、理学検査に加え、X線および血液検査（**p.82～83参照**）の結果から脊椎関節炎といった疾患を除外するなど総合的に考え、診断する。

## リスク・回復

コンタクトスポーツや外傷はさらなる損傷を引き起こす。体幹筋力や持久力を鍛えるエクササイズを行ったほうが良い。医師や理学療法士から、筋力を増強し体幹の安定性を高めるエクササイズの指導を受けることもあるだろう。プロロセラピー（**p.86～87参照**）は、不安定な分節が1つか2つであれば有効な場合がある。

### 異常可動性

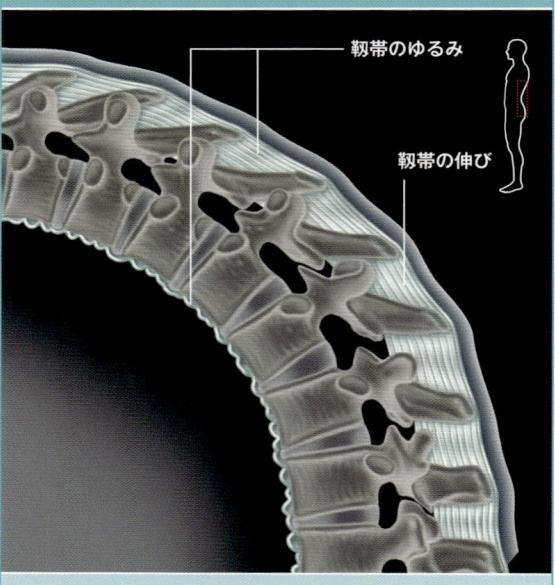

異常可動性によって靭帯がゆるみ、柔軟性が増すことで、通常より大きな前屈や後屈動作ができるようになってしまう。

靭帯のゆるみ
靭帯の伸び

### 不安定性

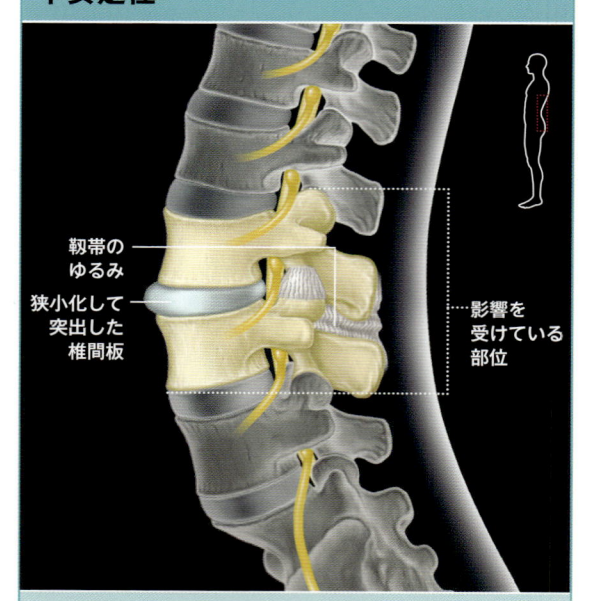

椎間板の狭小化や損傷によって腰椎の不安定性が生じ、これにより靭帯のゆるみが増す。弛緩した靭帯は不安定性をさらに助長する。

靭帯のゆるみ
狭小化して突出した椎間板
影響を受けている部位

# 椎間板性疼痛

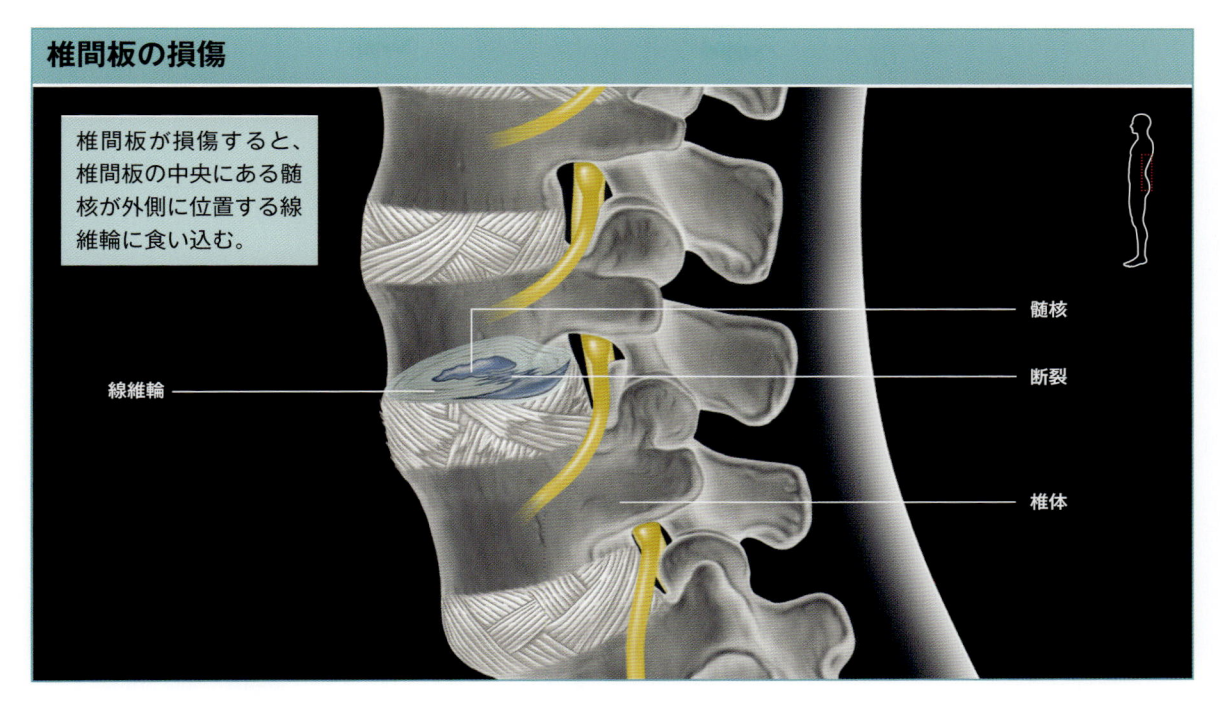

## 椎間板の損傷

椎間板が損傷すると、椎間板の中央にある髄核が外側に位置する線維輪に食い込む。

- 線維輪
- 髄核
- 断裂
- 椎体

一般的に頚部や腰部の椎間板は加齢により変性する。腰背部や頚部のトラブルが成人層に起こりやすいことは、ある程度この退行性変化で説明できる。椎間板の変性は、自覚症状が全くない場合から、強い痛みや生活への支障をきたす程度まで、様々な結果をもたらしうる。

### 原因

加齢に伴い、椎間板では亀裂・断裂ができるといった損傷が起きやすくなる。これにより、椎間板の中央に位置する、やわらかい髄核がそれを包んでいる線維輪の外部へ飛び出ると、その近くを走行する神経を刺激してしまうことがある。遺伝的に椎間板が脆弱な人もいるが、重量物を持ち上げることや日々の運動不足が、椎間板の損傷を誘発しうる。また、喫煙は椎間板損傷に寄与する要因であると考えられている。急性の椎間板損傷は、スポーツ活動による外傷の結果として起こることもあり、また椎間板の変性と外傷の両者のコンビネーションで起こることもある。

### 症状・診断

腰部や頚部の持続的あるいは間欠的な痛みは、長時間の坐位、前かがみ動作、咳やくしゃみといった日常生活でのよくある活動が、変性椎間板に負荷をかけるきっかけとなりうる。関連痛として下肢痛を伴う場合もある。

医師はまず、MRI検査（p.82〜83参照）を行い、椎間板の状態を確認する。疼痛の誘発や椎間板内の構造を確認する目的で椎間板造影検査（p.83参照）を勧める場合もある。

### リスク・回復

慢性的な椎間板性疼痛は、日常生活に支障をきたすだけでなく、うつ病、オピオイド鎮痛剤の薬物依存（p.84〜85参照）、その他の鎮痛関連薬剤の副作用といったリスクを伴う。

いまだ有効な予防法は確立されておらず、効果的な治療法も少ない。軽症の場合はプロロセラピー（p.86〜87参照）により改善する場合がある。重症例では、脊椎固定術や人工椎間板置換術などの手術療法を実施することもある（p.88〜89参照）。

# 椎間関節の捻挫

椎体間を連結する椎間関節に、急激な捻りや強い圧力が加わることでしばしば痛みが生じる。椎間関節がロックされると、動きが制限され、疼痛を伴う。椎間関節の捻挫は腰椎だけでなく頚胸椎でも起こりうる。

## 原因

不自然な方向に頚部や腰部を捻ったり曲げたりすると、靱帯や筋肉、椎関関節を包む関節包が損傷することがある。典型例として、交通事故によるむち打ち症（p.72参照）があるが、運動前のウォーミングアップ不足や、重量物の挙上も損傷につながる。寝返りや睡眠中の不自然な姿勢も、同じように症状を誘発することがある。椎間関節の硬直化につながる筋攣縮を起こすこともある。椎間板や関節を支持する靱帯の劣化を含む脊椎の変性が進行する中高年以上の年齢層になると、椎間関節の損傷がより起きやすくなる。

## 症状・診断

急性期は痛みが強く、しばしば頚や腰の可動も制限される。腰椎の椎間関節の捻挫による痛みは、殿部、股関節部、下腹部、大腿部へ放散する場合もある。通常、痛みによる活動制限は2～3週で軽快する。しかし、月単位、年単位で症状が続く症例もある。慢性化する理由としては、マニピュレーションやブロック注射（p.86～87参照）といった適切な治療が行われなかったことが挙げられる。頚椎の椎間関節の捻挫では、肩へ痛みが放散することもあり、頚部の前後屈や回旋が困難になる。医師や理学療法士は、理学検査を行いつつ診断する。

## リスク・回復

椎間関節の捻挫から深刻な病状につながる恐れはないが、痛みや捻挫を解消する適切な処置を受けずにいると、関節が硬直化してしまうことがある。稀なケースだが、胸椎の椎間関節の捻挫が発症した際、肋骨と胸椎の連結部がロックされてしまうと、痛みは胸部まで広がり、呼吸苦が生じることもある。

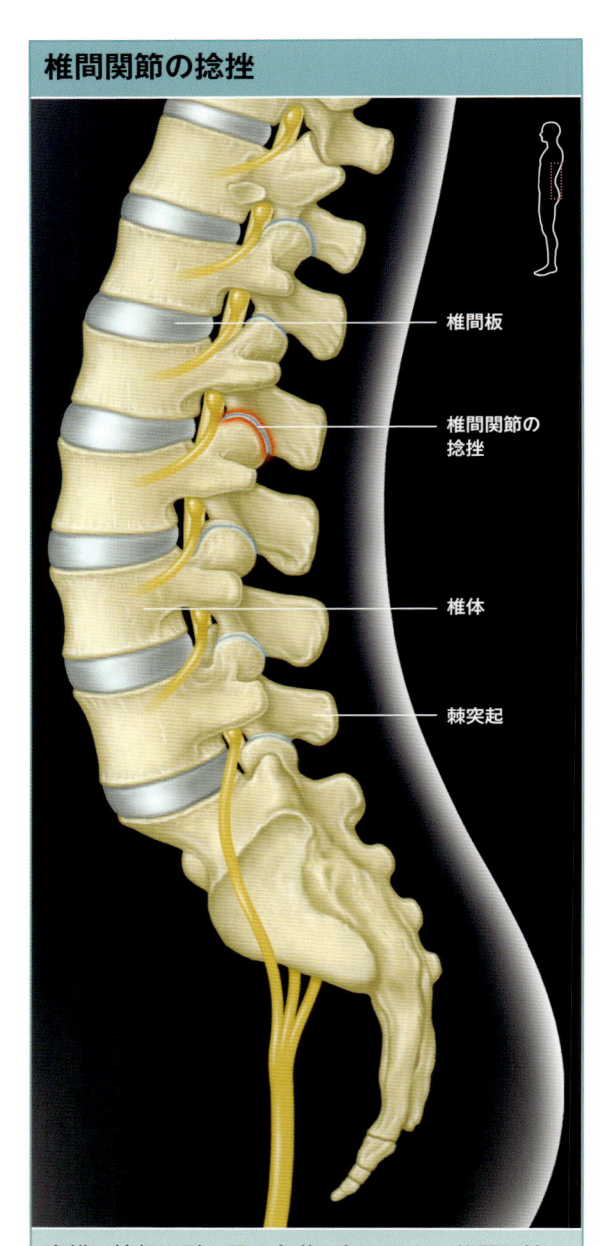

### 椎間関節の捻挫

- 椎間板
- 椎間関節の捻挫
- 椎体
- 棘突起

脊椎に捻転や引っ張る負荷が加わると、椎間関節の捻挫を生じることがある。局所の筋攣縮もあり、捻挫の状態が維持されている場合を、椎間関節の機能障害（dysfunction）と呼ぶ。

# 仙腸関節の捻挫

脊椎の最下方にある仙骨（仙椎が癒合した骨）は、仙腸関節で左右の寛骨とつながり、骨盤帯を構成している。仙腸関節は、歩いたり走ったりする際の捻る動きをサポートしている。仙腸関節がロックして動きが制限される場合、逆に異常可動性が生じる場合の両方で問題が生じる。

## 原因

仙腸関節の捻挫の多くは、強い外力や転落などによって仙腸関節をサポートする（補強する）靱帯が損傷することで生じる。急な身体の捻りや腰の屈曲動作時に、過度の衝撃を筋肉が吸収できず靱帯が損傷する場合がある。また、周囲の筋群を長期にわたり非対称性に酷使すること、脚長差、変形性関節症なども、仙腸関節にメカニカルな変化を与えることがある。周囲の靱帯損傷は、関節のゆるみや異常可動性を引き起こすこともあるが、仙腸関節の異常可動性は妊娠中の女性にみられがちでもある。骨盤を支持する靱帯がホルモンの作用で、柔らかく伸びやすい状態をつくり、出産に備えるからである。

## 症状・診断

足を地面に接地した際、上殿部の奥に鋭い痛みを感じ、歩行や走るときに強い不快感を伴うことがある。また殿部下方（深部）に鈍痛を感じたり、関連痛として下肢痛を伴う場合もある。そのため脚の動きに制限が生じ、歩行に支障をきたすこともある。
医師はMRIやX線検査（p.82〜83参照）を行い、上記のような症状を引き起こす炎症の有無を確認する場合がある。炎症が確認された場合は、感染の可能性もあるため血液検査を行う。

## リスク・回復

長期間の坐位、あるいは臥位後に、仙腸関節部のこわばりや固さを感じることがある。靱帯の損傷は、骨折よりも完治するまでに時間を要し、完治しない場合もある。プロロセラピー（p.86〜87参照）が靱帯の再生や脆弱化した靱帯の強化に効果的な場合もある。

### 仙腸関節の捻挫

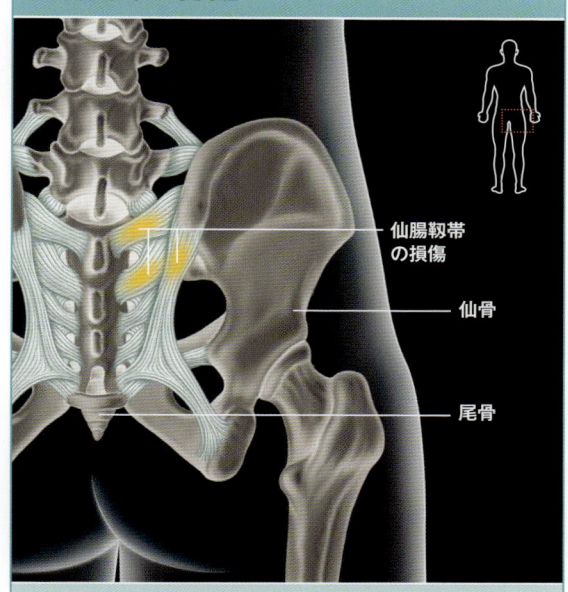

腰の下部に強い衝撃を受けた場合（通常はスポーツ外傷による）、仙腸関節周囲の靱帯が損傷（捻挫）することがある。

### 仙腸関節の炎症

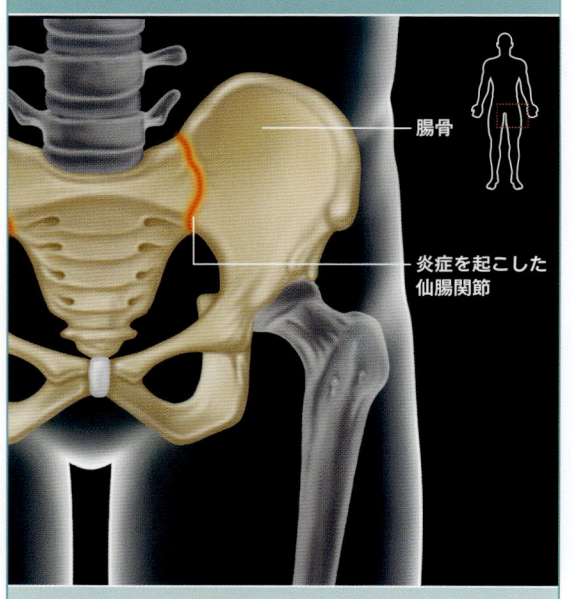

仙腸関節は脊椎の両脇に位置しており、仙骨と左右の腸骨をつなぎ、脊椎に伝えられる体の重みを支えている。

# 椎間板ヘルニア

椎間板は椎体と椎体の間に存在し、脊椎にかかる衝撃をやわらげるクッションの役割をしている。椎間板は、中央に位置するやわらかいゼリー状の組織と、線維性の硬い外層で構成されている。外層に亀裂が生じ、中心部にあるゼリー状の組織が飛び出すと、突出部位周辺の神経根を圧迫することがある。

## 原因

日常生活でのいかなる動作であっても椎間板に過負荷がかかると、椎間板ヘルニアが起こりうる。頚椎（p.27参照）でも発症するが、腰椎（p.38参照）で発症しやすい。椎間板の変性および亀裂は、加齢に伴い生じやすく、中年層の人が急に腰をかがめたり、重量物を不安定な姿勢で持ち上げるとヘルニアを発症する可能性が高まる。

## 症状・診断

ヘルニアの部位によって症状は異なるが、通常強い痛みと体動の制限を生じる。持続性の腰痛に加え、殿部、鼠径部、下肢に痛みが放散しうるが、典型的には坐骨神経痛が発生し、足先にかけてしびれやヒリヒリ感が出現することもある（p.46～49参照）。頚椎でもヘルニアは発症し、肩や腕、場合によっては手指まで痛みが放散し、顔を左右に向けたり頚部を前後に動かすことが困難になる場合がある。痛みは通常、片側性である。

医師は理学検査により診断をするが、症状が持続する場合は、MRIやCTスキャンなどの検査を追加する（p.82～83参照）。

## リスク・回復

脱出ヘルニアの症状から回復するには、通常4～6週間かかるが、重大な病状に発展する可能性は低い。しかし、ヘルニアが脊柱管全体を占拠し、馬尾（p.14参照）が圧迫された場合、足や膀胱、腸を支配する神経がダメージを受けることがある。この場合、両下肢の筋力低下やしびれ、排尿排便障害に加え、勃起不全が起こる可能性もある。このような症状の発症は稀ではあるが、緊急に医療機関を受診すべき症候である。

### 椎間板ヘルニア

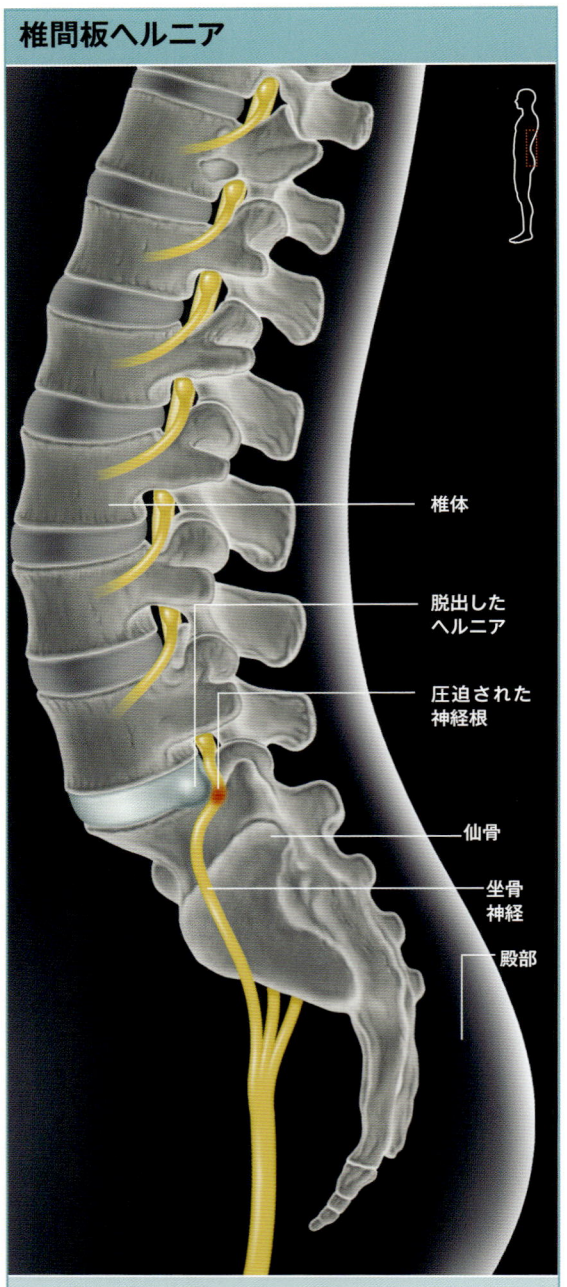

椎間板は、脊柱を構成する椎体と椎体の間に存在する。椎間板ヘルニアは、ゼリー状の椎間板内部が飛び出し、突出部位周辺の神経を圧迫刺激して出現する症候を指す。

# 急性斜頚

## 急性斜頚

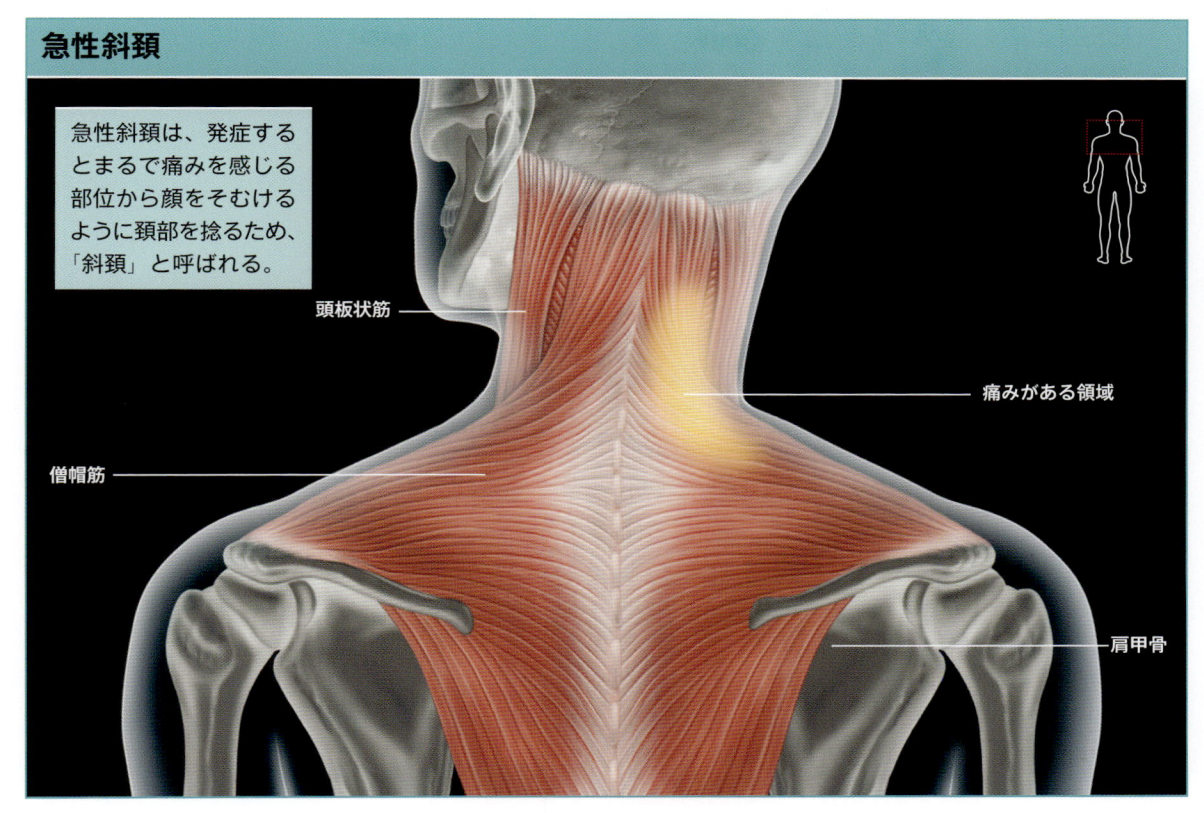

急性斜頚は、発症するとまるで痛みを感じる部位から顔をそむけるように頚部を捻るため、「斜頚」と呼ばれる。

頭板状筋
僧帽筋
痛みがある領域
肩甲骨

斜頚の主な症状は文字通り、頚部の傾きである。何の前兆もなく症状が出現することが多く、たとえば長い睡眠から目覚めると発症していたということもある。小児や成人を含む若年者の発症が多いが、乳幼児でもみられることがある。

### 原因

急性斜頚の原因は様々であり、年齢によって原因が異なる。乳児では上位頚椎の不安定性によることがあり、出産時の外傷の結果として、あるいは遺伝的な問題として発症することが多い。幼児やあるいは小児期では、耳や喉の感染症から口と鼻腔の後方にある咽頭筋に炎症が波及して斜頚を起こすことが多い。若年成人の場合、急性斜頚を発症する主な原因は限局的な頚椎の機能障害（dysfunction）であり、長時間にわたって不自然な姿勢で横になったり、睡眠中に不自然な姿勢を取っていたことで起こる。

### 症状・診断

斜頚により頚部に痛みやこりがある場合、頭部を回旋することが痛くてできなくなる。前後屈も制限されることが多い。鋭い痛みは頚部の中心を走るように放散する場合もあれば、頚部の片側だけに出現する場合もある。また、頚部から肩甲骨にかけて程度の強い鈍痛を伴うときもある。医師は上記のような症状に関し理学検査を行って診断する。

### リスク・回復

急性斜頚は重篤な病態ではなく、発症から7～10日ほどで特に治療を受けなくとも自然軽快する。マッサージやマニピュレーション（**p.96～99参照**）は回復を促すが、症状を悪化させないよう注意を払う必要がある。斜頚は、椎間板ヘルニアの急性期（**p.70参照**）や、重篤な病態の初期症状である場合もごく稀にあるため、症状が2週間以上続く場合は医師の診察を受けることが大切である。

# むち打ち症

むち打ち症とは、頭部が強い衝撃を受け、前後に大きく振られたときに起きる頚の損傷である。むち打ち症になる最も多い原因は自動車の追突事故だが、転倒や暴行など強い衝撃が加わったことでも起こる。また、ラグビーやボクシングといったコンタクトスポーツでもむち打ち症が起こるリスクが高い。

### 原因

頭を突然前後左右に激しく揺さぶられ、正常な可動域を超える衝撃が加わった場合、筋・腱部や靱帯といった頚部の軟部組織に負荷がかかる。不意な衝撃や衝突の場合、身体が衝撃に身構えることができず、ダメージが大きくなる。

### 症状・診断

衝撃直後の痛みが軽い場合でも、翌日や数日後には、項頚部や肩のこわばり、痛みや腫れた感じといった症状が現れる場合がある。さらには、筋攣縮、可動制限、吐き気、頭痛、目のかすみ、耳鳴り、疲労感、思考力低下といった症状を伴うこともある。肩から腕や手指にかけてのヒリヒリする痛みは、椎間板損傷による神経根刺激症状であることを示唆しているかもしれない。症状が強い場合にX線検査やさらに精密な画像検査（p.82～83参照）が必要とされることもあるが、多くのケースでは不要である。理学検査により、単なる軟部組織の軽微な損傷に過ぎないと医師は通常判断する。

### リスク・回復

頚部に直達外力がかかった場合は、早急に医療機関での治療が必要である。放置してしまうと、麻痺や、最悪の場合には死に至ることもある。しかし、頚部が間接的な衝撃を受けた場合、むち打ち症から重篤な病態に発展する可能性は低い。ほとんどの場合、特に治療を受けなくとも、適度な安静と日常生活への配慮をしていれば数週間で自然軽快する。しかし、過度な安静は回復を遷延化させる。また、運動障害、不眠、思考力の低下などの後遺症を残さないためには、丁寧な診察行為が必要である。

### むち打ち症―過伸展

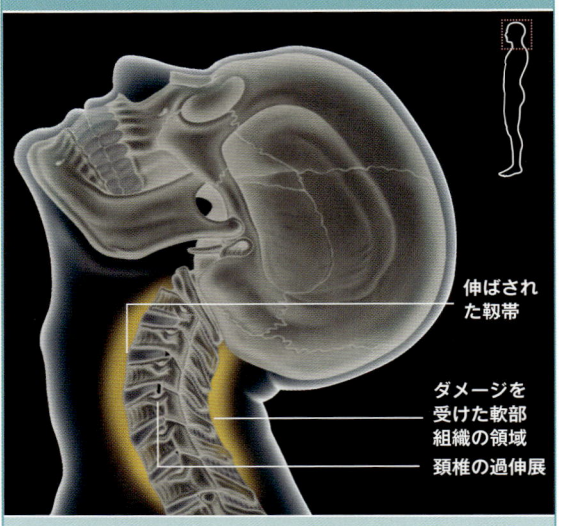

後方から衝突された交通事故の場合、その衝撃によって突然、頭部が前後に揺さぶられ、靱帯が伸ばされたり断裂したりする。頚部の椎間板や筋群、椎間関節がダメージを受ける場合もある。

### むち打ち症―過屈曲

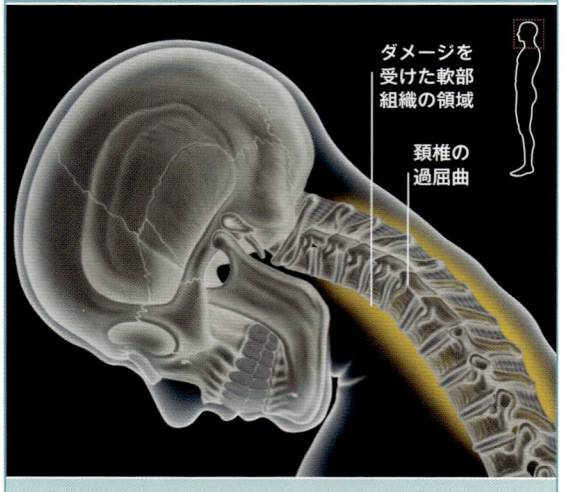

筋肉が衝撃を吸収しようとするが、関節の可動域を超える動きが強制的に加わると、靱帯がその衝撃を吸収することになる。靱帯の損傷があっても、X線検査で異常を認めることはなく、事故直後は内出血なども乏しい。

# 脊柱管狭窄症と変形性関節症（脊椎症）

腰椎や頚椎の椎骨、椎間板、椎間関節は加齢による影響が現れやすい組織である。椎間関節の変性に起因する痛みは、ときとして変形性関節症とみなされる。椎間板腔が狭小化し、椎体に骨棘がみられる状態は、変形性脊椎症と呼ばれる。骨棘が脊柱管内部に突出すると、狭窄症症状を伴う場合がある。

## 原因

脊柱管狭窄症の原因は、生まれつき脊柱管が狭い先天性の場合もあるが、通常は加齢に伴う変性を基盤とするため、50歳以降に有症状となる。骨棘が形成され、脊柱管が狭小化し神経根が圧迫されると、神経領域の循環不全が起こり痛みも生じる。変形性関節症および変形性脊椎症はほとんどが症状なく進行する退行性変化の過程だが、外傷により変性の進行が加速してしまうことがある。また、過剰な身体活動に伴い、過度な負荷が変性組織に加わり痛みを生じる場合もある。

## 症状・診断

脊柱管狭窄症があると、立位や歩行時に腰や殿部、下肢（片側あるいは両側）に痛みを感じることがある。歩行中に痛み・しびれ、あるいは下肢の脱力を生じやすい。頚椎は元来、脊柱管が広く、狭窄症になりにくいため、脊柱管狭窄症由来の痛みは腰や両下肢に生じやすい。医師は理学検査を行い、必要であれば画像検査も加え確定診断する。変形性関節症あるいは変形性脊椎症があれば、起床時に腰部に痛みやこわばりを感じるかもしれない。医師はX線検査（p.82〜83参照）をもとに判断するかもしれないが、60歳を超えてもこれらは無症候性の変化である場合が多く、X線検査の結果が必ずしも痛みの原因と結びつけられるわけではない。

## リスク・回復

先天性狭窄では長期にわたり腰痛や坐骨神経痛を患う可能性が高い。変形性関節症（変形性脊椎症）に伴うリスクは、可動性が乏しくなることであり、医師や理学療法士は適切な治療によって症状を最小限にとどめる努力をする。

### 脊柱管狭窄症

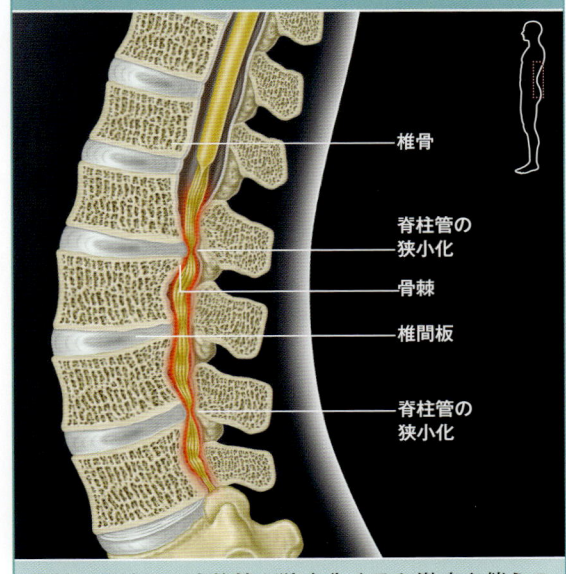

骨棘が発達して脊柱管が狭小化すると激痛を伴うことがある。

椎骨
脊柱管の狭小化
骨棘
椎間板
脊柱管の狭小化

### 変形性関節症・変形性脊椎症

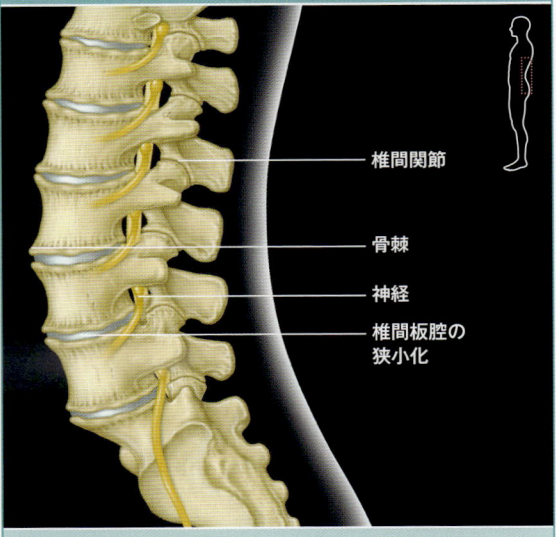

加齢とともに脊椎は変性し、椎間板内の水分も徐々に失われるため、椎間板腔は狭小化する。椎体間や椎間関節に骨棘ができると可動性が悪くなるが、この骨棘が神経を圧迫することは極めて稀である。

椎間関節
骨棘
神経
椎間板腔の狭小化

# 脊柱側弯症

脊柱の側弯（弯曲）とは、成長とともに脊椎が一方へ捻れ曲がってしまうことをいう。非常に軽微な変形があるのみで、症状もなく側弯に気づかない場合もあるが、重篤な姿勢異常が発生してしまうこともある。それでも強い痛みを伴うことは稀である。重症例では呼吸や歩行が困難になることがある。

### 原因

人口の約10%の人が、左右の脚の長さが1cm以上の差があると言われているが、それが原因で脊柱が側方に弯曲することがある。この場合の変形は比較的小さく、生活に支障は生じない。構築性側弯症には、重症化することがある乳児期発症のタイプと、成長期に顕在化する思春期発症タイプがある。

### 症状・診断

子供をまっすぐに立たせたときや、上半身を側屈したり前屈したりしたとき、背中が歪んでいたり片方の肩甲骨が突出している場合は、かかりつけの医師を受診し、診察を受ける必要がある。脊柱側弯症であるならば、それ以上変形するのを防ぐために成長期が過ぎるまでコルセットなどの矯正具の装着が指示されるだろう。しかし、治療効果が得られない場合は、弯曲を矯正する手術が必要な場合がある（p.88〜89参照）。脊柱の弯曲は、周囲筋群の負荷を増し、痛みの程度は軽いながらも姿勢性疼痛を生じる。

### リスク・回復

子供の成長期に進行する脊柱側弯症に気づかなかった場合、症状の進行を防げなかったり、最適な矯正手術の時期を逸することがある。症状が軽い脊柱側弯症でも、長期にわたり左右不均衡に伴う負荷が背中にかかるため、後に腰背部、肩、頚に頑固な痛みが出現することがある。腰椎の側弯では、加齢に伴い腰の椎間関節が変性し、痛みを生じることが多い（腰椎変性側弯症）。

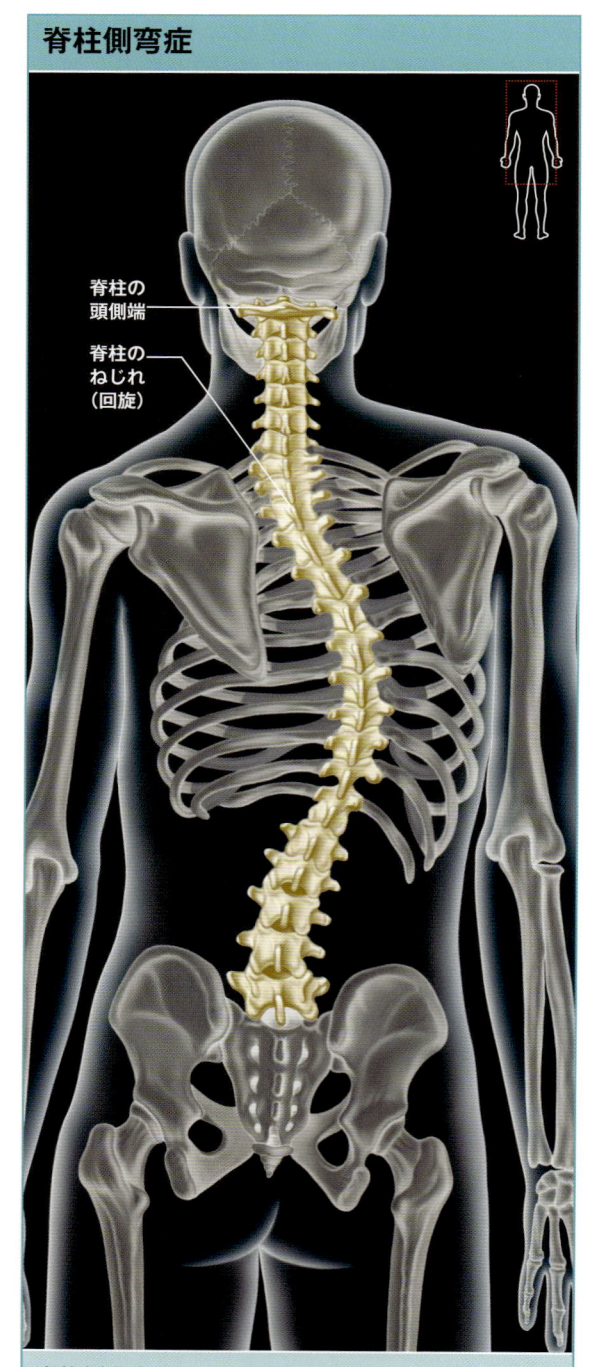

**脊柱側弯症**

- 脊柱の頭側端
- 脊柱のねじれ（回旋）

脊柱側弯症では、生理的なS字カーブが失われ、側方へ異常弯曲する。胸椎に生じることが一般的だが、腰椎にも生じることもある。弯曲が1つのこと（シングルカーブ）もあるが、2つの弯曲（ダブルカーブ）を持つ側弯症のほうが一般的である。

# 尾骨痛

## 尾骨痛

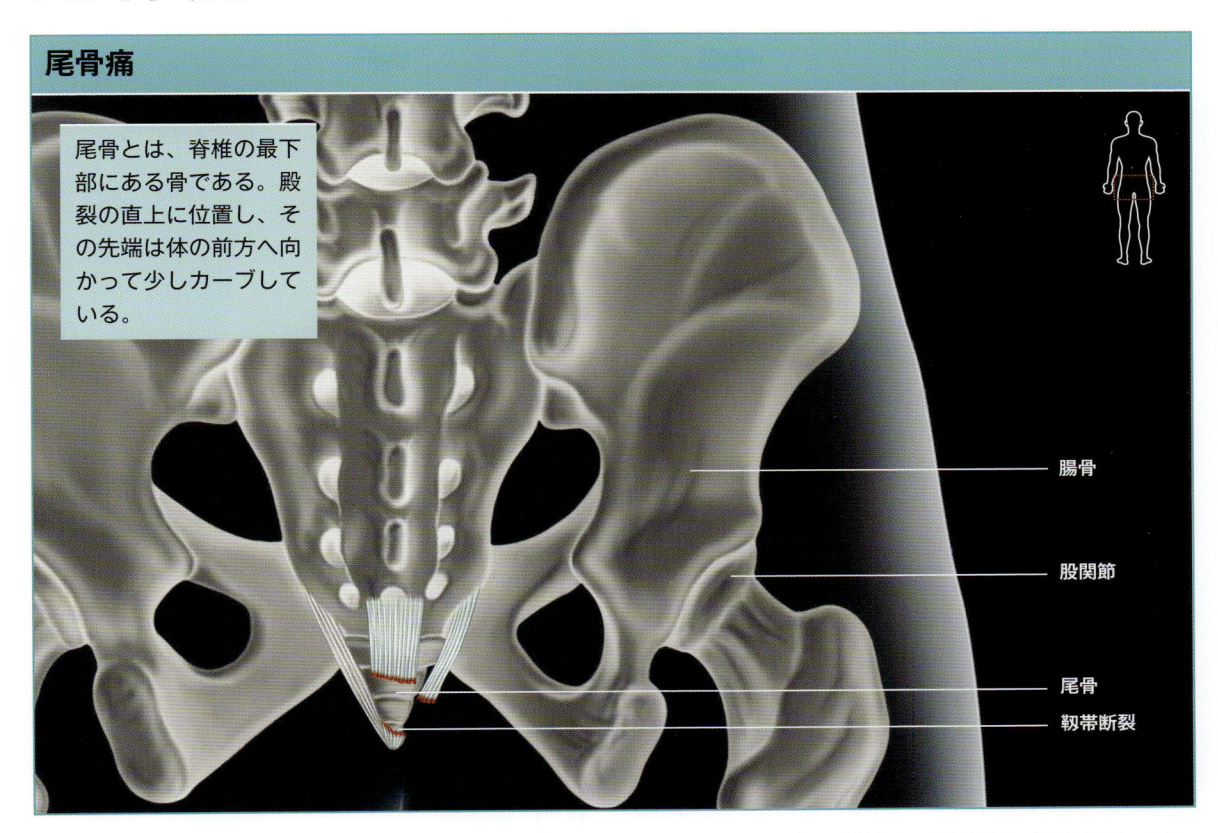

尾骨とは、脊椎の最下部にある骨である。殿裂の直上に位置し、その先端は体の前方へ向かって少しカーブしている。

- 腸骨
- 股関節
- 尾骨
- 靱帯断裂

3～5個の癒合椎である尾骨とその周囲の痛みには、一般的な不快感から突然生じる鋭い痛みや、なかなか治まらない痛みまである。いわゆる尾骨痛として知られており、椅子に座ると痛みが出現、あるいは悪化する傾向にある。

### 原因

尾骨およびその周囲に圧痛や自発痛を生じる理由は様々である。長期の緊張状態や心理的ストレスがきっかけとなる筋攣縮もあれば、強い衝撃や転倒に伴う靱帯損傷の場合もある。最もよくある訴えは、長時間同じ姿勢で座り続けたことによる痛みである。また出産を終えた女性が、尾骨の領域とその周辺に痛みを感じることも多い。このような症状がある場合は、医師の診察を受けることが大切である。

### 症状・診断

座る際に不快感や痛みがあり、同じ姿勢で座り続けるとさらに痛みが増す。尾骨部に炎症を伴っている場合もある。また、排便時に痛みが生じたり、特に女性の場合には、性行為に支障をきたすことがある（慢性骨盤痛）。

医師は理学検査を行い診断する。骨折の可能性がある場合はX線検査を行う。

### リスク・回復

尾骨痛の治療は難しく、専門的な視点から起こりうるあらゆる病態を念頭におく必要がある。主要なリスクとして、不適切な治療の実施が挙げられる。痛みが数カ月に及び、日常生活に支障をきたすほどの痛みがある場合、ステロイドの局所注射を行うと炎症が軽減し、症状が緩和することがある。転倒や衝撃により尾骨の損傷が激しかった場合、骨片や骨折した尾骨の一部を手術により摘出することもあるが、あくまでも手術は最終手段である。

# 梨状筋症候群

梨状筋は、股関節を外旋させる筋群の一つであり、動き回るときに体幹を安定化・直立させる働きをする。仙骨の左右両側から起始し大腿骨の大転子に停止する。梨状筋症候群とは、梨状筋が緊張し坐骨神経を刺激して起こる症候である。

## 原因

梨状筋の直下を坐骨神経が走行しているため、緊張やオーバーユースからくる筋のタイトさや攣縮によって容易に坐骨神経に負荷がかかる。人口の約15%の人は坐骨神経が梨状筋の筋内を走行しており、本症を発症しやすい可能性がある。

## 症状・診断

殿部に鈍痛があり、痛みは下腿に放散し、ヒリヒリ感やしびれを伴う。座る、階段や坂を登るといった動作により痛みが増強しやすく、歩行が困難になる場合もある。性行時に痛みを感じることもあれば、排便時に直腸に痛みを感じると訴える症例もある。

医師は上記のような症状と理学検査から総合判断するが、痛みが他の疾患によるものでないかの確認を行うため、MRI検査をする場合がある。

## リスク・回復

梨状筋症候群は多くの場合、適切な理学療法や運動により4～8週間程度で治癒する。ランニング、サイクリング、ボートのローイングなど脚を繰り返し前後に動かすスポーツは梨状筋にも負荷がよりかかるため、注意が必要である。症状が強く、いくつかの治療法を試してみても効果がない場合は、梨状筋ブロック（p.86～87参照）やボツリヌス毒素注射治療を行う場合がある。

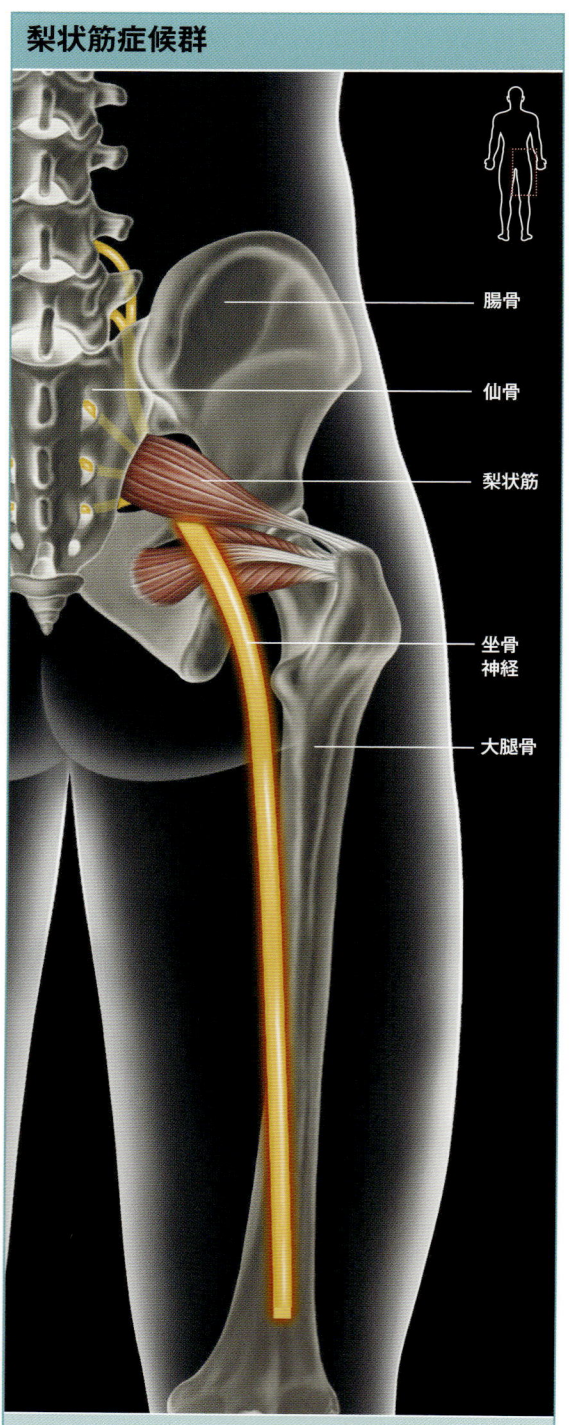

### 梨状筋症候群

- 腸骨
- 仙骨
- 梨状筋
- 坐骨神経
- 大腿骨

梨状筋は、殿部の深層にある小さな筋肉で、仙椎から起始し、大腿骨（大転子）に停止する。梨状筋の近傍を坐骨神経が走行している。

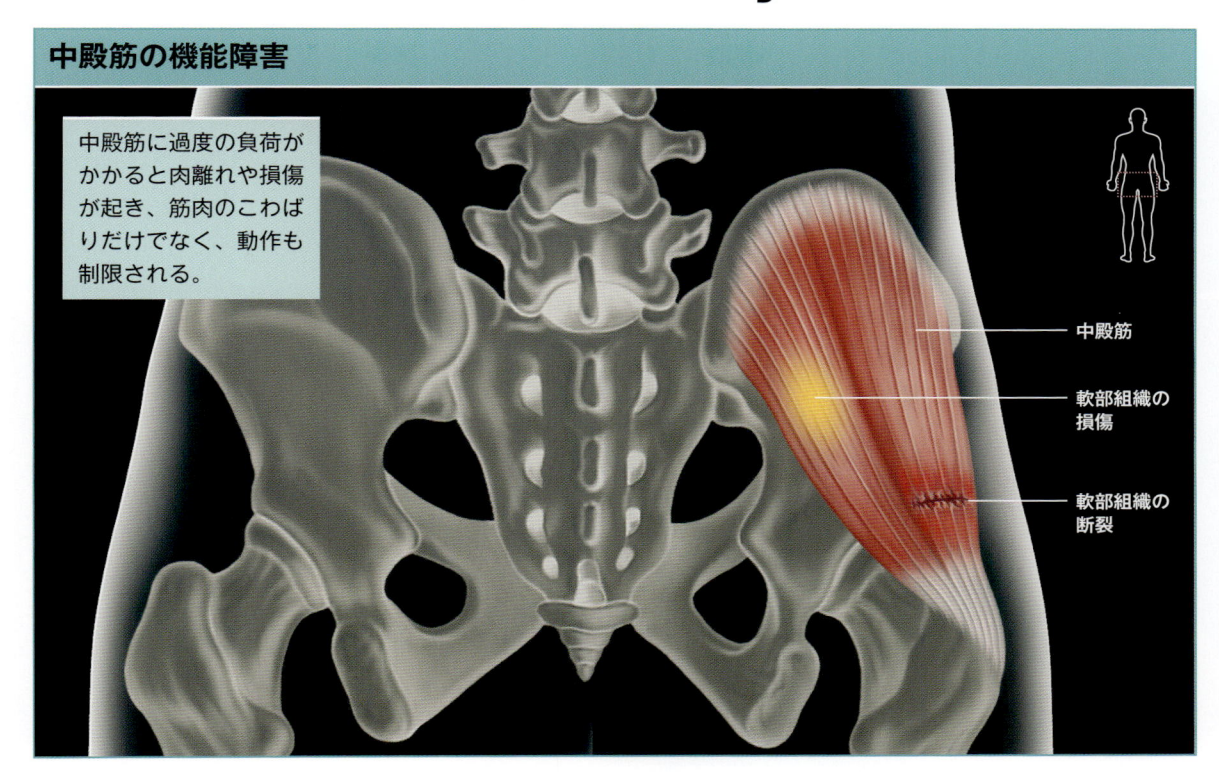

# 中殿筋の機能障害（dysfunction）

## 中殿筋の機能障害

中殿筋に過度の負荷がかかると肉離れや損傷が起き、筋肉のこわばりだけでなく、動作も制限される。

- 中殿筋
- 軟部組織の損傷
- 軟部組織の断裂

中殿筋は殿部の主要な筋肉の一つで、骨盤を水平に保つだけでなく、立つ・歩く・走るといった動作の際に、体幹や下肢を支える役割を果たす。また、下肢を横に振り出す動きをコントロールしている。中殿筋に何らかの障害が起きた場合、筋の痛みと緊張から正常な機能的動作に支障をきたすことがある。

## 原因

長時間にわたる過剰のストレスや緊張により、中殿筋が緊張し硬直化することで、痛みが発生する。痛みだけでなく、短縮した筋は柔軟性を失う。脊椎や股関節に生じた問題に関連して中殿筋の機能障害（dysfunction）が起こることもある。しかし、中殿筋が損傷する最も一般的な原因は、筋の酷使や正常な可動域を超えたストレッチである。短距離・中距離・長距離、ハードル、走り幅跳びなどの陸上選手は、中殿筋を日頃から非常に酷使することが多いため、特に寒い日には十分なストレッチやウォーミングアップを行わないと、肉離れを起こしてしまうことがある。また、一般的ではないが尻もちなど中殿筋への直達外力により、単なる打撲のみならず滑液包（クッションのような役目をする液体の入った袋）が炎症を起こして痛みを生じることもある。

## 症状・診断

片側（あるいは両側）の殿部や股関節部に痛みが生じる。下肢痛を伴う場合もあるだけでなく、こわばり感や、立位時に不安定感を少し感じたり、股関節の動きがぎこちないといった訴えをする。医師は理学検査により痛みの原因を判断する。

## リスク・回復

数週間で軽度の肉離れや打撲症状は治癒する。ただし、筋肉の過度な緊張や伸張は、早急に適切なリハビリテーション治療を行わないと、回復に時間がかかる。長期間にわたり緊張状態にあった筋肉は、正常な動き（可動性）を取り戻すことが困難になる。

# 4

# STRATEGIES FOR PREVENTING PAIN

専門医へのコンサルタントおよび各専門分野の主な治療法

正確な診断を受けるまでには、何人もの専門医の診断を必要とし、多くの時間を要する場合があります。本章では、専門医が行う検査・診断のプロセスを紹介するとともに、医師や理学療法士が提供する治療だけではなく、補完代替医療についても解説します。

# 整形外科への受診

腰痛は今回が初めて、という場合は整形外科を受診することを勧める。緊急を要する腰痛は稀ではあるが、早めに整形外科を受診し適切な診断や指導を受けることは、その後の良好な経過につながる。

　問診の際、医師は下記のような質問を状況に応じて選択し、行う。
- 痛みは突然始まったのか？　だんだん痛くなってきたのか？
- 痛みを感じる部位はどこか？　痛みはどこに広がっているか？
- 鋭い痛み、鈍い痛み、ひりひりするような痛みなど、どのような痛みを感じるのか？
- 痛みが楽になる姿勢はあるか？　どのような姿勢で痛みが強くなるのか？
- ずっと痛むのか？
- しびれやちくちくした感じがあるか？
- 以前にも同じような症状が出たことがあるか？
- 仕事は何か？

## 症状の伝え方

　痛みの性質や程度は、痛みを表す様々な形容詞によって表現をすることができる。たとえば、"鋭い"、"激しい"、"ズキズキする"などの言葉は身体が感じる感覚を表す。一方で"絶えず痛む"、"ひりひりする痛み"、"チクチクした痛み"などは知覚のされ方を表現し、"やや痛い"、"痛い"、"激痛"は、痛みの程度を表す言葉である。どの組織が痛みの発生に関与しているかによって痛みの種類も異なってくるため、どのような痛みが発生しているかといったこれらの情報は診断上の一助となる。

　鈍い痛みを伴う場合は、筋肉の緊張や深部にある腰椎関節部の刺激症状によると考えられる。鋭く激しい痛みは、神経が何らかの原因で刺激されて起こるもので、坐骨神経痛（p.46参照）もそうだが神経が直接圧迫されている部位と離れた別の場所に痛みを感じることもある。

　ひりひりする痛みや焼けつくような痛みを感じる場合は、血液循環や消化吸収などの機能を維持する自律神経の交感神経系（p.14〜15参照）にも問題が起きている可能性が高い。

## 診察

問診に続いて診察が行われる。前屈といった動作時の腰の状態をよく観察するため、診察の際は服を脱いだ状態で行うこともある。さらによく観察するため触診する場合もある。

脚の力を抜き、だらりと垂らした状態で座る。

### 腱反射を調べる
膝関節・足関節・足部の腱反射テストを行う。ゴム製のハンマーで膝蓋腱を軽くたたき、脚が反応する（上がる）かどうか観察する

触診によりアライメントをチェックする。

軽い圧力を加えて、疼痛およびその部位を確認する。

### 圧痛部の確認
患者が診察台に伏臥位になった状態で、医師は脊椎や周辺の筋肉を触診して、圧痛のある部位を確かめる

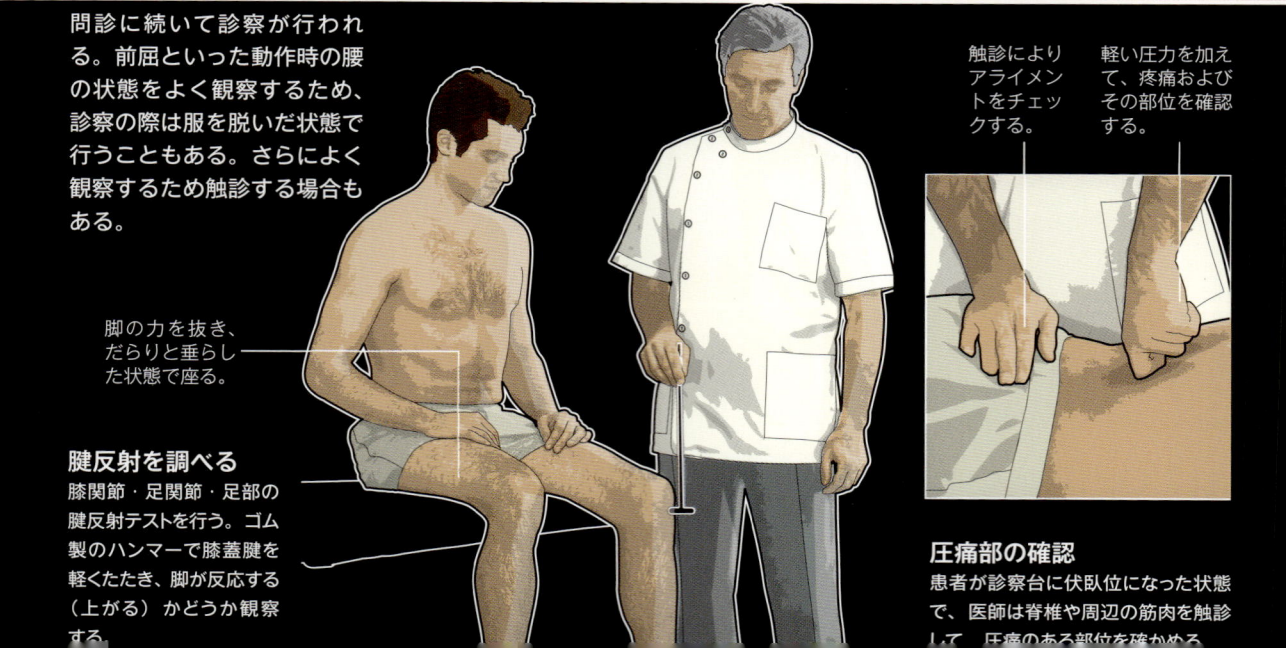

## 診断・治療

医師は診察の結果をもとに暫定的な診断をする。腰痛の原因の94%は主にメカニカルな機能的問題であり、5%は神経根痛、残り1%が専門医による診察が必要な重篤な疾患であるとされている。そのため、医師からは「良くなりますよ」と告げられる場合がほとんどである。

抗炎症薬を含む鎮痛剤（p.84〜85参照）の服用が必要な初期の短期間は無理をしないが、徐々に活動を戻していくように指導される。医師から無理はしないようにと指示を受けても動作や痛みを恐れず可能な限り動くことも重要である。活動を再開する際は、「痛み」イコール「症状の悪化」というわけではないことを心に留めておくと良い。動くことに不安がある場合には、医師や治療を受けている医療従事者に再度助言を求めると良い。

痛みの程度が強いときは鎮痛薬（p.84〜85参照）を服用し、必要であれば医師に作用機序の強い鎮痛剤を処方してもらう（薬物依存が心配な場合は医師によく相談する）。腰痛が再発し、重量物を取り扱う業務である場合には、医師に診断書を求め、職場復帰のタイミングや、業務内容・環境について、上司と話し合いの場を設けることも考慮する。

## 精密検査

痛みの程度が強い、遷延化し軽快しない、再発を繰り返すといった場合は医師から精査を勧められることがある。血液検査やX線検査の結果に応じてその後の治療法が検討される。

## 血液検査

感染・炎症性疾患・腫瘍などの診断の手がかりになる場合がある。貧血があれば他の疾患が潜在している可能性もある。

## X線検査

筋肉、靭帯、椎間板、関節包などの軟部組織はX線には基本的に映らないが、腰痛の起源の多くは軟部組織にあるため、X線検査は主に骨折や変形、骨粗鬆化の有無、腫瘍、そして強直性脊椎炎（p.63参照）などを除外するために行われるものである。

30歳以上になるとX線検査を行えば、骨棘（p.73参照）、椎間板腔や椎間孔の狭小化といった退行性変化がみられることは珍しくない。しかしながら、これらの所見が必ずしも痛みの原因であるとはいえない。

## スランプテスト

このテストは、脊椎・骨盤・下肢のメカニカル（力学的）な問題が関与しているかどうかの判断として役立つ。

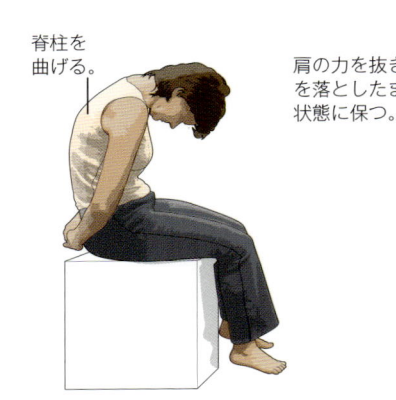

**1** 背部をまっすぐに伸ばしたまま座り、両腕を後ろに回し手を組む。顎を胸部に引きつけるようにしながら頭部を前に倒す。
（脊柱を曲げる。）

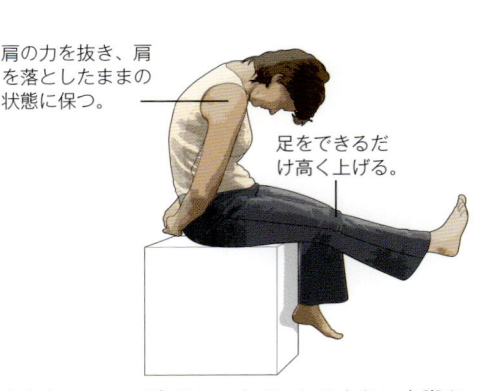

**2** 膝がまっすぐになるように右脚を上げ、つま先を手前に曲げる。この際の反応から症候を評価する。
（肩の力を抜き、肩を落としたままの状態に保つ。／足をできるだけ高く上げる。）

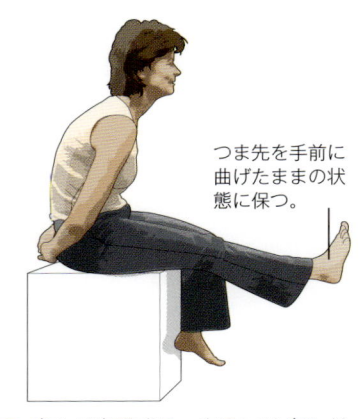

**3** 痛みが出現する、あるいは痛みが増す場合は、医師から頭を上げるように指示がある。痛みが緩和して、膝関節がまっすぐに伸展するようになれば、神経症状としての要素が関与していることが疑われる。
（つま先を手前に曲げたままの状態に保つ。）

# 専門医の診察

6～8週間が経過しても治療効果がみられなければ、整形外科専門医の診察を勧められる場合がある。症状が悪化したり、他の症候も伴ったりする場合は、より早い段階でも専門医の受診を勧められる。

専門医は特に手術が必要と判断した場合、精密検査を行い、病態を正確に評価する。痛みが数週間にわたって持続している場合や、坐骨神経領域の神経症状がある（一カ所あるいは数カ所）場合は、硬膜外ブロックといった注射治療（p.86～87参照）を行い、痛みを緩和させることがある。

## 血液検査

血中のビタミンDや、カルシウム、リン値を測定することで、骨疾患の潜在をチェックできる。強直性脊椎炎（AS：p.63参照）が疑われる場合、HLA-B27が陽性であるかどうか検査する。HLA-B27は免疫機能に影響を与える遺伝タンパクで、強直性脊椎炎の患者では、HLA-B27陽性である場合が多い。

### 特殊なX線検査

#### CT検査

CT（コンピューター断層撮影法）検査は、X線を様々な方向から同時に体へ照射する検査である。通常のX線検査よりさらに詳細な画像を撮影できるため、MRI検査が導入されるまで幅広く使用されていた。CT検査のほうがMRI検査よりも軟部組織の石灰化や骨の検出能力に優れる点もある。しかし、検査中は最長40分もの間トンネル状の装置内（MRI検査と同様）に入っていなければならず、CT検査を受けることで放射線被曝（医療被曝）が少なくないことも事実である（訳注：CTは一般的に3～5分で済む検査となっている）。

#### 骨シンチグラフィー

骨シンチグラフィーは、放射性薬剤を静脈内に注射し、薬が骨に浸透した後、薬剤の分布を画像化することで骨の腫瘍・炎症・骨折などを可視化する検査であり、安全性は高く苦痛を伴わない。病変部の特定を通常のX線検査よりも最大3カ月も早い段階で判断しうる。

## X線検査

脊柱側弯症（p.74参照）のように脊椎変形がある場合、弯曲の程度を把握し、治療方針を判断するのに役に立つ。立位でのX線撮影像からは、左右の脚長差あるいは骨盤の傾きを確認できる。どちらの場合も筋緊張や腰痛を生じうる姿勢異常の現れである。

## 磁気共鳴画像検査（MRI）

MRI検査（**右ページ参照**）は、脊椎を含む筋骨格系疾患の診断に役立つ画期的な診断機器である。X線検査と違い、椎間板、神経や脊髄といった脊椎周辺の軟部組織等も詳しく観察できる。

検査時には超伝導磁石が埋め込まれたトンネル内に横たわる。磁気の力を用いて体のあらゆる部分の断面図が撮影可能である。撮影した画像をコンピューターで再構成することで、筋、靱帯、内臓、血管といった体内構造を詳細に把握できる。MRIは磁気による検査のため被曝の心配がないのもメリットである。

脊椎のMRI検査時間は約30分かかるため、閉所恐怖症の人は検査をする前に医師に必ずその旨を伝える必要がある。その際は、医師の指示のもと事前に鎮静剤の使用や、オープン型MRIを使用した検査を行うなどの対応が考慮される。

## モアレ検査

モアレ検査とは、姿勢の悪さや脚長差といった問題を明瞭に描出し、どの程度の矯正が必要か、といったことを医師が正確に評価する際に役立つ検査である。

検査では背部に特殊な光を当て、地図の等高線のような影を映し出す。左右の等高線の形が異なる場合は、片方の足の下にオーソティックリフトを入れ（座位で検査を受けている場合は殿部の下に入れる）、左右の等高線が左右対称になるよう矯正器具の厚みを調整していく。

## 椎間板造影検査

椎間板性疼痛（p.67参照）である可能性を同定することを目的とする。局所麻酔後に、痛みの原因と疑う椎間板に長針を刺し、造影剤を椎間板内に注入し、X線撮影する検査である。手技中に痛みが誘発された場合は医師に症状を伝えるよう言われる。X線透視により椎間板内での造影剤の広がりが確認できる。注入時の痛みがいつもの症状と一致し、さらに隣接する椎間板では疼痛が誘発されなかった場合には、その椎間板が痛みの起源である可能性が高いと判断する。その場合、専門医は痛みを緩和する手段として脊椎固定術（p.88〜89参照）や人工椎間板置換術を提案する場合がある（訳注：人工椎間板は日本では保険適応ではない）。

## 筋電図検査

筋電図検査では、筋を収縮あるいは静止させたときの電気的活動を測定することで、その筋を支配している神経がダメージを受けていないかを同定する。検査の際は、検査対象の大腿部・足部・下腿部などの筋に電極の入った細い針を直接刺す。筋を支配する神経はすべて脊髄（馬尾）に起因しており、正常に機能していない筋があった場合にはその筋を支配する神経根が圧迫されている可能性も考えられる。筋電図検査による副作用の心配はほぼなく、針を刺す際に痛みはあるが、検査中に痛みを伴うことはない。

## MRI検査

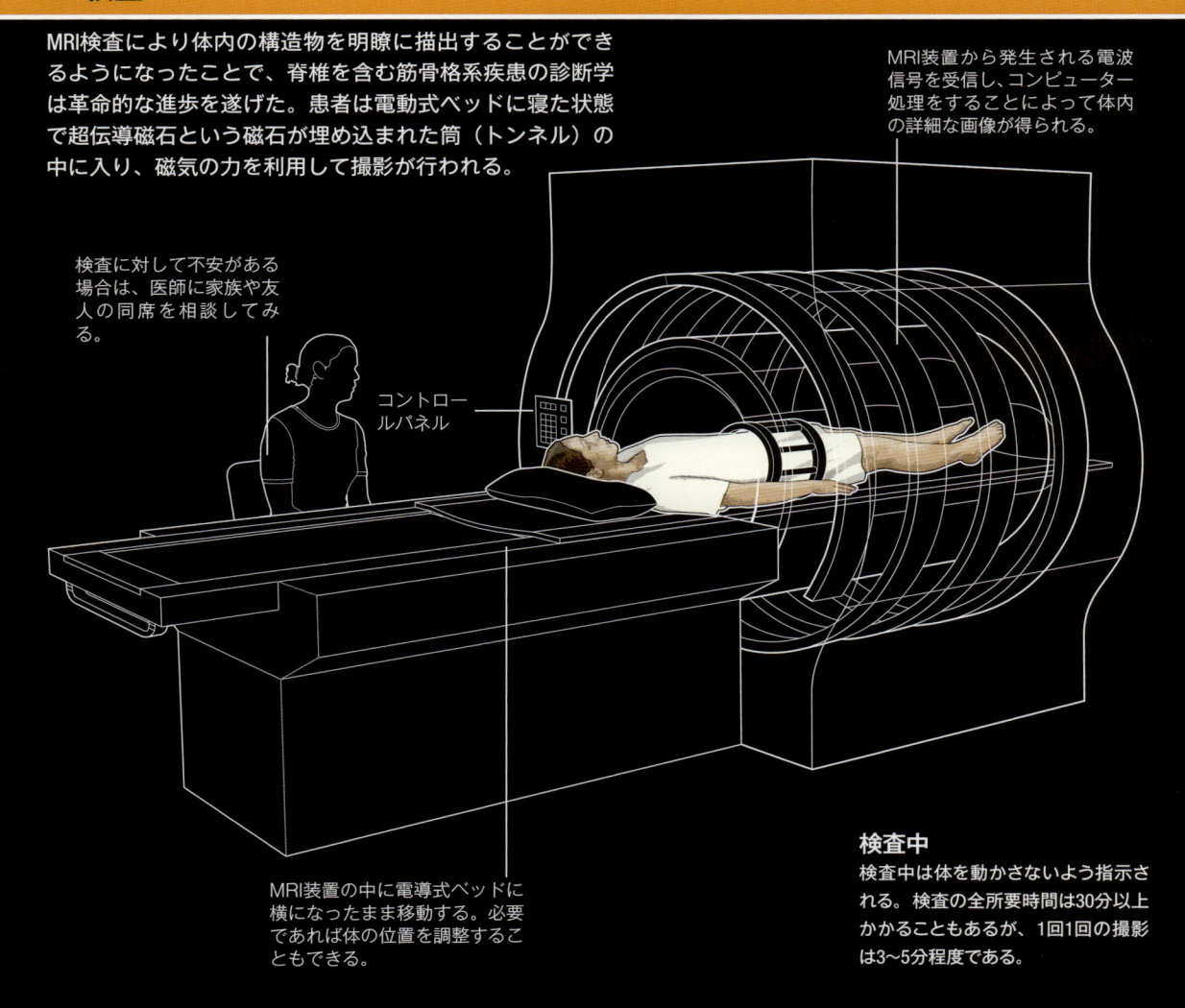

MRI検査により体内の構造物を明瞭に描出することができるようになったことで、脊椎を含む筋骨格系疾患の診断学は革命的な進歩を遂げた。患者は電動式ベッドに寝た状態で超伝導磁石という磁石が埋め込まれた筒（トンネル）の中に入り、磁気の力を利用して撮影が行われる。

MRI装置から発生される電波信号を受信し、コンピューター処理をすることによって体内の詳細な画像が得られる。

検査に対して不安がある場合は、医師に家族や友人の同席を相談してみる。

コントロールパネル

MRI装置の中に電導式ベッドに横になったまま移動する。必要であれば体の位置を調整することもできる。

**検査中**
検査中は体を動かさないよう指示される。検査の全所要時間は30分以上かかることもあるが、1回1回の撮影は3〜5分程度である。

# 薬物療法

医師は腰痛の症状緩和や原因に対する治療に様々な種類の薬を使用する。薬局で購入可能な鎮痛薬もある。特異的な症状を抑えるためには複数の薬剤を組み合わせて処方される場合もある。

### 市販鎮痛薬

アスピリン、イブプロフェン、コデインやアセトアミノフェンなどの鎮痛剤は、軽度から中程度の痛みを緩和するのに有効であり、医師の処方箋が必要ない市販薬がある。

### 合剤

アスピリン、コデイン、イブプロフェン、アセトアミノフェンや他の鎮痛薬との合剤は、痛みを効果的に軽減することができる。これらは医師から処方される。

### 強力な鎮痛薬

激痛に襲われ症状がやわらぐ姿勢がなく、睡眠も困難で24時間以上続くような痛みの場合は強力な鎮痛剤が必要である。坐骨神経痛や神経根由来の上肢痛がある場合、より早期にきちんと除痛を行うことが早期回復につながるというエビデンスがある。

強力な鎮痛剤とは、モルヒネやブプレノルフィンを含む麻薬性鎮痛薬やトラマドールのような非麻薬性オピオイド鎮痛薬のことをいう。非麻薬性の鎮痛薬は麻薬性に比べ副作用（便秘・眠気）が少ないが、その分、効果も弱い傾向がある。医師の中には依存性を持つモルヒネなどこの種の鎮痛剤の処方をためらう人もいるため、処方される薬に対して不安な点がある場合は医師にきちんと相談すべきである。

### 筋弛緩薬

急性頚部痛や腰痛を発症している際、患部周辺はさらなる損傷を防ぐため筋肉が硬直しているので、筋弛緩薬を処方されることがある。また、心の不安やストレスを抱えていると、回復期に入っても筋の硬直状態が続くことがある。マッサージ（p.98～99参照）やリラクゼーション法も効果的だが、ジアゼパムやその他の筋弛緩薬を2～3日分のみ処方される場合もある。こうした薬剤を短期投与にとどめるのは、眠気や思考能力の低下といった副作用があるためであり、特にジアゼパムのように依存性が危惧される薬は短期間の服用が推奨される。

### 消炎鎮痛薬

多くの医師が、関節痛に対して消炎鎮痛薬を処方する。本剤は、疼痛部位の炎症を抑える効果があり、症状の緩和に役立つ。しかし消炎鎮痛薬には、眠気、皮疹、吐き気、胃部不快感、下痢などの副作用があるだけでなく、消化管出血を引き起こす可能性もある。稀ではあるが、心臓発作（心筋梗塞）の発症リスクを高める。その他の副作用として本剤に対するアレルギー反応がある。

### ステロイド

合成コルチゾンは、体が自然につくり出すステロイドホルモンと非常に似通った薬剤である。炎症を抑える作用にすぐれていて関節痛の軽減に役立つ。ただし、長期にわたり経口ステロイド剤を服用した

---

## 骨修復

体内の骨は常に破壊・修復を繰り返している。しかし、骨粗鬆症（p.65参照）などの骨疾患を発症し、骨代謝のバランスが崩れると、骨内部が脆弱化し、骨折を起こしやすくなる。

### サプリメントの服用

骨を丈夫にするには、カルシウムやビタミンDなど必要な栄養素を含む食品を食事に取り入れることが大切である。質の良いビタミンやミネラルのサプリメントで不足した栄養素を補うことも可能だが、あくまでも栄養バランスのとれた食事が基本であり、サプリメントはあくまでもそれを補うものという認識が必要である。

### ビスフォスフォネート製剤

骨粗鬆症が明白な場合、骨破壊の抑制と脊椎圧迫骨折の予防効果があるビスフォスフォネート製剤の服用を医師から勧められることがある。

場合、体重増加、ニキビ、多毛、糖尿病、高血圧、免疫力の低下、骨粗鬆症（**p.65参照**）といった様々かつ時に重篤な副作用を発症する。一方、コルチゾン系ステロイド剤を少量局所注射する方法は、通常は副作用の出現なく、炎症を伴う神経根の腫脹や関節内の炎症を改善する効果がある。

## 腰痛・頸部痛の薬

| 治療薬 | ■ どのような効果があるか？ | ■ どのような薬を処方されるのか？ |
|---|---|---|
| 市販鎮痛薬 | ■ 局所（損傷・問題の部位）や中枢神経（脳の痛覚中枢）に作用し、軽度から中程度の痛みを緩和する。 | ■ アスピリン<br>■ コデイン<br>■ イブプロフェン<br>■ アセトアミノフェン |
| 合剤 | ■ 中枢神経（脳の痛覚中枢）に作用し、軽度から中程度の痛みを緩和する。 | ■ 用量は様々だが、アセトアミノフェン・コデインを配合したものが多く用いられる。 |
| 強力な鎮痛薬 | ■ 中程度から重度の痛みを緩和する。 | ■ 酒石酸ジヒドロコデイン |
| 非麻薬性オピオイド鎮痛薬 | ■ 重度の痛みを緩和する。 | ■ メプタジノール<br>■ トラマドール |
| 麻薬性鎮痛剤 | ■ 中枢神経（脳の痛覚中枢）に作用し、重度の痛みを緩和する。 | ■ モルヒネ<br>■ ブプレノルフィン |
| 筋弛緩薬 | ■ 脳を介した鎮静作用があり、筋弛緩ももたらす。 | ■ バクロフェン<br>■ ダントロレン<br>■ ジアゼパム<br>■ メトカルバモール |
| 非ステロイド性消炎鎮痛薬（NSAIDS） | ■ 損傷や炎症部位の酵素を抑制し、痛みを軽減する。 | ■ セレコキシブ<br>■ ジクロフェナク<br>■ エトリコキシブ<br>■ イブプロフェン<br>■ メロキシカム<br>■ ナプロキセン |
| ステロイド剤（コルチゾン系） | ■ 炎症を抑える。 | ■ ベタメタゾン<br>■ デキサメタゾン<br>■ ヒドロコルチゾン<br>■ メチルプレドニゾロン<br>■ プレドニゾロン<br>■ トリアムシノロンアセトニド<br>■ トリアムシノロンヘキサアセトニド |
| 低用量の三環系抗うつ薬 | ■ 神経由来の痛みを抑え、筋の緊張や不眠症を緩和する。 | ■ アミトリプチリン<br>■ ドスレピン |
| 抗てんかん薬 | ■ 慢性的な神経障害性疼痛を緩和する。 | ■ カルバマゼピン<br>■ ガバペンチン<br>■ プレガバリン |

# ブロック療法

ブロック療法は、痛みを起こしている部位に薬剤を直接投与し、早急に除痛ができる。症状の起因部位に直接作用するため、副作用の出現リスクが低い治療法といえる。

　ブロック療法は、症状の起因である部位に直接作用し、薬剤の効果を直接的に発揮できる。錠剤や液状の内服薬の場合、口から消化管を通過して血中に入り、その後に標的部に運ばれるため、効果がでるまでに時間がかかる。一方、ブロック療法は即効性がある場合が少なくない。しかし、必ずすぐに症状が緩和するわけではない。腰痛や頚部痛の原因となっている損傷部位への治療効果が得られるまで、7～10日もしくはそれ以上の時間を要することもある。

### 治療

　トリガーポイント（筋緊張）や捻挫（靱帯損傷）による痛みを緩和する靱帯内への注入処置は、数分の所要時間で済む。しかし、硬膜外ブロックや神経ブロックを行う上での所要時間は30分、場合によってはそれ以上要することもあり、専門外来の受診が必要な場合もある。

## 腰痛・頚部痛のための注射一覧

| 治療法 | どのような効果があるか？ |
|---|---|
| トリガーポイントブロック注射（筋内） | ■ 筋の過度な緊張に伴う痛みは、麻酔薬の局所投与によって効率よく除痛しうる。 |
| 靱帯内注射 | ■ 局所麻酔薬とステロイド薬を併せて注入することで、靱帯損傷の回復が早まる場合がある。 |
| プロロセラピー | ■ 静脈硬化剤のような線維増殖性因子を注入することにより弱体化した靱帯の機能（特に腰部）の回復を促進させる。線維組織やコラーゲンが新生され、靱帯が強化される（訳注：日本では標準的な治療法ではない）。 |
| 硬膜外ブロック | ■ 椎間板ヘルニアに起因する腰痛、坐骨神経痛に対し、麻酔薬やステロイド薬を硬膜外腔（硬膜と脊柱管を構成する骨性成分の間のスペース）に注入する治療が有効な場合がある。麻酔薬が痛みを遮断し、ステロイド薬が硬膜鞘の炎症を鎮める。 |
| 神経根ブロック | ■ 椎間孔部で神経が圧迫されている場合、硬膜外麻酔を用いても痛みが緩和されないことがある。神経根ブロックは麻酔薬やステロイド薬を神経根に注射し、痛みの伝達を遮断し、炎症を鎮める。 |
| 椎間関節ブロックおよび高周波熱凝固療法 | ■ 頑固な腰痛が椎間関節に起因する場合、ステロイド薬や麻酔薬を椎間関節に注入する治療法がある。この椎間関節ブロックが有効であった場合には高周波熱凝固法専用の針を、治療が必要な椎間関節を支配する神経へと進め、熱焼灼をする方法もある。この手技は高周波熱凝固による脱神経療法と呼ばれ、長期的な鎮痛効果が期待できる。 |

## 回復の秘訣

ブロック療法を含む様々な治療が奏効し、長期的な効果を持続させるには、治療期間中だけでなく治療後においても腰への負担を軽減する工夫の実践といった、医師からの指示を守ることも重要である。具体的には、重量物の挙上や運搬を控える、激しい動作を伴うスポーツも無理に行わないといった身体の過度な負荷を制限するのが一般的である。また、医師（専門家）から腰痛改善目的のエクササイズの実践を指示される場合もある。

### ブロック注射による診断

医師は症状の緩和や回復を早めるためだけでなく、診断ツールとしてブロック注射を行うことがある。局所麻酔薬の注射による効果から、脊椎の責任高位（原因となる神経）、あるいは痛みに関連する筋や他の組織のどの部位に痛みの起源があるかを正確に特定できる場合があるためである。

たとえば、椎関関節や仙腸関節といった症状の原因と推測される部位にリドカイン（局所麻酔薬）を注入する。すぐに痛みが解消された場合は、薬剤を注入した部位が症状の発現に関与していると判定できる。医師は、X線透視装置で薬剤注入部位を確認する場合もある。その他、病歴や理学所見、X線やMRIといった画像検査結果を総合的に判断し、治療方針を決定する。

| どのような治療なのか？ | どのような効果が期待できるか？ |
|---|---|
| ■ 医師は筋の圧痛部位に少量の局所麻酔薬を注入する。トリガーポイントブロック注射は、痛みを緩和させるためのストレッチ運動や、冷却スプレーの治療と並行して行われることもある。 | ■ 筋肉がほぐれ、筋緊張に伴う痛みが解消される。 |
| ■ 医師は触診により、靱帯の損傷部位を特定し、靱帯に沿った限局的なスペースにステロイド薬と麻酔薬を注射する。 | ■ 数日間は注射した部位に痛みを伴う。また、ステロイド薬により一時的に靱帯が脆弱化するため重い物を持つ・運ぶ、体をかがめる、長時間同じ姿勢で座ることは控える必要がある。10〜14日ほど経過すると靱帯の強度は元に戻る。 |
| ■ 3週間おきに注射を受けるのが一般的である。この注射は痛みを伴うため、鎮静剤やエントノックスなど吸入麻酔薬を併用する場合もある。処置する際は、医師からは腹部に枕や薄いクッションを当て、腰を少し丸めた姿勢で診察台に伏臥位をとるよう指示がある。 | ■ 2〜3日は注射部位が腫れ、あざになることがある。靱帯の再生には時間がかかるため、注射後8週は症状の改善があまりみられない。この時期は、体をかがめる・物を持ち上げるといった動作は極力控えるようにする。4〜5週間後から、医師より回復推進のため1日5kmのウォーキングを勧められる。3カ月後には治療効果を実感する。 |
| ■ 腹部に枕を当て、診察台で伏臥位をとるように指示があった後、医師は10分かけて薬剤を注入していく。脊椎の下部に圧迫を感じる場合があるが、痛みを感じることはほとんどない。注射後は、伏臥位で10分、さらに仰臥位で10分間安静したのち帰宅となる。 | ■ ブロック後、すみやかな除痛が得られやすい。永続的な効果が得られる場合もあれば、数時間しか効かない場合もある。また、痛みが緩和されるまで1〜2週程度を要することもある。2週経過しても効果が乏しい場合には医師から神経根ブロック（下記参照）を勧められることがある。 |
| ■ 神経根に少量の局所麻酔薬とコルチコステロイド薬を注射する際は、医師から伏臥位になるように指示がある。神経根ブロックは通常、X線透視装置で解剖学的位置を確認しながら行われる。 | ■ 治療効果に個人差が多く、神経根ブロックを受けた患者の約50％が治療によく反応するとされている。症状を引き起こしている神経根にきちんと針があたれば、麻酔薬とステロイド薬の注入により痛みが緩和される。劇的に奏効し、痛みが激減もしくは解消する場合もある。 |
| ■ 医師はX線透視装置を使用しながら、椎間関節に直接注射をするが、その際に痛みを感じる場合がある。針先から高周波電流を流し、椎関関節を支配する神経を熱で凝固して痛みを伝達する信号を遮断する。 | ■ 注射後数日間は痛む場合がある。治療の効果は長期的だが、変形性椎間関節症では、数カ月で効果がなくなることがある。痛みが再発するようであれば、高周波熱凝固による脱神経療法を施行すると治療効果が持続されることがある。 |

# 手術療法

一般的な脊椎手術は、患者の状態や年齢を問わず治療成績は良い。その理由として、診断機器の進歩、および手術技術そのものの進歩が挙げられる。

保存療法を行っても治療効果が得られない場合、手術療法が検討される。手術により完全には良くならなくても、術後10年間は概ね症状が改善した状態が維持される場合が多い。

症状によっては緊急を要する場合があり、保存治療を行わずに手術適応となるケースもある。たとえば、椎間板ヘルニア（**p.70参照**）が馬尾を強く圧迫し、疼痛だけでなく、下肢（片側あるいは両側）のしびれや筋力低下、加えて膀胱直腸障害を伴うような場合である（馬尾症候群）。このような症例では、MRI検査後、速やかに手術になる可能性が高い。

### 手術の適応となる病態

坐骨神経痛を伴う腰椎椎間板ヘルニアは手術療法の対象となりうる最も一般的な疾患の一つである。ただし、症状が重度な場合を除き、手術療法を勧める前に鎮痛薬やブロック注射による保存療法を行い、数週間は経過観察をすることが多い。その他、保存療法抵抗性の脊柱管狭窄症（**p.73参照**）や高度の脊椎分離すべり症（**p.64参照**）も手術療法が検討される。

脊柱管の周辺に腫瘍や感染が発生すると、椎間板ヘルニア様の症状が出現することがあり、緊急手術あるいは抗生剤による治療が必要である。

## 腰痛・頚部痛の手術療法の一覧

| 手術法 | どのような手術なのか？ |
|---|---|
| 椎間板切除術 | ■ 椎間板ヘルニアによる神経根の圧迫を取り除き、下肢あるいは上肢の神経痛を軽減する。保存療法に抵抗性の場合に考慮される。椎間板ヘルニアの約15%が手術による治療を要するとされる。 |
| 除圧術 | ■ 脊柱管狭窄症による脊髄（馬尾）や分岐した神経根の圧迫因子を解除・軽減し、神経症状を緩和する。 |
| 脊椎固定術・人工椎間板置換術 | ■ 椎間板切除術・除圧術を行っても効果が得られず、症状に悩まされている、もしくは保存療法を行っても椎間板性疼痛もしくは椎間関節由来の痛みが改善せず生活に支障がある場合は、脊椎固定術を勧められる場合がある。固定椎間の可動性がなくなるため、この手術は他の治療法を行っても改善が得られない際、限定的に行われる。<br>■ 現在は人工椎間板置換術（訳注：日本では認可されていない）を行うことによって椎間板高を維持し、脊椎の可動性を温存する。隣接椎間への負担（変性の進行）の軽減にも有利である。 |
| 脊柱側弯症の手術 | ■ 重度の脊柱側弯症の場合、脊柱を矯正する手術を行う。脊柱の回旋変形が進行する青年期早期に手術を行うことが多い。 |
| 尾骨痛に対する手術 | ■ 長期間にわたる尾骨領域の痛みを軽減する目的で行うが、保存療法を十分行っても痛みが緩和されない場合のみ行う手術である。 |

## 頚椎の手術

頚椎と腰椎に生じる問題は似ているが、頚椎手術を勧めることを躊躇する医師は少なくない。術中に脊髄損傷を起こしてしまい、麻痺だけでなく、時として生命予後にも危険性があるからである。

しかし、頚椎での圧迫が脊髄の恒久的なダメージ（頚髄症：ミエロパチー）を起こしかねない場合は、早期の手術が必要となる。椎間板ヘルニアの脊柱管内への突出、脊椎のすべり、骨棘、大きな腫瘍なども手術適応となりうる圧迫の原因として挙げられる。

## 手術前の準備

脊椎手術と聞いただけで不安になる人もいるが、手術は成功するケースがほとんどである。一方、手術の成功率や術後の回復を高めるため、術前にできる準備もある。

手術前は可能な限り、体調を整えることが重要である。手術の適否を判断する際に、医師から食生活の改善・減量・運動・禁煙などの指導を受ける場合がある。栄養バランスのとれた食事は免疫力を高め、手術創の治癒を促進し、創感染を予防する。肥満体型の場合、脊椎にかかる圧が高くなるため難易度が上がり、術後の回復を遅らせ術後痛も増大する可能性がある。つまり、健康に十分配慮すれば術後の回復も早く、痛みのない生活を早く楽しめることにつながる。

医師や専門医から手術を勧められた場合、どのような手術なのか詳しく説明を聞く必要がある。十分な説明を受けることで手術への不安が解消すれば早期回復にも役立つだろう。

| どのような治療なのか？ | どのような結果が期待できるのか？ |
|---|---|
| ■ 医師は突出した椎間板および軟骨片を切除（摘出）し、神経根への圧迫が完全に解除されたことを確認する。 | ■ 痛みが劇的に緩和されることが多い。手術後数週間は重量物の扱いを控え、3カ月間は重労働を避けるようにする。 |
| ■ 椎弓を部分的に掘削し、狭窄部位の脊柱管を開放する。圧迫が強いと硬膜鞘への血液が鬱滞する場合があるが、除圧後、血流も改善する。 | ■ 手術翌日から歩くことができるが、術後は2〜3日の入院が必要である。手術から3カ月間は、激しい運動や重量物を持ち上げることは避ける。 |
| ■ 体の他の部位から採取した骨を椎間関節上、あるいは椎間板切除後の椎体の間に移植する（骨盤からの移植が一般的である）。もしくは、金属製のケージを椎間に挿入する場合もある。一度の手術で複数椎間を固定することもあり、上下椎体にスクリューを挿入し、ロッドで固定する。<br>■ プロステーシス（人工材料）を用いた椎間板置換術では、損傷した椎間板を取り除き、椎体と椎体の間にできた空間に人工椎間板を腹部側から挿入する。人工椎間板は通常、2つの金属性の終板とその間にはさみこまれた可動するボール型の芯からできている。 | ■ 痛みに対して恐怖なく日常動作を行え、治療効果が確実に感じられるまで術後6カ月〜1年程度かかる。デスクワーク中心の仕事であれば、術後2週程度で復帰することができるが、術後2年は重量物の挙上、運搬といった動作を伴う仕事に従事すべきではない。 |
| ■ 椎体にスクリューを挿入後、側弯を矯正する部分に沿ってロッドを挿入する方法がある。具体的にはロッドを徐々に回転させ、弯曲した脊椎を矯正し固定する（上記参照）。脊柱変形部位の椎間板を摘出後に、金属製のケーブルを用いて矯正する方法もある。 | ■ 入院期間は2週間程度、職場復帰までには術後1カ月を要する。スポーツ活動は術後半年から1年間は控える必要がある。脊椎の可動性は制限されてしまうが、側弯に伴っていた背筋群への負担や痛みは軽快する。 |
| ■ 尾骨の最尾側の2ないし3つの部分（尾椎）を摘出する。骨折の骨癒合不全による症状である場合には、遊離骨片を摘出する場合もある。 | ■ 術後数日で動き回れるようになるが、手術創が治癒するまでは座れない。重労働を伴わない仕事であれば手術後2〜3週間で復帰することができる。 |

# 理学療法

理学療法士の初診時には、詳細な理学検査に加え、病歴の聴取、健康状態のチェック、そして医師による処方薬などが確認される。

理学療法士から歩く・立つ・座るといった基本的な動作を行うことを指示される。その他、バランス感覚の評価も兼ねた片脚起立など様々なパフォーマンスを通しての筋力を含む神経学的所見に加え、関節および筋の柔軟性、筋攣縮、腫脹、熱感や冷感の有無などをチェックする。これら理学検査の結果を総合的に判断し、理学療法士は患者の症状に応じた適切な治療方法・リハビリテーションプログラムを選択する。

## 脊椎モビライゼーション・マニピュレーション

これらのテクニックには、痛みを緩和させ、関節の可動性を高める効果があり、他の運動療法や動作矯正との併用で行われることが多い。脊椎モビライゼーションでは、他動と自動の両方を駆使する。脊椎マニピュレーションでは、最終関節可動域で関節にスラスト（推力）を加える。

## マッケンジー法

病状を的確に確認して療法を選択する包括的なアプローチである。具体的には、反復運動や姿勢保持に伴う症状（反応）を分析し、より効果的に痛みをコントロールできる方法を提案・指導する。マッケンジー法の一つの特徴として、運動開始時に他部位への関連痛があっても、腰あるいは頸周囲にある痛みを中央（近位）のほうへ集約する徴候（セントライゼーション）を狙うことがある。また、上手な身体の使い方や姿勢保持のスキルといった日常生活での適切な行動パターン（セルフコントロール法）の習得を促し、再発予防につなげることも本法の特徴

### 理学療法士による評価

理学療法士は、身体的な問題に加え、遺伝、年齢に関連する要因も加味し、日常動作への影響や痛みを軽減させるにはどうすれば良いかを検討する。その際、筋肉が、短縮していないか、バランスよく強調して使われているか、といった評価を行う。

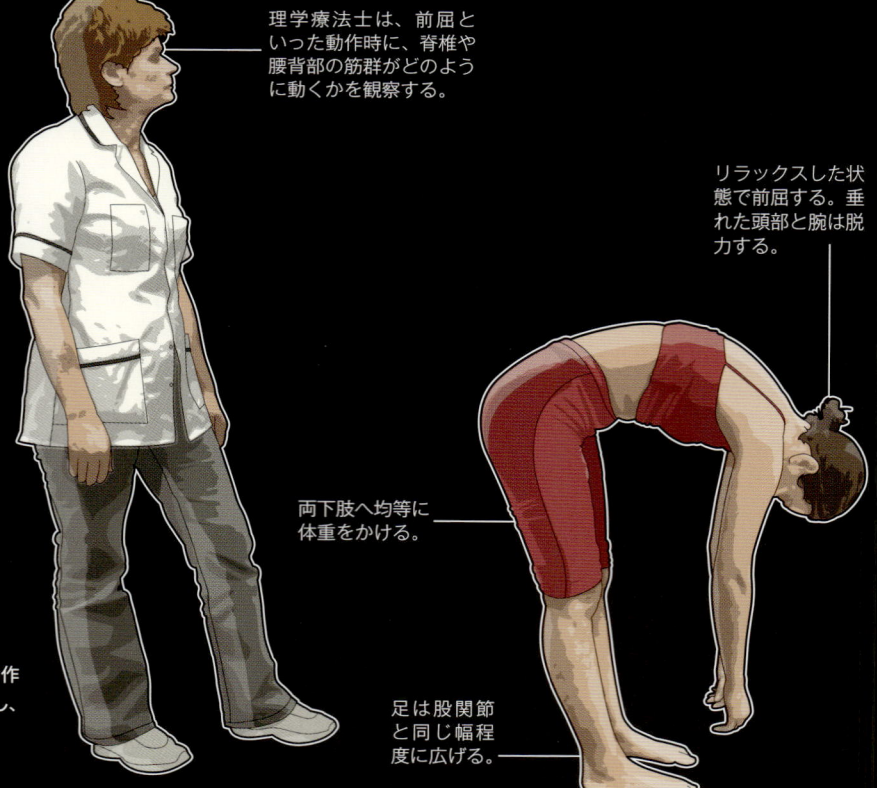

理学療法士は、前屈といった動作時に、脊椎や腰背部の筋群がどのように動くかを観察する。

リラックスした状態で前屈する。垂れた頭部と腕は脱力する。

両下肢へ均等に体重をかける。

足は股関節と同じ幅程度に広げる。

**柔軟性の確認**
立位、座位での姿勢や、基本的な動作（前後屈、側屈など）を観察・分析し、患者の状態や柔軟性を把握する。

である。

## 軟部組織モビライゼーション

理学療法士の多くは、様々な種類の軟部組織に対するモビライゼーションテクニックを用いる。軟部組織とは、骨組織を除く、靱帯・筋膜・皮膚・線維性組織・滑膜・筋肉・神経・血管のことをいう。

## 筋膜リリース、トリガーポイント療法

マニピュレーションのテクニックを利用して深層の筋膜リリースを行い、トリガーポイント（筋硬結）の位置を特定し、硬結をほぐすことを目的とする。筋エネルギーテクニックやPNF（**p.92参照**）と併用される。

## シュロスメソッド

シュロスメソッドとは、カタリーナ・シュロス（1894～1985）という理学療法士によって開発された側弯の治療法である。その後、娘のクリスタ・レナート＝シュロスに受け継がれ、さらに発展・確立された。ドイツでは1921年から用いられるようになり、1960年代には手術適応のない脊柱側弯症（**p.74参照**）の一般的な治療法と位置づけられていた。ドイツの整形外科専門医は、シュロスメソッドによる脊柱側弯症の治療（理学療法）を推奨する場合が多い。ドイツ以外の国々では、本法はあまり知られていなかったが、徐々にその認識は広まりつつある。

## 筋コントロール

シュロスメソッドは、脊椎に付着する筋群を強化することで回旋した椎骨を正常な位置に引き戻して側弯を解消する、というコンセプトの療法である。シュロスメソッドによる運動療法のメニューは、個々の状況に合わせたオーダーメイドである。鏡の前でエクササイズを行うと、正しい姿勢の習得に役立つ。また、肋骨が呼吸筋活動を補助する機能を高める特別な呼吸法（エクササイズ）を行うことで、肺活量のアップにつながる。

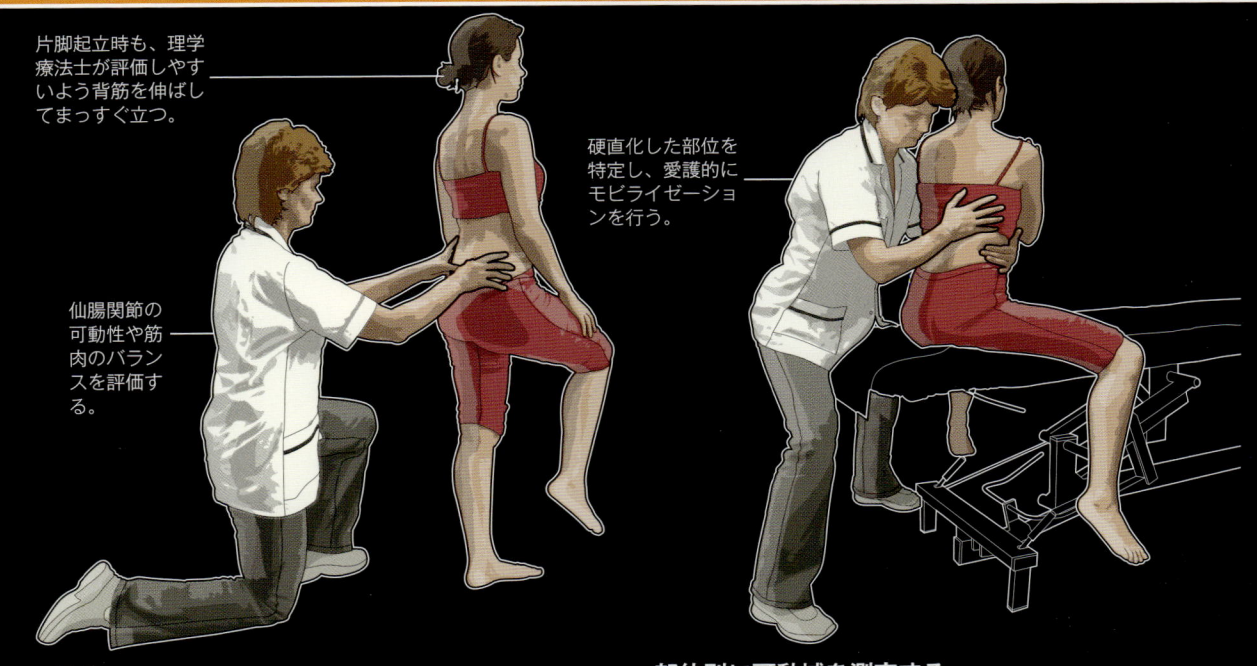

---

片脚起立時も、理学療法士が評価しやすいよう背筋を伸ばしてまっすぐ立つ。

仙腸関節の可動性や筋肉のバランスを評価する。

硬直化した部位を特定し、愛護的にモビライゼーションを行う。

**触診**
理学療法士は、立位、座位、臥位ごとに各筋群や関節の触診をし、筋や関節の動き、筋収縮の実際および柔軟性を評価する。バランス平衡機能や姿勢をコントロールする感覚に問題がないかについても観察する。

**部位別に可動域を測定する**
多方向に身体を動かし、動きが制限されている脊椎セグメントがないか確認する。脊椎の回旋方向の可動性を回復させるモビライゼーションの一環として行う場合もある。

## 筋エネルギーテクニック

本法は、拘縮傾向にある関節や筋肉といった身体の機能障害（dysfunction）に対する治療として利用される場合がある。具体的には、可動制限がある方向へ可及的な最終域まで他動的に持っていき、そこで患者に中間位へ戻す方向に力を入れてもらい、それに抵抗する力を加えるテクニックである。この抵抗を加えながらの等尺性収縮運動と脱力（リラックスさせた状態）を繰り返し、関節可動域の回復を図る。

## PNF（固有受容性神経筋促通法）

他動、自動的両者のテクニックを活用しつつ関節、筋肉およびその周辺組織の柔軟性・協調性・安定性・可動性を改善させるPNFを行う場合もある。

## 神経モビライゼーション

坐骨神経（p.46〜49参照）などへ、神経の圧迫状態の軽減や可動性の獲得を目的として使用されるテクニック。関節や筋のストレッチ、モビライゼーションおよび動作の修正指導と併せて行う。

## 鍼灸治療

鍼灸治療は、包括的な疼痛管理（p.100〜101参照）の一環として用いられる。鍼灸治療は、エンドルフィン（内因性の鎮痛物質）、睡眠を誘導するメラトニン、そして人間の安定した精神活動に寄与するセロトニンなどの分泌を促進する作用がある。鍼灸治療により疼痛緩和および全般的な健康状態の回復傾向が得られた場合には、その他の手技療法や運動療法といったリハビリテーションプログラムを再構築し導入する。

## 超音波治療

組織の血流増加、筋攣縮の抑制、膠原線維の伸張、そして細胞機能の回復促進といった目的で、超音波治療を活用する場合がある。

# 治療

理学療法士は、腰痛、頚部痛の治療を行うにあたりマニピュレーションを含む様々なテクニックや治療機器を利用する。

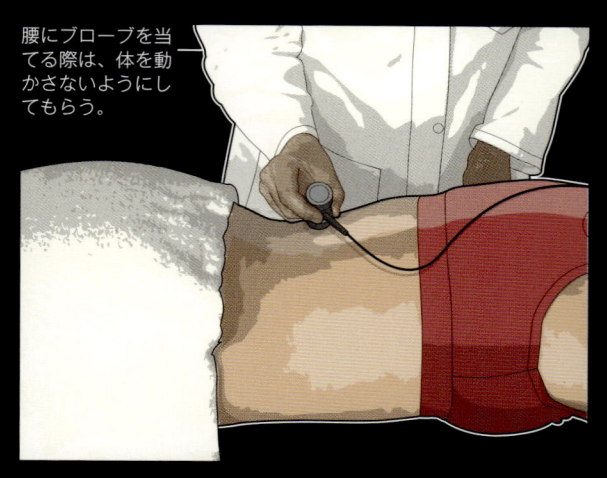

腰にプローブを当てる際は、体を動かさないようにしてもらう。

水の浮力が体を支える。

### 超音波治療
患部に治療用の液状ゲルを塗り、弧を描く要領でプローブを5分間当てる。超音波により組織再生を促し回復を早める。

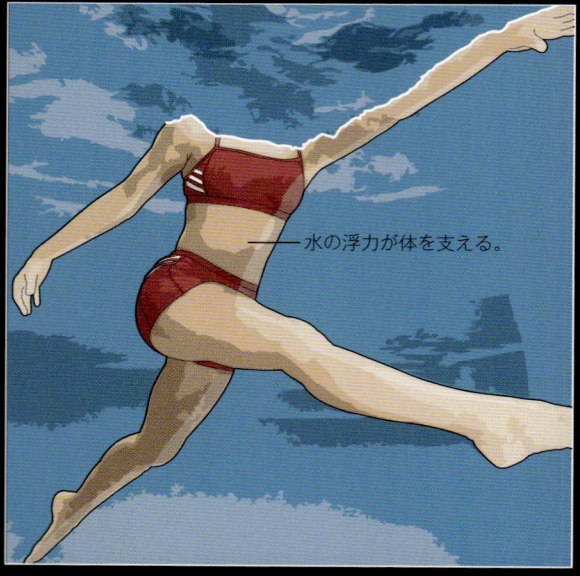

### 水治療法
筋骨格系に関わる症状の緩和には運動療法が有益であるが、運動したことによりかえって症状が悪化しないよう注意せねばならない。水中での運動は浮力が体重を支え筋骨格系への負荷がかからず効

## 機能回復訓練

多くは荷重下の活動として行われる。日常的に行われる動作や活動を想定し、再発予防も勘案したエクササイズを患者の症状や状態に合わせて調整する。体幹のコアマッスルを含む筋力強化や関節可動性の回復も図る。スポーツやレジャー活動におけるパフォーマンスの向上やケガの予防としても有益である。

## 感覚運動訓練

優れたバランス感覚や姿勢をコントロールする感覚を養うメニューである。慢性的な筋骨格系疼痛管理の一環として行われる。理学療法士の管理下に、バランスボード、ゴムバンド、バランスパッドを活用してのスタティック（静的）、ダイナミック（動的）の両者を勘案した日常生活の姿勢や動作に役立つ機能的な運動メニューを提案する。感覚運動訓練の主目的は、脳からの信号を各筋群へ伝える運動神経系の回復といえる。

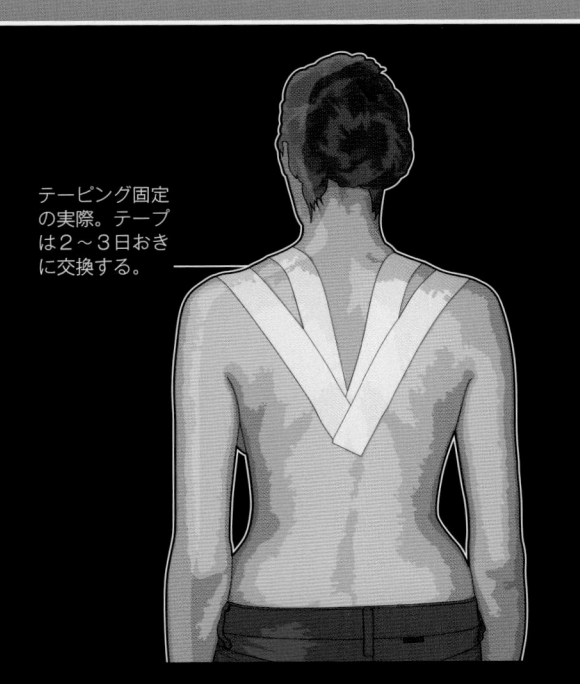

テーピング固定の実際。テープは2～3日おきに交換する。

### 姿勢調整のテーピング

上背部や頚部にテーピングをすると姿勢の矯正に役立つ。治療の初期段階で、頚部や背部への負荷を軽減する目的で使用する場合がある。

## 理学療法に関する Q&A

**Q** 理学療法とは、どのような治療ですか？
**A** 理学療法士は、マニピュレーションや運動指導といった様々な方法を用いて、筋肉の緊張やこわばった関節・靭帯の可動性を緩和します。そうすることで患部の血流が増加し回復が早まります。

さらには、個別にリハビリテーション・エクササイズのプログラムを作成し、改善した状態の維持や姿勢の改善、そして全般的な健康状態の向上をサポートします。日常での適切な姿勢や身のこなし方、痛みが起こったときの対処法、症状緩和に役立つ自宅で使える器具や備品についても助言します。

**Q** 病院からの紹介状が必要ですか？
**A** 必要はありませんが、医師からの紹介があったほうが、健康状態や病歴、生活状況といった治療に必要な患者さんの情報を把握するのに役立ちます。医師からの紹介や指示がないと医療保険が適用されないこともあるのでご注意ください。（訳注：日本では医師の処方が前提となって理学療法が行われる）

**Q** 1回の診療にどれくらい時間がかかりますか？
**A** 初診で30～45分、2回目以降は20～30分となります。

**Q** 具体的にはどのような診察なのでしょうか？
**A** まず、症状や健康状態を把握するために詳しい問診が行なわれます。その際、腰痛に対して服用されている薬だけでなく、現在服用しているすべての薬についても聞かれるでしょう。次に、脊椎の柔軟性や腱反射のチェック、触診による筋緊張や痛みの具合はどうか、といった理学検査を行います。その際、筋緊張が強い部位があった場合には、簡単なマッサージやマニピュレーション手技を行うかもしれません。2回目以降からは、診断に基づき立案されたマニピュレーションやリハビリテーション・エクササイズを行っていくことになります。

**Q** 治療にはどのくらいの日数がかかりますか？
**A** 1～2回治療でほとんど痛みが取れてしまうこともありますが、もう少し治療を継続せねば効果が出ない場合もあります。理学療法士による治療を数回受けてもほとんんど効果が得られない場合は、他の治療選択肢を考慮したほうが良いかもしれません。

**Q** 治療は痛いですか？
**A** 治療中に痛みを感じる場合もありますが、それほど強いものではなく、治療を受けた後は体が楽になったことを感じることが多いです。翌日体が痛くなる場合がありますが、その痛みは通常1～2日でなくなります。

**Q** どのような服装で行けば良いですか？
**A** 脱ぎ着のしやすい服装が良いでしょう。理学療法士による診察の際は、正確な身体評価を行うために下着も取ったほうが望ましい場合もあります。

# オステオパシー

オステオパシーは心身を一如としてとらえ、腰部・頚部の痛みを緩和するだけでなく、健康状態や運動能力の向上を図る治療である。

オステオパシーは様々なマニピュレーションを使うだけでなく、それらの技術を組み合わせ、痛みを引き起こしている筋肉や関節の問題点を改善する。また、食生活においてのアドバイスや姿勢を正す運動指導を行うこともある。

脊椎に起因する症状の場合は、損傷や疾患による関節可動部の異常を改善・矯正することを目的とする。マニピュレーションを用いて関節を正しい位置に戻すのではなく、モビライゼーションにより関節の拘縮をゆるめ、可動範囲を広げる。マニピュレーションの前処置として患部をマッサージし、筋緊張やそれに伴う痛みや違和感を軽減しておく場合もある。

## 診察

過去の病歴や症状を把握した上で、姿勢の分析など各種検査を行う。理学検査では、前後屈、左右側屈での運動時痛および疼痛の部位を確認する。さらに、たとえば仰臥位で片側下肢挙上時に痛みが誘発されないかといった、伏臥位、側臥位を含む臥位での理学検査も入念に行う。

## オステオパスによる治療例

先にマッサージを数分行い、筋緊張をやわらげつつ患者をリラックスさせる。次に、椎間版の圧縮力を軽減する目的で、脊椎を伸長させる施術を行う。以上の前処置後に、疼痛や不快症状の起源と想定する椎間板を含む脊椎の特定関節部位（脊椎可動セグメント）やその周辺部位のマニピュレーションを行う。

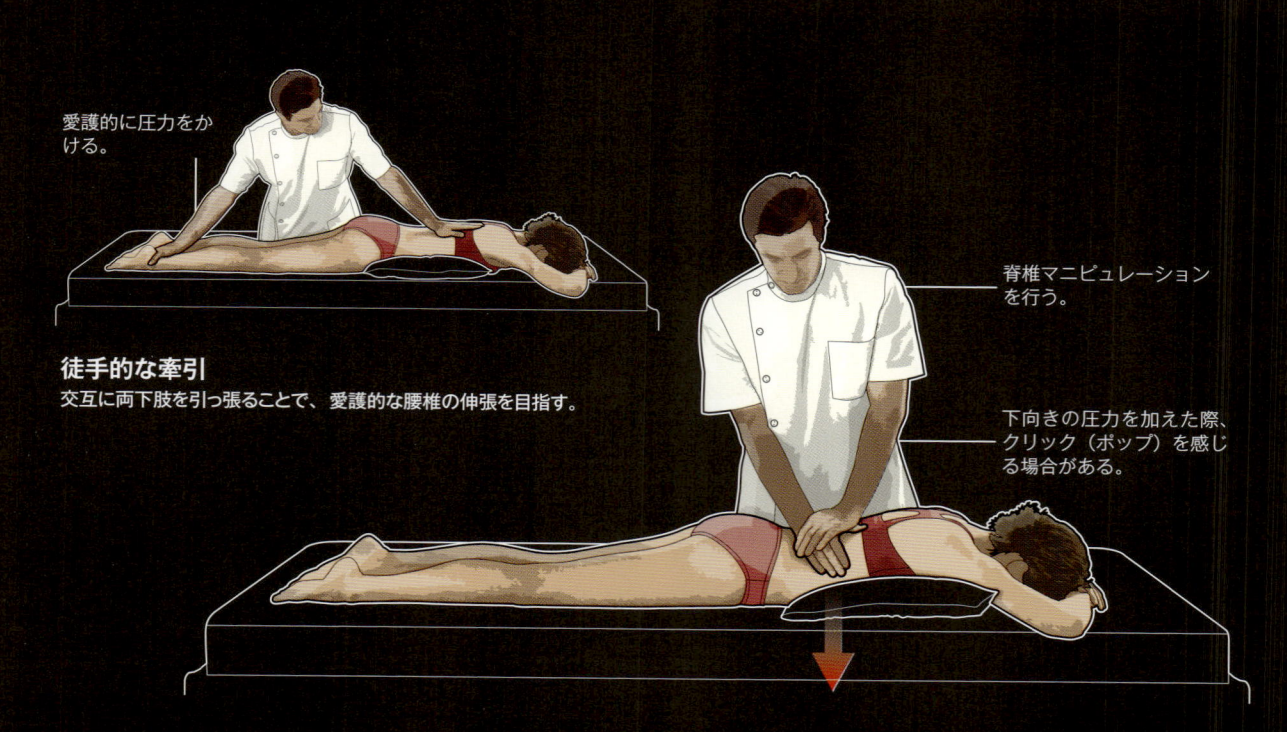

愛護的に圧力をかける。

### 徒手的な牽引
交互に両下肢を引っ張ることで、愛護的な腰椎の伸張を目指す。

脊椎マニピュレーションを行う。

下向きの圧力を加えた際、クリック（ポップ）を感じる場合がある。

### 脊椎可動性のチェック
脊椎へかかる負荷が少ないリラックスした伏臥位で、脊椎の1可動セグメントごと順々に下向きの圧力を加えるが、その際は生理的な可動範囲を超えない愛護的な手技で可動性および疼痛の誘発を確認する。

## 治療計画

どのように身体を動かすと痛みが再現、誘発されるのかを確認することで、脊椎のどの部位が正常に機能していないかの把握に役立てることができる。その上で、痛みを伴わない正常な脊椎の動きへの改善を目的とする治療計画を立案する。一例を挙げると、椎間板の膨隆が痛みに関与していると判断した場合、可及的早期に伏臥位の状態で上から脊椎へ圧力をかける手技などで膨隆椎間板の整復を目指すが、より愛護的に行う手段としてマニピュレーションを施す予定部位へ徒手的に牽引をかける場合もある。複数回の施術と治療的なホームエクササイズを組み合わせることで、より良い治療効果を期待できる。

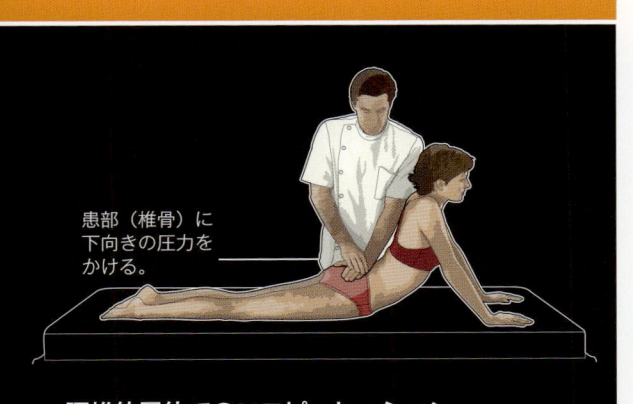

### 腰椎伸展位でのマニピュレーション
ベッドで伏臥位となり、両手で体を支える姿勢をとる。股関節がベッドから離れないようにして腰椎伸展を行う。この方法は、確実な整復の助けとなる場合がある。

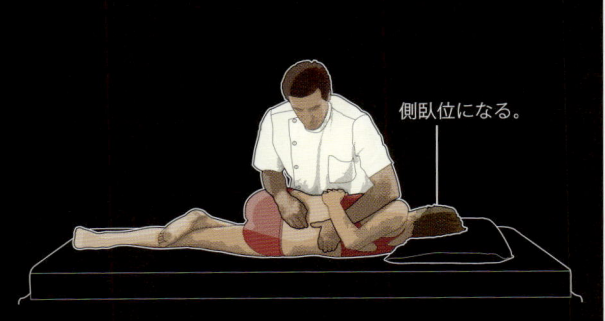

患部（椎骨）に下向きの圧力をかける。

### 回旋マニピュレーション
側臥位で行う手技。脊椎の回旋の動きを愛護的に誘導し、回旋方向への可動性を高めることで、拘縮傾向の関節（可動セグメント）をゆるめることに役立てる場合がある。

側臥位になる。

## オステオパシー Q&A

**Q** オステオパシーとは、どのようなものですか？
**A** 体のいかなる部位の問題も、すべて筋骨格系システムの構造的あるいは機械的（メカニカル）な不具合から生じるという理論に基づいた治療体系です。オステオパスは、触診により背筋の状態や脊柱の動き、動かしたときの反応をしっかり把握した上で、治療手段であるマニピュレーションなどの方法を立案します。

**Q** 病院からの紹介状が必要ですか？
**A** 特に必要ありませんが、すでに医師の診察を受けている場合は、オステオパシーにも受診する旨を医師に伝えるべきでしょう。必ずとは言えませんが、症状や治療経過などを詳細に記載した紹介状の作成を快諾してくれると思います。ただし、医師の紹介状がないと医療保険が適用されないこともあるのでご注意ください（訳注：日本ではオステオパスという医療系の国家資格はなく、医療保険は適用されない）。

**Q** 1回の診療にどれくらい時間がかかりますか？
**A** 初診で45分、2回目以降は20〜30分となります。

**Q** 具体的にはどのような診察なのでしょうか？
**A** まず、症状や健康状態を把握するために問診を行います。その際、鎮痛剤など現在服用している薬についても聞かれます。医師の紹介状があれば、オステオパスが症状や治療経過などの詳細を把握するのに役立ちます。初診時は、診察だけかもしれませんが、簡単なマッサージやマニピュレーションまで受けるかもしれません。2回目以降は、治療計画に基づいたマニピュレーションなどで痛みの緩和を目指します。

**Q** 治療にはどのくらいの日数がかかりますか？
**A** 2〜3回の治療で痛みがとれてしまう人もいますが、回復までのスピードには多くの要因が関係するので、効果には個人差があると思ってください。痛みが緩和され体調も良くなったとしても、特に関節系の痛みを患っていた場合は、2〜3カ月おきに通院することを勧めます。

**Q** 治療は痛いですか？
**A** 元々の症状によりますが、オステオパシーを受けた後、体に違和感を覚えることがあります。しかし、基本的に軽いタッチで行う愛護的なマニピュレーションですので、関節に無理な負担をかけるような矯正を行うことはありません。ある方法で十分な治療効果が得られない場合は、他のテクニックを用いた治療法に切り替えます。

**Q** どのような服装で行けば良いですか？
**A** 着脱しやすい服装で来院したほうが良いでしょう。オステオパスによる診察は、身体の状態を正確に把握するため服を脱いだ状態で行われます。首や肩の痛みの場合は、上半身のみ服を脱ぐことになるでしょう。

# カイロプラクティック

カイロプラクティックは、脊椎の歪みなどを解消するマニピュレーション手技を用い、脊椎の様々な問題から起こる腰背部痛の緩和に役立つ。

　カイロプラクティックは、筋骨格系システム、特に脊椎における機械的（メカニカル）な異常が神経系の機能にも影響し、身体に様々な症状を引き起こすというコンセプトに基づいた治療法である。カイロプラクターとオステオパスは、類似する施術手技を駆使して治療を行っており、腰背部痛は筋骨格系の不具合がもたらす症状として扱われる。一方、カイロプラクティックでは、脊柱のアライメント異常を矯正することにオステオパシーよりも重きを置いている。一つ具体例を挙げる。むち打ち症では、頸椎あるいは上位胸椎の椎関関節の可動性が損なわれ、損傷を受けた椎間関節近くの脊髄から分岐した神経が圧迫され、上肢に痛みやしびれ、腱反射の異常などを生じる場合がある。カイロプラクターは、罹患椎間関節に対しマニピュレーションを行い、脊椎アライメントを整え、かつ可動性を正常化させることで、神経系の機能回復を目指す。治療中に痛みを感じることは基本的にないが、軽度の不快感を伴う場合はある。

## 診察

　カイロプラクターによってアプローチは異なるが、臨床経験が豊富なカイロプラクターは、まずは

## カイロプラクターによる治療例

カイロプラクターが使用する治療用ベッドとして、4分割された構造で、それぞれを上下に動かせるものがあり、これを上手に利用することで、脊椎マニピュレーションの際に患者の身体に負担なく推力を素早く加えることができる。また、腰などに下向きの圧力を加える際、椎骨への直接的な圧力（推力）を最小限に抑える目的で、施術する部位に合わせて治療台の一部を降下させる場合がある。

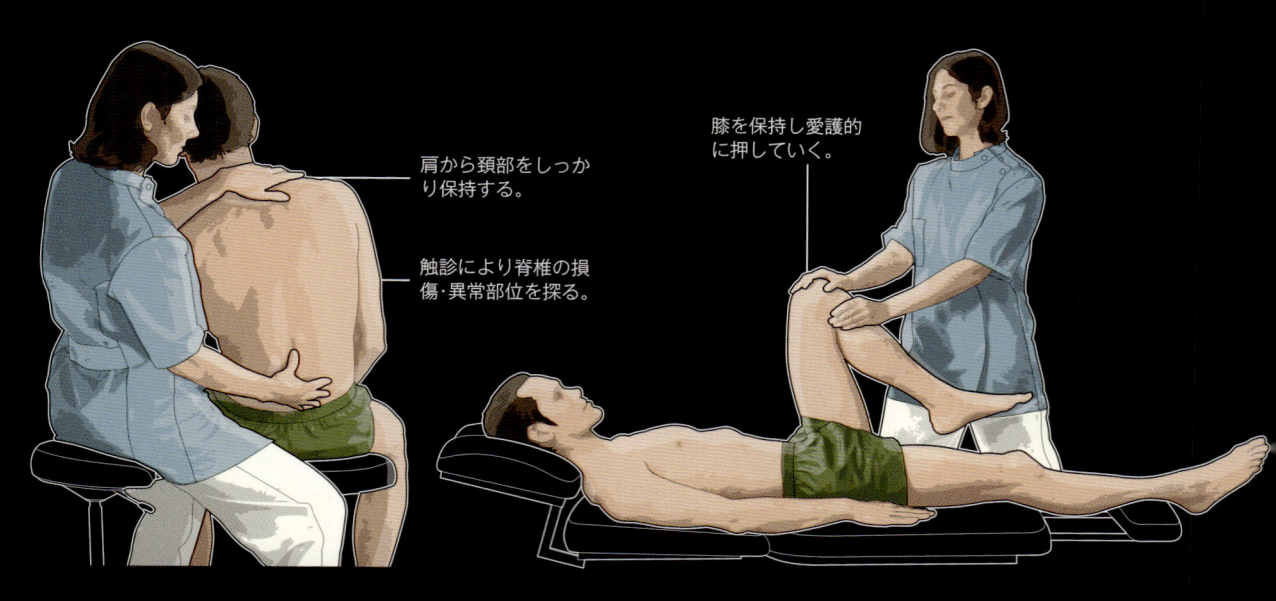

肩から頸部をしっかり保持する。

触診により脊椎の損傷・異常部位を探る。

膝を保持し愛護的に押していく。

### モーション・パルペーション（触診）
足が床につかない下肢の脱力状態で座ってもらう。脊椎に沿った触診により、脊椎の歪み（アライメント不良）や椎間関節がロックされ硬直化していないかを確認する。

### 柔軟性の評価
少しヘッドアップした状態の仰臥位で、片脚ずつ膝関節および股関節を屈曲する方法があるが、その際カイロプラクターは、膝を愛護的に押していき、腰部や股関節周囲の柔軟性を評価する

問診により過去の病歴や治療経過を把握し、血圧測定や腱反射、脊椎可動性のチェックといった検査をきちんと行った後、身体の前後屈や頭部を含めた回旋動作を指示し、疼痛誘発の有無やその部位を確認する。脊椎のアライメント不良（構造的な異常）を評価する目的で、医療機関でのX線検査を依頼する場合もある。

## 治療と経過

カイロプラクターは、自宅で行う運動療法、日常の姿勢や腰痛予防対策に関する助言をすることもある。初回の治療で痛みが緩和されたとしても、再診したほうが望ましく、長期効果を得るためには少なくとも2～3回の治療が必要な場合が多い。仮に施術により痛みが全く緩和されない場合は、カイロプラクティックの適応ではない可能性が高い。

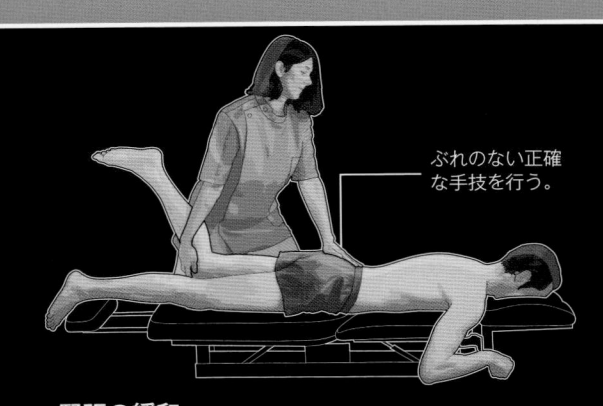

**緊張の緩和**
片脚ずつ膝関節屈曲位で挙上することで大腿から股関節前面の筋群をストレッチすると、脊椎下部の緊張緩和に役立つ。

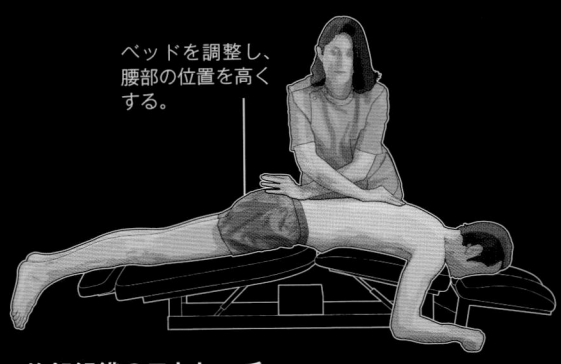

ぶれのない正確な手技を行う。

ベッドを調整し、腰部の位置を高くする。

**軟部組織のストレッチ**
腰部を上げてカーブさせたベッドで伏臥位になった状態で、腰部の軟部組織を愛護的に伸張させる。

## カイロプラクティック Q&A

**Q** どのような治療ですか？
**A** 体の隅々まで広がる脊髄分岐した神経は、脳からの指令を伝え、あなたが自身の各部位を動かすといった身体機能面全般を制御しています。しかし、何らかの原因により脊椎に歪みや不具合が生じると脊髄から分岐した神経が圧迫され、本来あるべき身体機能が障害されてしまうことがあります。このような場合、つらい痛みを伴ったり、他の健康問題まで生じてしまう可能性もあります。カイロプラクターは脊柱の歪みを整えることにより、神経機能の正常化を目指します。

**Q** 病院からの紹介状が必要ですか？
**A** 必要ありませんが、既に医師の診断を受けている場合は、カイロプラクティックにも受診する旨を医師に伝えるべきでしょう。必ずとは言えませんが、症状や治療経過などを詳細に記載した紹介状の作成を快諾してくれると思います。ただし、医師の紹介状がないと医療保険が適用されないこともあるのでご注意ください（訳注：日本ではカイロプラクターという医療系の国家資格はなく、医療保険は適用されていない）。

**Q** 1回の診療にどれくらい時間がかかりますか？
**A** 初診で約30分、2回目以降は15～20分となります。

**Q** 具体的にはどのような診察なのでしょうか？
**A** まず、症状や健康状態を把握するために問診を行います。その際に医師から処方された腰痛の薬に限らず、現在服用しているすべての薬について聞かれるでしょう。次に腰や頚部、上下肢の動きと脊柱に歪みがないかといったアライメントをチェックします。診断の確定や治療計画の精度を高める目的でX線検査を依頼する場合もあります。痛みの程度が強いならば初診時から診察後、すぐに施術を行って疼痛緩和を図ります。2回目の受診からはルーチンで脊椎マニピュレーションを行い、症状の緩和および身体機能の回復を目指します。

**Q** 治療にはどのくらいの日数がかかりますか？
**A** 回復までのスピードには個人差もあり多くの要因が関係しますが、通常は2～3回の施術で効果が現れるでしょう。痛みをしっかり解消するには継続して治療を受けることをお勧めします。

**Q** 治療は痛いですか？
**A** 治療自体、基本的に痛みを伴うものではありませんが、歪んだ脊柱などを矯正したことによって治療後1～2日間は一時的に痛みや違和感を感じる場合があるものの、すぐに軽快するでしょう。

**Q** どのような服装で行けば良いですか？
**A** なるべくゆとりがありリラックスできる服装で受診しましょう。さらに、検査の際は服を脱ぐよう指示されるため、着脱のしやすい服装のほうが良いでしょう。

# マッサージ

マッサージは筋緊張やそれに伴う疼痛緩和に有用である。プロマッサージ師に施術してもらうにこしたことはないが、家族や友達によるマッサージも治療選択肢となりうる。マッサージを行う際は、手で身体の状態を鋭敏に察知しつつ、心地良い感覚を相手に提供する気持ちを持って臨む必要がある。

マッサージを嫌う人は稀であり、施術を受けられる機会や環境があれば、精神安定剤に頼ることなくマッサージによるリラックスと心地良さを求める人は少なくないだろう。腰背部痛や頚部痛が起こっているトリガーとして筋緊張が関与している場合(**p.62参照**)、マッサージ療法は非常に効果的といえる。

## マッサージの効用

マッサージは筋肉の緊張をほぐし、血行を促進させる。ケガあるいは心理的ストレスにより筋緊張(攣縮状態)が高まると筋血流量が減少し、疼痛が誘発されることがある。このような場合、筋緊張(攣縮)部位をマッサージすることで血行が改善し、筋線維自体の動きもスムーズになる。筋が硬直した状態は、隣接する骨関節部に余計な負荷がかかるといった悪影響を及ぼす。また、過剰な筋緊張の緩和は短縮傾向にあった筋自体を伸張させる効果もあり、マッサージ後のほうが、背筋が伸びて身長が少し高くなったように見える場合もある。

## 圧を加えるとき

痛みを伴うほどの強い力でマッサージをあえて行う必要はないものの、場合によっては筋緊張をほぐす過程で痛みを誘発せざるをえない場合もある。特に、腰背部や頚部から肩甲周囲の筋緊張部位に存在するトリガーポイントに直接圧を加えると、痛みが生じる。トリガーポイントのような痛みに敏感な箇所は、強すぎないマッサージ処置を行ったとしても、最初は不快感を伴いやすい。しかし、徐々に筋緊張がほぐれるにつれ不快感は軽減し、結果的には心身両面のリラックス効果をもたらす。

マッサージは、単にリラックス効果をもたらすだけでなく、痛みの誘発に関与している筋緊張の強い部位を特定することにも役立つが、圧を加えて筋攣縮が生じた際は、圧力が強すぎると判断し、マッサージの加減を弱める必要がある。受ける立場に立つ

## マッサージ施術の具体的な効用と実際

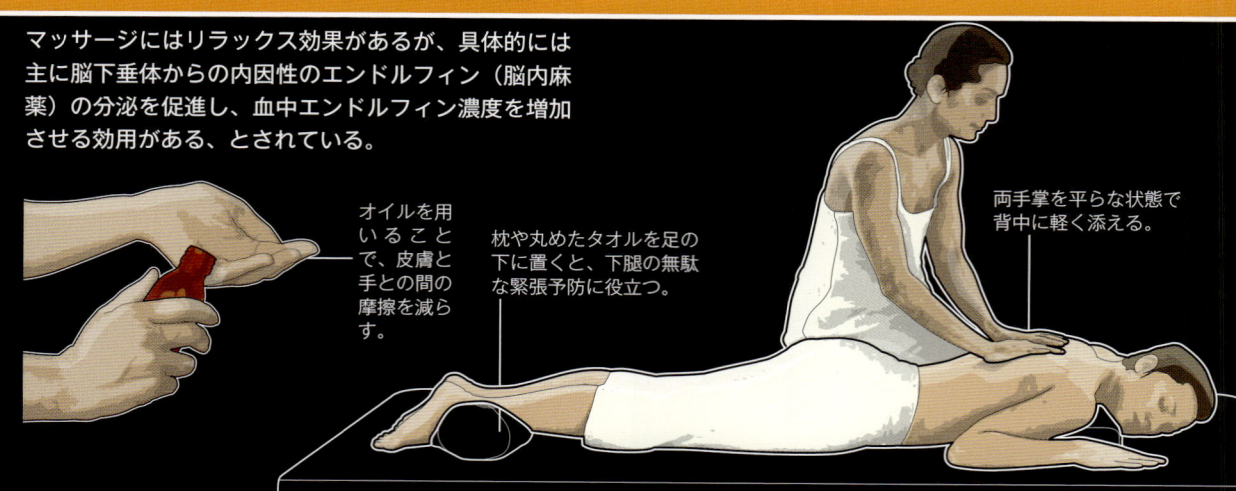

マッサージにはリラックス効果があるが、具体的には主に脳下垂体からの内因性のエンドルフィン(脳内麻薬)の分泌を促進し、血中エンドルフィン濃度を増加させる効用がある、とされている。

オイルを用いることで、皮膚と手との間の摩擦を減らす。

枕や丸めたタオルを足の下に置くと、下腿の無駄な緊張予防に役立つ。

両手掌を平らな状態で背中に軽く添える。

### アロマセラピー
マッサージの際に、芳香植物から抽出したエッセンシャルオイルを使用するとよい。リラックス効果や疲労回復効果など、オイルの種類によって異なる効用がある。

### マッサージをはじめる前に
マッサージオイルを手に取って、温めた手掌で馴染ませてから、15〜30秒ほど背中に手を添える。

た場合だが、仮に痛くて耐えられないときは、我慢せず中断してもらうか軽く触る程度のタッチにしてもらうといった配慮を依頼する。

## 準備として必要なこと

　暖かく心地良い部屋で横になれる場所を選ぶ。軟らかすぎるマットレスのベッドしかない場合は、毛布やタオルを床の上に敷いて適切な環境を整えるようにする。

　必ず手を温めてから施術を行うようにする。マッサージオイルを手に馴染ませると、さらに効果的である。

## マッサージの実際

　施術者は、軽いタッチで腰背部や頚部の硬直化した筋の同定を試みるが、疼痛を伴う部位があれば、その場所を重点的に揉みほぐす。肩から背中に向かって脊柱の両脇をなでるようなタッチでマッサージをスタートする場合と、背中から殿部へと向かってマッサージを開始するパターンがある。マッサージのプロでない場合は、脊椎に直接刺激を加えず棘突起の両脇をマッサージするほうが安全である。

### 準備後の実際
オイルを塗った手掌をゆっくりと滑らす要領でリズミカルに手を動かし、筋緊張の緩和を図る。

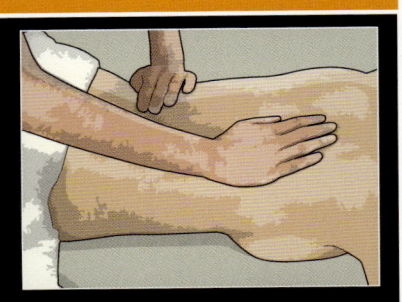

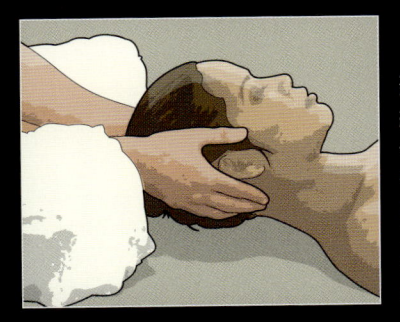

### 頚部の筋緊張緩和
仰臥位で行う。両手で頭部を保持し、愛護的に牽引（ストレッチ）することで頚部筋群の緊張緩和を図る。

## マッサージの具体的なテクニック

　マッサージには様々なテクニックがあるが、身体の部位や施術の過程により異なったテクニックを使い分けるとよい。腰背部のマッサージとして最適なテクニックを以下に示した。できるだけ愛護的に開始し、徐々に皮膚への圧力を増やしていく。マッサージを受ける側は、どのテクニックが最もリラックス効果があったかを施術者にフィードバックするとよい。

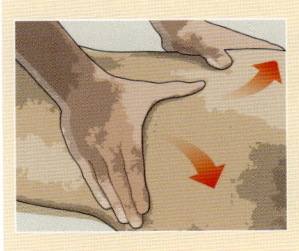

### ロングストローク
オイルを馴染ませた手掌を使って左右へ大きく弧を描く要領で愛護的になでる。開始時などに使うテクニック。

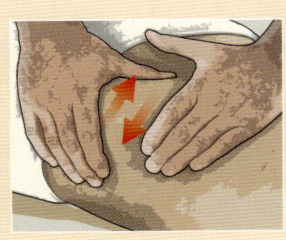

### ニーディング
手指および手掌全体を使って、硬直した部分に圧力を加えこね上げる要領で揉みほぐす方法。

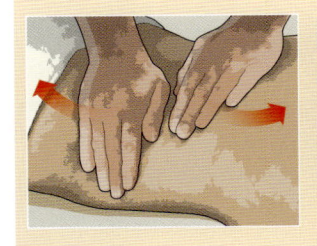

### サークリング
圧力をしっかりとかけながら両手で同心円を描く要領で動かすテクニック。手を背中から離すことなく一定のリズムで腰部の筋緊張緩和に役立つ。

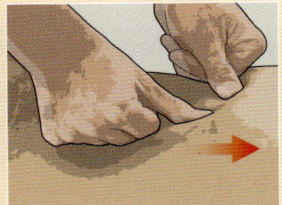

### サム・プレッシャー
母指を使って緊張の強い筋群に下から上へとしっかりとした圧をかけていく。長めかつスムーズなストロークで行う。

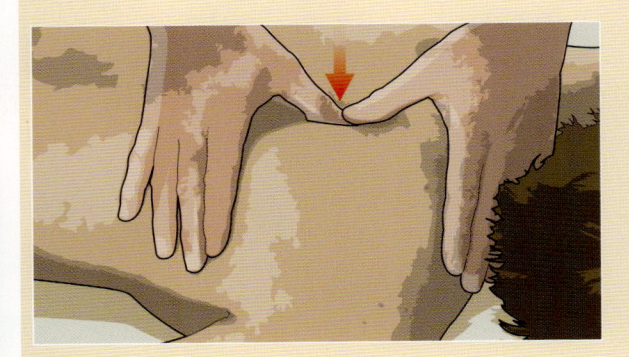

### ハンド／フィンガー・プレッシャー
両母指を筋肉のノット（トリガーポイント）上に重ねて、30秒間しっかりとした圧迫負荷をかける。この方法を圧痛部位に繰り返し行っていく。母指以外の手指で行ってもよい。

# 鍼灸治療

鍼灸治療とは、体にはエネルギー（"気"）が流れる経絡と呼ばれるものがあるという概念に基づく治療法である。何らかの原因で経絡がブロックされると気の流れが滞り、体に不調をもたらす、そして、ブロックされた気の流れを改善することで病気が治癒する、と考えられている。

体の表面の特定部位に鍼を刺したり、灸による温熱刺激を与える。トリガーポイント（p.62参照）が腰痛の原因と疑う場合は、トリガーポイント鍼治療、あるいは筋肉内刺激法を用いて、そのポイント自体に直接刺鍼する。これにより長期的な痛みやこわばり感の改善が期待できる。鍼治療と理学療法（p.90～93参照）のコンビネーションは、疼痛緩和のみならず身体の全般的なバランス・機能の回復に効果的な治療である。鍼灸治療の効果には個人差があり、痛みが必ず解消されるという保証はないが、患者としては、必ず良い結果が得られるといった前向きな態度で治療に取り組むほうが、治療効果の向上につながる。

## 鍼灸治療を選択する理由

どのような病期のタイミングであっても鍼灸治療を選択することは可能ではあるものの、施術前に一度は医師による医学的な診断を受けることを勧める。医療機関で様々な治療を経験した後に、鍼治療を選択することになる場合が少なくないが、鍼灸治療の導入を検討する一般的な目安を以下に提示する。

- 鎮痛薬の服用、理学療法、マニピュレーションを行っても、急性痛がなかなか緩和されない。

## 鍼灸治療の実際

問診では、日頃の食生活から現在の症状、症状は天候による影響を受けやすいかといった情報を詳細に聴取する。治療法を決定する際に、脈診、舌診、そして顔色の観察を必ず行う。中国の伝統的な治療法の一つである灸治療を併用し、"気血"の滞りを解消して、エネルギーの流れを整えることもある。

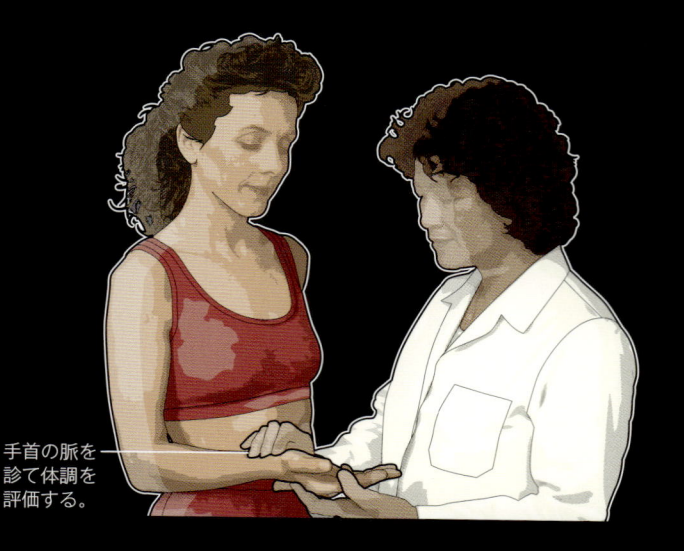

手首の脈を診て体調を評価する。

腰背部において症状緩和の鍵となる場所（ツボ）を特定し鍼を刺す。

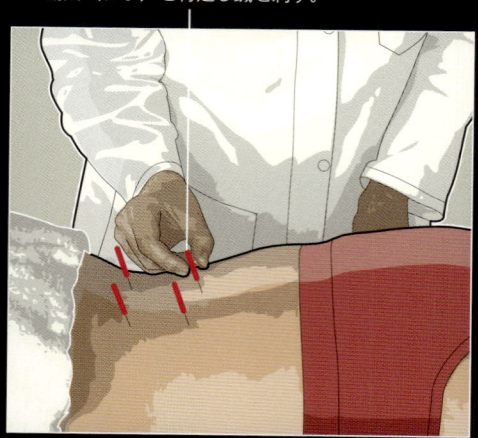

### 健康状態の評価

鍼灸治療では、手首の脈（橈骨動脈）から主要な気の流れが正常なのかを観察し、それにより体調全般を把握することができるという考えがある。脈の強さ・速さなど脈の打ち方だけでなく、脈の質（浮脈・沈脈・渋脈・滑脈・虚脈・実脈）を診る。

### 治療の実際

ベッドに横たわった状態で、身体のいわゆるツボ（経穴）などに消毒した鍼を刺す。痛みが生じることはないが1～2秒ほどピリッと響くような感じを受けることがある。鍼を刺入して10～15分程度そのままにしておく。

- 椎間関節の変性に伴う腰痛が疑われ、姿勢矯正、エクササイズ、牽引、椎間関節ブロック（p.86〜87参照）を行ったが、十分な疼痛緩和を得られない。
- 慢性腰痛（p.40〜45参照）あるいは坐骨神経痛（p.46〜49参照）を抱えているが、手術適応がない、手術を行っても改善しない、あるいは手術治療を望まない。
- 再発を繰り返すタイプ、俗に"クセ"になってしまっている慢性腰痛。鍼灸治療は、いわゆるゲートコントロール理論における痛みを伝える窓口の"ゲート"に直接働きかけることで、痛みの伝導遮断に役立つ場合がある（p.145参照）。

鍼灸治療の効果は、科学的に十分立証されているとはいえないが、腰痛（p.36〜45参照）を代表とする症状の緩和に有用な治療の選択肢であることは間違いない。豊富な臨床経験と国家資格を持つ鍼灸師を探すことを勧める。

### 赤外線療法
患部の疼痛緩和に役立てる目的で行われる。赤外線照射器を使って電気エネルギーを置鍼中の腰に当てる。

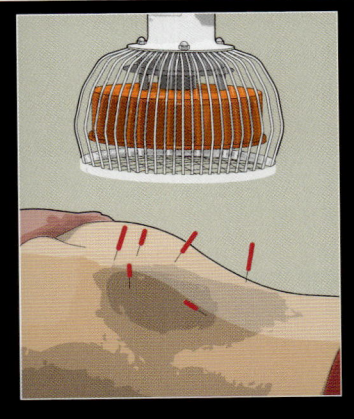

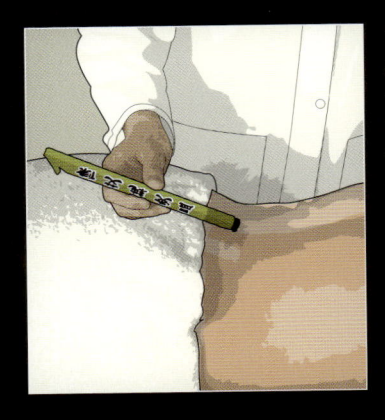

### 灸療法
鍼を刺した部位にもぐさを使って温め、気の流れおよび血行を改善させる目的で行われる。鍼の鍼柄部分にもぐさを取り付け、燃焼させる治療法（灸頭鍼）もある。

## 鍼灸治療に関する Q&A

**Q** 鍼治療とは、どのような治療ですか？
**A** まず病気の原因となっているエネルギー（"気"）の流れに滞りがないかをはっきりさせます。気の流れが滞っている場合に、それを調整することで体調全般の改善を目指すのが鍼治療です。通常の腰痛治療としては、筋緊張を緩和することでそれに伴う痛みやこわばりの改善に役立てます。

**Q** 病院からの紹介状が必要ですか？
**A** 鍼治療を受けるのに紹介状は必要ありません。しかし、腰部や頚部に問題がある場合、鍼治療を受ける前にまずは医師の診断を受けることをお勧めします（訳注：日本の場合、健康保険の「療養費」扱いで鍼治療を保険で取り扱うことが可能となっている。その場合の適応病名は、神経痛、リウマチ、頚腕症候群、五十肩、腰痛症、頚椎捻挫後遺症で、医師の同意書が必要である。その他、市町村によっては「敬老月間」を中心に施術の補助を施行しているところもある）。

**Q** 何を基準に鍼灸師を選べば良いですか？
**A** 鍼灸の国家資格保持者は鍼灸専門の団体に所属しています。その団体を通して自分に合った鍼灸院を探すことができるでしょう（訳注：鍼灸師会では、一定の臨床経験や学識者に認定鍼灸師制度を設けHPに掲載している。また、公益社団法人全日本鍼灸学会でも認定鍼灸師をHPにて掲載している）。

**Q** 具体的にはどのような治療なのでしょうか？
**A** 鍼灸師は経穴に滅菌された鍼を刺し、10〜15分程度そのまま置鍼します。鍼の上にもぐさを置く灸頭鍼や、温灸により気の流れを回復する灸療法を行う場合もあります。

**Q** 1回の治療にどれくらい時間がかかりますか？
**A** 治療時間は30〜60分程度です。初診では、問診や脈診を行うため1時間ほどかかりますが、2回目以降は初診よりも短い時間で治療を受けることができます。

**Q** 治療にはどのくらいの日数がかかりますか？
**A** どのくらいの期間治療をするのが最善かといった科学的根拠がまだまだ足りないため、明確な答えをお伝えするのは難しい現状です。また、治療期間は、症状の程度や状態、あるいは治療によって体がどのような反応を示すかによって変わってきます。数回治療すれば効果が現れる人もいれば、長期間にわたり治療を続けて改善が得られる人、そしてもちろん結局は治療効果が得られない人も中にはいます。

**Q** どのような服装で行けばよいですか？
**A** 体を締めつけない楽な洋服がよいでしょう。腰に直接治療を施す場合は、上着を脱ぐように指示されることもあります。

**Q** 治療は痛いですか？
**A** 痛みを伴う治療ではありませんが、鍼が刺入された際にズーンとした鈍い響きを感じることはあるでしょう。

# リラクゼーション法

自分を意識的にリラックスさせ日常のストレスや慌ただしさを忘れる方法を身につければ、腰痛の克服に向けて非常に役立つはずである。自分の筋が緊張状態にあることを認識し、その緩和に役立つリラクゼーション法は複数あるが、どれも少し努力すれば習得しうるテクニックである。

## メディテーション（瞑想）

自ら心身をコントロールすることにより、ストレスや不安を軽減できるのがメディテーションである。正しい瞑想法が身につけば、心拍数や呼吸数を落ち着いた状態にコントロールできるようになる。言い換えれば、脳ではアルファ波が主に現れた心身ともリラックスした状態になる。

メディテーションを習得するには、専門の講師から指導を受けるほうが早道である。それには基礎から系統的に学習できる学校等の団体を探すと良いだろう。病院やクリニックなどの医療機関でグループによるメディテーションを行っている場合もある。

メディテーションには種類がいくつかあるが、自分の好みや症状に合ったものを選ぶと良い。言葉を繰り返し唱えたりして意識を集中させるパッシブ・メディテーションには、超越瞑想、そして、深呼吸をしながら特定の事象に精神を集中させながら行う坐禅やヨガなどがある。

一方、ポーズをとったり、表情を歪めたりと身体を動かしながら深呼吸を取り入れた瞑想法であるアクティブ・メディテーションがある。痛みの程度が強い腰痛の人には向かないかもしれないが、筋緊張を伴う軽度から中程度の腰痛で特に再発を繰り返しやすいタイプの人には、アクティブ・メディテーションを取り入れて心身ともにリラックスさせることによりセルフコントロールを目指すと良い。

## 催眠療法

催眠術は、痛みの感じ方を調整できる。催眠状態に入ると意識を一時的に保留して、新たな思考や感覚を定着させやすくなる。患者に対し楽しみや安心感を連想させ、深くリラックスした状態、そして痛みのない状態に導く。催眠状態から覚めた後も、痛みが緩和した状態が持続することが少なくない。しかしながら、すべての人に催眠療法が効果的というわけではない。リラックスした状態に比較的簡単になれる人、悩みや不安を後に引きずらない人、相手を信用できる人のほうが、催眠状態に入りやすい傾

## 簡単なメディテーション

雑音が入らない静かな部屋で、楽な姿勢で座るか横になる。その際、枕をして膝下にはたたんだタオルを入れると良い。閉眼し、頭・頚から足のつま先まで順々に脱力する感覚を持つ。回数を重ねるごとに上手になるので、最初は十分にリラックスできなくても気にする必要はない。

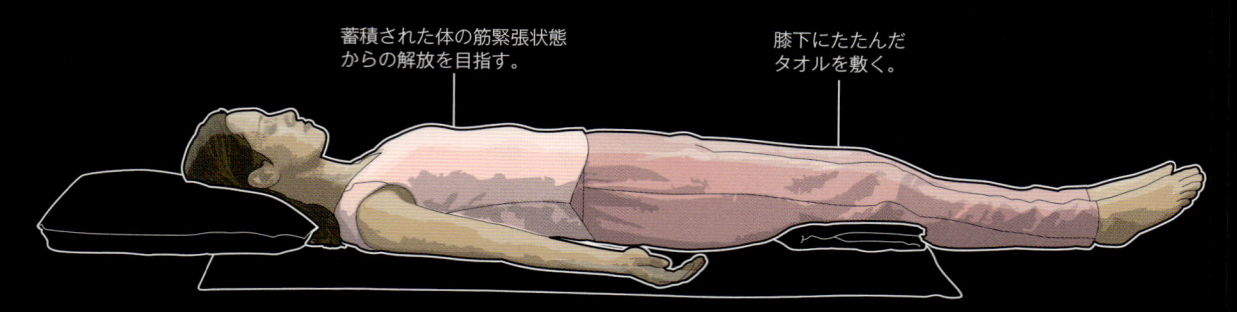

蓄積された体の筋緊張状態からの解放を目指す。

膝下にたたんだタオルを敷く。

### シングルフォーカス・メディテーション

鼻から深く息を吸った後、声を発するのではなく心の中で「ワン」（訳注：数字の1の意味）とつぶやきながらゆっくりと息を吐き出す。呼吸をしている行為自体に意識を集中しつつ、力まないで深呼吸を繰り返す状態を10〜20分間維持する。浮かび上がるであろう雑念に気を取られないよう、前述したように心の中で数字を数えながら呼吸をひたすら繰り返す。最後は、閉眼して静かに座るか横になった状態を数分保ってからゆっくりと目を開けて瞑想を終えるようにする。

# リラクゼーション法　103

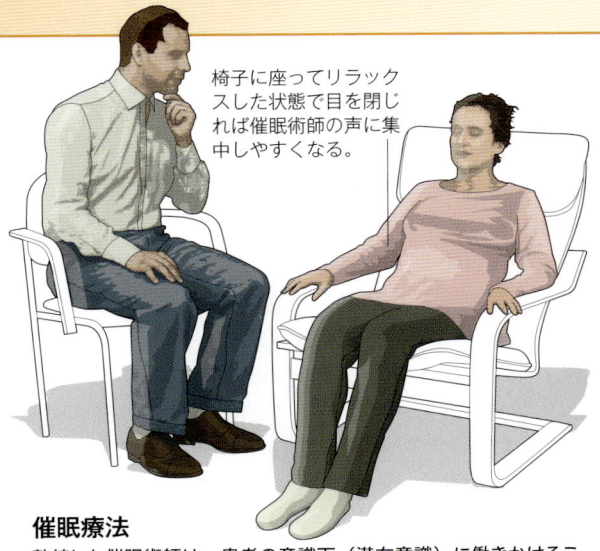

椅子に座ってリラックスした状態で目を閉じれば催眠術師の声に集中しやすくなる。

### 催眠療法
熟練した催眠術師は、患者の意識下（潜在意識）に働きかけることができる。暗示により痛み感覚を低下させたりし、患者自らが痛みをコントロールできるよう導く（訳注：日本での催眠療法士の認定基準には、催眠技能士、臨床催眠資格、臨床催眠指導者資格などがあります）。

向にある。

### 自律訓練法
　自律訓練法は、最もよく知られたリラクゼーション法の一つといえる。楽な姿勢で椅子に座り、決まった言葉（"公式"）を心の中でイメージしながら繰り返し唱え、日常的なあらゆる心配事をシャットアウトする。心身ともにリラックスした状態を作りストレス解消につなげる。

### 漸進的筋弛緩法
　ジェイコブソンの漸進的筋弛緩法とも呼ばれているこのテクニックは、楽な姿勢で横になり、目を閉じ、各筋群の収縮と弛緩を繰り返し行っていく技法である。体の力が抜けた感覚やリラックスした心地良い感覚に意識を集中させ、日常的なストレスをシャットアウトする（p.149参照）。

### 横隔膜呼吸（深呼吸）
　胸部や背筋が緊張状態にあると呼吸が浅くなり、酸素を体内に十分に取り込めないため、体調不良につながりうる。肺の下に位置する筋肉である横隔膜を使った深呼吸法を習得すると、心身両面のリラックス状態を容易に作れるようになる。

## リラクゼーション法に関するQ&A

**Q リラクゼーション法とはどのような技法ですか？**
A リラクゼーション法は、日頃の緊張状態や不安感といったストレッサーをシャットアウトし、あなたの心身を蓄積されたストレスから解放するテクニックです。催眠療法では、痛み感覚を低下させることもできます。

**Q 専門家の診療を受ける必要がありますか？　自宅でもリラクゼーションの方法を行うことはできますか？**
A リラクゼーション法によります。技法を正しく習得すれば、専門家や講師のサポートがなくても自身で行うことができます。簡単なメディテーション法なら、書籍で学習すればすぐに自宅で実践することも可能です。ただし、専門家や講師から直接リラクゼーション法の指導を受けたほうがより効果が得られるでしょう。催眠療法に関しては、専門家の診療を数回受けてみるのもよいでしょう。簡単な自己催眠療法を習得できれば、腰痛や頚部痛が生じても、心身ともにリラックスさせることにより痛みをコントロールしやすくなるでしょう（訳注：信頼できる団体としての学会は基本的には「日本学術会議」に登録されている団体と考えてください）。

**Q どれくらいで効果が現れますか？**
A 効果の現れ方には個人差がありますし、治療に対する体の反応は様々な要因、たとえば腰痛のタイプや症状の違い、治療に取り組む姿勢などによっても違ってきます。正しいリラクゼーション法を早く習得し、前向きな態度で取り組めば、効果は早くでるでしょう。一方、日頃から何かとストレスを抱え常に緊張した状態におかれている人は、リラクゼーション法を完全に習得するまで少し時間がかかるかもしれません。治療には忍耐力も必要です。

**Q 痛みの緩和は長続きしますか？**
A 多くの場合、期待できます。そのためには、自分に合ったリラクゼーション法を習得し、緊張状態やストレスを解消する目的として行うだけでなく、定期的にリラクゼーションを行うことが大切です。リラックス状態を心がければ、日々の生活は自ずと穏やかになり、筋肉の緊張もほぐれ、痛みが解消された状態も維持されるでしょう。

**Q リラックス効果と性格に関連性はありますか？**
A はい。気楽な性格で新しいことに対して尻ごみしない人ほど、リラクゼーション効果が現れやすいといえるでしょう。特に催眠療法では、常に過剰な緊張状態にあり、環境の変化への対応や新しい考えを取り入れることが苦手な人は、リラクゼーション効果が得られにくいと考えてください。

# その他の治療法

多くのクリニックや病院では、痛みのある部位に電流を流す神経刺激療法を痛みの緩和目的として使用している。電気刺激を加えることで、痛みを感じにくくなったり、痛みを抑えるホルモン性の内因性物質の分泌が活性化される。アロマセラピーや牽引も痛みの緩和に効果的な場合もある。

### 神経刺激療法

神経刺激療法は、末梢から中枢への痛み伝達に関わる細い神経線維と太い神経線維両者の興奮性伝導を遮断し、脳脊髄液中のエンドルフィンやエンケファリンといった鎮痛効果のあるホルモン性物質の量を増加させる。

### 経皮的末梢神経電気刺激法（TENS）

TENSでは、痛みのある部位の皮膚に電極を貼り付け、症状に合わせて電極や電圧を調整する。安全性は高い治療だが、心臓ペースメーカーを使用している場合、妊娠中（妊娠3カ月未満）は禁忌である。

TENSを受けた約半数の患者が痛みの緩和を実感するという。最初は一過性の効果であっても継続してTENSを行うことにより長期的な効果を得られる場合もある。TENSは、慢性痛に対する麻薬系薬剤を含む鎮痛剤の服用を減らすことに役立つかもしれない。急性痛の緩和に対し鎮痛薬の服用は効果的であることは間違いないが、長期間服用を続けると、痛みを抑えるエンドルフィンやエンケファリンといった内因性のホルモン性物質の生成を低下させてしまうことがあるからである。

### 植込み型神経刺激装置

頑固な改善しない痛みがある場合、電池式の神経刺激装置を脊椎へ挿入する治療を勧められる場合がある。TENSといった一般的に行われる治療法と異なり、手術療法で十分な除痛効果が得られなかった場合など限定的に検討される方法である。不可逆的な神経損傷を被った症例に対し優れた治療効果を発揮しやすいが、持続的な使用は鎮痛作用のある内因性のホルモン性物質の生成を抑制するため、電流は

## 神経刺激装置

腰痛管理目的で行う神経刺激療法に用いられる装置は様々な種類のものがあるが、どれも末梢から脳への痛み伝導を遮断する目的で、微弱な電流を痛みのある部位に流す。TENS装置のような小型装置は自宅での使用も可能だが、慢性腰痛の治療目的で神経刺激装置を長期にわたり使用したい場合は、その適応等に関し必ず医師に相談すべきである。

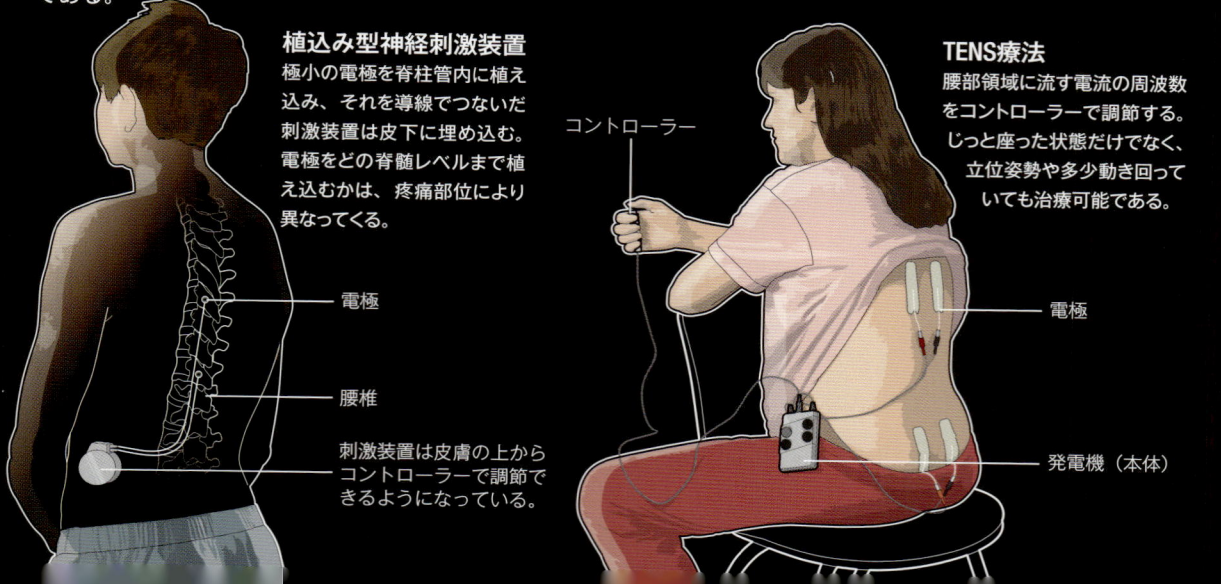

**植込み型神経刺激装置**
極小の電極を脊柱管内に植え込み、それを導線でつないだ刺激装置は皮下に埋め込む。電極をどの脊髄レベルまで植え込むかは、疼痛部位により異なってくる。

- 電極
- 腰椎
- 刺激装置は皮膚の上からコントローラーで調節できるようになっている。

**TENS療法**
腰部領域に流す電流の周波数をコントローラーで調節する。じっと座った状態だけでなく、立位姿勢や多少動き回っていても治療可能である。

- コントローラー
- 電極
- 発電機（本体）

間欠的に流す必要がある。

植込み型神経刺激装置による治療が完全な除痛をもたらすわけではなく、局所の鋭い感じの痛みが残ったりもするが、神経刺激装置を挿入後も麻薬性鎮痛剤の服用を続けると、痛みが緩和されるどころかかえって神経刺激装置による効果に悪影響を及ぼすことがある。そのような場合、サプリメント（栄養補助食品）や抗うつ薬を利用すると、エンドルフィンやエンケファリンなどの分泌が増え、疼痛緩和に役立つことがある。

## 硬膜外カテーテル留置と脳深部刺激療法

硬膜外カテーテルを持続的に留置し、局所麻酔薬を約1週にわたり継続的に注入する積極的な治療法を選択する場合もある。皮下埋込型ポートに体外から接続し、鎮痛剤を投与する場合、経口摂取するときよりも投与量を制限できるため、副作用の軽減にも役立つ。交換することにより長期的な疼痛緩和治療として利用される場合もある。

広範囲にわたり激しい痛みを発症している患者に対し、脳内に深部電極を留置し、電気刺激を加えることでエンドルフィンやエンケファリンなどの内因性鎮痛物質の分泌増加を図ることがある。ただし、脳深部刺激療法には脳障害を起こすリスクが伴うため、重症の慢性疼痛患者に限って、慎重な判断のもと適用される治療法である。

## 補完代替医療

腰背部痛の治療には実に様々な選択肢があり、身体面のみならず心理面にもアプローチする治療選択肢も少なからずある。

## 牽引

弱い力でゆっくりと脊椎の可動部（セグメント）を引っ張り、筋も伸張させつつ、椎間板へかかる圧縮力を軽減する。専門家のサポートなしに自宅で使用しやすい牽引器具である逆さぶら下がり健康器の人気は高く、安全性も高いが、必ず医師に相談のうえ使用するようにする。脳卒中や心臓疾患の既往、高血圧や緑内障のある人は、逆さぶら下がり器の使用は控えるべきである。

## アロマセラピーとリフレクソロジー

アロマセラピーとリフレクソロジーも、腰痛治療として用いられることがあるが、現状ではその科学的根拠は乏しい。アロマセラピーには、エッセンシャルオイルの香りを楽しむ効果と、マッサージによりオイル成分が皮膚から吸収され作用する効果がある。その効用には様々なものがあるが、リラゼーション、疲労回復、ストレス解消などが代表的なものとして挙げられる。

リフレクソロジーとは、身体のすべての部位は手や足に反射投影されているという考えに基づき、マッサージに似た手法を使って手や足の"反射区"を刺激する療法である。罹患部位の反射区を刺激すれば、間接的に疼痛部位に作用し痛みの緩和をもたらす、と考えられている。

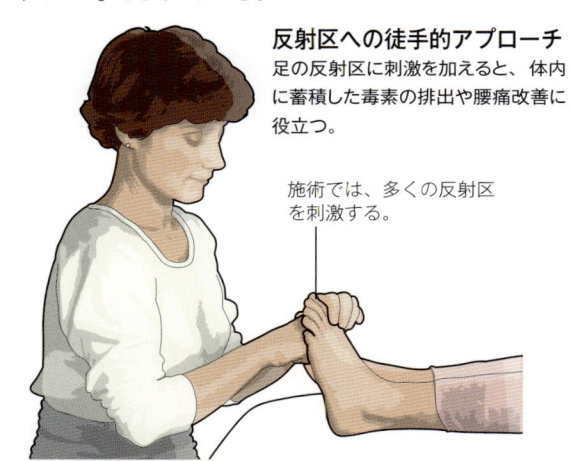

**反射区への徒手的アプローチ**
足の反射区に刺激を加えると、体内に蓄積した毒素の排出や腰痛改善に役立つ。

施術では、多くの反射区を刺激する。

### 心理療法

腰痛や頚部痛を代表とする慢性疼痛ではその原因が何であるかにかかわらず、心理的要因がまったく関与していない場合のほうが珍しいと思ったほうがよい。もちろん個人でストレスを上手に対処する方法論は数多くあるが（p.142〜149参照）、セラピスト（心理療法士など）に相談すると気持ちが楽になるという人は少なくない。

心理療法セッションでは、精神分析、カウンセリング、認知行動療法（CBT）などが行われる。近年注目を集めているCBTは、セラピストと患者が協調して否定的な思考パターンや認知の歪みを特定し、合理的な思考や行動への変換を目指す全人的かつ実践的な治療法である。CBTでは自分の現状も含めた現実を受け入れつつ、ネガティブな出来事が起こった際の解決策を見出す方法論を学ぶことを目的としているため、慢性疼痛管理にも有益である。

5

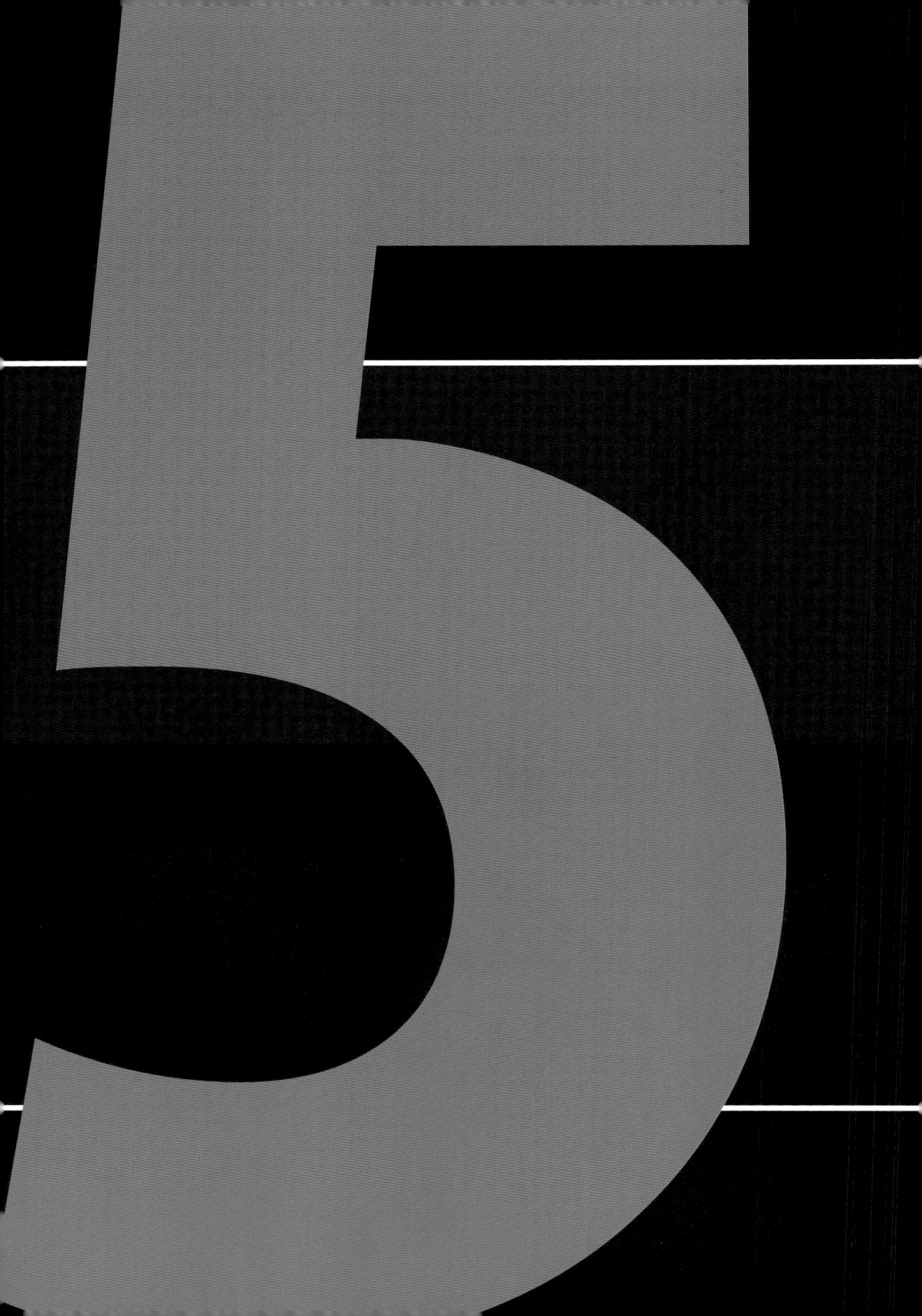

# BACK AND NECK MAINTENANCE

腰部・頚部のメンテナンス

腰部や頚部に生じる問題の原因は様々で、遺伝や老化など自分ではコントロールできないものと、運動不足や不良姿勢のように自分でコントロール可能なものがあります。本章では、普段の姿勢や動作での腰部や頚部が果たす役割、毎日の生活での注意点、そして腰痛・頚部痛にならないための予防対策や痛みをやわらげる方法を紹介します。

# 脊柱のしくみ

脊椎は体を支えるだけでなく、人が行うすべての動きに関与する。歩くときには脚だけでなく、脊柱全体が機能するが、物をつかむ、持ち上げる、運ぶなどの動作を行う際にも、上肢だけでなく脊椎も協調して役割を果たしている。

すべての哺乳類の脊椎は、ほぼ同じ構造と機能を持っている。人間と他の動物との唯一の違いは、人間は進化の過程で体の重心が移動し、直立の姿勢を取ったときに重力が体全体にかかるようになったことである。そのため脊椎は、S字カーブを描くように弯曲し、筋肉や靭帯とともに衝撃を緩和するクッションの役割も担っている。

直立姿勢を取ったときに体重を支えられるよう脊椎は硬く頑丈でなければならないが、上肢や下肢のスムーズな動きに対応する強靭性と柔軟性も持ち合わせていなければならない。脊柱は、上体を曲げる、背伸びをする、物を持ち上げる、体を捻るなど様々な動きに対応できるような構造にもなっている。椎間板、椎骨、靭帯、筋肉による高度で精妙な連携が、これらの動作を可能にしている（p.10～17参照）。

椎骨と椎骨の間には椎間板があり、歩く、走る、動くなどの動作による衝撃を吸収するクッションの働きをしている（p.13参照）。靭帯は、弾力性のある線維の束で、椎骨同士を固定し、その長さに応じてある方向の動きを制限する（p.16～17参照）。

椎骨と椎骨の関節部は筋肉で覆われており、筋肉の末端部は直接、あるいは腱となって骨に強固に付着している。関節部に付着している小さな筋肉が収縮することにより動きの微調整がなされ、これらの筋肉が姿勢の調節を行っている。脊椎を動かそうとして筋肉が収縮すると、靭帯と椎間板も連動してスムーズな脊柱の動きを可能にする。

## 椎間板の働き

椎骨を2枚の板、そして髄核をゴム製のボールベアリングと考えると、なぜ椎間板部の可動性が高いのかが一目瞭然である。

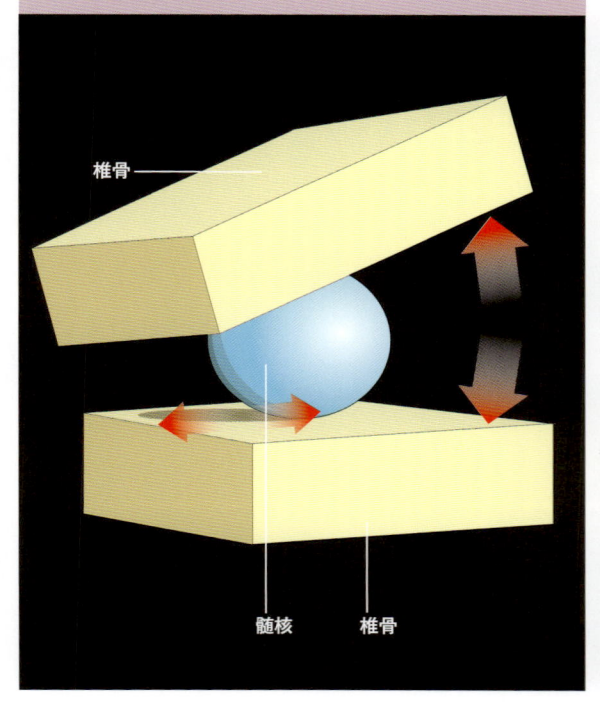

## 靭帯の役割

脊柱を縦走する靭帯は、椎骨を支持し関節を安定させ、側方への動きも可能にしている。

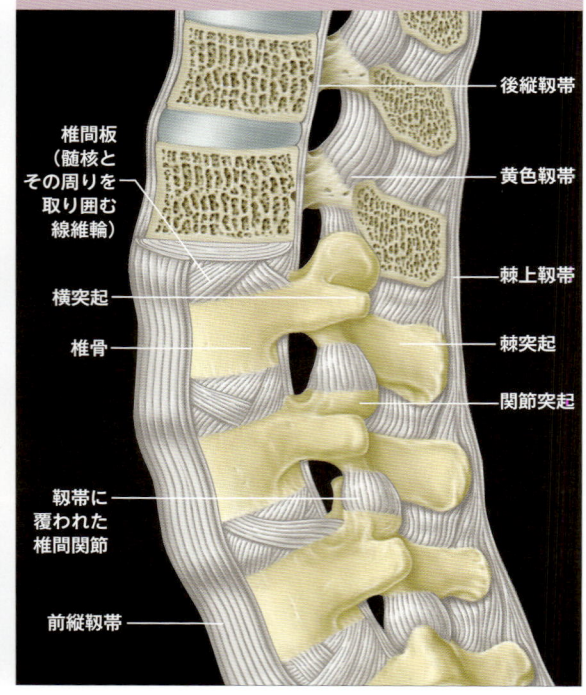

## 脊柱の動き

　人間の脊椎は身体を支えるだけでなく、人が行うすべての動作に関与している。その脊椎を構成する各々の椎骨がどのように連携して動きを可能にしているのかを理解するには、脊椎を頚部（頚椎）・背部（胸椎）・腰部（腰椎）と大きく3つに分け、それぞれの役割と連携について考えてみると良い。

■ 頚椎は7個の椎骨で構成されている。脊椎の中でも可動域が最も大きい部位で、頚部の動きをコントロールしている。成人の頭の重さは6～9kgとかなりの重さがあり、頚椎にはこれを支えるだけの十分な強度が必要である。また、物を見たり音を聞いたりするために、頭部を左右に動かせるために充分な柔軟性も必要である。
　これと同時に、体の平衡感覚を司る器官のバランスを狂わせないように水平視もできる必要がある。これらの敏感なセンサーは耳の奥で重力や回転運動の力に対して精密に調整されている。頚部の筋肉の複雑なフィードバック機能により、目線を水平に保つ調整が行われるだけでなく、脳はこの感覚器官から入ってくる情報と視覚情報を同時に分析しながら、体に指示を出している。

■ 胸椎は12個の椎骨で構成されており、脊柱の中で一番長い部分である。胸椎の主な役割は、胸部を支えて胸部臓器を保護することである。胸椎の動きは上半身を回旋させる以外は制限されており、曲げる、伸ばすなどの動きは少ない。

■ 腰椎は、可動性の高い部分である。5個の椎骨で構成されており、胸椎の下に位置する。胸椎よりも可動性が高く、上体を前後に曲げる、歩く、走るなど多くの基本動作に関与している。また、可動性が比較的少ない骨盤につながっているため、特にこの部位にはストレスや負担が集中する。

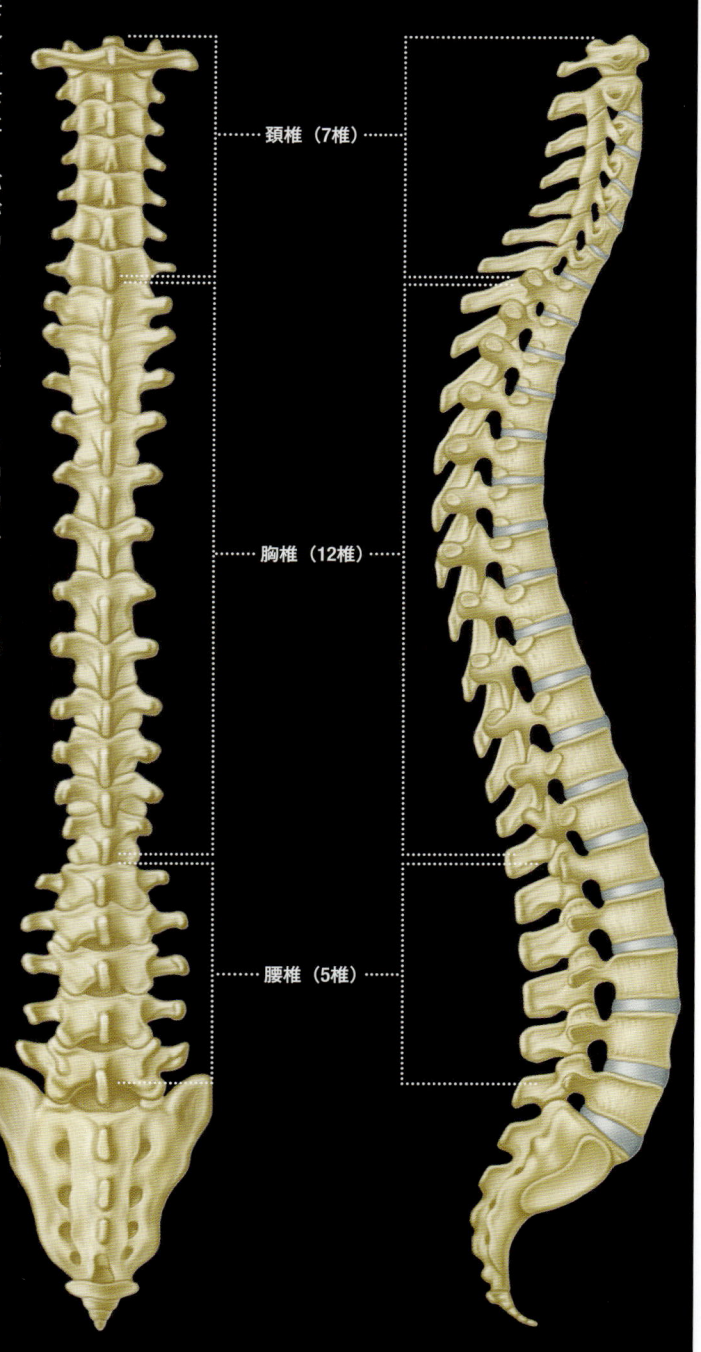

頚椎（7椎）
胸椎（12椎）
腰椎（5椎）

# 腰背部痛になりやすい人とは？

腰背部痛が発症するリスク要因を特定することは難しいが、年齢・性別・姿勢・健康状態・職業・遺伝的要因などのすべてが関係している。

世界各国で実施された腰痛に関する調査・統計により、腰背部痛になりやすい人のタイプは明らかになってきている。

### 年齢

30～50歳代が腰背部痛を発症する可能性は高く、18歳未満や60歳以上が腰痛を訴えることは少ない。その理由は以下のいくつかの要因の組み合わせによるようである。たとえば、重労働や育児などにより中年層に課される社会的・職業的要求が他の年齢層に比べ大きいこと、スポーツ活動の低下、体重増加の傾向などである。椎間板は30～50歳代で損傷されやすい。若い人の椎間板は強く弾力に富むが、これは年齢とともに変性する（下記参照）。

### 性別

女性は男性よりも腰背部痛を発症する率が高い。そのはっきりとした理由はわかっていないが、妊娠・出産・育児などが脊柱に負担をかけると言われている（p.136～139参照）。一方、腰痛による休職期間は男性のほうが長く、手術療法を受ける確率は男性が女性の約2倍だが、これは男女で就いている仕事のタイプが異なるためかもしれない。

### 姿勢

姿勢の悪さは腰背部痛、頚部痛の原因のかなりを占めると言われている。背部を丸めて、顔を前に突き出した姿勢でデスクに向かう、長時間にわたりわずかでも腕を上げた状態で作業をする、重量物の挙上時に膝を曲げずに猫背のまま持ち上げようとする、自分の身長に合わない、あるいは十分なランバーサポートがない椅子に座る、などはよくあるリスク要因である。猫背姿勢で椅子に座る、ポケットに手を入れたまま歩くことなども、腰部・背部や頚部に余計な負荷をかける。

### 健康状態・体力

研究によると、運動不足は腰背部痛を生じるリスクを高めると言われている。適度な運動を行い、身

## 椎間板の経年劣化の段階

椎間板は主に線維・タンパク質・水分により構成されているが、加齢とともに水分は失われていってしまう。しかし、椎間板に退行性変化が起こっていることには、椎間板の外層（線維輪）が変性し始める30歳代まで気づくことはない。線維輪の中心には髄核と呼ばれるゼリー状の組織がある。このゼリー状組織は椎骨と椎骨の間でクッションの役割を果たしているが、加齢により髄核の水分が失われると、椎間板の柔軟性が失われる。椎間板ヘルニアは高齢者ではあまり見られない。加齢により椎間板の厚さが薄くなり、椎間関節にかかる負担が大きくなると脊柱管が狭くなることがある。

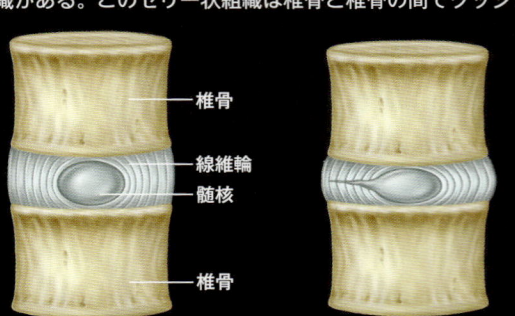

**ステージ1（20～30歳）**
椎間板の髄核は正常である。この時期に髄核から水分が失われることはほとんどない。

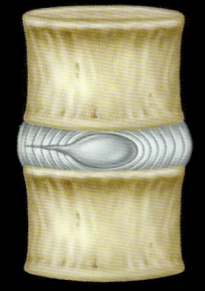

**ステージ2（30～40歳）**
線維輪の弾力性が低下し、亀裂が生じる。髄核の水分がコンスタントに減少する。

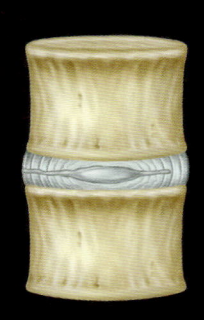

**ステージ3（40～50歳）**
髄核の水分が進行性に失われてくる。内層の線維輪が破断する。

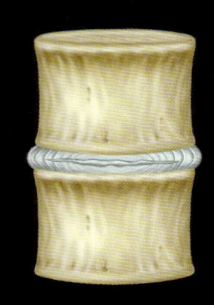

**ステージ4（50歳以上）**
椎間板は薄く乾燥する。髄核はかなり小さくなる。線維輪は硬く弾力性がなくなる。

体が健康な状態である場合は、筋力があり、かつ柔軟性も高いため、運動不足の人と比較するとケガや病気からの回復が早い。また、運動を行う人の骨は強く、年齢を重ねても、丈夫な骨を維持するのに役立つ。

腹筋は日常生活においてあまり使われない筋肉である。しかし、脊柱を支える腹筋を鍛えると腹圧が高まり、腰部への負担を軽減することができる。一方で、腹筋が弱いと腰への負担が増え、腰痛を起こしやすくなる。また、ハムストリングスが硬いと前屈時に腰背部を余計に曲げることになり、腰部の損傷リスクが高まる。

背部が硬くても、さして支障をきたすことはないが、背部の柔軟性を高めることにより、腰痛を緩和・改善させようとする治療が効果的であることは多い（**p.142参照**）。

## 職業

様々な職種の腰背部痛について数多く研究されている。たとえば建設業の場合、クレーン運転士、クレーン作業監視人、未熟な作業員は建築現場で作業をする同業者ではあるが、仕事ごとに脊柱にかかる負担は異なる。仕事で重量物を持ち上げる動作に従事している作業員、特に未熟で高齢の作業員は腰痛になりやすいとされている。

一方、オフィスワーカーのように一日中デスクワークをしている人も、肉体労働の人と同等に腰痛になりやすい傾向がある。これは座っているときの姿勢の悪さが原因である。長時間デスクに向かって、前かがみ姿勢でパソコンを操作する、個々に合わせて適切に調節されていない椅子に座る、電話を耳と肩の間にはさむといった多くの作業関連要因が腰背部痛や頚部痛の原因になりうる（**p.124〜127参照**）。

看護師や院内ポーターのような、立位時間が長く、介護や重量物の挙上、運搬作業が多い医療従事者（保健衛生業）も腰背部痛の発症リスクが高い。

不良姿勢で、あまり動かずに運転を長時間続けることは、脊椎への負担が高まる。トラック・バス・トラクターの運転手や飛行機のパイロットは、より低年齢で腰痛を発症することが多く、X線検査により脊椎の変性所見が認められやすい傾向にある。

### 危険な動作

物を持ち上げる際や運ぶときの正しい姿勢と動作を身につけ、適切な装具を使うことで、危険な動作に伴う腰背部痛発生のリスクを減らすことができる。以下、腰背部痛を引き起こすと考えられている要因を列挙する。

- 重い物を持ち上げる・運ぶ。重量の目安は自分の体重の半分、継続的に持つ場合は自分の体重の40％が好ましいと1927年に発表されている。しかし同様に、予想外に軽すぎる物を持ち上げることによりバランスを崩してしまうこともある。
- 体を捻る、伸ばす、かがむ、または長時間にわたり体を曲げる。
- 長時間にわたって同じ姿勢をとる。運転（p.134〜135参照）、電子機器の組み立て、裁縫、パソコン操作などが挙げられる。
- 背もたれや肘かけがなく、自分の身長に合っていない固定式の椅子に座っている（p.124〜127参照）。
- 机と目の距離が適切でなく、マウスやキーボードに手が届きにくい。
- 集中力が欠落した状態で同じ動作を速く繰り返す。
- 機械の操作や重機や大型車、電車の運転から伝わってくる振動。

### 腰背部痛とスポーツ

健康で元気な生活を送るためには定期的な運動が大切であり、アクティブな生活を送る人は腰背部痛の発症リスクが低い。関節、骨、筋肉は運動によって良い状態が維持されるため、適度な運動やローインパクトエクササイズを定期的に行うことで腰背部痛の予防や軽減ができる。

- ヨガが脊柱の可動性を高めるだけでなく、筋肉を強化する。自分のレベルに合わせて、穏やかに、ゆっくり時間をかけて、安全にヨガを行うと良い。脊椎に問題を抱えている場合は、背中を反る姿勢、逆さまのポーズや脊椎を捻る動作は控える。痛みや違和感がある場合は、別のポーズをとる、次のポーズに移る、あるいは中止して休憩をとるようにする。
- ピラティスでは腹筋の強化、骨盤の安定化、コアマッスル（体幹深部筋）の強化を図る。コアマッスルの強度が高まれば、脊椎をしっかり支えることができることを意味する。
- 適度なウォーキングを行うことは、腰周囲のすべての筋肉にとって穏やかな運動となり、腰痛を解消するための運動として、とても有効である。また、ウォーキングを行うと心拍数が上がり、血行も良くなる。散歩ではなく、きびきびと速いペースで歩くことを心がける。
- 水泳は関節に負担をかけない運動であり、筋緊張や腰痛の予防・軽減に効果的である。

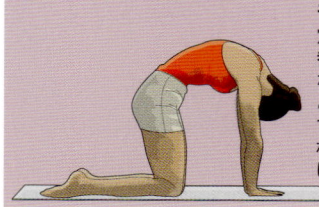

**キャット＆キャメル**
定期的に左記（p.187参照）のような簡単なストレッチを行うと、腰の痛みを緩和するだけでなく、脊椎の動きをスムーズにすることができる。

# 姿勢の改善

体格や体型は人によって異なるため、"正しい理想的な姿勢"は人それぞれではあるが、脊椎全体がS字カーブを描く姿勢が腰に負担がかからない共通した良い姿勢といえる。

直立あるいは坐位姿勢のときは、腰の筋はリラックスした状態で（ゆるみすぎてはいけないが）、脊椎はゆるやかなS字カーブを描いているのが望ましい。

## 正しい直立姿勢

正しく立つと見た目の印象だけでなく、自分の気分まで変わる。正しい直立姿勢とは、前後左右へ傾かない状態をいう（右図参照）。正しい姿勢は脊椎に与えるメカニカルストレスを軽減させるため、脊椎の経年劣化を最小限度に抑えることができる。

正しい姿勢を維持するためには、健康全般を意識することが大切である。適度な運動、筋のストレッチ、体幹の安定性の強化、身体の上手な使い方（静止状態を含む）を学ぶことも腰痛を予防する手段である。運動により身体的・心理的な両面のバランスが整えられることで筋がほぐれ、姿勢が改善される。

## 正しくない直立姿勢

必要以上に脊椎に負担をかける姿勢のことを"不良姿勢"という。"不良姿勢"とは一般的にスウェイバックなど猫背状態のことをいうが、身体が過度に硬直化した状態でも腰に負担を与える（右図参照）。筋が常に緊張した状態にあると、呼吸が制限される。悪い姿勢は身体に様々な悪影響を及ぼしうるが、腰部の筋、靱帯、椎間板、関節は余分な負荷にさらされるため、ケガや腰痛を伴いやすくなる。

## 姿勢矯正

肩甲部や頚部が痛む場合は筋をリラックスさせ、背部を丸めずに力を抜くよう意識する。肥満体型の人は骨盤が過度に前傾し、重心がより前方へ変位する。その結果、背腰部の筋が酷使され腰部への圧力が高まるため、減量しつつ、体幹筋を鍛えることが重要である。

ダイエットを続けることが困難な場合は、車を使わずに自転車・徒歩で通勤するといった工夫で運動量を増やすだけでも効果がある。体重が減り始めると姿勢も改善される。コルセットの着用は運動の代わりにはならないので、その使用は避ける。

妊娠中も胎児が成長するにつれ脊椎に負担がかかるため、正しい姿勢を心がけることが重要である。股関節上に重心が位置するよう意識的に腹部を引き込むようにして、腰椎の過前弯を減少させつつ殿部を引き上げる。直立姿勢の際に膝関節が過伸展する際も腰椎の前弯が増強し腰痛の原因となりうる。

不良姿勢の原因には、足部や足関節の異常によるものもあるが、これらは装具療法（足底板療法）により調整可能である（右ページ参照）。またヒールの高い靴は、腰椎の前弯を増強しやすいため、良い姿勢を強く意識する必要がある。

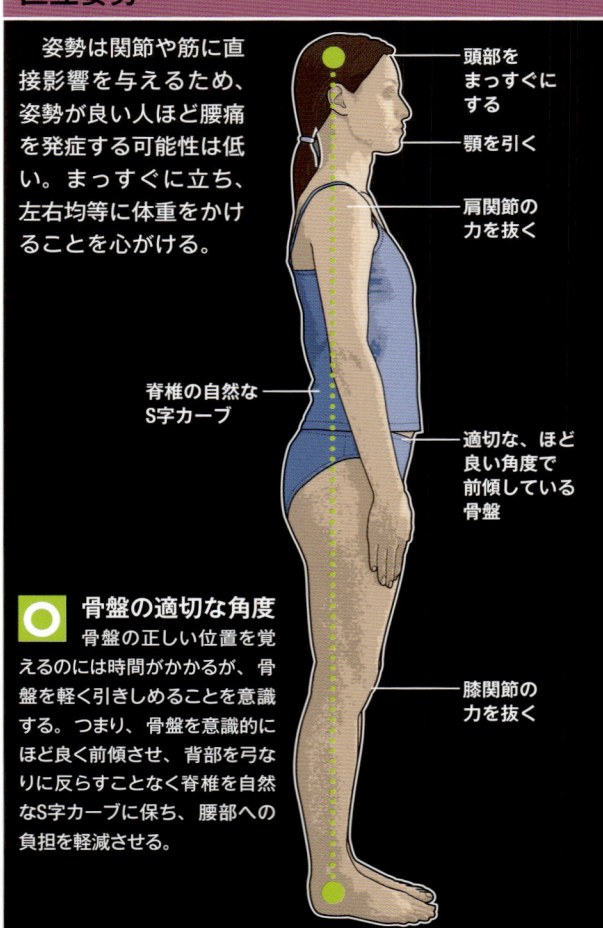

## 直立姿勢

姿勢は関節や筋に直接影響を与えるため、姿勢が良い人ほど腰痛を発症する可能性は低い。まっすぐに立ち、左右均等に体重をかけることを心がける。

- 頭部をまっすぐにする
- 顎を引く
- 肩関節の力を抜く
- 脊椎の自然なS字カーブ
- 適切な、ほど良い角度で前傾している骨盤
- 膝関節の力を抜く

### 骨盤の適切な角度

骨盤の正しい位置を覚えるのには時間がかかるが、骨盤を軽く引きしめることを意識する。つまり、骨盤を意識的にほど良く前傾させ、背部を弓なりに反らすことなく脊椎を自然なS字カーブに保ち、腰部への負担を軽減させる。

# 姿勢の改善

## 装具療法（足底板療法）

装具療法とは、体の機能を考えて作成された矯正器具を装着することにより、下肢や体幹の先天的あるいは後天的な問題を軽減させる治療法である。オーソティックス（装具療法）には、腰椎装具、膝装具、インソールなど様々な種類・形状のものがある。

オーソティックスにより効果が得られやすいトラブルの一つに、回内足（足首が内側に傾き、膝関節と股関節のアライメント不良を引き起こす）がある。回内足を代償しようとして筋に過剰な負担がかかり、腰痛が生じることがある。それぞれの足に適した形状のインソールを使用することで関節を正しい位置に安定化させ、腰の違和感や負担を解消することができる。

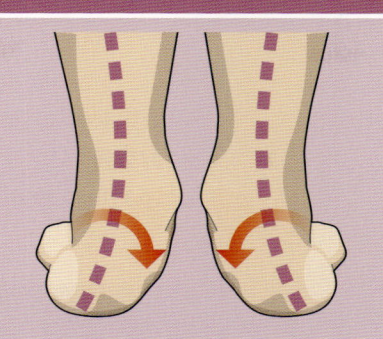

**過回内**
上図では、内側の縦アーチがつぶれて、足が回内している。そのため靭帯、筋、足部と腰部の腱は不均衡な状態となる。適切な治療を施さなければ、進行性の問題を足や腰にもたらす。

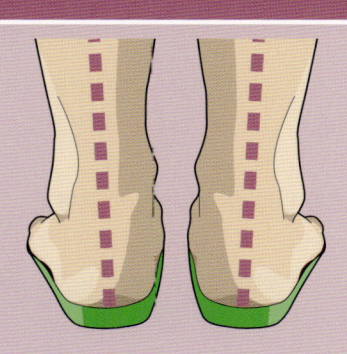

**回内矯正**
インソール（オーソティックス）はアライメント不良を矯正し、足をしっかりとサポートする。市販のインソールもあれば、カスタムタイプのものもある。

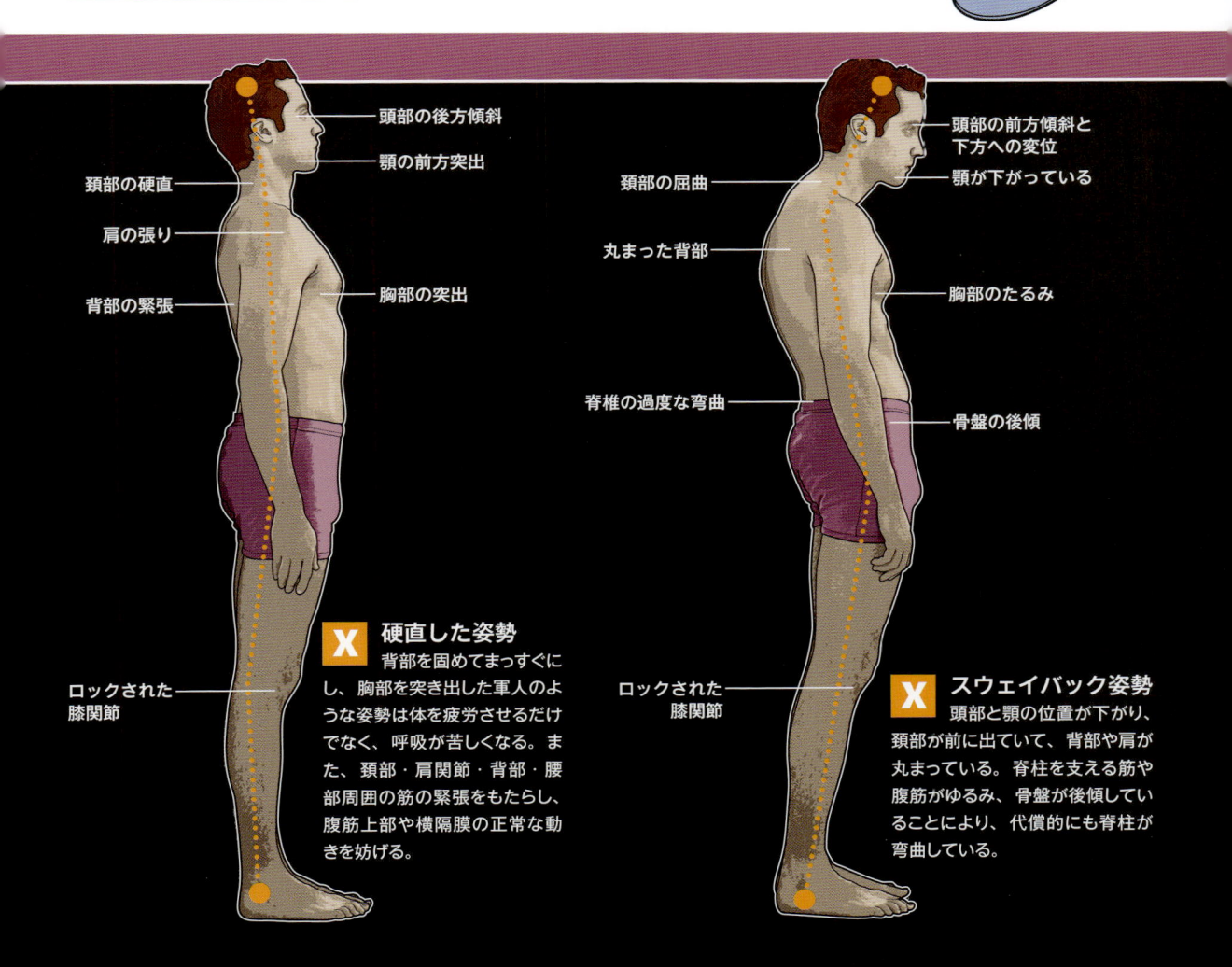

---

**硬直した姿勢**
背部を固めてまっすぐにし、胸部を突き出した軍人のような姿勢は体を疲労させるだけでなく、呼吸が苦しくなる。また、頚部・肩関節・背部・腰部周囲の筋の緊張をもたらし、腹筋上部や横隔膜の正常な動きを妨げる。

ラベル：頭部の後方傾斜／顎の前方突出／頚部の硬直／肩の張り／背部の緊張／胸部の突出／ロックされた膝関節

**スウェイバック姿勢**
頭部と顎の位置が下がり、頚部が前に出ていて、背部や肩が丸まっている。脊柱を支える筋や腹筋がゆるみ、骨盤が後傾していることにより、代償的にも脊柱が弯曲している。

ラベル：頭部の前方傾斜と下方への変位／顎が下がっている／頚部の屈曲／丸まった背部／胸部のたるみ／脊椎の過度な弯曲／骨盤の後傾／ロックされた膝関節

# 腰部・頚部のメンテナンス

## 正しい座り方

長時間の坐位で腰痛が生じやすいのは、立ったり歩いたりしているときよりも腰部に負担がかかるからである。坐位での良い姿勢を意識することは、それほど難しいことではないので習慣化すると良い。

## 椅子に座りながらリラックスする

良い坐位とは、長時間背筋を伸ばして座ることではない。筋を酷使しないためにも、椅子に座り、リラックスすることが重要である。たとえ背筋をピンと伸ばして座ったとしても、時間の経過とともに前かがみ姿勢へと崩れてしまう。

自宅でリラックスするときは座り心地が良く、姿勢を微調整できるゆとりのある椅子を選ぶことが大切である。筋を酷使せず、緊張させないよう、本を読みながらあるいはテレビを観ながらでも動くことができる椅子を選ぶと良い。腰の後ろにクッションを入れると、脊椎をサポートすることができる。

## デスクワーク中の座り方

オフィスで仕事をする人の多くはデスクワークが多く、一日の大半を机に向かって過ごしている。長時間にわたり椅子に座らなければならない場合は、腰痛・頚部痛・頭痛を防ぐ高機能な椅子に座り（p.124～127参照）、定期的にストレッチを行うようにする（p.118～119参照）。

### 頭部と頚部のアライメント

座っているときに背中が丸まって机のほうに頭部を前に突き出すような姿勢になると、背部・肩・頚部の筋は疲労しやすくなる。結果として頚部痛や頭痛が生じる。頚部の筋が緊張している、あるいは頭部が前へ出て顎が上がっている場合は、顎を引き、頭の頂点が最も高い位置になるように意識して頚部の弯曲を減らす。顎を水平に引くエクササイズであるネックリトラクション（p.172参照）を行い、頭部の重みを脊椎が支えられるよう頭部から背部までを一直線に保つと、頚部の筋への負担が軽減される。

## 座るときの姿勢

座る姿勢は立っているときよりも脊柱に負担がかかる。私たちは一日の大半を座って過ごすことが多いため、腰痛・頚部痛を発症しないためにも普段から正しく座る癖をつけることが重要である。座ったときは猫背になりやすいので、定期的に意識して姿勢を正すようにすると良い。

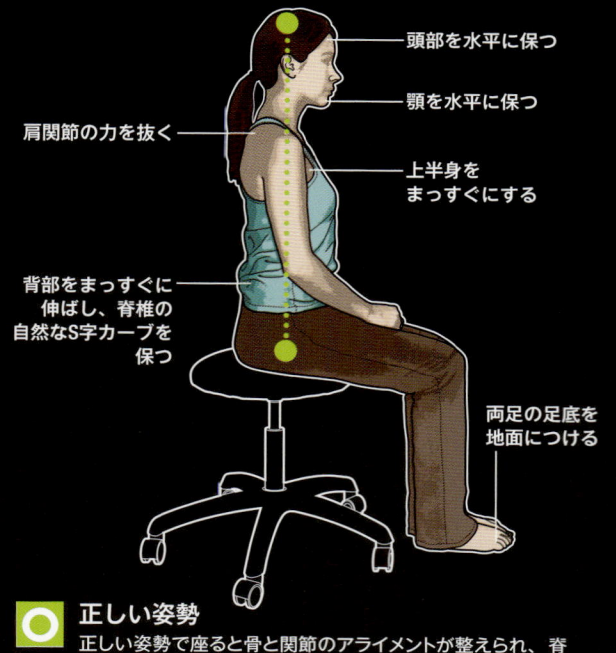

### ⭕ 正しい姿勢

- 頭部を水平に保つ
- 顎を水平に保つ
- 上半身をまっすぐにする
- 肩関節の力を抜く
- 背部をまっすぐに伸ばし、脊椎の自然なS字カーブを保つ
- 両足の足底を地面につける

正しい姿勢で座ると骨と関節のアライメントが整えられ、脊椎への負担が軽減される。特に長時間座るときなどは自分の姿勢を定期的に意識するようにする。

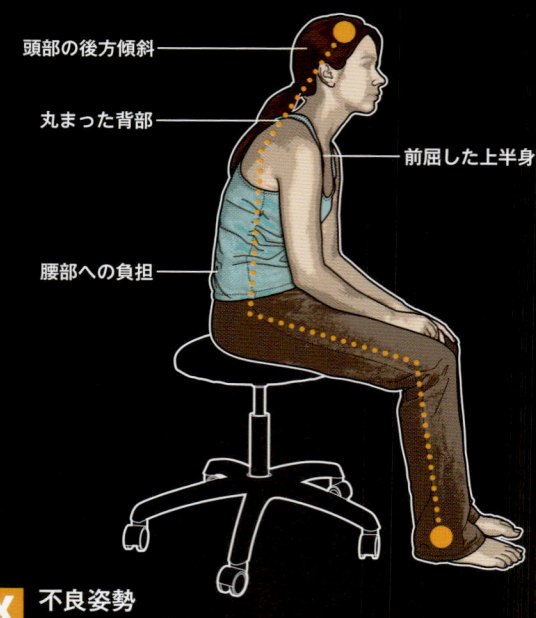

### ❌ 不良姿勢

- 頭部の後方傾斜
- 丸まった背部
- 前屈した上半身
- 腰部への負担

猫背姿勢は典型的な悪い姿勢である。この姿勢は筋骨格系の痛みや緊張型頭痛を引き起こすだけでなく、横隔膜の動きが制限され呼吸が浅くなることがある。

## 脊椎への負担

下図は、直立姿勢での負担を100%としたときの相対的なパーセンテージによって、腰椎椎間板にかかる負担を体位（姿勢）別に表したものである。

25%　100%　150%　200%　250%

脊椎への負担

体位

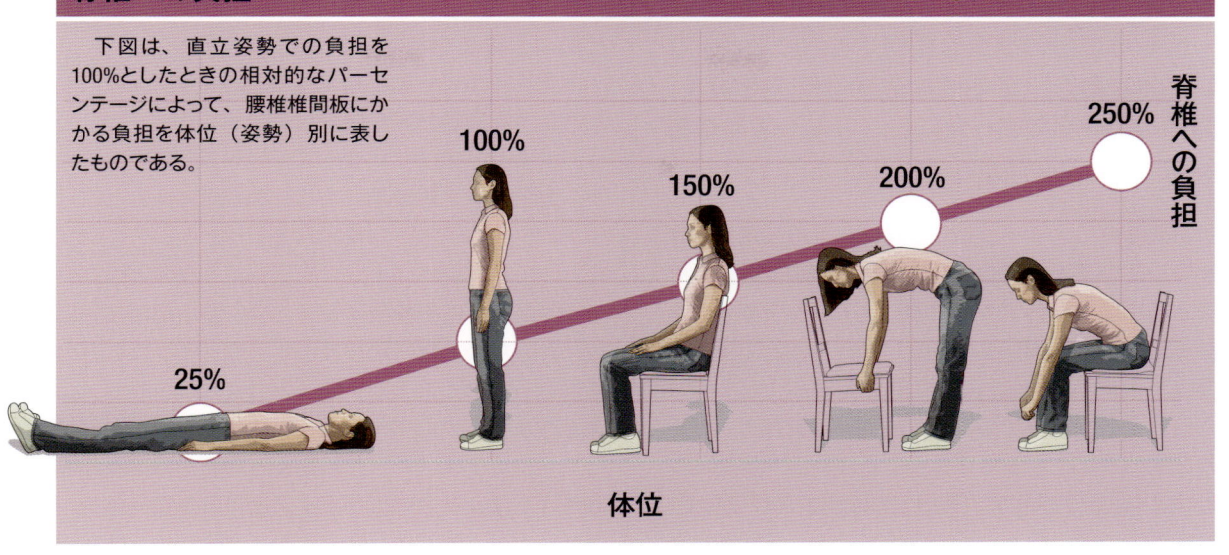

## アレクサンダー・テクニーク

アレクサンダー・テクニークとは、姿勢を改善することで身体の不調を解消・予防する方法である。アレクサンダー・テクニークでは筋の緊張、特に頚部や肩関節の筋をリラックスさせる方法を習得し、脊椎への負荷を最大限に軽減する姿勢を身につける。

俳優のF・マティアス・アレクサンダーは、舞台の最中に声がかすれて出なくなるという不調をきっかけに、アレクサンダー・テクニークを開発した。台詞を言う際に自分の頭部が後ろに傾き、声帯の圧迫をもたらしていることに気づいた彼は、姿勢が身体に対して生理的・心理的影響を常に与えていることを解明した。

アレクサンダー・テクニーク認定講師の指導の下、姿勢や身体の動かし方の習慣、くせを直していく。講師が指導する個別のテクニックは日々実践することが重要である。数週間のコースもあれば、1年かけてテクニックを学習するコースもある。

アレクサンダー・テクニークを用いて椎間板ヘルニア（p.70参照）や椎間関節の捻挫（p.68参照）などの急性期の腰の問題を治療することはできないが、圧迫されている神経のスペースを少しひろげることには役立つ。急性期後の症状の再発予防としても有用である。アレクサンダー・テクニークは姿勢に依存する痛みに特に効果的であり、高齢者の場合、正しい腰の使い方を学ぶことで、急に起こる痛みを防ぐことにつながるかもしれない。

### レッスンの実際

アレクサンダー・テクニーク認定講師は、普段の立つ・座るときの姿勢や動作を確認し、改善点をもとに作成したレッスンプランを用いて習慣化された悪い姿勢を正すサポートを行う。レッスンは、座る・立つ・横に寝るなど、必要に応じて体のポジションを変えて行う。頭部が上に引っ張られているようなイメージを持つことがポイントである。

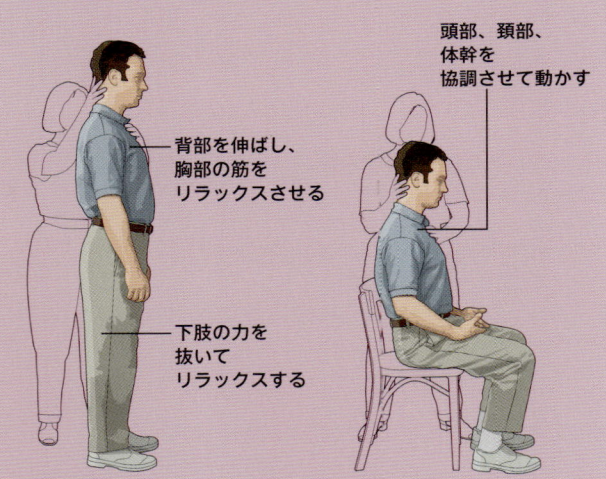

背部を伸ばし、胸部の筋をリラックスさせる

下肢の力を抜いてリラックスする

頭部、頚部、体幹を協調させて動かす

**直立姿勢**
頭部を後ろに傾け、前屈姿勢を取るのではなく、脊柱を引き上げるように立つ。

**坐位姿勢**
頚部・背部・腰部が自然なカーブを描く姿勢を意識し、理想的な坐位姿勢を保つ。

# エクササイズとスポーツ

運動は腰部の健康を維持するのに欠かせないものである。定期的な運動は筋肉を鍛え、関節の動きをなめらかにし、スムーズな脊椎の動きにもつながる。

研究結果によると運動をしない人よりも適度な運動をしている人のほうが健康で、腰痛の発症やケガをする可能性が低い。定期的にストレッチや筋力トレーニング（p.160～213参照）を行うことで身体の健康レベルが向上し、筋力と可動性の向上にもつながる。姿勢を改善するには、体幹筋の安定性と機能性を高めることが重要である。スポーツを定期的に行うと体力・スタミナ・筋持久力の向上だけでなく、心拍数や血圧の低下、脂肪燃焼、ストレス発散など様々な効果があり、腰痛や頚部痛を発症するリスクが低下する。

### 代表的なケガの原因

ケガを予防するのに大切なことは、体の声に耳を傾け無理をしないことである。下記は主なスポーツによるケガの原因である。

- 準備体操を怠ると、筋肉の反応が鈍くなり筋損傷を起こしやすい。
- 過度の運動は体に持続的な負担を与えるため、慢性的なケガを抱える可能性が高い。
- 身体への過度な負荷は組織に予想以上の負担をかける。
- 未熟な技術で運動をした場合、特にその動作を繰り返すと身体の組織に負担をかける。
- 安全のための注意事項を守らない、または故意にルールを無視した場合、ケガをする可能性が高まる。
- 突然の衝撃や衝突による事故。
- 不適切なスポーツ用品は、体を支えることができず衝撃からも体を守ることもできない。
- ケガを繰り返すと身体が弱まり、新たなケガの原因となる。
- 遺伝的素因が、関節の形や構造に影響している。
- 筋力低下、筋力のアンバランス、または体幹の不安定さは、筋損傷につながりやすい。
- 体の柔軟性がなくなると可動域や運動能力を低下させる。
- 関節弛緩（もしこの症状を既に発症している場合は自覚症状が出ている）は、関節の制御や安定化に問題を生じる。

## どのようなエクササイズを行うべきか？

運動を行うことでどのような効果を得たいのか、どのような運動が好きなのかによって選択肢は変わってくる。どのエクササイズを行っても効果はあるが、運動効果を最大限にするには有酸素運動とローインパクトのスポーツを組み合わせたトレーニングを行うのが良い。スキップやランニングのようなハイインパクトの有酸素運動は、特に膝の関節に負担がかかるため、常に足が接地するローインパクトの運動を行うほうが良い。ローインパクト運動には、適度な速度で歩くウォーキングやステップ台を使ったエアロビクス、ダンベルを使った筋トレなどがあるが、水泳、ヨガ、ピラティスといったローインパクトスポーツは健康状態の改善だけでなく、腰部の柔軟性を高めるのにも効果的である。

## スポーツ用品の正しい選び方

自分の体に合わないスポーツ用品はケガの原因になるため、購入の際は以下の点に注意すると良い。

- スポーツに応じた靴を選ぶ。足や足関節を支え、衝撃をやわらげるクッション性があるものでなければならない。専門家のアドバイスを受け、必ず試し履きをしてから購入する。
- スポーツに応じた素材の服（ウェア）を選ぶ。暖かい季節にスポーツを行う際は通気性の良い服、寒い季節の屋外でのスポーツには保温性の良い服を選ぶ。
- ラケット、スキー板、自転車などのスポーツ用品は、自分の身長や体重、および能力に合ったものを購入する。

## ケガを防ぐには

スポーツを行う前に、靴・服・スポーツ用品をそろえる（上記参照）。トレーニングを始める前にウォーミングアップを10分程度行う（右ページ参照）。

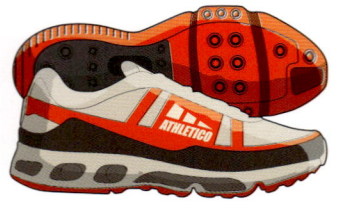

### スポーツシューズ

スポーツシューズには足部のサポートを始め様々な機能があるため、種目に応じた適切なシューズを選ぶことが重要である。

# エクササイズとスポーツ

## ウォーミングアップ

正しいウォーミングアップは、体を運動に適した状態に持っていくだけでなく、ケガをする可能性を軽減する。いかなるウォーミングアップを行う際も下記の要素が含まれていることが望ましい。

- ローインパクト有酸素運動とは、体の特定の部位だけでなく、しゃがんだ状態から立ち上がる、振り子のようにダンベルを前後左右に振るなど、全身を大きく動かす運動のことをいう。このようなローインパクト・高負荷の運動は心拍数を上げ、血液の循環を促進させるため、関節に負担をかけずに筋肉を温め柔らげることができる。ウォーミングアップを行う際は、まず10分程度の有酸素運動から始めると良い。
- 特に長時間同じ姿勢でいた場合は、足関節・股関節・手関節・肩関節をゆっくり回す、その場でジョギングをするなど、徐々に体をほぐしていく。運動時間は体力や負荷にもよるが、最低でも5分から10分、少し汗をかく程度が理想である。
- ダイナミックストレッチは筋肉のコンディショニングや柔軟性を整える。これはスポーツ選手が行うストレッチであり、体の柔軟性を十分高めてから始めるようにする。
- スポーツ・運動内容に応じたウォーミングアップを選択し、前半から後半へ向かうほど体をしっかり動かすようにする。

### 全身を使った運動
図のような複数の関節を動かすスクワットは、ローインパクト・高負荷の全身運動といえる。関節に繰り返し衝撃を与えることなく、広範囲の筋群を鍛えることができる。

## クールダウン

運動の後のクールダウンはウォーミングアップと同等に重要である。疲労物質を除去し、全身の疲労回復を早め、筋肉痛を軽減することができる。クールダウンは以下に従い、必ず実施すると良い。

- 軽いウォーキング
徐々に心拍数や体温を日常レベルまで下げ、筋肉中の疲労物質(乳酸など)を除去する。運動後に5〜10分間ゆっくりウォーキングをする。
- スタティックストレッチ
スタティックストレッチとは、ゆっくりと筋肉を伸ばし、伸ばした状態で静止するストレッチのことをいう。筋肉や腱をリラックスさせ、本来の可動域を再構築する効果がある。各筋群に対し1〜2種類のストレッチを行い、筋肉や腱が伸ばされていると感じるところで20〜30秒程度静止する。筋肉や腱を必要以上に伸ばしてケガをしないよう注意する。

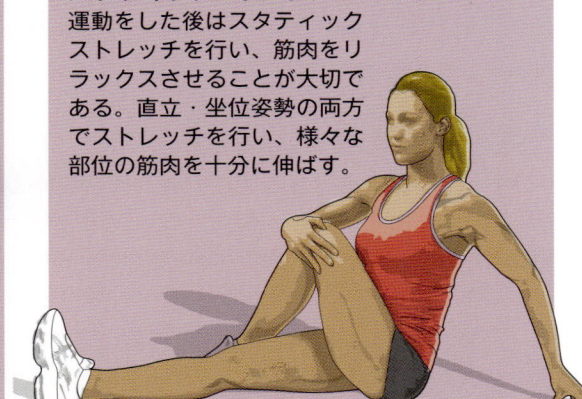

### スタティックストレッチ
運動をした後はスタティックストレッチを行い、筋肉をリラックスさせることが大切である。直立・坐位姿勢の両方でストレッチを行い、様々な部位の筋肉を十分に伸ばす。

---

ウォーミングアップとは、筋肉をほぐすことを目的とした身体的・心理的な事前準備のことである。ウォーミングアップを怠るとケガのリスクが高まる。

久しぶりに運動を再開する場合は、事前に医師の指導を受けることを勧める。明確かつ現実的な目標を立て、徐々に運動時間や負荷を増やしていく。安全性に配慮しつつ着実な効果を得ることを目指す。

### ケガの後の運動の再開

重度のケガ(外傷)を負った場合は鋭い痛みが生じ、鈍痛がある場合は慢性的な故障がある兆候と考えたほうが良い。痛みが出現した際は、すぐに休息を取り、痛みのある部位への負荷を減らすようにする。痛みが再発した場合は医療機関を受診する。ただし、痛みが軽くなってきたら、痛みのない程度に体を動かすことが重要である。急性腰痛の場合は可能な範囲で腰を動かしていくことで回復を促す。痛みやこわばりを感じることもあるが、痛みを怖がらず動くことが大切である。本書では、特定の症状に働きかけるエクササイズだけでなく、腰のメンテナンスに役立つエクササイズも紹介している(**p.160〜213参照**)。1日に1〜2回運動することが望ましいが、少なくとも1日1回はいくつかのエクササイズを行うようにする。正しく体を動かせているか不安な場合は、理学療法士や認定トレーナーのアドバイスを受けると良い。

# ストレッチの効果

軽いストレッチを定期的に行うことで腰痛の再発防止が期待できる。他の運動はできなくても、毎日のストレッチは習慣化すると良い。

ストレッチは関節の可動域を広げるだけでなく、筋肉を伸ばし緊張をほぐす効果がある。柔軟性を高めることによりケガを予防できる。少なくとも、1日1～2回は簡単なストレッチを行うと良い（右ページ参照）。これらのエクササイズは脊椎の可動性を高めるだけでなく、椎間板・靱帯・椎間関節にかかる負荷を軽減する効果がある。エクササイズを行う際は全身をリラックスさせ、一定のリズムを保ちながらの呼吸を意識してすることも心がける。各ストレッチをする際は、まず息を吸い、吐きながら体を伸ばす。左右同じ回数だけ行うが、痛みが強まる場合はストレッチを中断し、別の日に再度試みる。

## ストレッチはいつ行えば良いのか

ストレッチは毎日行うのが望ましく、日々のトレーニングに取り入れたり、単独でストレッチを行う時間を設けると良い。起床後や帰宅後など、自分のライフスタイルに合った時間帯を見つけるようにする。また、パソコンで長時間作業する際は定期的にストレッチを行う、長時間のフライトや運転の後は簡単なストレッチを5分程行うなど、意識的に日常の生活へ組み込むことが望ましい。短時間であっても効果的である。

## ストレッチの効果

ストレッチを日常的に行うと、下記のような効果が期待できる。

- 柔軟性やバランス感覚を高めることで、ケガを負うリスクを軽減できる。
- 筋肉のバランスを取ることで骨格のアライメントを整え、姿勢を改善・矯正することができる。
- 柔軟性・可動性が改善されると座る・歩く・立つなどの基本動作が楽に行えるようになる。
- ストレッチによるリラクゼーション効果でストレスが軽減される。
- 心身の疲労回復とリフレッシュ効果もある。

## 妊娠中のストレッチ

妊娠中・出産後でも軽いストレッチは、安全で効果的である（p.136～137参照）。ただし、妊娠中はリラキシンというホルモンが分泌され出産時に備え靱帯をゆるめるため、ストレッチを行うことにより通常の可動域を超えてしまうリスクがある。そのためストレッチを始める前には医師や助産師のアドバイスを求めると良い。

## ストレッチに関する Q&A

**Q** なぜストレッチプログラムに沿ってストレッチをする必要があるのですか？
**A** 定期的に運動を行うことが健康に良いことは誰もが知っていますが、フルトレーニングを行う時間がない場合は右ページにある簡単なストレッチプログラムをお勧めします。通常は、ウォーミングアップやクールダウンの一環で行われるエクササイズですが、時間に制限がある場合はこれらを行うだけでも十分に効果が得られます。ストレッチは正しく行うことで、柔軟性や可動性の維持、姿勢の矯正、ケガを負うリスクの軽減、痛みの緩和だけでなく、老化予防にもなります。

**Q** ストレッチは、ヨガとピラティスに似ていますか？
**A** ストレッチと聞くとヨガやピラティスを連想する人も多いですが、ヨガは柔軟性を高める瞑想ポーズに重きを置き、ピラティスは筋肉を鍛え体の土台を安定させることを主目的としています。一方、ストレッチは体のアライメントを整え、姿勢の改善や、関節の動きを改善し経年的な組織の劣化を軽減させます。

**Q** ストレッチは、どのように身体へ作用するのですか？
**A** 強く丈夫な筋肉・腱・骨・靱帯は、健康な身体をつくるには必要不可欠な条件です。ストレッチを行うと骨に付着している筋肉が伸びるのを感じるはずです。腱は骨と筋肉をつなぐ組織ですが、ストレッチにより腱は柔軟性を維持し、ケガを負うリスクを軽減します。靱帯は骨と骨をつなぎ骨格を支えています。ストレッチを行う際は、筋肉や腱を伸ばしつつも靱帯を傷つけないよう注意することが大切です。ストレッチには、脊椎のアライメントだけでなく、重力によって時間の経過とともに縮む筋群のバランスを整える効果もあります。

**Q** 誰でもストレッチの効果を得られるのですか？
**A** はい。年齢、性別、運動能力を問わず、誰でもストレッチの効果を得ることができます。体の様々な筋肉に働きかけるだけでなく、ストレッチを行うことで心身ともにリフレッシュすることができます。ストレッチは簡単なエクササイズなので、いつでも気軽に行うことができます。

# ストレッチの効果　119

## 簡単なストレッチプログラム

下記は、背部と腰部に働きかけるストレッチプログラムである（背部：エクササイズ1～6、腰部：エクササイズ7～12）。長時間机に向かうことが多い場合は、エクササイズ1～6を行うことで気分転換ができる。1日5～6回行うことが理想的である。腰部を伸ばすストレッチは朝と夜の1日2回行うと良い。

### 背部

**1 ロールダウンストレッチ（後頚部のストレッチ）（p.176参照）**
頚部の後ろを伸ばし、胸を開く。
- 3回×1セット
- 15秒間キープ

**2 コーナー・チェストストレッチ（壁押し腕立て伏せ）（p.176参照）**
姿勢を改善する。胸や肩の緊張を緩和する。
- 3回×1セット
- 15秒間キープ

**3 ツイストストレッチ〔坐位〕（p.177参照）**
肩甲骨の間とその下部を伸ばす。
- 3回×1セット（左右交互に行う）
- 10秒間キープ

**4 ネックリトラクション（セルフでの他動）（p.172参照）**
頚部の可動性を維持する。
- 10回×1セット
- 3秒間キープ

**5 バックエクステンション〔坐位〕（p.170参照）**
肩関節から上背部を伸ばす。
- 5回×1セット
- 5秒間キープ

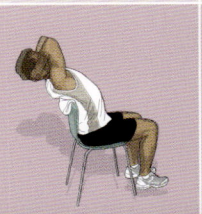

**6 ショルダーローテーション（肩甲帯回し）（p.161参照）**
肩関節を柔らかくし、僧帽筋を温める。
- 10回×1セット
- ゆっくり肩を回す。

### 腰部

**7 バックエクステンション（体幹伸展）〔立位〕（p.202参照）**
ゆっくり背部を後ろに反らせると、腰部の痛みが和らぐ。
- 10回×1セット
- 3秒間キープ

**8 マッケンジー伸展運動（p.192参照）**
腰部の痛みがやわらぐ。一日中座っている人には効果的である。
- 10回×1セット
- 3秒間キープ

**9 キャット＆キャメル（p.187参照）**
脊椎の動きをスムーズにし、椎間板を動かす。
- 2回×1セット
- 3秒間キープ

**10 チャイルドポーズ（p.212参照）**
脊椎・骨盤・大腿部・足関節を伸展する。
- 2回×1セット
- 20秒間キープ

**11 ウエストツイスト（p.184参照）**
腹斜筋を伸張し、体幹の安定性を向上する。
- 2回×1セット（左右交互に行う）
- 10秒間キープ

**12 膝抱えストレッチ（p.202参照）**
椎間関節周辺の筋肉の緊張や痛みを緩和する。
- 2回×1セット
- 10秒間キープ

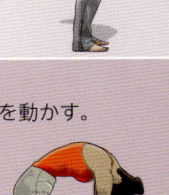

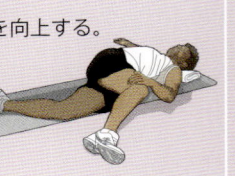

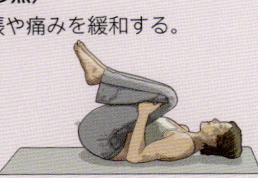

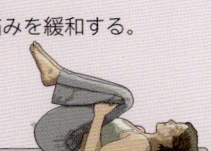

# 健康に良い食事

栄養バランスのとれた食事と水分の補給、そして適度な運動をすることは、腰の健康維持にも大切な要素である。

肥満体型の人は体重による脊椎への負荷が増すため、不健康な食べ物を控えるなど食生活を見直す。食生活の改善に加え、適度な運動を行うことで腰の負担を軽減することができる。

## 食事・カロリー・体重

体重とは主に骨格、内臓、筋肉、脂肪、水分の重さのことをいう。筋肉の発達、体脂肪、骨密度、体内の水分量は食生活の改善や運動を行うことで変えることができる。

体重増加・減量のメカニズムは非常に簡単である。摂取エネルギーが消費エネルギー以上であると体重は増加し、ライフスタイルや身体機能の維持に必要なエネルギーを摂取しないと体重が減る。必要以上に体重が増えると、背骨の関節も含め様々な関節に負担がかかり、脊椎への過度な負荷は腰痛を引き起こす。

食べ物によっては、重さに対してエネルギー密度が高いものもある(下表参照)。食物繊維、ミネラル、ビタミンを含む食事は低カロリーだが、日々の食生活に欠かせない栄養素である。

## 食品ごとのカロリー計算

スーパーに並ぶ食品のほとんどが食品100g当りのカロリーを表示している。つまりカロリーを計算するには、食品の摂取量とその食品の表示カロリー(100g当たり)をかけ算すれば良い。たとえば150gの食品を摂取した場合は、食品の100g当たりのカロリーに150%をかけ算(×1.5)すれば、摂取カロリーを算出することができる。

### 1g当たりのエネルギー

| | |
|---|---|
| 脂質 | ▶ 1g当たり9カロリー |
| 炭水化物 | ▶ 1g当たり4カロリー |
| たんぱく質 | ▶ 1g当たり4カロリー |
| 水分・ビタミン・ミネラル | ▶ ゼロカロリー |

## 体脂肪率の適正値は?

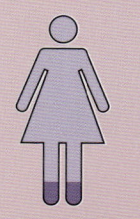

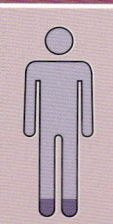

**体脂肪率 10〜12%(女性) / 体脂肪率 8〜10%(男性)**

### 筋肉質
トレーニングを重ねるプロのスポーツ選手ほど体脂肪率は低い(男性:8〜10%、女性10〜12%)。相対的に高い体脂肪率は、多くのスポーツ選手、特に体重別階級制を導入している競技の選手にとっては不利である。

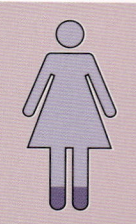

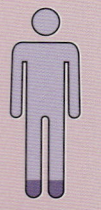

**体脂肪率 23%未満(女性) / 体脂肪率 18%未満(男性)**

### 標準
体脂肪率の標準値は、男性は18%未満、女性は23%未満が目安である。ある一定の体脂肪率は健康な体をつくるためにも必要である。体脂肪率が5%以下の場合、体の免疫力が低下し、病気や感染症になりやすいことが多くの研究により明らかになっている。

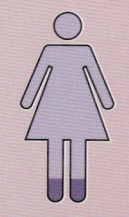

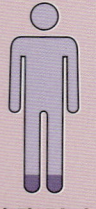

**体脂肪率 40%(女性) / 体脂肪率 35%(男性)**

### 肥満
平均よりも少し高い体脂肪率は、男性で35%、女性で40%未満であれば健康に害はない。それ以上の数値は"肥満"とみなされ、健康に悪影響を及ぼす。しかし、体脂肪率が低すぎると、有酸素運動に必要なエネルギーを蓄えることができなくなる。

## 3大栄養素の推奨される摂取バランスの割合

1日当たりの栄養素摂取量は、個人の価値観やライフスタイルの影響を受けるため、これが絶対"正しい"という数値があるわけではないが、食事では、以下の摂取を目安にすると良い。

■ 炭水化物60%（総エネルギーに占める割合）

炭水化物はエネルギー源で、果物・野菜・パン・パスタ・お米・全粒粉を使った食品に含まれている。

■ 脂質25%

脂質の適度な摂取もエネルギー源になる。脂肪分の多い魚、ナッツを含む種実類、植物油に含まれる不飽和脂肪酸には血中コレステロール値を下げる効果がある。

■ たんぱく質15%

たんぱく質は、筋肉やその他の組織の生成・発達に不可欠な栄養素である。赤身肉、鶏肉、魚、卵、チーズ、大豆などに多く含まれている。

## 体脂肪値

ボディ・マス指数（BMI）とは、体重と身長の関係から算出される体格指数である。成人の肥満度を評価するための指数であり、下記の方式を用いて算出される。

メートル法

$$BMI = \frac{体重（kg）}{身長 \times 身長（m）}$$

肥満度の判定基準
低体重：18.5未満
普通体重：18.5以上25.0未満
肥満（1度）：25.0以上30.0未満
肥満（2度～3度）：30.0以上40.0未満
肥満（4度）：40以上

BMIによる肥満度の測定は正確であるが、筋肉や脂肪の量を体重において区別していないという限界がある。つまり、筋肉質である場合（筋肉は脂肪よりも重い）も、BMI上では肥満と判断されてしまう。肥満の判定には便利だが、筋肉質の人では正しい尺度にならない場合もあるので注意が必要である。

## エネルギー必要量

基礎エネルギー必要量（BER）とは、体を動かしていない状態での呼吸や血液循環など生命を維持するために必要なエネルギー量のことをいう。BERの他にも、自分のライフスタイル、仕事、運動を行うためにエネルギーが必要である。また、職種によっても必要なエネルギー量は変わってくる。たとえば、肉体労働者と一日中デスクワークの人では、必要なエネルギー量が違うため個別に調整が必要である。下記の表を参考にして自分に必要な1日の推定エネルギー量を算出することができる。推定エネルギー量とは、現在の体重を維持するのに必要な1日のエネルギー摂取量のことである。

### エネルギー必要量の算出例

下記の方式に自分の体重を入れてBER数値を算出する。この数値と身体活動レベル（低い・ふつう・高い）をかけ合わせ、現在の体重を維持するのに必要な1日のカロリー摂取量を算出する。運動量も考慮した1日のエネルギー必要量を上回る量のカロリーを摂取すると体重が増加する。一方で、運動量も考慮した必要なエネルギー量を下回るカロリー量しか摂取しなかった場合、体重は減少する。

**男性**

| | | |
|---|---|---|
| ▶ 10～17歳 | ▶ 17.5 × 体重（kg） | ▶ +651 |
| ▶ 18～29歳 | ▶ 15.3 × 体重（kg） | ▶ +679 |
| ▶ 30～59歳 | ▶ 11.6 × 体重（kg） | ▶ +879 |
| ▶ 60歳以上 | ▶ 13.5 × 体重（kg） | ▶ +487 |

**女性**

| | | |
|---|---|---|
| ▶ 10～17歳 | ▶ 12.2 × 体重（kg） | ▶ +746 |
| ▶ 18～29歳 | ▶ 14.7 × 体重（kg） | ▶ +496 |
| ▶ 30～59歳 | ▶ 8.7 × 体重（kg） | ▶ +829 |
| ▶ 60歳以上 | ▶ 10.5 × 体重（kg） | ▶ +596 |

低い　×1.5
ふつう　×1.6
高い　×1.7

（訳注：日本人の計算法とは異なる）

6

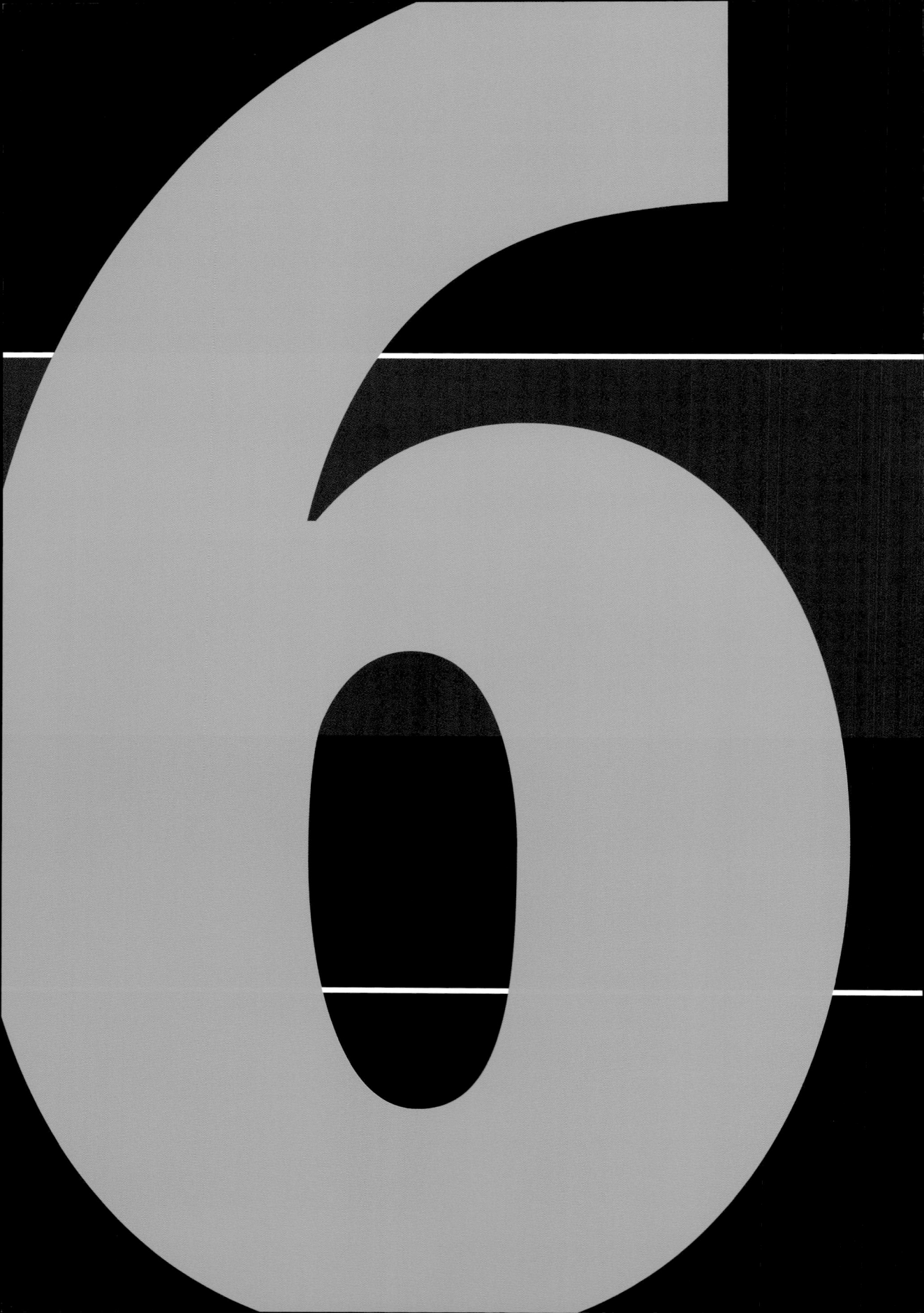

# STRATEGIES FOR PREVENTING PAIN

痛みを予防する方法

人間は毎日、知らず知らずのうちに腰部や頚部を動かしています。しかし、不良姿勢や不適切な動作の積み重ねは、突然の痛みや長期にわたる慢性的な関節部の損傷など、腰部や頚部のトラブルのもととなったり、症状をより悪化させることにつながります。本章では、職場や日常での生活に役立つ姿勢や身体の使い方について詳しく解説します。

# オフィスのデスクワークでは

仕事で一日中パソコンを操作している場合、仕事環境を整え、腰部に十分なサポートを与えることが重要である。正しい姿勢は、腰部、頚部、肩背部を守り、筋緊張や頭痛を防ぐ。

　座っているときの姿勢のほうが、立ったり、歩いたりしているときよりも脊椎は負荷にさらされる。そのため、長時間デスクに向かって作業する場合は、高機能の椅子を使用することが重要である。腰痛になりやすい人は、椅子の高さを自分の脚の長さに合わせて調節し、しっかり足底が地面につくようにすると良い。座面を水平に保ち、キーボードを打つときに両腕を伸ばす必要がないように、机から離れて座らないようにする。頚肩部のこりを予防する最適な机の高さは、キーボードを打つ際に前へ伸ばした前腕および肘関節が水平ラインよりもほんの少しだけ下がるくらいである。前腕を机の上にのせたときに上体が机に覆いかぶさらないよう注意する必要がある。定期的に姿勢を変え、椅子から離れて休憩を取ることも重要である。

## 頭部と頚部のアライメント

　長時間にわたる猫背での机に覆いかぶさるような姿勢は、背部、肩部、頚部の筋を疲労させやすい。

　その結果、頚部痛を感じたり、頭痛が起こったりする。慢性的な頚部の緊張は、偏頭痛を引き起こす場合もある。頚部の筋が緊張している、あるいは前屈で顎を突き出したような姿勢になっていることに気づいたら、顎を引き、頚部をまっすぐにし、頭頂部を高い位置に保つようにすると良い。ネックリトラクション（p.172参照）は、頚部の筋が過剰に働かないように頭の重みをより直接的に脊椎の上にの

## エルゴノミクスチェアに座る

　足底全体が床につくように椅子の高さが調整でき、前傾姿勢を取ったときにはバックレストが下方へ傾く構造になっている。また、後方にもたれたときはバックレストが後方に傾き、体をリラックスできるようになっている。座面角度は、股関節の高さが膝関節よりわずかに高い位置にくるように調節するのが望ましい。

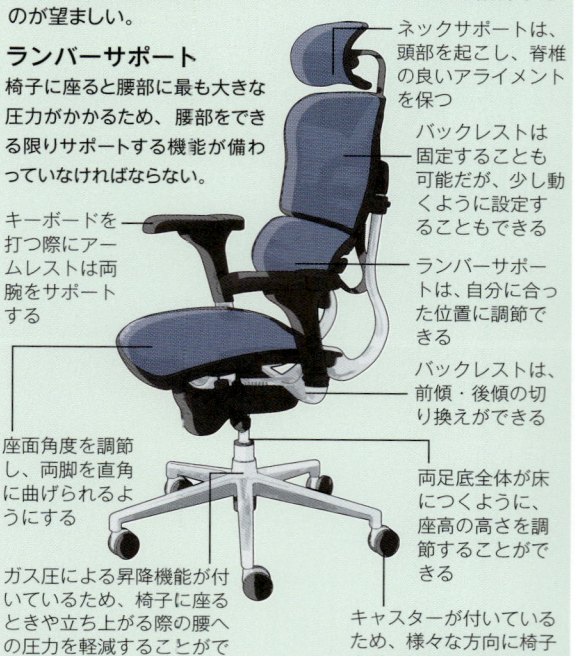

### ランバーサポート
椅子に座ると腰部に最も大きな圧力がかかるため、腰部をできる限りサポートする機能が備わっていなければならない。

- キーボードを打つ際にアームレストは両腕をサポートする
- 座面角度を調節し、両脚を直角に曲げられるようにする
- ガス圧による昇降機能が付いているため、椅子に座るときや立ち上がる際の腰への圧力を軽減することができる
- ネックサポートは、頭部を起こし、脊椎の良いアライメントを保つ
- バックレストは固定することも可能だが、少し動くように設定することもできる
- ランバーサポートは、自分に合った位置に調節できる
- バックレストは、前傾・後傾の切り換えができる
- 両足底全体が床につくように、座高の高さを調節することができる
- キャスターが付いているため、様々な方向に椅子を動かすことができる

## デスクトップでの作業

机、椅子、キーボード、モニターを正しい位置に設置して仕事環境を整えた後も、姿勢に注意しなければならない。良い姿勢は腰を支え、脊椎のアライメントを正すため、腰痛予防のみならず、頭痛の原因にもなる頚肩部痛の予防にもつながる。

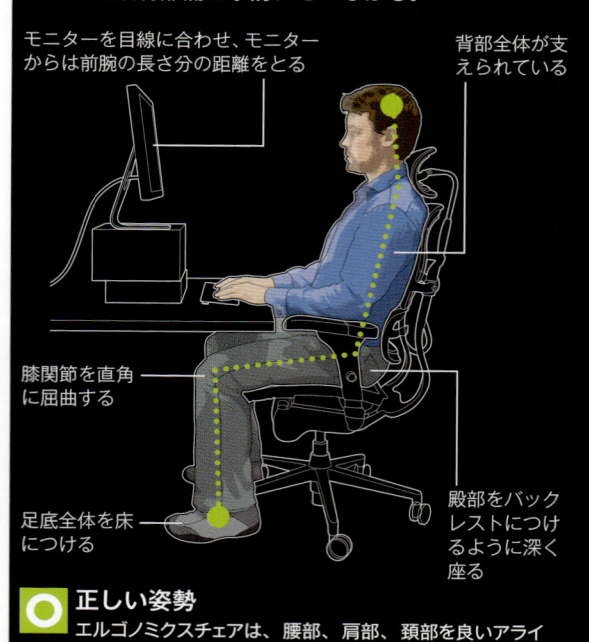

- モニターを目線に合わせ、モニターからは前腕の長さ分の距離をとる
- 背部全体が支えられている
- 膝関節を直角に屈曲する
- 殿部をバックレストにつけるように深く座る
- 足底全体を床につける

### 正しい姿勢
エルゴノミクスチェアは、腰部、肩部、頚部を良いアライメントに整えつつ脊椎を支える。

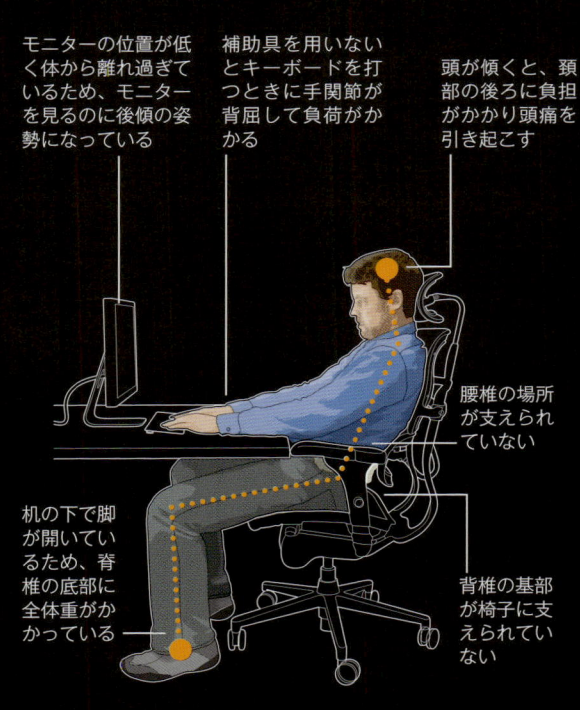

せることで、緊張の低減に役立つ。

## 机の下では
　両足底全体を床につけ、股関節よりも少し低い位置に膝関節がくるようにする。椅子と膝の後ろの間に指3本分のスペースを確保し、脚が自由に動かせるようにすると良い。脚を組む姿勢は、股関節の不良な位置を生じるため控えるようにする。

## パソコン操作
　後述する簡単なルールを守れば、パソコン作業時に起こりやすい身体のトラブルを予防できる。
- モニターとキーボードが体の正面にくるよう配置する。
- 前腕と手首が同じ高さになるような補助具を使用する。
- モニター上のツールバーがちょうど目線に合うようモニターの高さを調節し、画面から前腕の長さ分は距離をとる。
- 書類スタンドを使い、目線を落とすことなく作業が行えるようにする。
- モニターに顔を近づけて小さい文字を読むのではなく、文字のサイズを変える（大きくする）。そして視力検査を受ける。
- 簡単に手の届く場所にマウスを配置するとともに、自由に動かせるスペースを確保する。
- 指先で軽くキーを叩くようにする。できればキーボードを見なくてもすむようにブラインドタッチを行う。
- 肩関節の真下近くに肘関節がくるようにし、前腕が体の両脇から離れないようにする。アームレストの上に置くのも良い。

---

**不良姿勢（後傾）**
- モニターの位置が低く体から離れ過ぎているため、モニターを見るのに後傾の姿勢になっている
- 補助具を用いないとキーボードを打つときに手関節が背屈して負荷がかかる
- 頭が傾くと、頚部の後ろに負担がかかり頭痛を引き起こす
- 腰椎の場所が支えられていない
- 机の下で脚が開いているため、脊椎の底部に全体重がかかっている
- 背椎の基部が椅子に支えられていない

長時間にわたって机で作業をしていると、猫背になりやすい。上図では、肩関節が内側に入り、頭部が前に出ており、両方とも上背部痛をもたらす

**不良姿勢（前傾）**
- 頭部が前に出ているため、頚部の後方筋群が引っ張られている
- 腰部が支えられていない
- 腰部が前傾している
- 膝関節の後方スペースが確保されていない
- 両足とも床についていないため、大腿後面が圧迫されている
- 椅子が後ろに引かれているため、サポートの機能を果たさない

モニターに向かって覆いかぶさるような姿勢は、頚部や背部が支えられておらず、脚の動きも抑制される。加えて腰部も支えきれておらず膝関節に負荷がかかってしまう

## ノートパソコンを使用するとき

　多くの人がノートパソコンを自宅で使用するが、ノートパソコンは持ち運びやすさと軽量化が重視されたデザインのため、微調整が効かず、腰痛を引き起こす原因になりやすい。一般的にソファに横になった姿勢、あるいは頚部や腰部を曲げた前傾気味の不良姿勢でノートパソコンを使用することが多い。長時間ノートパソコンを使い作業をする場合は、オフィスにおける坐位姿勢で解説した原則（p.124〜125参照）を取り入れて、作業環境を整える必要がある。

　椅子は、エルゴノミクスチェアのように調整できるものが好ましく、机やテーブルも自分の身長に合ったものを用意する。オフィスにおける坐位姿勢（p.124〜125参照）の注意事項を守り、ノートパソコンの上に覆いかぶさるような姿勢は避ける。肩がすぼまり頚がうなだれた姿勢は、頚肩部の筋を緊張させ上背部痛をもたらすため、正しい姿勢の維持を意識するよう心がける。

## ノートパソコンの設置

　ノートパソコンのディスプレイを正しい高さに調整すると、適切なキーボードの位置の確保ができない。一方、キーボードの位置を優先すると、逆にディスプレイの高さが悪くなる。ノートパソコンを使用する際は画面から前腕の長さ分の距離をとり、キーボードを打つ際は腕を机にのせ、前腕と体幹がほぼ直角になるようにすると理想的である。ノートパソコンで作業をする際は、作業時間の長さにかかわらず、外付けのキーボードとマウスを準備し必要な調整ができるようにするか、別にデスクトップパソコンの購入を検討する。

## ノートパソコンやその他の端末

ノートパソコン、ネットブック、タブレット端末は、すべて小型で持ち運びが簡単にできるものだが、長時間にわたる作業を快適に行えるような調整を施すことは不可能であり、正しい姿勢を保つちょっとした工夫なしでは、腰痛の原因となりうる。専用スタンド、あるいは箱や本を設置してノートパソコンのディスプレイを適切な高さまで上げ、外付けのキーボードやマウスを配置することが望ましい。また、机の上で作業をしないときも、腰痛予防のためのポイントはある。

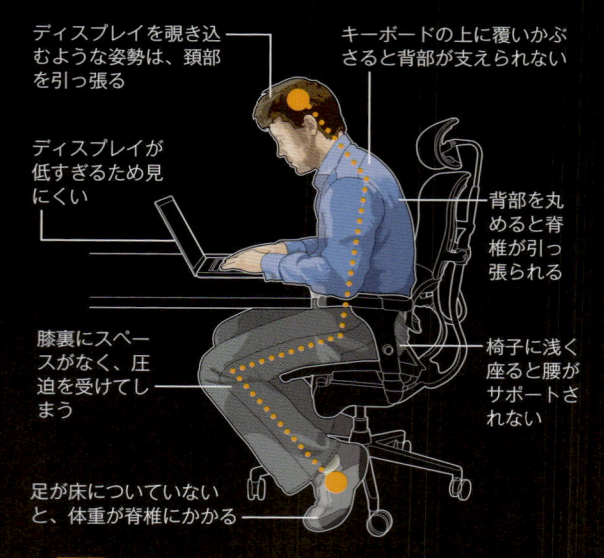

**○ 良い姿勢**
頭部と頚部のアライメントを整え、背部をまっすぐにする。キーボードを打つときは、正面を向き、肘関節を90度に曲げる。バックレストに背部をつけ、脊柱がしっかり支えられているようにする。

- 目線の高さにディスプレイがくるように、ノートパソコンの位置を上げる
- 前腕の高さに合わせた外付けのキーボードを使用する
- 脚が圧迫を受けないよう膝は適度に曲げた状態を保つ
- 安定性のために足底全体が床につくようにする

**✕ 不良姿勢**
ノートパソコンを使用する際、ノートパソコン専用スタンドや外付けのマウスやキーボードを使わずに脊柱をまっすぐに保つことは難しい。頭部が前に出てしまい、頚部と肩が下方へ引っ張られる。そのため、キーボードを打つときに肩関節や上背部が引っ張られ、筋が痙攣を起こすことがある。

- ディスプレイを覗き込むような姿勢は、頚部を引っ張る
- ディスプレイが低すぎるため見にくい
- 膝裏にスペースがなく、圧迫を受けてしまう
- 足が床についていないと、体重が脊椎にかかる
- キーボードの上に覆いかぶさると背部が支えられない
- 背部を丸めると脊椎が引っ張られる
- 椅子に浅く座ると腰がサポートされない

# オフィスのデスクワークでは

ノートパソコン専用スタンドは、ノートパソコンの高さを調整するのに便利である。スタンドの中には持ち運びが可能なものもあれば、自宅の机に固定して使用するタイプもある。時間をかけて、よく考えて自分のニーズに合うものを選ぶと良い。

## ソファに座りながらノートパソコンを使う

ノートパソコンを使うのは仕事のときだけではないが、腰に負荷をかけないように注意することには変わりはない。ノートパソコン用膝置きクッションは、快適性と安定性を兼ね備え、ソファに座りながらでも背筋を伸ばしたまま無理なく作業ができる便利なツールである。足底は全体を床にしっかりつけ、背部はソファにあずけるようにする。必要があれば、腰の後ろにクッションを入れると良い。

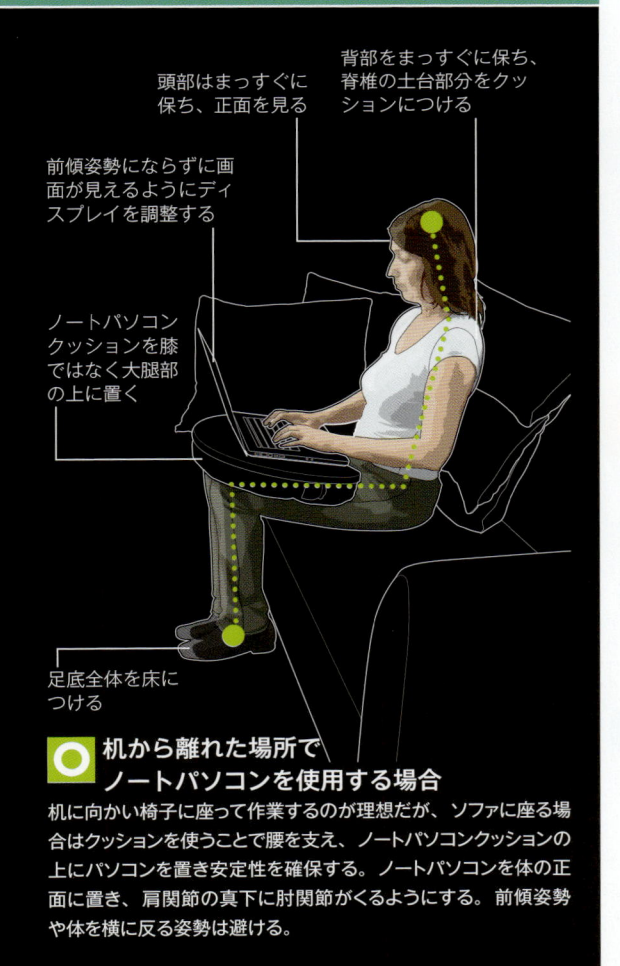

## 電話を使用する場合

パソコン操作をしながら電話に応対する際、耳と肩で受話器をはさむことが多い。しかし、この姿勢でパソコン操作を続けると肩、頚部、上背部の筋の緊張が高まりやすくなるため、下記に従い、このようなトラブルを防ぐ。

- 受話器を使うのではなく、ヘッドセットを使用する。ヘッドセットでの通話は手が空くため作業を続けることができる。
- 通話中はノートパソコンやキーボードなど正面を見るようにする。捻りの姿勢は腰に不必要な負担をかける。
- 腕や肩に力が入らないように、キーボードは手が届く場所に配置する。手を伸ばして遠くにある物を取るようなことはしない。

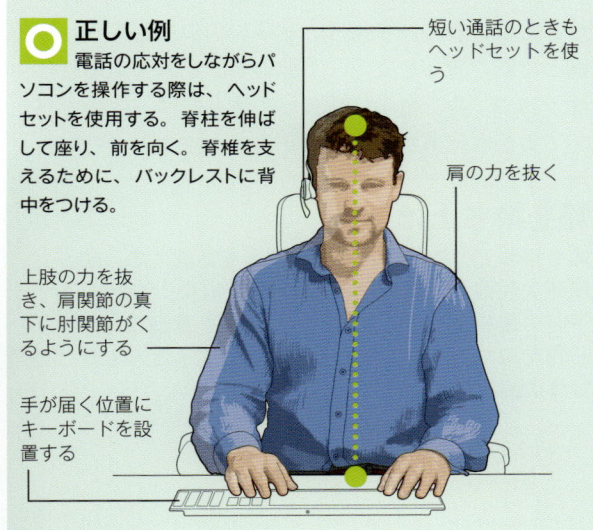

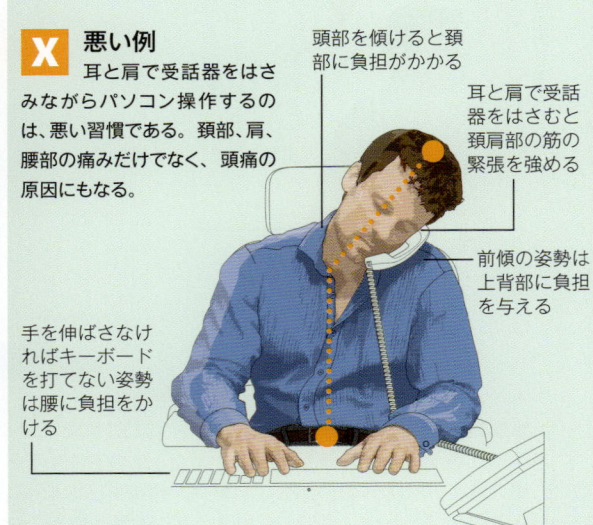

### ○ 正しい例
電話の応対をしながらパソコンを操作する際は、ヘッドセットを使用する。脊柱を伸ばして座り、前を向く。脊椎を支えるために、バックレストに背中をつける。

- 短い通話のときもヘッドセットを使う
- 肩の力を抜く
- 上肢の力を抜き、肩関節の真下に肘関節がくるようにする
- 手が届く位置にキーボードを設置する

### ○ 机から離れた場所でノートパソコンを使用する場合
机に向かい椅子に座って作業するのが理想だが、ソファに座る場合はクッションを使うことで腰を支え、ノートパソコンクッションの上にパソコンを置き安定性を確保する。ノートパソコンを体の正面に置き、肩関節の真下に肘関節がくるようにする。前傾姿勢や体を横に反る姿勢は避ける。

- 頭部はまっすぐに保ち、正面を見る
- 背部をまっすぐに保ち、脊椎の土台部分をクッションにつける
- 前傾姿勢にならずに画面が見えるようにディスプレイを調整する
- ノートパソコンクッションを膝ではなく大腿部の上に置く
- 足底全体を床につける

### X 悪い例
耳と肩で受話器をはさみながらパソコン操作するのは、悪い習慣である。頚部、肩、腰部の痛みだけでなく、頭痛の原因にもなる。

- 頭部を傾けると頚部に負担がかかる
- 耳と肩で受話器をはさむと頚肩部の筋の緊張を強める
- 前傾の姿勢は上背部に負担を与える
- 手を伸ばさなければキーボードを打てない姿勢は腰に負担をかける

# 物を持ち上げるとき・運ぶとき

物を持ち上げる際、背中を丸めて腰に負担をかけてしまう人が多い。しかし、背部をまっすぐに伸ばし、腹部や脚の強い筋を使って物を持ち上げた方が安全である。

前屈姿勢（背中を丸めておしりを突き出した姿勢）で物を持ち上げると、腰への負担が多く、腰痛を招きやすい。物を持ち上げるときは背部をまっすぐに伸ばし、股関節を屈曲して下肢の筋を使うようにすると良い。

物を前に持って運ぶ際は、腰部を丸めたり反らし過ぎたり、おしりを突き出さないよう注意する。腹筋と背筋で腰部を支え、下肢の筋で重みを支える意識を持つ。物を背中に背負って運ぶ際は、体をかがめて負担を軽減させようとすると、筋肉よりも弯曲した脊椎自体に直接重みがかかってしまうので、背部を丸めないようにする。一般論として、物を持ち上げるときは背中をまっすぐに伸ばし、過度な重量物を持たないよう考慮する必要がある。腹部や下肢の筋を日頃から上手に使う習慣をつけ、かつ鏡で自分の姿勢をチェックし、脊椎がまっすぐ伸びているときの姿勢や骨盤がニュートラルポジションにあるときの感覚をつかむようにする。

> **警告！**
> 腰部を痛めてしまう可能性があるため、自分にとって過度な重量物を持ち上げないようにする。荷物の重量がよくわからない場合は、下記のステップ1、2の方法に従って床から少しだけ持ち上げるようにする。重い物は無理に1人で持ち上げず、他人の助けを借りるようにすると良い。

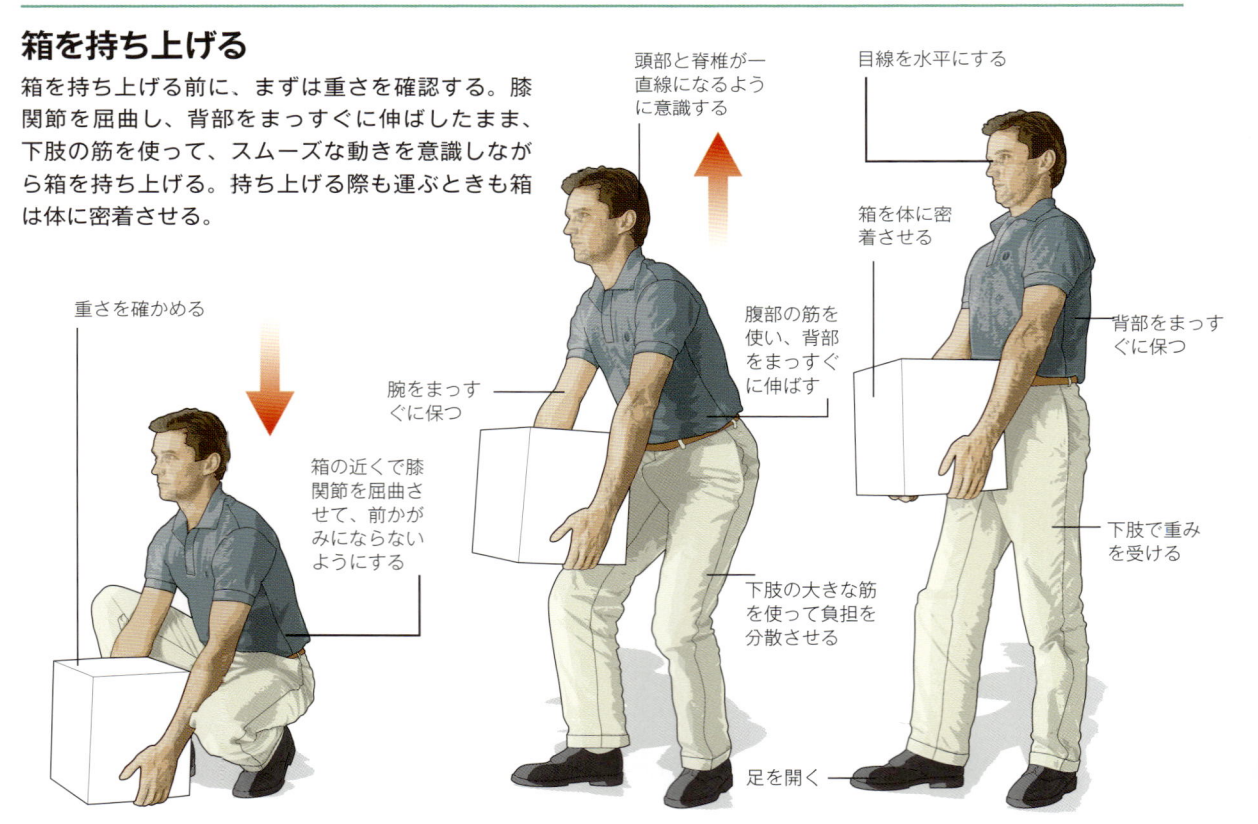

## 箱を持ち上げる

箱を持ち上げる前に、まずは重さを確認する。膝関節を屈曲し、背部をまっすぐに伸ばしたまま、下肢の筋を使って、スムーズな動きを意識しながら箱を持ち上げる。持ち上げる際も運ぶときも箱は体に密着させる。

**1** 片脚を前に出し、箱が脚の間にくるように腰を落とす。持ち上げる前に、箱の重さや形状を確認する。

**2** 背部をまっすぐに伸ばしたまま、箱の下に手を入れ、左右両側の下方を持つ。箱を体に密着させ、スムーズに立ち上がる。

**3** 腹筋を使って脊椎をサポートする。腰はかがめず、反り過ぎにも気をつける。両足に重みが均等にかかるよう意識する。

# 物を持ち上げるとき・運ぶとき

## バッグを持つ

買い物をビニール袋につめる際は、重さが均等になるように複数の袋につめ、両手に持つ袋の重さを同じにする。ノートパソコンやファイルなど重い物を1つだけ持つ際は、斜め掛けバッグやリュックを使うようにすると良い。ストラップが太い物を選び、バッグを体に密着させるようにする。また、バッグを掛ける方向を時々変えるようにする。バッグやリュックを身体にかけたり、外す際には、テーブルにバッグを一度置くなどして、一気に無理に持ち上げないよう工夫する。

**肩関節は下げて、力を抜く**

**脊椎のサポートとして腹筋を引き締める**

**買い物袋の重さを均等にする**

**買い物袋の持ち方**

**肩関節を後ろに下げる**

**大きな袋を1つ持つのではなく、複数に分ける**

**バッグの重さを分散させるため、ストラップの太いバッグを使用する**

**バッグを体に密着させる**

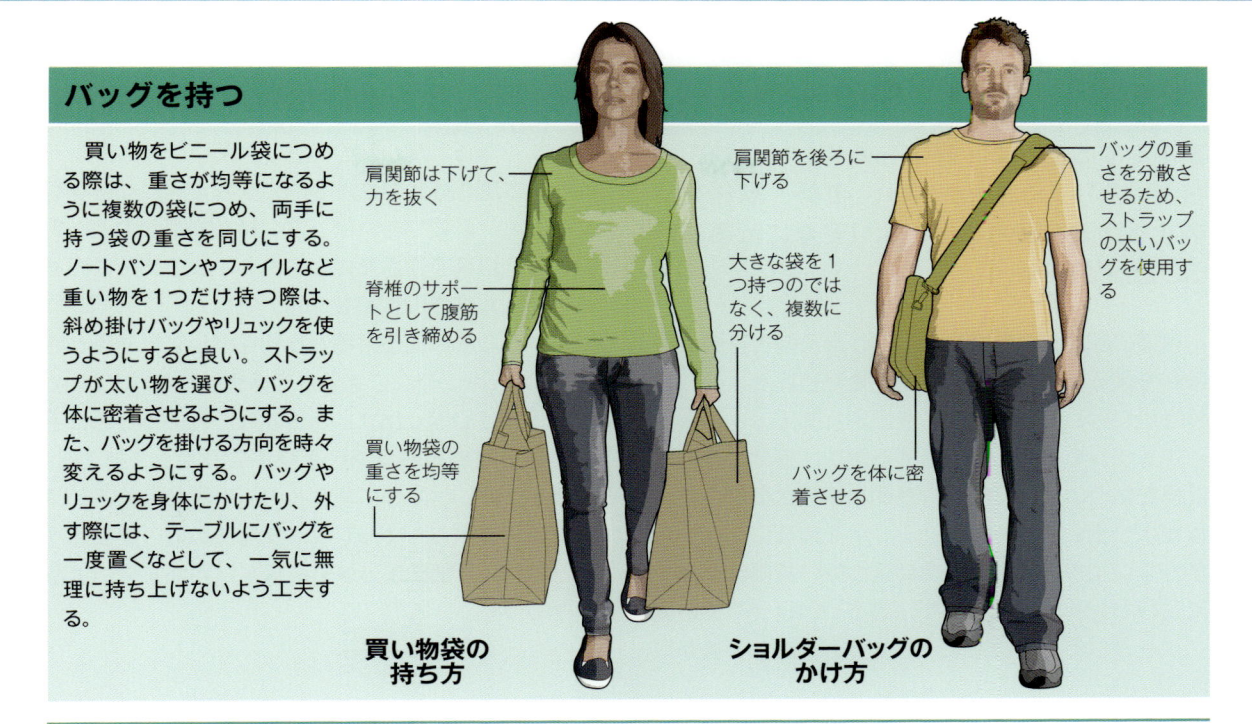

**ショルダーバッグのかけ方**

## 長い物を持ち上げるとき

長い物を持ち上げる際は第一に重さを確認し、他人の助けを借りられない状況では、1人で持ち上げても安全かどうか判断する。1人で持ち上げても安全な重さであるならば、膝関節を屈曲して腰を落とし、対象物をまたぐ要領で足をつく。その際、片脚を前に出すのも良い。前かがみにならないよう意識し、対象物を持ち上げ終わるまで背部をまっすぐに伸ばした状態を保つ。

**対象物の重さを確かめ、対象物を持ち上げる最適な方法を選択する**

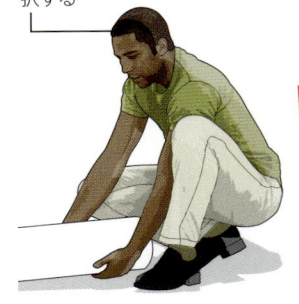

**対象物を持ち上げる**

**顎を引き、頭と脊椎が一直線になるようにする**

**肩関節を水平に保つ**

**腰を落とし下半身を安定させる**

**下肢の筋を使って持ち上げる**

**左右の下肢に重みを均等にかける**

**1** 両脚の間に対象物の端がくるように腰を落とす。両手を下に入れ、しっかり持つ。

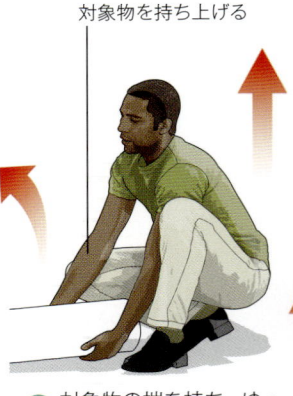

**2** 対象物の端を持ち、ゆっくりと体から離すように傾け、対象物の反対側に重みをかけつつ対象物をまっすぐに持ち上げる。必要であれば、片脚を前に出す。

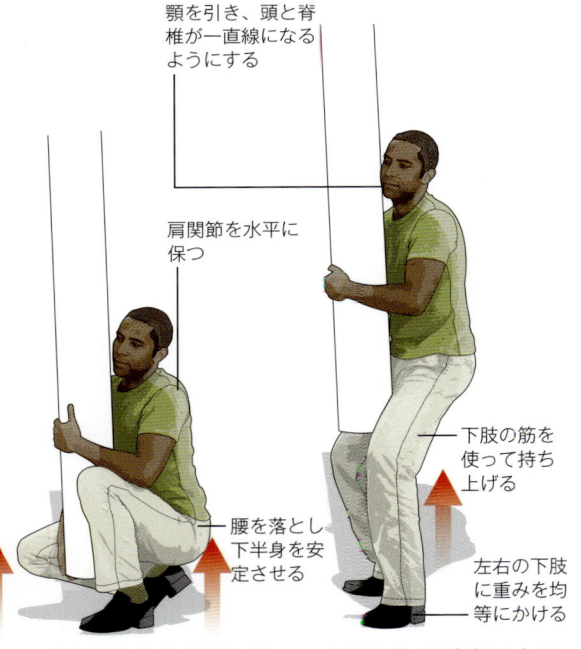

**3** 手を対象物の底面にスライドさせ、体に対象物を近づけ肩で重みを支えるようにする。

**4** 対象物を垂直に立て、しっかりと抱える。背部をまっすぐに伸ばしたまま、ゆっくりと立ち上がる。

# 家事をするとき

家事をするときは、背中を丸めたり、物を持ち上げたりすることが多い。姿勢・動作を改善する意識を高めれば、より安全に家事を行うことができる。

家事の際に痛みを感じることがある場合、動作の改善を図ること、定期的に休憩を取ること、同じ動作を繰り返し行わないことを原則とする。

キッチンで食事の準備をする際は、自分の姿勢に注意を払うようにする。理想的な調理台の高さは肘関節より少し下とされている。手を無理に伸ばす必要がないように体を調理台に近づけ、背部はまっすぐに保つ。片脚を前に出す、あるいは足台や低い棚に足をかけるといった工夫をすると快適な姿勢が取りやすくなる。流し台の高さが肘関節よりも少し下くらいにあれば食器を洗う際に前かがみにならなくても済む。必要であれば、洗い桶を調理台の上にのせる、洗い桶を逆さまにしてもう1つその上にのせるといった高さの調節をする。

高いところにある戸棚から物を出し入れするときのために、キッチンには足台を準備しておくと良い。物は1つずつ取り出すようにする。高いところに手を伸ばし過ぎてバランスを崩さないよう注意する。戸棚を整理し、頻繁に使うものを下段に入れるといった工夫をする。オーブンや食器洗い機の扉を開けるときは、背部をまっすぐに保ち、かがまないよう気をつける。

## 家事

家事をする際の姿勢や動作を改善することで腰痛予防に役立つ。必要なものは作業に取りかかる前にすべて準備し、突然体を捻ったり、腰に衝撃を与えないようにゆっくりと作業を行う。

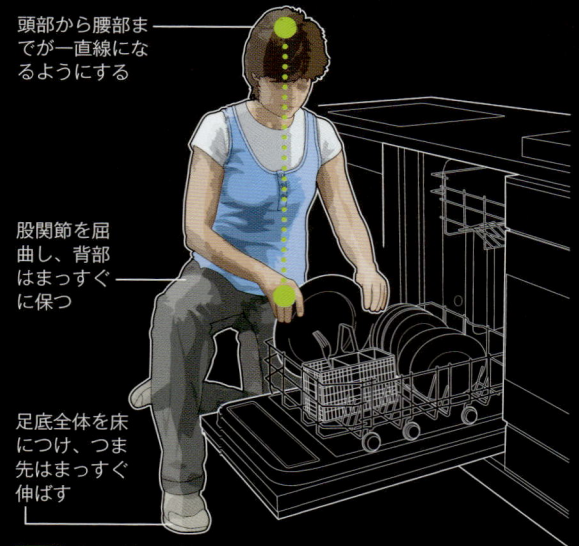

- 頭部から腰部までが一直線になるようにする
- 股関節を屈曲し、背部はまっすぐに保つ
- 足底全体を床につけ、つま先はまっすぐ伸ばす

- 肩関節を水平に保ち、頚部から腰部の位置が一直線に並ぶようにする
- 背部をまっすぐに保つ
- 洗濯物かごを手の届く場所に置き、少しずつ洗濯機の中に入れる

### ◉ 食器洗い機をセットする
食器洗い機の近くに汚れた食器を重ねて置く。片方の脚は立て、背中をまっすぐに保ち、一枚ずつ食器を入れる。大きく前屈する姿勢や手を伸ばすような動作は避ける。負担を分配するため下肢の筋を使う。他の方法として、食器洗い機の近くで脚を開いて膝を足関節の上にくる位置で屈曲し、腰を落として食器を入れる。

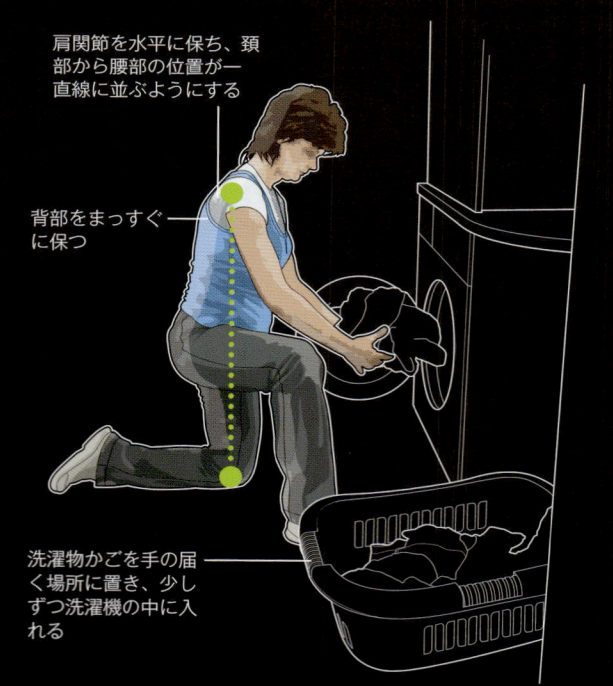

### ◉ 洗濯機を使うとき
ドラム式洗濯機の場合、服を洗濯機に入れる際は膝関節を屈曲して腰を落として座るか、あるいは片膝を床につけるようにする。縦型洗濯機の場合は、体をかがめる・捻るなどの動きを避け、洗濯物かごを洗濯機の高さに合わせる。片手で服を入れる際は、反対側の足を浮かせバランスをとるようにする。

## 床掃除をするとき

　体を捻ったり、上肢を無理に伸ばしたりしないよう注意する。ほうき、モップ、掃除機等と体を一緒に動かすようにする。スティック型掃除機を使う場合は、掃除機を体に近づけ、片方の足を前に出して膝は少し曲げ、前かがみになるのではなく、体を前後に動かすと良い。掃除機は引きずらない。こまめに前後へ動かすようにする。キャニスター型掃除機を使う場合は、ホースをしっかり伸ばすようにする。テーブルの下を掃除する際は腰を落とし、膝を屈曲させ、できる限り背部をまっすぐに保つようにする。掃除機を買い替えるときは、ホースが長く、床用ノズルが大きいもので、軽量かつ強力な吸引力のものを選ぶと良い。

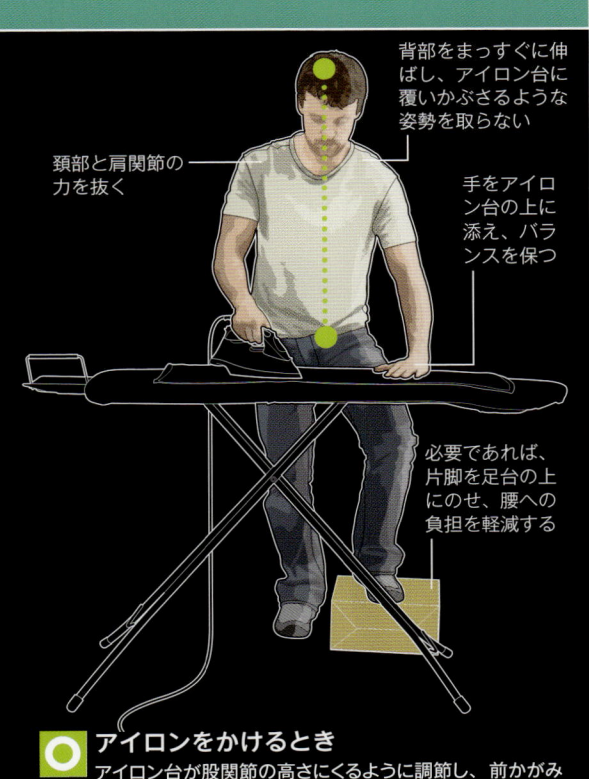

### 🟢 アイロンをかけるとき

　アイロン台が股関節の高さにくるように調節し、前かがみにならないようにする。肩関節を拳上せずに前腕を自由に動かしながらアイロンがかけられると良い。アイロン台の近くに立ち、片足のつま先は正面、もう一方の足は外側に向けて、アイロンをかけながら体重を左右に移動させる。または、椅子やソファに浅く座りながらアイロンをかけ、下肢への負担を軽減する。

（図中ラベル）
- 背部をまっすぐに伸ばし、アイロン台に覆いかぶさるような姿勢を取らない
- 頸部と肩関節の力を抜く
- 手をアイロン台の上に添え、バランスを保つ
- 必要であれば、片脚を足台の上にのせ、腰への負担を軽減する

## 家事をするとき　よくある質問 Q&A

**Q** 家事をするときは、どのような服装が良いですか？
**A** 動きやすい楽な服装をお勧めします。濡れたり、汚れたりしても構わない古めの服を着ると良いでしょう。

**Q** 冷蔵庫の物を取るときは、どのようなことに注意すれば良いですか？
**A** 冷蔵庫の中身を整理する際は、普段よく使うものを中央の段に入れ、手を伸ばさずに物を取れるように工夫すると良いでしょう。どうしても体をかがめる必要がある場合は、膝を曲げて腰を落とし片膝を床につけ、脚の力を使って立ち上がるようにしましょう。新しい冷蔵庫を買うときは、設置スペースに余裕があればですが、冷凍室が最上部にあるものを選ぶと良いでしょう。

**Q** ベッドメイクをする最適な方法はありますか？
**A** シーツをマットレスの下に折り返すときは、ベッドに近づき膝を屈曲して腰を落とします。ボックスシーツや掛け布団カバーを選ぶと良いでしょう。ベッドにキャスターをつけると負担なく動かすことができます。

**Q** 掃除をするときは、どのようなことに注意すれば良いですか？
**A** 長い柄の付いた道具を使い、腕を伸ばし過ぎずに済むようにしましょう。場合によっては、ひざまずいて作業することも必要です。

**Q** どうすれば腰に負担をかけずに洗濯をすることができますか？
**A** 洗濯かごを椅子の上に置くなどして、かがまずに手が届くようにします。小物は洗濯用ネットに入れ、洗濯機から取り出しやすいように工夫します。濡れた衣類は重いので一度に洗濯機から出すのではなく、アイテムごとに取り出すと良いでしょう。自分の身長に合わせて物干し用ロープの高さを調整し、負担なく手が届くようにしましょう。

**Q** 腰痛持ちの場合は、どのようにすれば家事を楽に行うことができますか？
**A** たとえばですが、腰に負担をかけずに料理ができるよう、キッチンにエルゴノミクス（人間工学）デザインを取り入れるなど、症状に合わせ生活空間の調整を検討してみると良いでしょう。

**Q** 日曜大工（DIY）をするときは、どのようなことに注意すれば良いですか？
**A** 物を持ち上げる際、体幹を捻る動作は避けましょう。肩、骨盤、大腿部などで重みを分散するように心がけましょう。手や体を無理に伸ばさず済むよう、作業に必要な道具をそろえることも重要です。

**Q** 自分1人ではできない家事があるときはどうすれば良いですか？
**A** 友人や家族に助けを求めますが、負担が大きい仕事に関しては業者に頼むのも良いでしょう。

# 庭仕事をするとき

庭仕事では、中腰、前かがみ、持ち上げ動作が多い。背部をまっすぐに保ち、物を持ち上げる際と同様のルール（p.128～129参照）に従い、作業時の姿勢や動作を調整することで腰部への負担を軽減できる。

物を持ち上げたり、移動させたりする際は、腰部ではなく下肢の力を利用すると良い。植木や庭木の手入れ、生垣の剪定といった作業時は、梯子や長い柄の付いた道具を使って、手や体を無理に伸ばさないよう工夫する。芝を刈るときは、体を芝刈り機の進行方向へ向け、腹筋に力を入れて背筋を伸ばし、顔を上げて作業することを意識すると良い。草むしりや花壇に球根を植える際には、クッションパッドの上に片膝立ち、あるいは低い椅子に座って行うようにする。腰の状態が悪いなら、花壇の位置を高くする、グリーンハウス（温室）で植物や花を栽培するといった配慮をすると良い。

> **警告！**
> 庭仕事をする際は、運動をするときと同様の注意をする必要がある。作業に適した服を着て、軽いストレッチをしてから作業に取りかかるようにする。定期的に休憩を取り、水分補給を怠らないようにする。必要に応じて、人の助けを借りる。

## 掘土する

普段から腰痛の有無にかかわらず、この作業は腰に負担がかかる。一度にたくさんの土をショベルで持ち上げないことが重要である。急いだペースで掘らず、痛みを感じたら十分な休憩を取り作業を再開する。堀土作業が楽に行えるよう、レバーが付いているショベルもある。

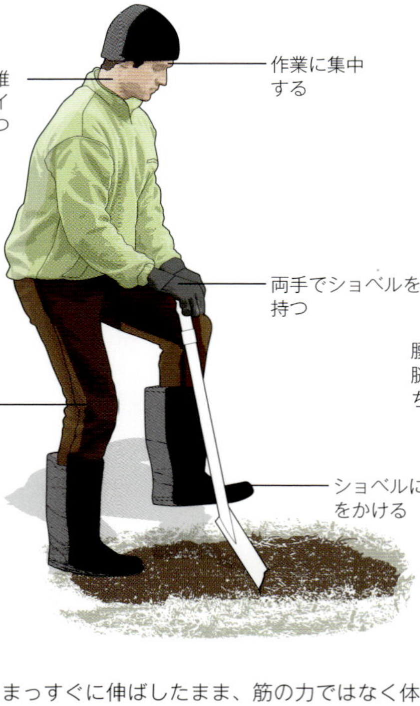

左図のラベル：
- 頚部から脊椎の良いアライメントを保つ
- 作業に集中する
- 両手でショベルを持つ
- 軸足にしっかりのる
- ショベルに片足をかける

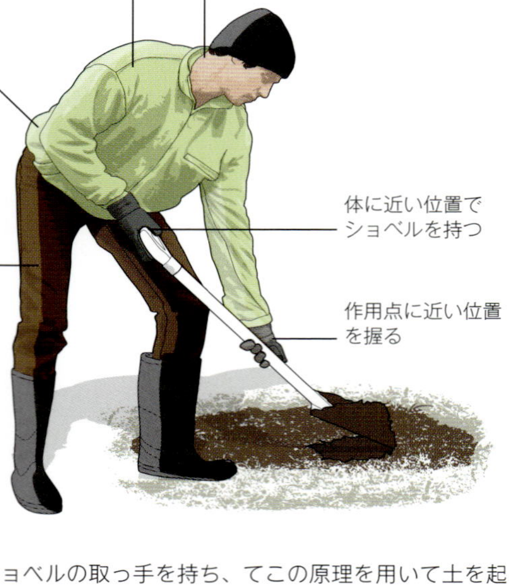

右図のラベル：
- 体を捻らないようにする
- 頚部に力を入れないようにする
- 背部をまっすぐに保つ
- 腰ではなく大腿を使って持ち上げる
- 体に近い位置でショベルを持つ
- 作用点に近い位置を握る

**1** 背部をまっすぐに伸ばしたまま、筋の力ではなく体重をのせる要領でショベルを土中に押し込む。腰から曲げないように股関節と膝関節を屈曲し、ショベルを持つ手は力を入れ過ぎないようにする。穴底をショベルで突いてから土を持ち上げると良い。

**2** ショベルの取っ手を持ち、てこの原理を用いて土を起こす。片手は作用点に近い鉄部のところを握り、土を持ち上げる。つま先が土を置く方向を向くように足を動かし、体ごと向きを変えて腰部を捻らないようにする。

# 庭仕事をするとき

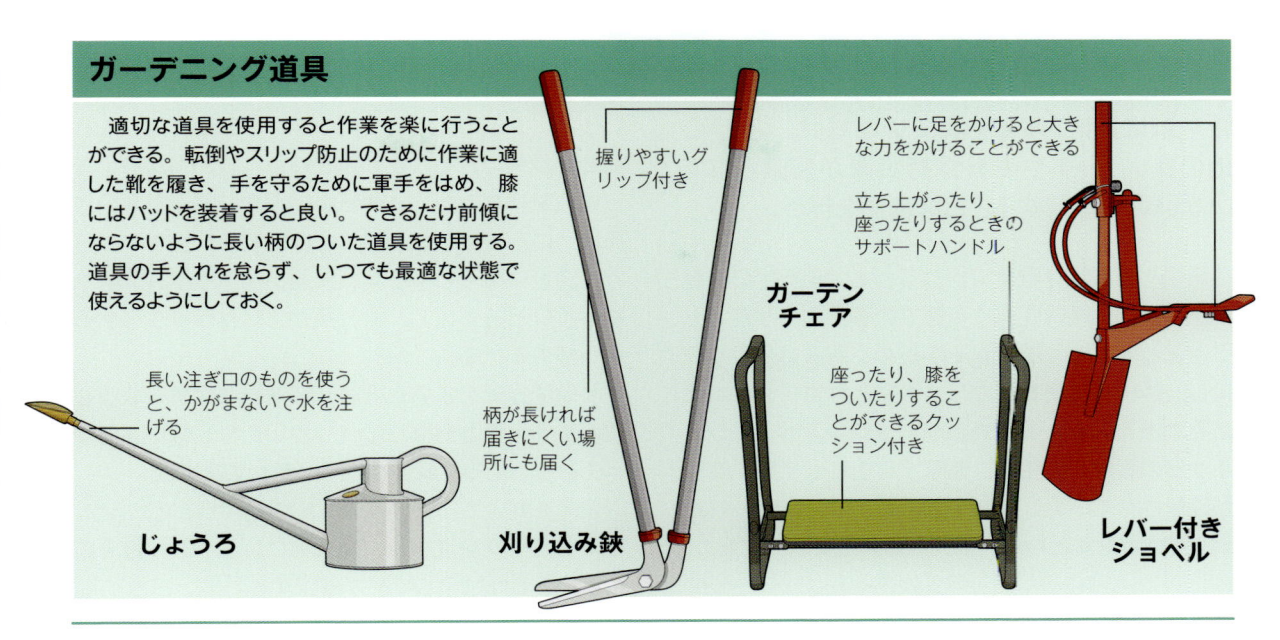

## ガーデニング道具

適切な道具を使用すると作業を楽に行うことができる。転倒やスリップ防止のために作業に適した靴を履き、手を守るために軍手をはめ、膝にはパッドを装着すると良い。できるだけ前傾にならないように長い柄のついた道具を使用する。道具の手入れを怠らず、いつでも最適な状態で使えるようにしておく。

- 長い注ぎ口のものを使うと、かがまないで水を注げる
- **じょうろ**
- 握りやすいグリップ付き
- 柄が長ければ届きにくい場所にも届く
- **刈り込み鋏**
- 立ち上がったり、座ったりするときのサポートハンドル
- 座ったり、膝をついたりすることができるクッション付き
- **ガーデンチェア**
- レバーに足をかけると大きな力をかけることができる
- **レバー付きショベル**

## 投土する

投土の作業にも、掘土のときと同じアドバイスが適用される。ただし、投土の際は中腰ながら体をできるだけ低く落とし、浅い位置で土を掘り起こすようにする。水分を多く含み土が重い状態、あるいは土が乾いて堅いときはショベルで土を耕すのは難しく、腰にさらに負担がかかるため、できれば最適な条件が整う日まで作業を待ったほうが望ましい。

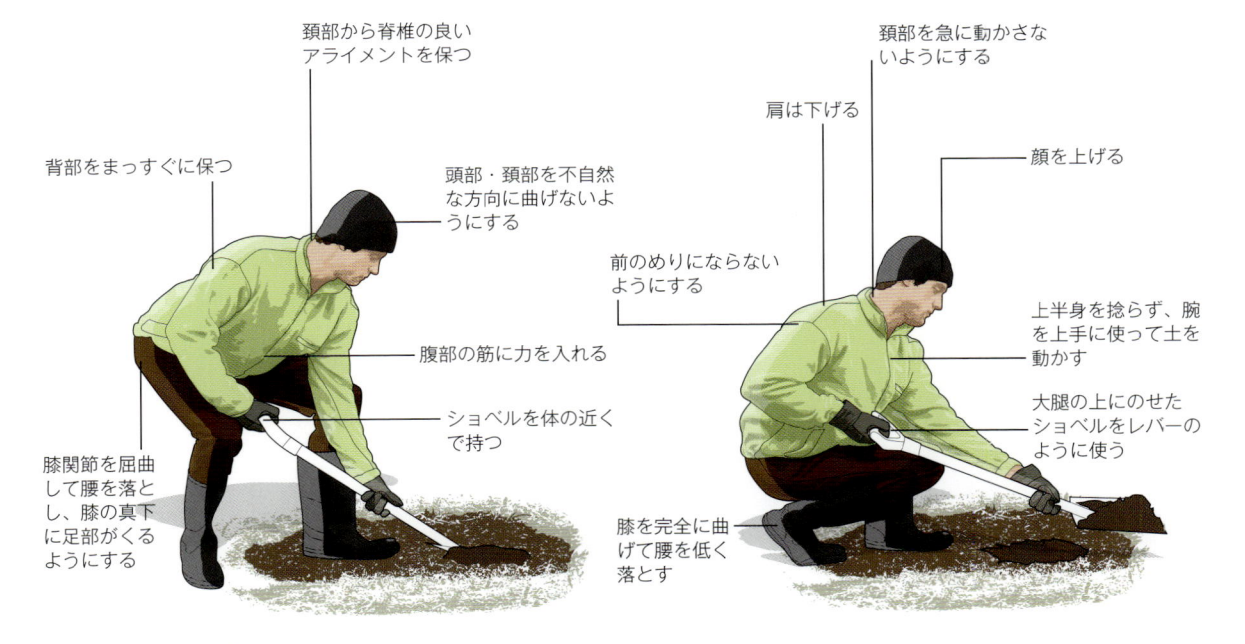

**図1の注釈:**
- 頸部から脊椎の良いアライメントを保つ
- 背部をまっすぐに保つ
- 頭部・頸部を不自然な方向に曲げないようにする
- 腹部の筋に力を入れる
- ショベルを体の近くで持つ
- 膝関節を屈曲して腰を落とし、膝の真下に足部がくるようにする

**図2の注釈:**
- 頸部を急に動かさないようにする
- 肩は下げる
- 顔を上げる
- 前のめりにならないようにする
- 上半身を捻らず、腕を上手に使って土を動かす
- 大腿の上にのせたショベルをレバーのように使う
- 膝を完全に曲げて腰を低く落とす

**1** 膝関節と股関節を屈曲して腰を落とし、可能な限り背中をまっすぐに保つ。前傾になるが、できるだけ重心を低くする。大腿の上（膝の内側寄り）に乗せた腕を支点としてショベルを左右に動かす。

**2** 腰を低く落とし、一定の調子でショベルの先端を前方に押し進める。ショベルがいっぱいになったら、持ち上げるのではなく、体を横に動かす力を利用して土を投げる。両腕の力を使い、上半身の動きを最小限度に抑える。

# 車の運転をするとき

腰や頸にトラブルを抱えている場合、座り心地の良いシートや姿勢保持装置が装備されていない車を運転することは苦痛を伴う。

　腰痛や頸部痛を抱えていなくとも、走行中の振動や急な動き、長時間同じ姿勢での着座などが症状を引き起こすことがある。そのため、四肢はリラックスし、体、特に腰背部がしっかりとサポートされる必要がある。シートの高さやバックレスト、ハンドルからの距離を調整し、運転する前に必ず良い姿勢が確保されていることを確認する。バックミラーは、頸を動かさなくとも後ろが見える角度に調節する。

## 運転席に座っているとき

　頸や肩を力ませずに運転する習慣をつける。ハンドルを必要以上に強く握る、握る手の位置が高いといった、力みには自分で気づき、その都度力の入れ具合を調整できることが望ましい。肩が力んでいかり肩気味になったら、運転中一定のリズムで呼吸するように心がけ、息を吐くたびに筋の緊張をやわらげ、肩をゆっくり下ろす。後頭部をヘッドレストへゆっくりとあずけて、頭と頸がよりリラックスするよう努めると良い。

　長時間運転をするときは、定期的に休憩を取る必要がある。車から降りて少し歩いたり、軽いストレッチを行ったり、肩を回してリラックスする。

　新車を購入する際は、シートが調節可能であるか、そのデザインを注視し、購入前にはシートが自分に合うかどうか試乗して必ず確認する。

## 車から降りるとき

運転後は体がこわばり、車にのるときよりも降りるときのほうが体は動きずらい。車にのるときは、下記のステップを逆から行う。つまり、ドアを持って体を支え、膝を曲げてシートに背中を向けた状態でおしりからのる。シートに腰かけたら、左足、右足の順で慎重に車内へ入る。

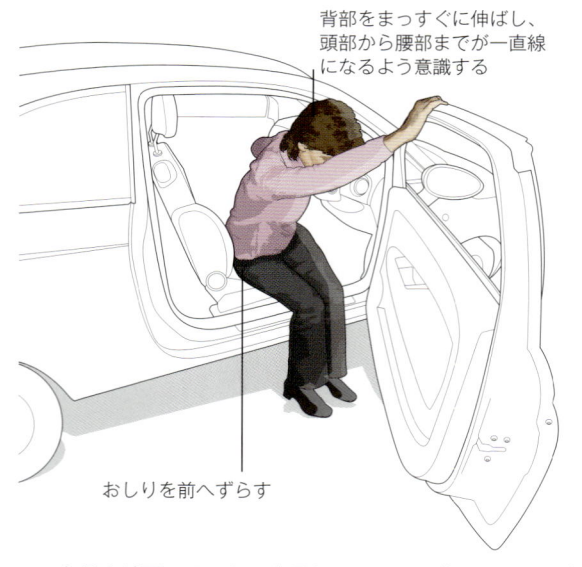

**1** 縁石から少し離れて車を止める。シートを後ろに引きスペースを確保する。ドアを開け、片手をハンドルの上に添え、もう片方の手でドアのフレームを持ち、体をドアの方向に向ける。

（左手をハンドルに添え、バランスを取る／右足を地面につける）

**2** 左足を地面に下ろし、右足とそろえる。体がドアの方向を向いたら、おしりが座面の端にくるようずらして、右手をドアフレームの上に置く。左手はハンドルの上に置いたままにする。

（背部をまっすぐに伸ばし、頭部から腰部までが一直線になるよう意識する／おしりを前へずらす）

## 正しい運転姿勢

体に不必要な負担がかからぬよう、運転席に座った際は以下の点を順番に頭の中で確認する。

- 座席のクッションが中央部で盛り上がって、大腿よりも骨盤に体重がかからないよう気をつける。ペダルを踏み込んだ際にシートに伝わる力に対抗して体を支えるには、シートはある程度硬いほうが良いが、硬すぎるとエンジンの振動が脊椎に伝わってしまうので注意する。
- バックレストがしっかり腰を支えていることを確認する。シートにランバーサポート機能が搭載されているのが望ましいが、丸めたタオルやストラップで固定できるクッションでも代用できる。バックレストの角度を垂直の状態から5〜10度後方へ倒した位置で調節すると良い。
- 頭部をヘッドレストにつけ、頚と肩の力を抜いてまっすぐ前を見る。ヘッドレストはクッション性があり、上下・前後に調節できるものが良い。むち打ち症（p.72参照）の予防にはヘッドレストは額の高さまであったほうが望ましい。
- ペダルに足を軽くのせ、ペダルが硬くないか（特にクラッチペダル）、床からペダルの位置が高すぎないか、足がきちんと届く位置にペダルがあるかチェックする。

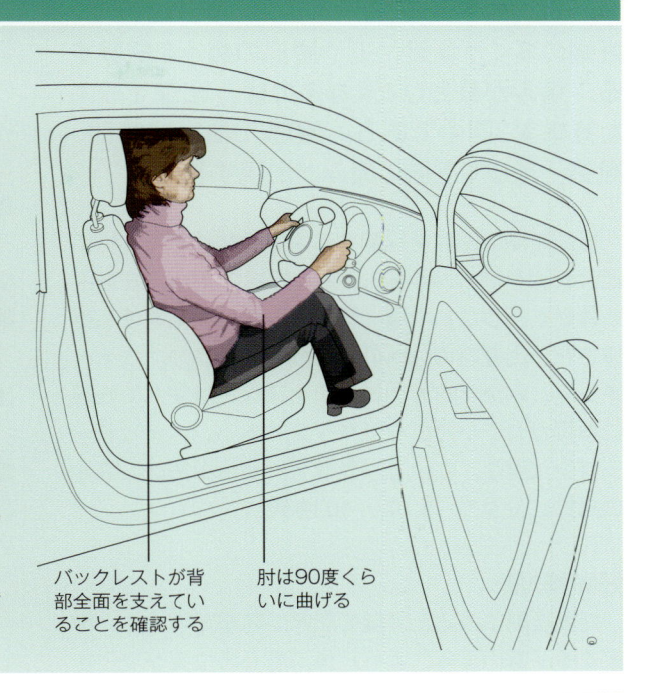

バックレストが背部全面を支えていることを確認する

肘は90度くらいに曲げる

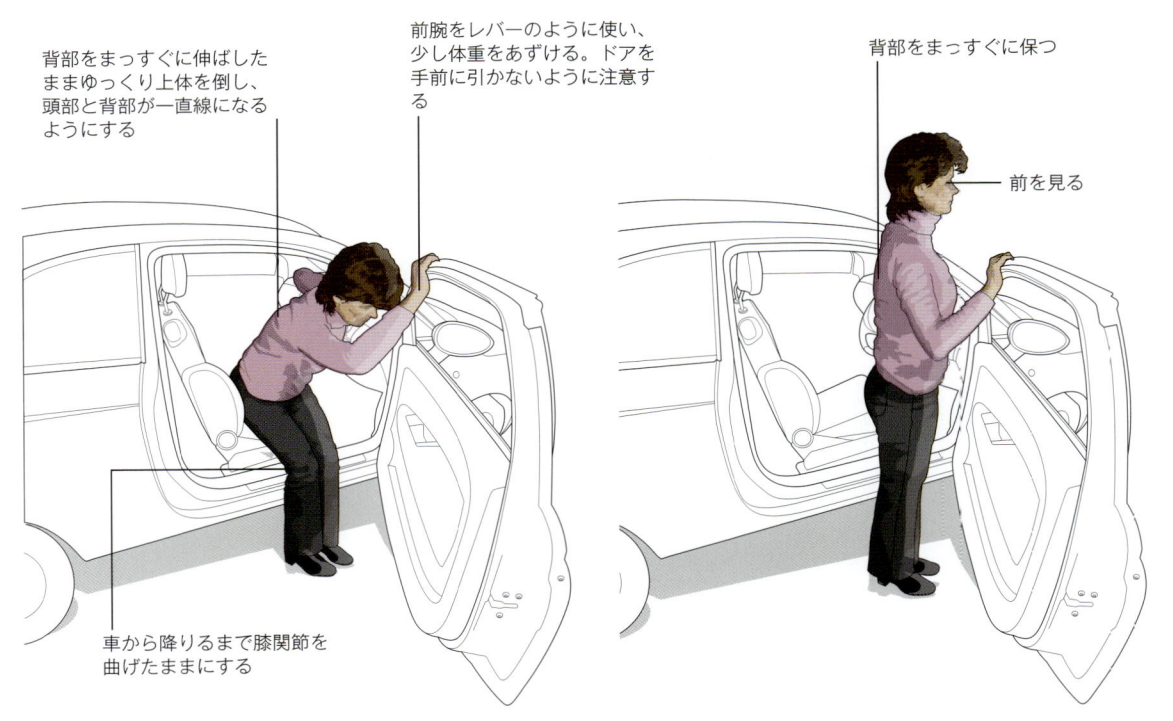

---

背部をまっすぐに伸ばしたままゆっくり上体を倒し、頭部と背部が一直線になるようにする

前腕をレバーのように使い、少し体重をあずける。ドアを手前に引かないように注意する

車から降りるまで膝関節を曲げたままにする

**3** 上半身をかがめるが、前腕を前に伸ばすことでバランスを取る。顔を上げ、膝は曲げたまま、腰よりもおしりを動かすようにする。

背部をまっすぐに保つ

前を見る

**4** 腰部ではなく両下肢に体重をあずけたまま、膝をゆっくりと伸ばして立ち上がる。少々時間がかかるかもしれないが、この方法で車から降りるよう日頃から習慣化すると良い。

# 妊娠中の予防対策

妊婦の多くが骨盤付近や腰部の痛みを経験する。痛みが最もひどくなるのは、出産を控えた妊娠第3期中である。腰部、仙腸関節部、殿部、そして下肢に痛みが出現する。

妊娠を期に腰痛を経験する人は少なくなく、特に2回目の妊娠時に痛みを訴える妊婦は多い。妊娠中も運動を行うことで腰・骨盤を強化し、柔軟性も維持され、出産時の体への負担軽減に役立つ。ウォーキング、水泳、ヨガ、ピラティスなどはすべて妊娠に推奨されているエクササイズである。メディテーション（瞑想）によるリラクゼーション法は、痛みの対処に役立つ（p.102～103参照）。

## 妊娠第3期

妊娠後期に入ると骨盤の関節や靱帯がゆるみ、増大する子宮の重みにより、体の重心の位置が変化する。つまり、直立の姿勢を取る際には、通常よりも肩関節を後ろへ引いたりと、増えた体重分のバランスを取るよう姿勢を調整せざるを得なくなる。腰への負荷を軽減する目的で医師やセラピストは妊婦用の仙腸関節ベルトの装着を勧めることがある。

妊娠中、強い仙腸関節痛が生じた場合は、骨盤帯痛（恥骨結合機能不全とも呼ばれる）の可能性があるため、医師や理学療法士を受診すべきである。理学療法士の指導下に、適切な運動療法（p.90～93参照）を行うことで症状は改善されることが多い。

## 出産後の腰痛ケア

出産後の腰痛もめずらしくないが、数日で痛みは緩和される。痛みが継続する場合、潜在的な健康上の問題が腰痛を引き起こしている可能性があるため、医療機関を受診すべきである。

出産後は、育児を行うにあたって正しい姿勢や動作を身につける必要がある（p.138～139参照）。ベビースリングは、赤ちゃんの体重を均等に分散できないため使用を避ける。

## 直立姿勢

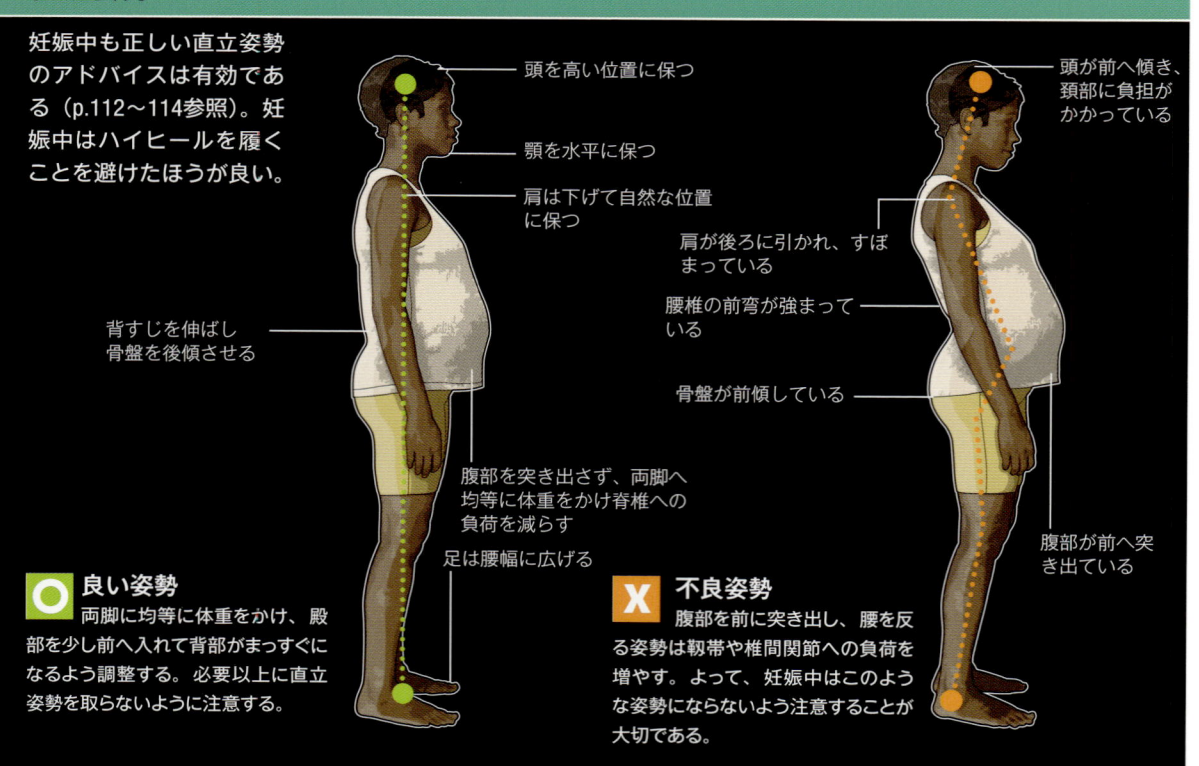

妊娠中も正しい直立姿勢のアドバイスは有効である（p.112～114参照）。妊娠中はハイヒールを履くことを避けたほうが良い。

**良い姿勢**
両脚に均等に体重をかけ、殿部を少し前へ入れて背部がまっすぐになるよう調整する。必要以上に直立姿勢を取らないように注意する。

- 頭を高い位置に保つ
- 顎を水平に保つ
- 肩は下げて自然な位置に保つ
- 背すじを伸ばし骨盤を後傾させる
- 腹部を突き出さず、両脚へ均等に体重をかけ脊椎への負荷を減らす
- 足は腰幅に広げる

**不良姿勢**
腹部を前に突き出し、腰を反る姿勢は靱帯や椎間関節への負荷を増やす。よって、妊娠中はこのような姿勢にならないよう注意することが大切である。

- 頭が前へ傾き、頸部に負担がかかっている
- 肩が後ろに引かれ、すぼまっている
- 腰椎の前弯が強まっている
- 骨盤が前傾している
- 腹部が前へ突き出ている

## 起き上がるとき

妊娠中は、赤ちゃんの成長とともに筋が分割され腹部が大きくなり、妊娠前と同じように腹筋を使うことはできない。そのため、起き上がる際の新たな動作法を覚える必要がある。妊娠後期は腹部が大きく、痛みのない楽な姿勢を見つけることが難しい場合がある。側臥位で膝関節の間と腹部の下にそれぞれ1つずつ枕を入れると痛みが緩和される。

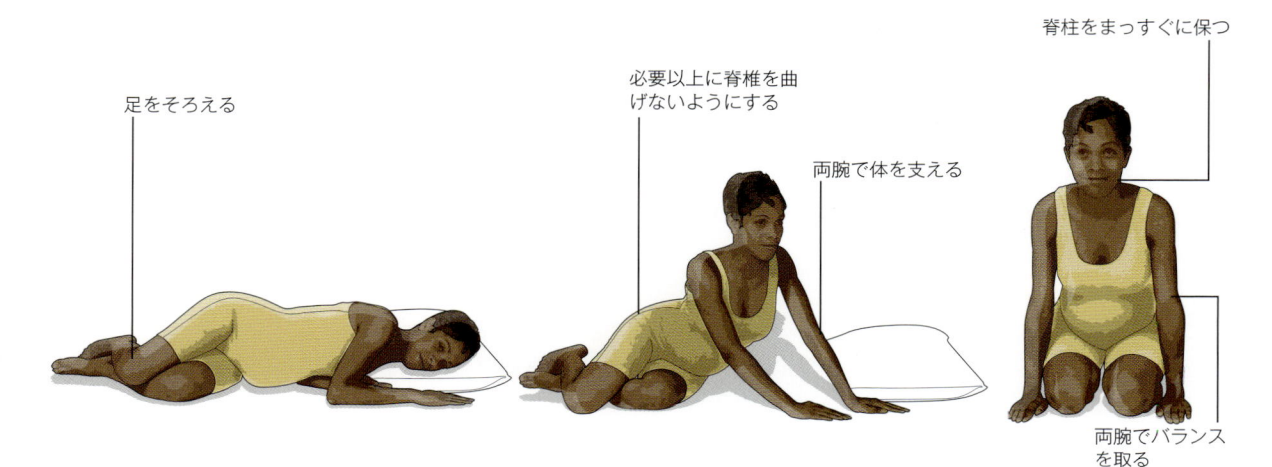

- 足をそろえる
- 必要以上に脊椎を曲げないようにする
- 両腕で体を支える
- 脊柱をまっすぐに保つ
- 両腕でバランスを取る

1. 横向きになり、手掌を下にして両手を顔の近くにつく。
2. 前腕で床を押し、スムーズな動きを意識しながら起き上がる。両腕に体重をかける。
3. 正座をする。立ち上がるときは、両手で床を押し、背部をまっすぐに保ち膝は曲げたまま片脚を立てる。

## 着座姿勢

椅子に座る際は、バックレストに背部全面をつけて背部を丸めないようにする。バックレストの高さが自分の身長に合っていることを確認し、必要であれば枕を使って腰がしっかりと支えられるようにする。妊娠中の運転は、決して快適ではない（p.134〜135参照）。

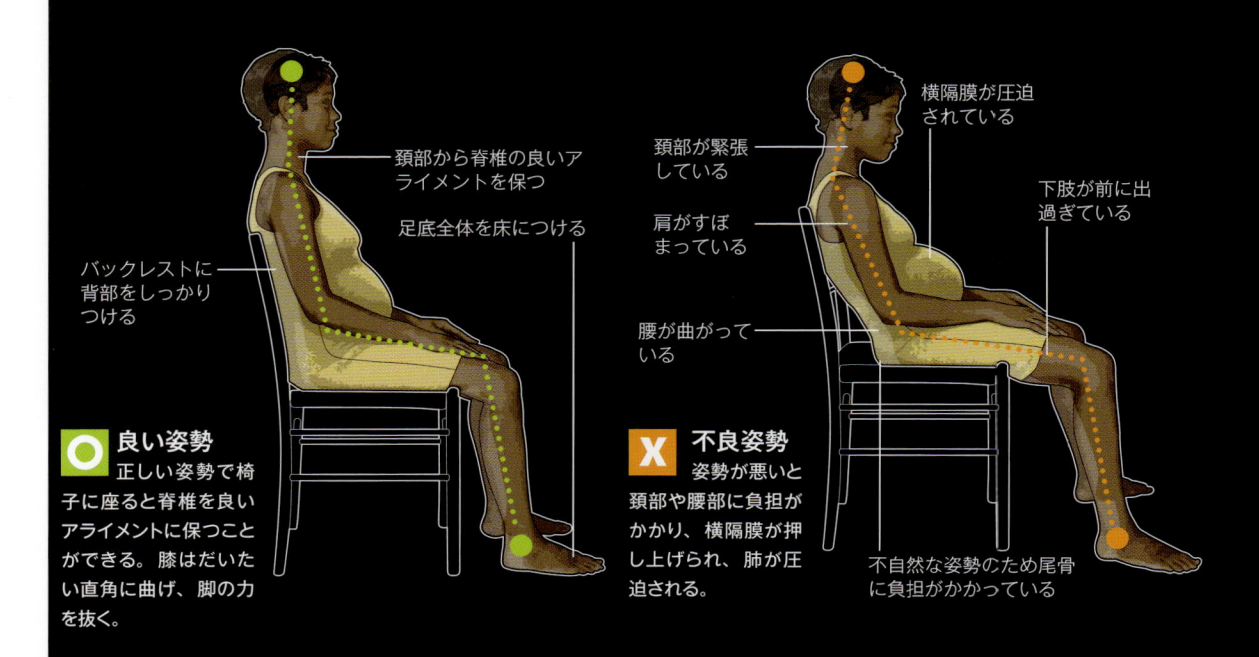

**良い姿勢**
- 頚部から脊椎の良いアライメントを保つ
- 足底全体を床につける
- バックレストに背部をしっかりつける

○ **良い姿勢**
正しい姿勢で椅子に座ると脊椎を良いアライメントに保つことができる。膝はだいたい直角に曲げ、脚の力を抜く。

**不良姿勢**
- 横隔膜が圧迫されている
- 頚部が緊張している
- 肩がすぼまっている
- 下肢が前に出過ぎている
- 腰が曲がっている
- 不自然な姿勢のため尾骨に負担がかかっている

✗ **不良姿勢**
姿勢が悪いと頚部や腰部に負担がかかり、横隔膜が押し上げられ、肺が圧迫される。

# 幼児と接するとき

出産後の母親は腹筋が伸びて弱まっており、不良姿勢や無理に赤ちゃんを抱き上げることがきっかけとなり腰痛を起こしやすい。脊椎や骨盤の靱帯が出産前の強度に戻るまで5カ月程度かかることも腰痛発生の要因である。

　育児には、赤ちゃんを抱き上げる、動かす、ベビーベッドを覗き込むといった動作が伴う。抱き上げる際は、赤ちゃんが不意に動いたりぐずったりすることがあるため、注意が必要である。

## 抱っこするとき

　赤ちゃんを抱っこする際は腰を痛めないように注意する。かがむのではなく、腰をしっかり落とし、赤ちゃんを自分の体に密着させる。赤ちゃんを片側の股関節部にのせる片手抱っこは、体のバランスを崩してしまうので避ける、あるいはその姿勢で長い時間赤ちゃんを抱っこしないように心がける。可能な限り、ベビーキャリアを使い赤ちゃんを背中におんぶし、赤ちゃんの体重を自分の重心に近づけるようにする。ベビースリングを使って体の前で赤ちゃんを抱っこすると、妊娠中とあまり変わらない姿勢となり、腰に負担がかかる。成長とともに赤ちゃんは激しく動いたり、手を伸ばして物をつかんだりするため、急な動きにも対応できるよう注意を払う。

　入浴させるときは、ベビーバスの近くに腰を落とす、あるいは片膝立ちになり、ゆっくり赤ちゃんをお湯の中に入れる。ベビーバスから出すときも同様に行う。

## 寝かせるとき

　ベビーベッドのサイドの柵を下ろせるものや、柵の高さが低いものだと、赤ちゃんを抱き上げる際に不自然な姿勢を取らずに済む。赤ちゃんをベッドに寝かすときは、背部をまっすぐに伸ばしたまま、膝を軽く屈曲して行うようにする。赤ちゃんは仰臥位で寝かせる。

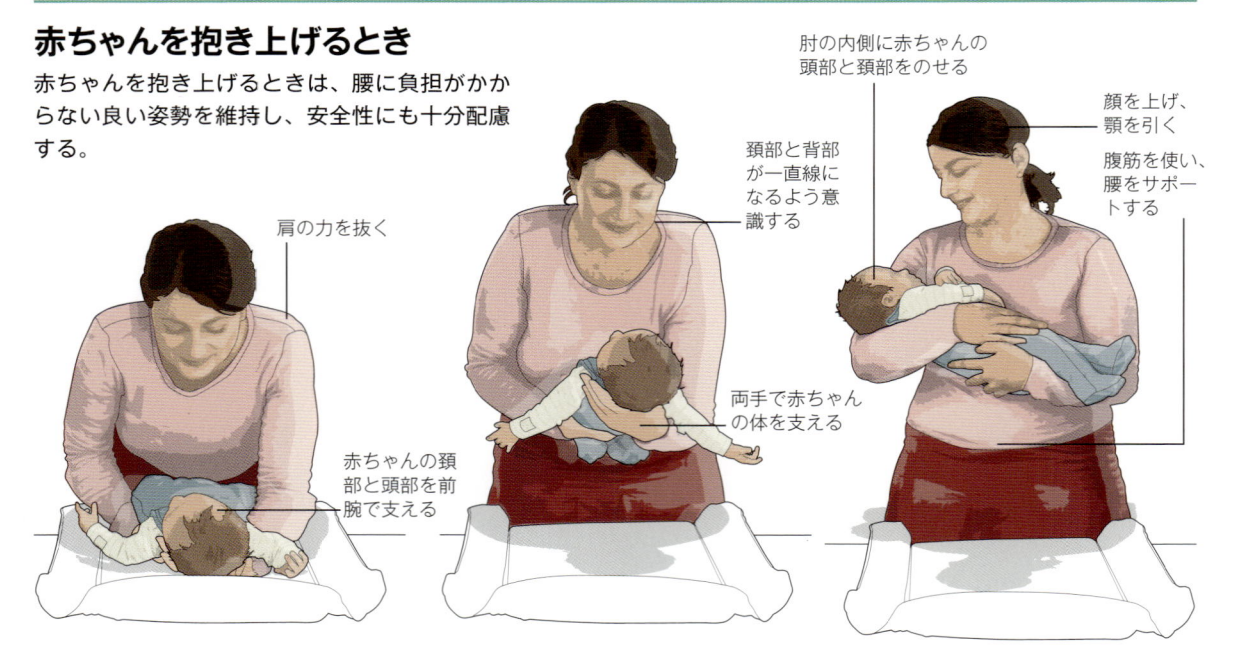

## 赤ちゃんを抱き上げるとき

赤ちゃんを抱き上げるときは、腰に負担がかからない良い姿勢を維持し、安全性にも十分配慮する。

**1** 背部をまっすぐに伸ばしたまま、少しかがんで抱き上げる。赤ちゃんの頭の下に手を添え支える。（肩の力を抜く／赤ちゃんの頚部と頭部を前腕で支える）

**2** 一方の手は赤ちゃんの殿部に添え、しっかりと体を支えてから胸に引き寄せる。股関節を使って上体を起こす。（頚部と背部が一直線になるよう意識する／両手で赤ちゃんの体を支える）

**3** ゆっくり赤ちゃんを抱き上げ、腕の中にすっぽりと抱える。前腕を頭の下と背中にすべらせ、胸に近づける。（肘の内側に赤ちゃんの頭部と頚部をのせる／顔を上げ、顎を引く／腹筋を使い、腰をサポートする）

幼児と接するとき　139

## 育児

赤ちゃんの成長とともに育児での腰への負荷は増える。おむつ交換台を自分の身長に合った高さに調整したり、授乳の際は椅子に座るなどして、かがむ姿勢や動作を最低限に抑え腰部へかかる負荷を軽減する。

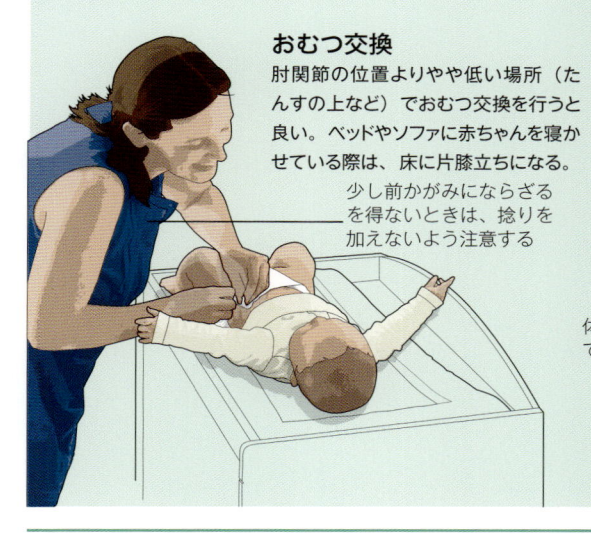

### 授乳
授乳の際は、ソファではなく椅子に背部を伸ばして座る、あるいはロッキングチェアに座り、上半身を後ろに傾けると良い。また、踏み台に足をのせたり、必要であればクッションをサポートとして利用し、椅子に深く座るようにすると良い。前へかがむのではなく、赤ちゃんを乳房に引き寄せることで、上背部への負担や痛みを軽減することができる。側臥位で授乳する方法もある。

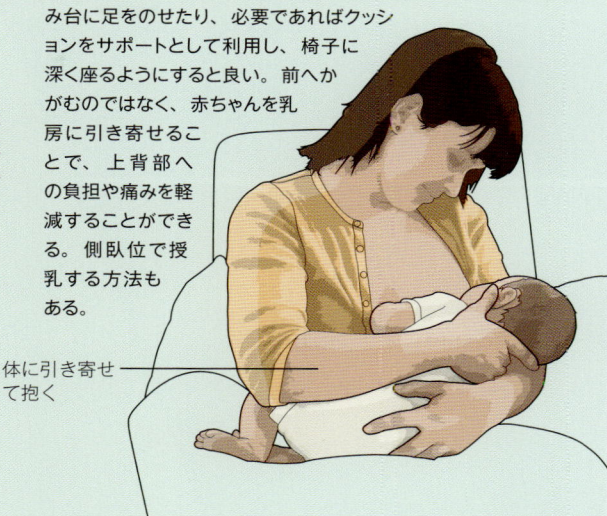

### おむつ交換
肘関節の位置よりやや低い場所（たんすの上など）でおむつ交換を行うと良い。ベッドやソファに赤ちゃんを寝かせている際は、床に片膝立ちになる。

少し前かがみにならざるを得ないときは、捻りを加えないよう注意する

体に引き寄せて抱く

## 幼児を抱き上げるとき

幼児を抱き上げる際には、腰を落とし下肢の筋力で立ち上がる、背部をまっすぐに保つ、前腕を前に伸ばさず幼児を体に引き寄せる、捻転動作は避けるといった点に注意すると良い。

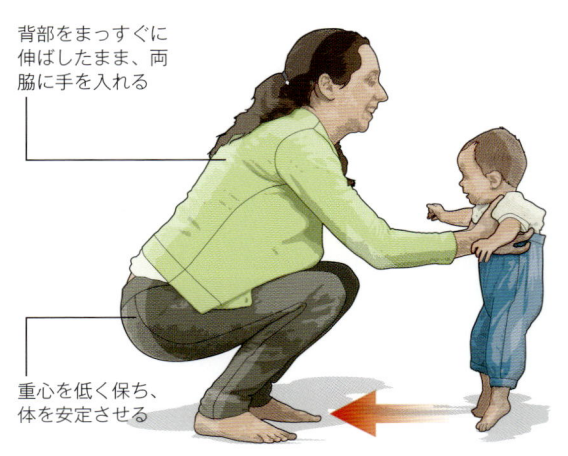

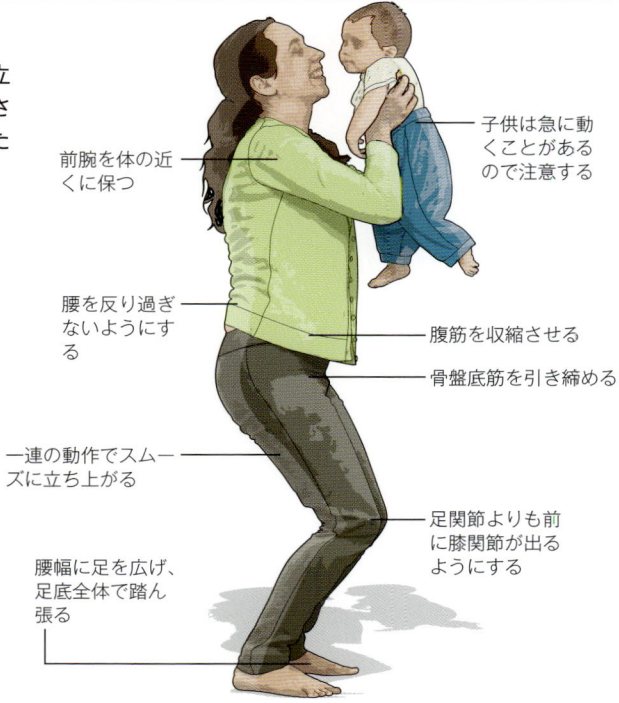

- 背部をまっすぐに伸ばしたまま、両脇に手を入れる
- 重心を低く保ち、体を安定させる
- 前腕を体の近くに保つ
- 子供は急に動くことがあるので注意する
- 腰を反り過ぎないようにする
- 腹筋を収縮させる
- 骨盤底筋を引き締める
- 一連の動作でスムーズに立ち上がる
- 足関節よりも前に膝関節が出るようにする
- 腰幅に足を広げ、足底全体で踏ん張る

**1** 腰を落とし、両足でしっかり踏ん張る。背部をまっすぐに保ち、腹筋に力を入れ骨盤底筋も引き締める。幼児の両脇に手を入れ、自分の体に引き寄せ抱き上げる。

**2** 体を後ろへ反らしすぎないようにし、腹筋を収縮させ腰をサポートしつつ幼児を抱き上げる。その際、体を捻らないように気をつける。立ち上がる際は、重さに負けないよう下肢筋力をしっかり使う。

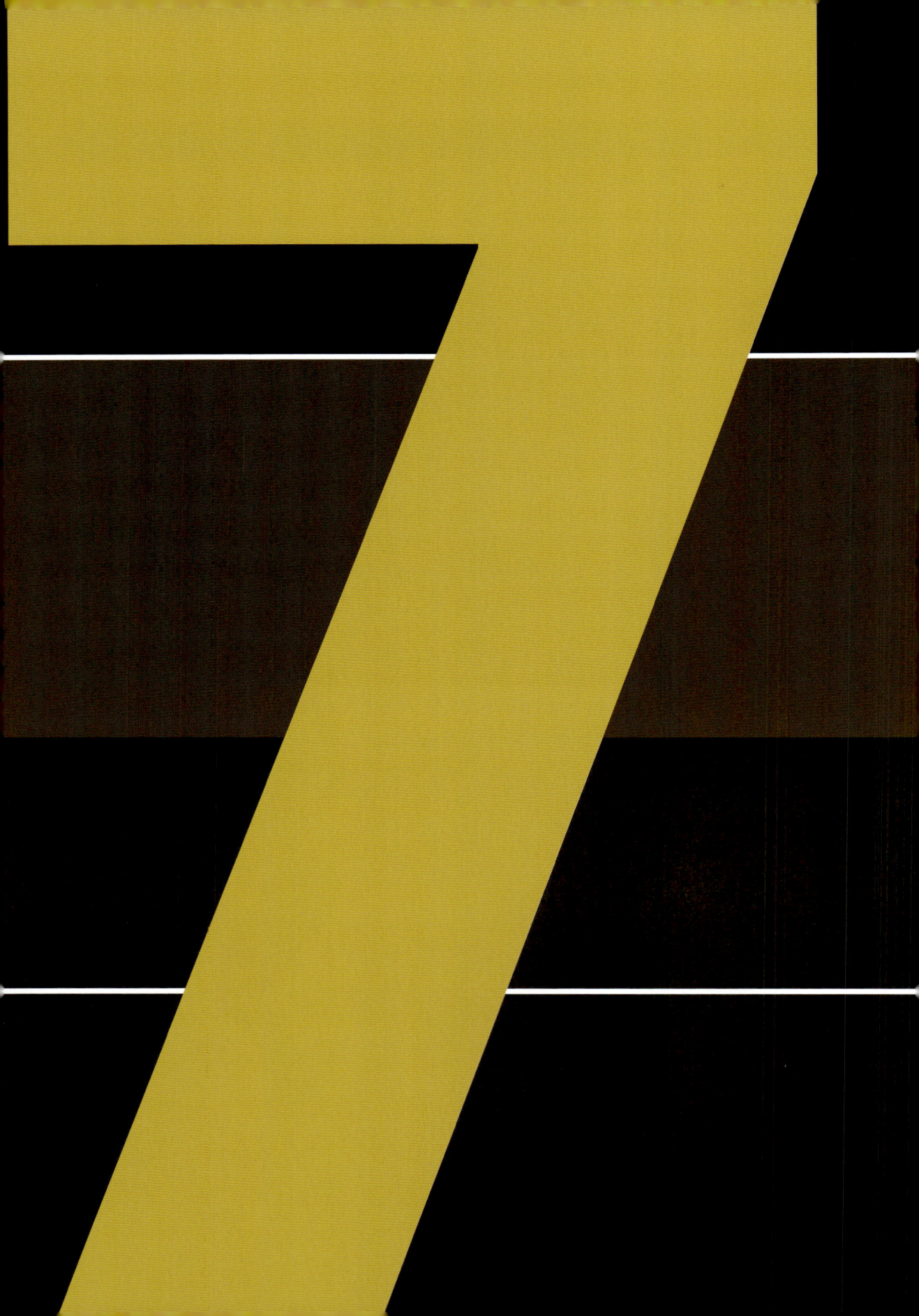

# STRATEGIES FOR PREVENTING PAIN

痛みとうまくつき合う方法

腰部や頚部のトラブルは痛みを伴うだけでなく、身体の衰弱やうつ状態を伴うこともあります。本章では、痛みを効果的にやわらげる方法、日常で自己管理できる方法について、特に痛みを悪化させないために役立つ情報を紹介します。

# 痛みとつき合う方法

激しい痛みや長期間にわたる痛みは、患者の行動や感情などを変化させ、痛みの程度やそれに耐える精神力に影響を与える。慢性痛を治療する際は、補完代替医療、心理学的アプローチ、薬物療法や手術療法といった様々な手段が検討される。最近では複数の治療法を組み合わせて行うことが多い。

## 補完代替医療・心理学的アプローチ

| 治療法 | どのような治療なのか？ | どのような症状に用いられるのか？ |
|---|---|---|
| 指圧 | 鍼治療と同様、圧痛点や経絡を用いる治療法である。鍼治療と異なる点は、鍼を使わずに母指や他の手指を使って、圧痛点を押圧することである。 | ■ 坐骨神経痛<br>■ 急性腰痛症<br>■ 頚部痛<br>■ 緊張型頭痛 |
| 鍼治療 | 東洋医学の療法の一つ。鍼を経穴に刺入し、気の流れを整え、痛みを緩和させる。西洋医学の分野では、トリガーポイント（索状硬結上の圧痛点で症状の再現が得られる部位）に鍼を刺入する効果的な治療法がある（p.100～101参照）。鍼治療は、安静、マニピュレーション、鎮痛薬を用いても急性痛が緩和されない場合に用いられる。 | ■ 椎間板ヘルニアもしくは椎間関節の機能障害（dysfunction）による急性腰痛症や斜頚<br>■ 椎間関節の変性（変形性関節症）<br>■ 腰椎不安定性に伴うと想定される痛み<br>■ しびれや脱力感などの症状がない中程度の坐骨神経由来の症状<br>■ 仙腸関節の捻挫 |
| マッサージ | 表層筋や深層筋およびその他の軟部組織のマニピュレーション。筋肉の緊張をほぐし、リラクゼーション効果がある（p.98～99参照）。 | ■ 首や肩の筋緊張<br>■ 複数の背部筋群の緊張<br>■ 非特異的な頚部痛・腰背部痛 |
| 催眠療法 | 催眠をかけ、滞在意識に働きかけて、感情や痛みの感覚を操作する。 | ■ 慢性的な（非特異的）腰痛および頚部痛 |
| アレクサンダー・テクニーク | 筋緊張のない状態をつくることで背骨への負担を最低限に抑えることができるという考えに基づき、自然で理想的な直立・坐位姿勢や動作を学ぶ。 | ■ 姿勢異常に伴う疼痛<br>■ 高齢者における（非特異的）急性腰痛<br>■ 腰痛の再発（予防） |
| メディテーション（瞑想）・マインドフルネスストレス低減法 | 気持ちを落ち着かせ、意識的に心を集中させることにより、不安やストレスの解消を目指す。不安や心配事をあるがままに受け入れ、ストレスの根本原因を特定し、体へのストレスとなる不安への対処法を身につける（p.102参照）。 | ■ 慢性疼痛全般<br>■ 特に慢性的な筋緊張を伴う場合<br>■ その他、姿勢が悪く、再発を繰り返す場合 |
| リラクゼーション法 | 体の緊張を敏感に感じ取り、緊張をやわらげるテクニック。筋緊張の緩和と、血圧、心拍数、呼吸数を低下させる効果がある深呼吸法を含む、様々なリラクゼーション法がある（p.148～149参照）。 | ■ 筋緊張・筋攣縮<br>■ 急性・慢性的な腰背部痛および頚部痛<br>■ 姿勢異常に伴う疼痛<br>■ 緊張型頭痛 |

## 医学的な治療

| 治療法 | どのような治療なのか？ | どのような症状に用いられるのか？ |
|---|---|---|
| 合成鎮痛薬 | 脳に働きかけ、一時的に痛みを鎮めるが、炎症を抑えたり、患部への治療効果はない。コデインの含有量が多いと意識障害を起こしやすいが、摂取量を守れば安全性の高い薬である。合成鎮痛薬の例として、コデインとアセトアミノフェンを組み合わせた鎮痛薬がある（p.84～85参照）。 | ■ 軽度から中程度の痛み<br>■ 椎間関節あるは硬膜や神経根鞘の炎症を伴っていると想定される場合 |
| 消炎鎮痛剤 | 炎症を抑え、痛みをやわらげる作用がある。消炎鎮痛剤の例として、イブプロフェンやジクロフェナクがある（p.84～85参照）。<br>（訳注：日本ではロキソプロフェンも有名） | ■ 関節部を代表とする筋骨格系の炎症性疼痛<br>■ 筋肉、靱帯、関節の損傷により皮下出血が生じ炎症を伴う場合は、消炎鎮痛剤の定期服用が症状緩和に役立つ<br>■ 症候性椎間板ヘルニア |
| 麻薬性鎮痛薬 | 専門医の処方による中等量の麻薬性鎮痛薬の服用は、痛みを緩和し睡眠を促す作用がある。麻薬性鎮痛薬の例として、モルヒネ、ブプレノルフィンや合成オピオイドのトラマドールがある（p.84～85参照）。 | ■ 半日～1日以上継続する強い腰痛<br>■ 頑固な神経根症状（神経圧迫に伴う坐骨神経痛や上肢痛など） |
| 筋弛緩薬 | 筋緊張を緩和する。具体的な薬剤としてはジアゼパムなどがある（p.84～85参照）。 | ■ 続発的に防御反応として生じる過度な筋緊張筋肉を伴う（非特異的）急性頚部痛・腰痛 |
| アミトリプチリン・抗てんかん薬 | 少量の三環系抗うつ薬、およびガバペンチンとプレガバリン（抗てんかん薬）は、神経障害性疼痛に有益とされる。 | ■ 慢性的な坐骨神経痛<br>■ 慢性的な上腕痛<br>■ 睡眠障害を伴う慢性（非特異的）腰痛・頚部痛<br>■ 慢性的な筋緊張を伴う場合 |
| 注射（ステロイド・硬化剤の注入を含む） | 疼痛部位に直接注射処置をすることで、より効果的な治療となる場合がある（p.84～85参照）。ステロイドは、副腎で生成される天然のステロイドホルモンと似た合成剤であり、炎症を効果的に抑えることができる。硬化剤の注射は、靱帯の再生を促す。 | ■ 疼痛部位が限局している腰痛<br>■ 靱帯の捻挫・損傷<br>■ 炎症が強いと想定される程度の強い坐骨神経痛（神経根痛）<br>■ 椎間板ヘルニアに伴う痛み<br>■ 硬膜鞘の炎症<br>■ 椎間関節あるいは仙腸関節由来の疼痛であることが明確な場合 |
| 手術療法 | 特定の脊椎疾患に伴う深刻な状態にある場合、あるいは他の治療を行っても効果が得られなかった症状に対してなどに、外科医は手術を考慮する（p.88～89参照）。 | ■ 坐骨神経痛などの症候性椎間板ヘルニア<br>■ 外側陥凹部狭窄を代表とする症候性脊柱管狭窄症<br>■ 重度の腰椎不安定症<br>■ 腰痛が重度で椎間板性疼痛と想定された場合<br>■ 重度の脊椎すべり症<br>■ 脊椎腫瘍<br>■ 椎間板腔や脊柱周辺の感染 |
| 電気刺激療法 | ペースメーカーのような小型装置を皮膚上に貼付、あるいは手術により脊柱に植え込む。神経系を弱い電流が刺激し、脳へ伝わる痛みの伝達を遮断し、痛みを感じにくくする治療である（p.104～105参照）。痛みを緩和する治療を行っても十分な効果が得られない場合に限定し用いられる。 | ■ 慢性的な腰痛 |

# 痛みに対する認知

疼痛に対する認知については、徐々に明らかにされつつある。痛みの強さは、損傷程度だけのみならず精神状態にも依存する。何かに意識が集中していると軽傷を負ってもそれに気づかないことがある一方、絶えず痛みに意識が向けられていると痛み以外のことについて何も考えられなくなってしまう場合もある。

痛みのレベルを数値化することは難しく、目に見えない痛みを測定することは不可能に近い。痛みを正確に測定できる装置はないといっていいため、医師は患者からの情報をもとに痛みの性質や程度を見極め、対処法を決定する。その対処法が的を射ているかどうかによって、治療効果も変わってくる。

## 痛みの性質

痛みは、侵害受容性（痛みの受容器が直接刺激される）と神経障害性（痛みの電気信号が発生し、神経系内で伝達される）の大きく2種類に分類される。

急性期の痛みは自然治癒力により、数日または数週間で落ち着く。一方で痛みが慢性化（3カ月以上続いた状態）すると脳や脊髄の神経系に影響を与え、急性の損傷が治癒する時期を超えても痛み感覚は長期間続くことがある。その理由として様々な要因が考えられるが、損傷時の心理状態や認知（考え方、受け止め方、感じ方）の歪みが慢性的な神経因性の痛みを引き起こしている可能性がある。慢性的な痛みでは、不安、無力感、抑うつといった心理反応が生じやすく、その診断・治療には難渋する。診断や治療の不確実性が、痛みに対する誤った認知を助長しているともいえる。

## 物事の考え方・捉え方

脳幹部から大脳皮質への痛みの伝達は抑制することができる。回復への決意や期待感、不安の強さや気分の状態、痛み感覚以外のことに意識を集中させるかどうかといった、心理状態によって痛みの感じ方や対処法は変わってくる。人は顕在意識と潜在意識が同時に働くことが影響し、痛みの感じ方には個人差が生じる。かなりの損傷を負ってもあまり痛みを感じない人もいれば、ささいな損傷や刺激により身体の障害の程度が強く現れてしまう場合もある。

研究によると、プラス思考で物事を考えると痛みや生活への支障度をある程度緩和することができることがわかっている。プラス思考は、脳に送られてきた痛みの信号を処理する働きを低下させるため、痛みが軽減される。痛みに執着しないほうが、実際に痛みを感じにくくなる。逆に不安や無力感など痛みに対するネガティブな感情は、痛みを増強させてしまう可能性が高い。

痛みが今後どうなるかの予測（期待感）も痛みの感じ方に影響する。たとえば、中程度の痛みを伴って受診した際に、医師から"大丈夫、予後は良く、心配ない"と説明された場合と、そうではない悲観

## 痛みの感じ方に影響を与える要因

痛みに対して不安や恐怖心を抱き、痛みや病状だけに意識が向けられると痛み感覚が過敏な状態になってしまうことがある。以下、痛みの感じ方に大きく影響を与えうる代表的な要因等を列挙した。

| 痛みを増強する要因 | 痛みを軽減する要因 |
|---|---|
| ■ 不安感・不確実性 | ■ 平穏感 |
| ■ ネガティブ思考 | ■ プラス思考 |
| ■ 抑うつ | ■ 質の良い睡眠 |
| ■ 長期にわたるストレス | ■ リラクゼーション法 |
| ■ 恐怖心 | ■ 催眠療法 |
| ■ 遺伝的要因 | ■ 深呼吸 |
| ■ カフェインの過剰摂取 | ■ 適量の飲酒 |
| ■ 痛みに意識が集中してしまう（執着） | ■ 痛み以外のことに意識を集中させる |
| ■ アンフェタミンの服用 | ■ ジアゼパムやモルヒネの服用 |

的な予測を伝えられた場合とでは、痛覚の情報処理は異なる。安心感のある楽観的な予測（期待感）は、脳での痛み情報を痛みが長引かず軽減する方向へ処理してくれる。

実際に近年、人間の心と体の相互作用について少しずつ解明されつつある。この複雑なメカニズムを解明することは、患者や医療従事者らに今後大いに役立つと考えられている。

## ゲートコントロール理論

ゲートコントロール理論とは、ロナルド・メルザックおよびパトリック・ウォールが1960年代に提唱した痛みの感じ方（疼痛抑制）に関する理論である。この理論では、痛みの信号を脳に伝える"ゲート"の開閉は、様々な心理的・身体的要因によって調節されていると考えられており、慢性疼痛を理解するうえでの代表的なコンセプトの一つとなった。

何がいったい痛みを引き起こすのであろうか？　転倒や火傷などによりダメージを受けた部位が原因となるだけでなく、その周辺組織が損傷して痛みを引き起こす場合もあるだろう。このような痛みの原因となる傷害が発生すると、神経系を介して全身の皮膚や臓器などに広く分布する侵害受容器が刺激を受ける。侵害受容器は細い神経線維に接続しており、損傷や炎症部位の痛みの情報が侵害受容器に感知されるとその細い神経線維を介して脊髄へと伝達される。

ゲートコントロール理論では、このような細い神経線維が痛みのゲートを開くと仮説を立てている。通常このゲートは閉まっているため痛みを感じることはないが、組織の損傷後には、様々な要因によりゲートが開いたり閉まったりする。痛みの程度はゲートの開き具合によって異なる。

疼痛部位へ、マッサージなどにより非侵害刺激を伝える太い神経線維に刺激を与えると、ゲートが閉まり痛みを緩和できるかもしれない。

しかし、細い神経線維からの信号が一気に集中するとゲートは再び開き、T細胞（侵害情報を伝達する細胞）を介して脊髄から中脳（脳の感情センター）、そして痛みとして認識する大脳皮質へと伝えられる。

一方、脳もゲートの開閉に影響し、痛み伝達の抑制に関係する。正常な心理状態である場合、脳はノルアドレナリンといった鎮痛作用のあるホルモンの分泌を増やし、痛みを自然と軽減できる。また、鍼治療には、脊髄内のエンドルフィンを増加させ痛みをコントロールする作用がある。モルヒネといった麻薬も内因性のエンドルフィンと同じ作用機序で鎮痛に役立つことは言うまでもない。

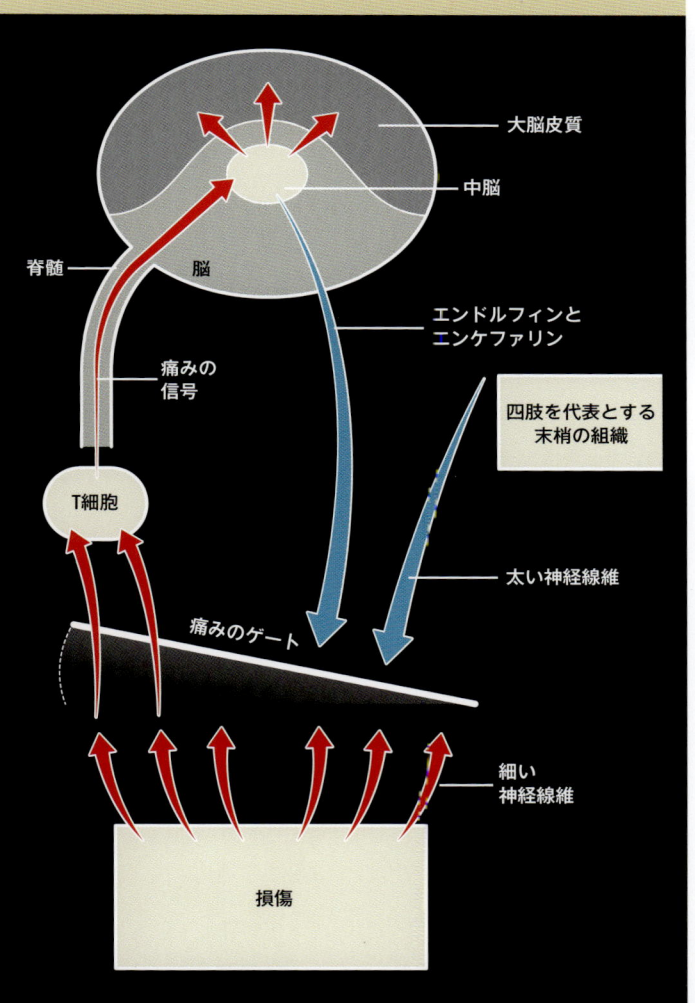

**痛みのゲート**
上図は、T細胞による中枢への痛みの伝達が始まった後にはどのように痛みの伝達をブロックするのかを含む痛みのゲートの開閉について提示した。

# 腰背部痛の心理的要因について

体型や生活習慣が同じだったとしても、腰痛を発症する人としない人がいるが、その理由はいまだ謎が多い。しかし、明白な診断がつく器質的（身体的）疾患以外では、情緒や心理状態が腰痛の発症や遷延化に深く関係することがわかっている。

慢性的な腰痛を訴える患者の多くが強い心的ストレスを抱えていることが多いが、実際、慢性腰背部痛では身体的要因のみならず心理的要因が強く関係することが明らかになっている。身体への負荷および心理的ストレスが長く続くと、筋や脊椎の働きを含む様々な身体的な変化をもたらす。筋緊張および筋の硬直化がその代表と言え、頚部痛や腰痛に加え頭痛が起こる場合もある。

慢性腰痛に伴う不快感が続くと、不眠、不眠による疲労の蓄積や気分の苛立ち、日常生活への支障、そして孤独感、不安感、絶望感などが強まり、うつ病を発症する場合がある。

このような痛みの悪循環を断ち切ることは容易ではない。腰痛の悩みを抱えているのは自分だけと思い込んでしまう患者もいる。しかし、心的ストレスが関連する痛みの対処法は複数あるので、自分に合った方法をみつけて実践すれば、徐々に症状が緩和されることも少なくない。

## 心身両面へのアプローチ

心と体は連携していると考えられているため、ストレス、不安、心的外傷（トラウマ）、うつ病といった心理的側面だけでなく、これらのストレスを許容する能力が低いと慢性腰背部痛をはじめとする不快な身体症状が現れやすくなる。痛みのない健康な身体を取り戻すと決意できる（自尊心が強い）患者ほど、回復が早いことが研究結果より明らかになっている。認知行動療法（不適切な考え方や物事の捉え方を変えることで、より効果的に痛みの対処法を学ぶ治療）、イメージセラピー（自己のイメージを通して治癒力を高める）、リラクゼーション法（p.148〜149参照）、催眠療法、メディテーション（瞑想）（p.102〜103参照）など心身両面へのアプローチには様々な方法論がある。

## 痛みの受け止め方

痛みの対処方法は、痛みの原因に対して何の対策もとらずに"ひたすらじっと耐える"方法と、痛みをコントロールしつつ問題の解決策を見出していくという2通りの方法がある。後者を選択した場合は、受け身（他者依存）ではなく自主的に治療に参加する方向へ考えを転換することが何よりも重要である。治療に積極的に関わり自分が主役であるという意識を持つことでプラス思考になり、結果的に症状の改善につながる。従来の標準的なアプローチに加え全人的（包括的）な医療の中から、自分に合った治療法を自主的に選択することが重要である。

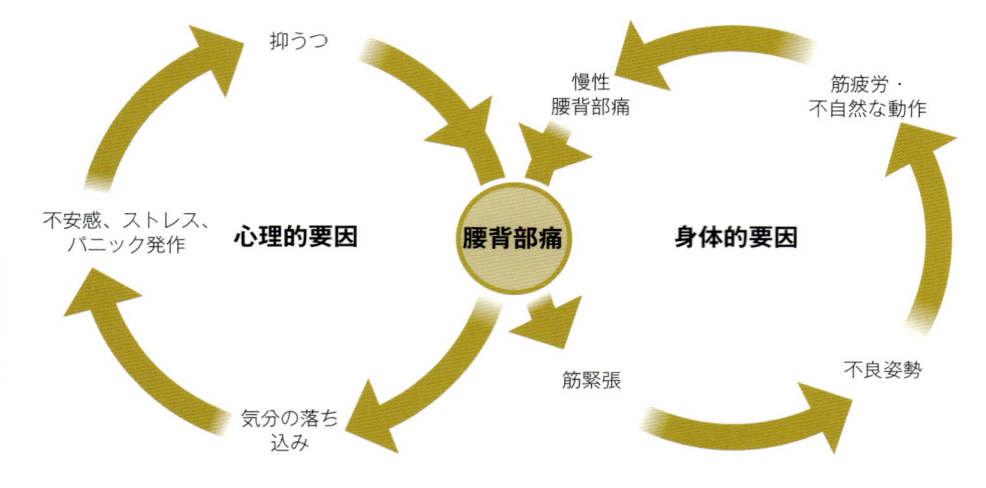

## 痛みの要因

自分の気分や感情の状態を正しく把握できるようになることが大切である。ネガティブな考え方や感情は抑うつの原因そのものであり、慢性腰背部痛を伴う場合もある。腰の痛みが悪化した際には不自然な動作が原因だと考えてしまうかもしれないが、心理的要因が影響した可能性もあるという認識が必要である。

心理的要因：抑うつ → 慢性腰背部痛 / 不安感、ストレス、パニック発作 / 気分の落ち込み

身体的要因：筋疲労・不自然な動作 / 不良姿勢 / 筋緊張

## 痛みに関わる要因と対処法

| 要因 | 心理状態 | 対処法 |
|---|---|---|
| 不安 | ■ 不安を感じる理由としては、普段から不安感を抱きやすい、痛みが良くなるかわからない、悪化することへの恐怖などがある。不安が強まると、痛みに執着するようになり、また、痛みが出現することへの恐怖心から体を動かすことを制限してしまう傾向にある。 | ■ 気持ちを落ち着かせる。腹式呼吸（ゆっくりとした深呼吸）、漸進的筋弛緩法、マインドフルネスストレス低減法、メディテーション（瞑想）などを行う。<br>■ 徐々に痛みや日常生活への支障を許容するよう努める。<br>■ 医師や理学療法士といった専門家に相談することで安心感を高める。ほとんどの腰痛は予後が良い。 |
| 考え方・信念 | ■ 痛みに対する先入観、過去の腰のトラブルや痛み体験、周囲の人による影響（発言など）が、痛みに対する考え方や行動面（振る舞い方）に影響する。 | ■ 痛みに対する思考回路を分析してみる。自分の考え方が身体の緊張具合や痛みに影響を与えていないかを把握する。最悪な結果を想定するといったネガティブ思考は、回復に悪影響を及ぼす。<br>■ 適切な治療を受けることで、痛みは対処可能なものと考えるようにする。 |
| 気分（ムード） | ■ 気分によって腰のトラブルの捉え方や対処法が大きく変わってくる。気分の落ち込みは、病気の回復に影響を及ぼすだけでなく、モチベーションや痛みに耐える力を低下させる。また、慢性痛があると抑うつ傾向になりやすい。 | ■ まず考え方や信念を変える（上記参照）ことで、気分も改善することを認識する。普段から気分の落ち込み（抑うつ傾向）がある場合は、医療機関を受診し、適切な処方、カウンセリングを含む心理療法を受ける。 |
| ストレス | ■ 死別や離婚といったショックな出来事はもちろんのこと、日頃の些細な悩みがストレッサーとなり、腰痛や頚部痛の発症や遷延に影響する。加えて痛みにうまく対処できなくなり悪循環に陥る。 | ■ できるだけストレスを減らす努力をする。世の中には自分でコントロールできない問題もあるという現実を受け入れる。物事の優先順位を決めて行動する習慣をつけ、些細なことよりも重要な事項に労力を費やすように心がける。 |
| 対処する能力 | ■ 逆境に立ったときにどう対処するかは人それぞれである。逆境を経験と捉え、経験から学び得たことを次回に活かそうと考えることが可能な人もいれば、環境の変化に戸惑い順応できないタイプの人もいる。 | ■ 人生の困難に向き合うとき、自分に厳しすぎる場合もあれば、甘すぎる場合もあるが、どちらかに偏らず両者のバランスを取るよう心がける。<br>■ 自分の行動に対し責任を持ち、自分で問題解決に努めることができるタイプもいれば、他人に全面依存するタイプもいる。これらは性格や行動パターンの癖によるが、自己改革はできる。痛みに対し主体的に向き合い積極的に行動すれば、つらい状況を克服することも可能となる。 |
| 様々な事情・環境 | ■ それぞれの健康面で抱える体の事情、家族や家庭問題、自分の興味・関心事が何かといった要因も痛みと関係がある。痛みは生活のリズムやバランスを乱す一方、様々な事情や環境が痛みに影響する。 | ■ ウォーキングといった運動習慣、毎日のストレッチ体操を習慣化する。<br>■ 慢性腰痛に人生を支配されることはやめ、家族や友人と過ごす時間を大切にするよう心がける。 |
| 休職と職場復帰 | ■ 家計が自分の収入のみで成り立っているのに、仕事への支障が出たり、仕事の継続が危ぶまれる状況に陥ってしまった場合、自分が休職しても収入源が安定している人とは、痛みへの対処の仕方が大きく変わってくる。また、たとえば重量物を扱う仕事だった人が腰痛のため休職すると、早期復帰する気持ちになりづらい。 | ■ 医師に職場復帰について相談する必要があるが、パートタイムや軽作業からの復帰が可能かを雇い主や上司と話し合うようにする。段階的な復帰を検討してもらうことも必要である。 |
| 睡眠 | ■ 日常的な睡眠不足や、痛みで眠れなかったり目が覚めたりして安眠できない状態が続くと、神経が過敏な状態になり筋緊張が高まる。不眠は気分のみならず、痛覚閾値や自然治癒力も低下させ、痛みへの対処能力に悪影響を及ぼす。 | ■ 寝るときに痛みが出にくい姿勢があるのか、安眠をサポートするお勧めのグッズはないか、といった助言を求める。低用量のアミトリプチリン（抗うつ薬）など夜間の鎮静に役立つ薬の服用を考慮する。 |

# リラクゼーションによる痛みの緩和

十分なリラックスタイムを持てば、身体的あるいは心理的・情緒的なストレスを軽減し、身体の緊張をほぐすことができる。頚や腰の筋緊張がやわらげば呼吸も楽になり心身両面のリラックスにつながる。疼痛管理上、リラクゼーションは非常に有益で重要な手段といえる。

　心理的ストレスあるいは身体的負荷に伴う筋緊張は、頚や腰を含む筋群の硬直化につながる。緊張した状態への暴露が長くなれば、それだけ慢性痛を伴いやすい。様々なリラクゼーション法を試してみて、自分に合った手法を見つけ、日常生活の中に取り入れることができれば、間違いなく慢性疼痛管理や腰痛・頚部痛予防に役立つ。リラクゼーション法には、リラクゼーション・ポジション、横隔膜の動きを意識した深呼吸、ビジュアライゼーション・テクニックなど、様々な選択肢がある。

## リラクゼーション・ポジション

　下に提示したリラクゼーション・ポジションの実践は、ストレス解消と健全な腰や頚のコンディション維持につながる。筋緊張を緩和し、高まった血圧や心拍数を落ち着かせる効果もある。リラクゼーション・ポジションを定期的に実践できるようになれば、身体に流れるエネルギー（活力）がみなぎり、気持ちを落ち着かせ心を集中させることも容易になる。メディテーション（瞑想）や自己催眠療法（p.102～103参照）を実践する際は、リラクゼーション・ポジションで行うようにすると良い。

## 深呼吸法

　呼吸が浅く短い人は少なくない。深呼吸は、疼痛緩和に役立つ最も簡便なリラクゼーション法である。多くの人がそうであるが、日頃呼吸が浅い人は、特に習慣化すると良い。理学療法士などから横隔膜の動きを意識した腹式呼吸（p.102～103参照）の指導を受けることもあるが、自身で以下の方法を参考に実践すると良いだろう。

- ■ 息を鼻から吸い、口から吐く。リラックスした状態を意識し口は閉じないようにする。腹部が膨らみ、横隔膜が下がるのを意識しつつ深くし

## あぐらのポーズ

　ヨガの基本的な坐位ポーズであり、瞑想する際の基本ポーズともいえる。取り組みやすくリラクゼーション効果も高い。

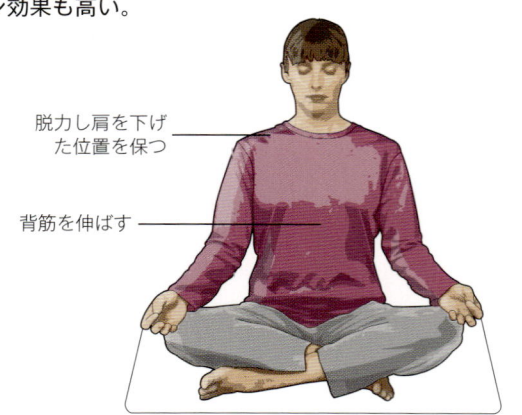

脱力し肩を下げた位置を保つ

背筋を伸ばす

1　クッションあるいは直接床の上にあぐらを組んで座る。背筋を伸ばす。膝関節あるいは大腿上に両手を置き、肩の力を抜く。そして、ゆっくりとした深呼吸（腹式呼吸）を数分間繰り返し行う。

## ソアス＆バック・リラクゼーション

　腰部の深層にある腰筋（ソアス）がリラックスするポジションであり、背部や下肢の可動性を高める効果もある。腰筋や背部の柔軟性を保ち、腰痛予防に役立つ。

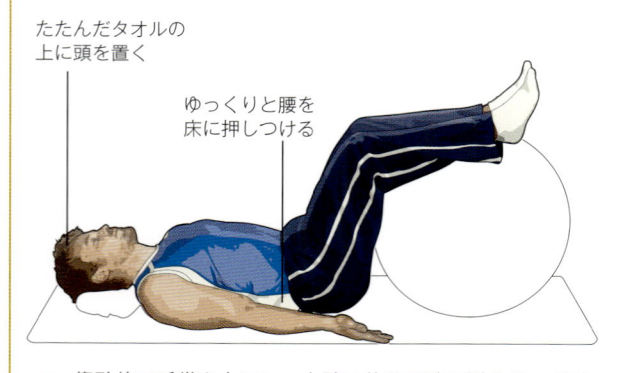

たたんだタオルの上に頭を置く

ゆっくりと腰を床に押しつける

1　仰臥位で手掌を上にし、上肢は体の両脇に添える。バランスボールあるいは椅子の上に下腿を置く（股関節および膝関節を屈曲位）。肩の力を抜いて、ゆっくりとした深呼吸（腹式呼吸）を数分間繰り返し行う。

かりと息を吸う。呼吸が浅く短くならないように注意する。胸部を動かすのではなく、横隔膜の動きを意識すれば、呼吸のリズムは自然に整ってくる。
- 次に息を吐ききることに意識を集中させる。顎の力を抜いて口を少し開け、息を吐きながら腹部をへこませる。フーと声に出しながら行うと良い。
- 深呼吸を数回繰り返した後に呼吸という行為そのものに意識を向け、横隔膜が上下に動いているのを感じる。最初は、呼吸する行為に意識が向きすぎてしまうかもしれないが、練習を重ねるにつれ自然な呼吸法が身につき、筋緊張も緩和するだろう。

## ビジュアライゼーション・テクニック

ビジュアライゼーション・テクニックの実践も、リラックス効果を高める良い手段である。このテクニックには様々なアプローチ、そして様々なリラゼーション作用があるが、基本的にはポジティブ思考を身につけつつ、心の平穏と全人的な健康状態を高める手法といえる。ビジュアライゼーションの一手段として自律訓練法がよく知られている。理学療法士が疼痛管理の一環として自律訓練法を用いることがある（p.102〜103参照）。

### 漸進的筋弛緩法

理学療法士が疼痛管理の一環として用いやすい最も簡単なリラクゼーション法である。筋の緊張と弛緩を繰り返すことを異なった筋群ごと集中的に行いつつ、リラックスした状態の身体感覚を身につけることを目指す。漸進的筋弛緩法を習得すればある筋群の緊張に自ら気づき、早い段階で対処することが可能となる。足から徐々に体幹の筋群へと向かっての緊張と弛緩を繰り返し行う。

- 深く息を吸って左足の筋群にぐっと力を入れる。
- そのままの状態を10秒間キープしてから、息をゆっくりしっかりと吐く。息を吐く行為とともに体の緊張がほぐれていくのを感じるようにする。
- 右足、下腿部、大腿部、股関節部、殿部、腹部、胸部、腰背部、腕部、手部、頚部、肩関節部、そして顔の筋群の順に行う。左右がある部位では、左側から行うようにする。

### リラクゼーション・ミュージック

癒し系の曲を集めたCDといったリラクゼーション・ミュージックは、ストレスフルな考えから離れ頭を空っぽにするのに役立つ。他のリラクゼーション法を実践する際に、併せて音楽を流すと良い。

## 無空のポーズ

ヨガレッスンの最初と最後に行われるポーズである。一見簡単に見えるが、体の微細な動きを感じられることが重要であり、無空のポーズを完全にマスターするには訓練が必要である。これをマスターすれば、心身ともに深くリラックスさせることができる。

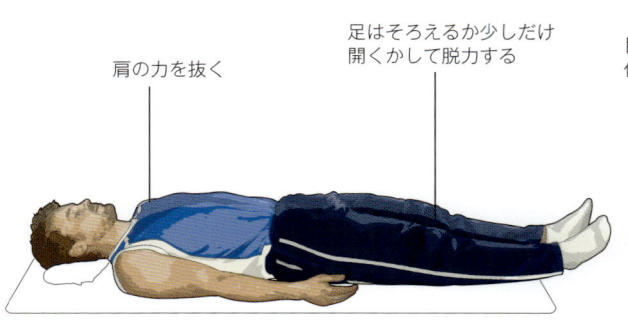

肩の力を抜く
足はそろえるか少しだけ開くかして脱力する
目を閉じて意識を自分の体に集中する
息を深く吸った後、しっかり吐きながら腹部を膨らませる

**1** マットの上で仰臥位になり、頭部をたたんだタオルまたは枕の上に置く。目は軽く閉じる。上肢は体の両脇に添え、手掌は体のほうへ向ける。四肢をぶらぶらさせるなどして全身が完全に脱力した状態をつくる。

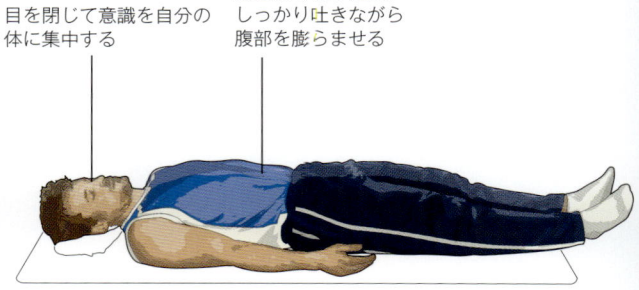

**2** 頭を左右に回旋させつつ頚椎の可動を感じてから、頭からつま先までの全身をしっかりストレッチする。頭部から肩関節、そして脚から骨盤にかけてが伸ばされているのを感じる。ゆっくりとした深呼吸（腹式呼吸）を数分間繰り返し行う。

# 横になるとき・寝るとき

横になるのが最も楽だと感じるのは、身体の体重を支える脊柱にかかる負担が軽減されることが一因である。必ず仰臥位で寝る必要はないが、後述するいくつかの姿勢を試してみて、自分に合った快適なポジションを見つけると良い。

## ベッド

起床時に腰痛が最もつらい、あるいは朝のみ腰痛を感じる場合は、マットレスを新たに買い替えたほうが望ましい。また、マットレスを最近新たに替えてから腰痛を感じ始めた場合も、再交換を検討する必要がある。ただし、痛みや張りといった症状は、単に長時間同じ姿勢でいるだけでも出現するため、どのようなマットレスを使用しているかはそれほど重要ではない場合もある。

新しいマットレスを購入する際には、やわらか過ぎずある程度の硬さがあり、ベッドのスプリングがしっかりしていて、身長よりも15cmは大きく伸び伸びと身体を動かせるものを選ぶと良い。加えて、高性能のマットレスをしっかりと支えられるベッド（ベッドベース）を選ぶことへの配慮も忘れてはならない。

電動のリクライニングベッドは、快適なポジションを保つのに優れ、最近は手頃な価格でも購入できるようになった。ボタン一つで下肢や頭の部分をアップしたりと角度調節が自在にでき、ファウラー位（下図参照）にすることも可能である。

## 横になるとき、寝るときの姿勢

伏臥位で寝ると腰が反る方向のカーブが強まり（腰椎前弯が増強）、椎間関節に起因する腰痛は悪化しやすいかもれない（p.68参照）。一方、椎間板ヘルニア（p.70参照）に伴う痛みでは、伏臥位はかえって痛みが生じにくい場合がある。

仰臥位で両脚を伸ばした状態でも、腰椎の前弯が

## 睡眠姿勢

腰痛対策も踏まえ、質の良い睡眠が取れる姿勢はあるはずなので、様々な種類の枕や丸めたタオルを使うなどして、自分に合った快適な姿勢を見極めると良い。

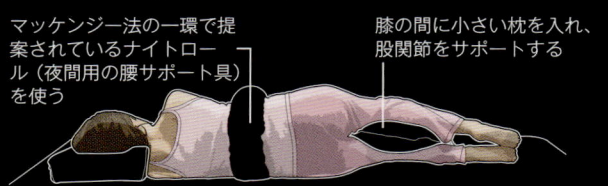

### 側臥位で寝る【1】
側臥位で寝る。頭を適切な高さの枕で支え、マッケンジー・ナイトロールをウエストに装着することで、脊椎の適切なアライメントを保つ。膝の間に枕を入れると、さらにアライメントを整えることに役立つ。

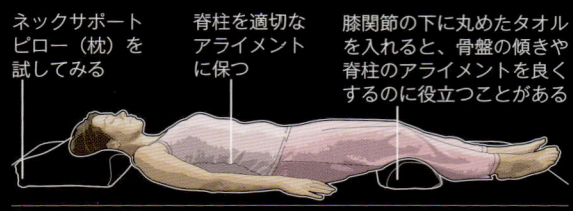

（マッケンジー法の一環で提案されているナイトロール（夜間用の腰サポート具）を使う／膝の間に小さい枕を入れ、股関節をサポートする）

### 側臥位で寝る【2】
適切な高さの枕をし（右ページ参照）、脊柱と頭の高さが同じラインになるよう心がける。下肢の間に抱き枕をはさむと、身体への負担軽減に役立つ。特に妊娠中の女性にとって楽な姿勢である。

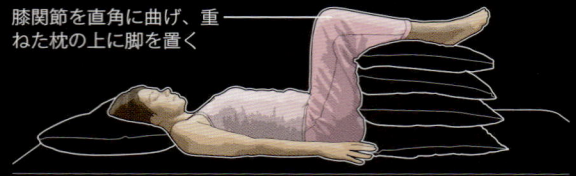

（下肢の間に抱き枕をはさむと、身体への負担軽減に役立つ）

### 仰臥位に寝る
ネックサポートピロー（枕）を試してみる。頭が左右に落ちてしまうことの予防にもなる。膝関節の下に丸めたタオルを入れると、腰痛緩和に役立つ場合がある。

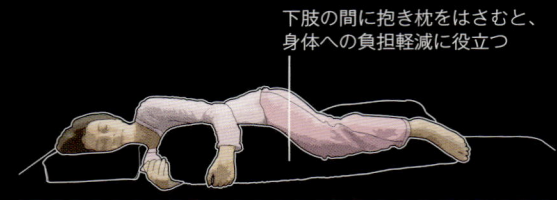

（ネックサポートピロー（枕）を試してみる／脊柱を適切なアライメントに保つ／膝関節の下に丸めたタオルを入れると、骨盤の傾きや脊柱のアライメントを良くするのに役立つことがある）

### ファウラー位
通常の仰臥位では痛くなる場合、膝関節が直角になるように重ねた枕の上に下腿部をのせる。腰椎の過前弯を抑え、かつ椎間板への圧縮力の軽減に役立つ。

（膝関節を直角に曲げ、重ねた枕の上に脚を置く）

強まり過ぎることによる腰痛が起こってしまうことがある。このような場合には、腰椎の過度な前弯の軽減と、腰椎から大腿部へ至る腸腰筋などの腰筋群の緊張を緩和する目的で、ファウラー位を取るとよい。急性腰痛（p.36〜39参照）では場合によっては膝下に複数の枕を重ねる必要があるが、通常の腰痛では丸めたタオルを膝下に入れるだけで十分役立つ場合が少なくない。

また、リクライニングベッドを利用すると、頭や下肢の高さを調節できるので、上手に工夫することにより疼痛部位への負荷を軽減しやすい。呼吸器疾患や心臓疾患がある場合には半側臥位姿勢を取ると心肺への負担が減る。リクライニングベッドの中にはマッサージ機能がついているものもあり、併せてリラクゼーション効果も期待できる。

頚部痛の軽減には、体幹と肩関節の前面および頭頂部ができるだけ同一線上になるよう調整すると良い。仰臥位で寝る際は使っても枕は1つだけが良いが、側臥位では1つでよいか2つ必要かは肩幅に応じて快適な高さを調整したほうが良い。

## 適切な枕によるサポート

適切な枕によるサポートは重要である。枕を垂直に立て、上から下へと軽く押した際に枕の中央部がくぼんでしまうようであれば、枕の交換を考慮したほうがよい。起床時に頚部痛を感じる場合、蝶の形になるよう中央で枕を捻じってみるか丸めたタオルを頚に巻いて寝てみることを試すと良い。ネックサポートピロー（枕）の使用もお勧めである。これは頭が左右に落ちてしまうことを予防できる。

### 〇 適切な枕
ネックサポートピロー（枕）は、頚部の形にフィットしやすい素材でできているが、支える部分は、適切な強度が保たれている。

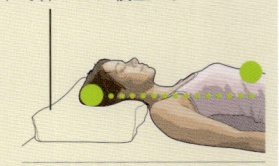

ネックサポートピロー（枕）は、頭から頚部を適切なアライメントで保つのに役立つ。

### × 不適切な枕
複数の枕で寝ると頚椎が過屈曲され負荷が増し、痛みを引き起こす、あるいは症状を悪化させてしまうことがある。

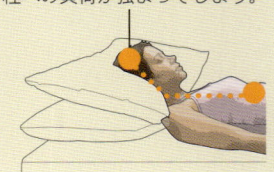

頭が高い位置に固定されると脊柱への負荷が強まってしまう。

## 性行為と腰痛　よくある質問 Q&A

**Q** 腰痛があるときにセックスをしても大丈夫ですか？
**A** はい。ただし、痛みに応じて性行為の体位を変える必要があるかもしれません。痛みの性質にもよりますが、負担軽減には骨盤の下に枕や丸めたタオルを入れると良いでしょう。また、性行為の前に入浴、あるいは痛みのある部位を愛護的にマッサージすると、筋緊張がある腰痛の緩和に役立つかもしれません。

**Q** パートナーが腰痛になったときはどうすれば良いですか？
**A** パートナーが腰痛や頚部痛を発症した場合は、お互いの性生活の問題として捉える必要があります。日頃の体位で痛みを伴うと、フラストレーションや苦痛を感じてしまうかもしれません。性生活について2人でオープンに話し合い、充実した性生活を送れるように自分も協力するという意思をパートナーに伝えることが大切です。

**Q** 自分が痛みを抱えている場合、パートナーにどう伝えれば良いですか？
**A** 腰痛はストレスの原因となり、気分が落ち込むこともあります。また、痛みは目に見えないため、自分の痛みをパートナーに理解してもらうのはなかなか難しいかもしれません。しかし、コミュニケーションを取り、特に性行為を拒まざるをえない場合には、病状を相手にきちんと理解してもらうことが重要です。

**Q** 腰痛のときもセックスを楽しむことができますか？
**A** セックスをゆっくりと楽しむ時間と環境をつくることが大切です。お互いの意見と気持ちを尊重し、信頼しかつ協力的な態度を示し、加えて相手に安心感を与えることで充実した性生活を取り戻すことができるでしょう。体にやさしく触れる、キスに時間をかけるなど、肌を重ねる時間を楽しむスローセックスなど、セックスを楽しむ方法を工夫して、痛みのある部位に過度な負担をかけない方法を模索してみると良いでしょう。

**Q** 痛みが出にくくする体位の工夫はありますか？
**A** 体への負担が少ないポジションの一つに"スプーン"と呼ばれる体位があります。側臥位で寝ている女性に、男性が女性と同じ方向を向き、後ろからスプーンのように体を重ねるポジションです。"後背位"は女性が四つ這いになり、背中側から男性が体の前を合わせるので、腰痛の女性に負担をかけないポジションです。男性のほうが腰に痛みがあり、背中をまっすぐ伸ばすことができない場合は、男性が椅子やベッドの端に座り、女性が上からまたがる対面座位が良いでしょう。

## 寝返りを打つとき

　ベッドで寝返りを打つ際は、赤ちゃんや幼児の寝がえりのように頭部と上腕から自然な流れで回旋するよう意識する。上腕が動けば、続いて自然と上体の動きもついていく。反対側へ寝返りを打つ過程で仰臥位になったときに、向く側と反対側の上腕を寝返り方向へ倒すようにすると、腰に無駄な負担をかけずに骨盤の向きを替えることができる。

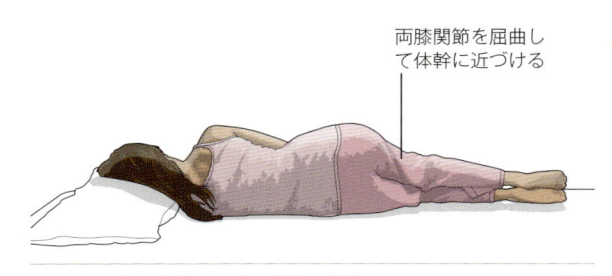

**1** 側臥位の状態から仰臥位の姿勢になる、あるいは反対側を向くときは、両膝関節が約90度の屈曲位程度で行うようにする。
（両膝関節を屈曲して体幹に近づける）

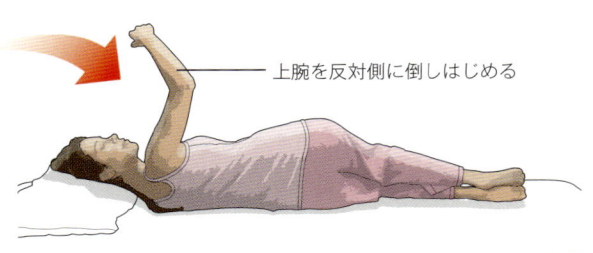

**2** 背中や腰を回転させる過程で、上腕と頭を同時に反対側に倒すことを意識する。
（上腕を反対側に倒しはじめる）

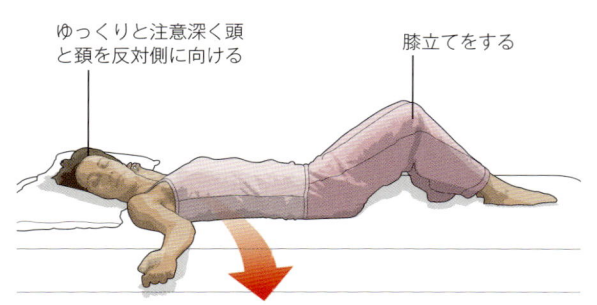

**3** 足底と腰背部が同時にマットレスに接触したことを確認する。その際、右腕が寝返りを打つ方向へ伸びているようにする。
（ゆっくりと注意深く頭と頚を反対側に向ける／膝立てをする）

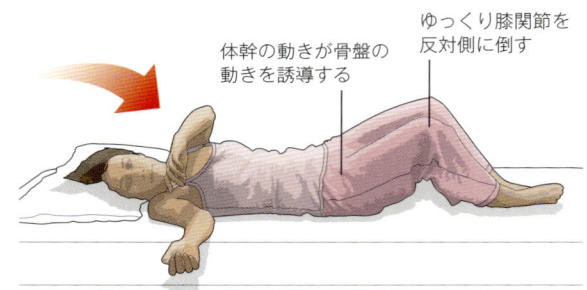

**4** もう片方の上腕も反対側に倒しつつ、両下肢を一緒にマットレスへ近づけるよう倒していく。頭と体幹は一緒に回転する。
（体幹の動きが骨盤の動きを誘導する／ゆっくり膝関節を反対側に倒す）

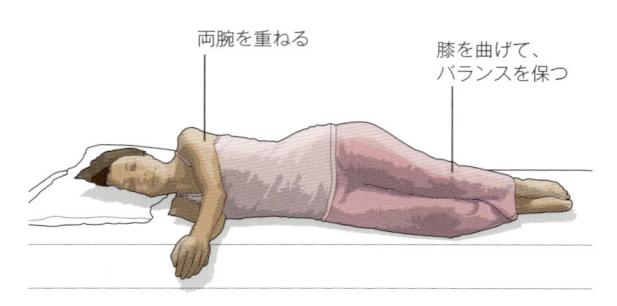

**5** しっかり重なった状態で上腕を反対側に倒し、下肢もマットレス上にしっかり接触させる。日中この動作を練習し、夜間に正しい寝返りが自然と行えるよう努める。
（両腕を重ねる／膝を曲げて、バランスを保つ）

### 睡眠障害

　腰痛により正常な睡眠が妨げられ、不眠を伴うことがある。その際は下記に沿って睡眠習慣を調整する必要がある。
- 眠気のあるときだけ横になるようにする。
- ベッドでは、性行為以外の用は足さないようにする。
- 横になってから15分経っても眠れないときは、寝室から一度出る。眠気が現れるまでは寝室に戻らないようにする。
- 毎朝同じ時間に目覚まし時計をかける。目覚ましが鳴ったら、睡眠時間に関係なく（通常より睡眠時間が短くても）起床する癖をつける。
- 日中、昼寝をしないようにする。
- 紅茶、コーヒーといった刺激物（カフェイン）の摂取を制限する。
- パートナーとマットレスの好みが異なる場合は、別々のマットレスを購入し、2つを隣り同士で並べる。

# ベッドに横になるとき、ベッドから起き上がるとき

横になるときは上肢を体の両脇に添えてベッドの上に座る。そしてベッドに片肘をつき、上半身を倒していく。頭を枕の上にのせるタイミングで両下肢をベッド上にのせる。起き上がるときは、横になるときと逆の動作を行う。まずは側臥位になり、枕から頭部を上げつつ両足をベッドから出し、腕をうまく使って上体を起こし足を床につけて坐位になる。

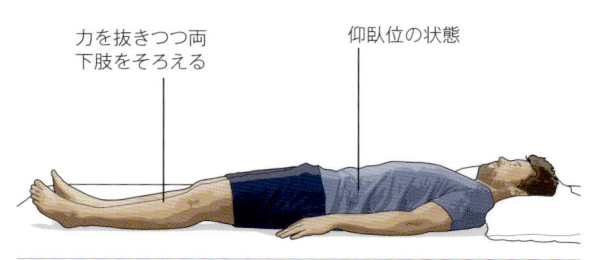

**1** 伏臥位や側臥位で寝ていたとしても、まず仰臥位になる。上肢は体の両脇に添え、両下肢はそろえる。
- 力を抜きつつ両下肢をそろえる
- 仰臥位の状態

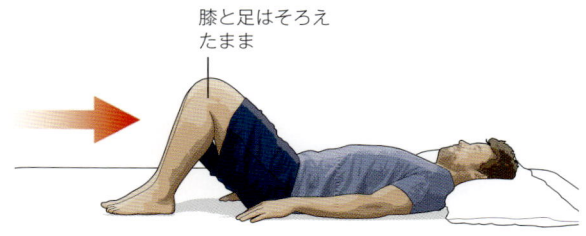

**2** 膝立てする（両膝関節が約90度屈曲）。
- 膝と足はそろえたまま

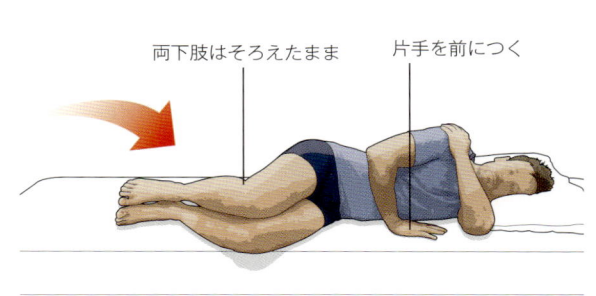

**3** ベッドの端に膝関節がくる位置で両下肢を倒す。側臥位になったときに上になるほうの手を前につき、もう片方の手は肩に添え、肘関節部をしっかりマットレスに置く。
- 両下肢はそろえたまま
- 片手を前につく

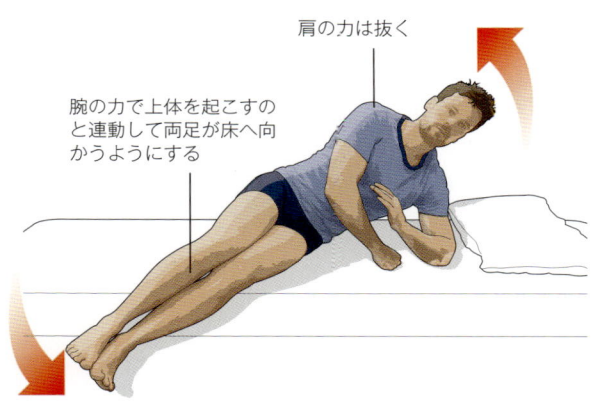

**4** 頭を枕から上げ、肘と手で上手に体を支えながら両足をベッドから下ろす。
- 肩の力は抜く
- 腕の力で上体を起こすのと連動して両足が床へ向かうようにする

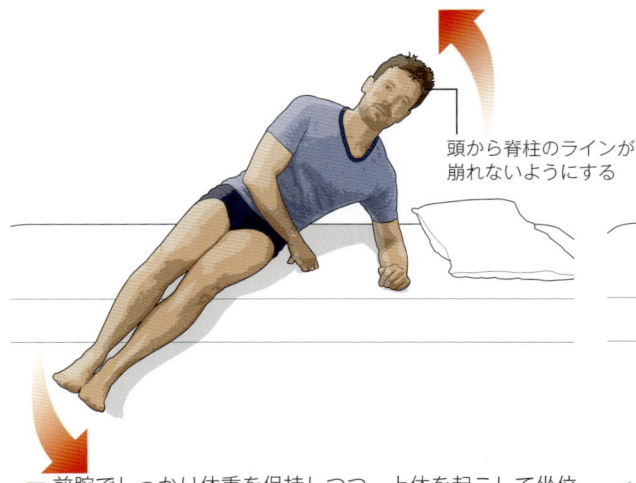

**5** 前腕でしっかり体重を保持しつつ、上体を起こして坐位になる。
- 頭から脊柱のラインが崩れないようにする

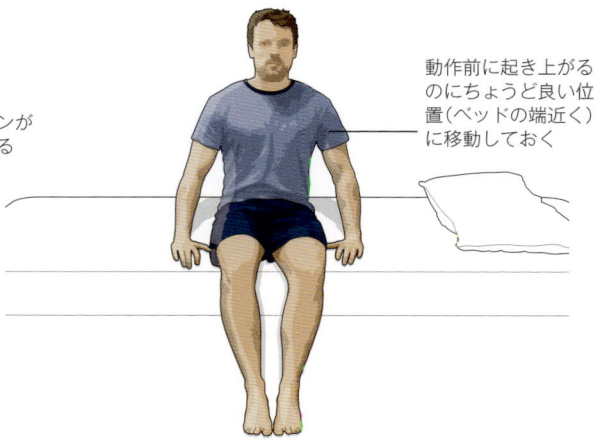

**6** 上肢は体の両脇に添える。足底全体を床につけ、椅子から立ち上がる際と同じ要領でベッドから立ち上がる。
- 動作前に起き上がるのにちょうど良い位置（ベッドの端近く）に移動しておく

# 身支度をするとき

日常的な習慣として腰痛対策を意識的に取り入れることで、身支度を安全かつ容易に行うことができる。たとえば、洗面やひげ剃り時、歯磨きの際は、不用意に前かがみになることを控え、常に背筋を伸ばす意識を持つようにすると良い。

うがいをして吐き出すときなどでは、洗面台に片手を添えて体重を支えるようにすると良い。上体を倒す場合は、腰ではなく股関節からかがむようにする。その際は、頭の高さはできるだけ保ちつつ背筋を伸ばしたまま曲げるよう努める。前かがみ動作を控えたほうが良い際は、水に浸したフェースタオル（ウェットタオル）を使うと良い。

### シャワーを浴びるとき、入浴のとき

浴槽に座ってつかるよりも立ってシャワーを浴びるほうが腰への負担が少ないと考え、シャワーを選択するのは賢明だが、その際は、滑り止めマットを敷くようにする。また、洗面道具は適切な高さに設置した棚に置くようにして、上体をかがめたり、腕や体を無理に伸ばして物を取らなくても済むように工夫する。体を洗うときは、スポンジや柄の長いブラシを使うなどして、手が届きにくい背中も無理なく洗えるようにする。湯船につかり背部を丸めた状態で長時間いた後は、浴槽から出る際に注意を払う必要がある。洗髪時はシャワーを使ったほうが猫背にならない。慢性的な腰痛や腰椎疾患に伴うトラブルを抱えている場合には、浴槽への出入りが楽にできるよう手すりを設けると良い。シャワー（入浴）後は、タオルで拭くよりも、バスローブを着てしまったほうが体への無駄な負担が少ないだろう。

### トイレの使用

高身長の人ほど、便座の高さが低いと座りにくく負担が多い。そのようなときは、壁やドアを手で押さえつつ身体のバランスを取り、ゆっくりと膝を曲げていき便座に腰を下ろしたほうが安全である。便座に座った後は、無理に体を捻ったり、後ろに手を伸ばしたりしないよう気をつける。

## 朝の身支度

洗面台での歯磨きや洗顔は毎日の習慣的な行為であるが、腰痛があるときは前屈姿勢で行わないよう工夫する必要がある。背筋が伸びた状態を維持し、かがまざるを得ない場合には、膝を適度に曲げ、股関節から上体を曲げるようにすると良い。洗面道具は手が届きやすい場所に設置し、不必要にかがんだり手を伸ばしたりする動作をしなくても済むように心がける。

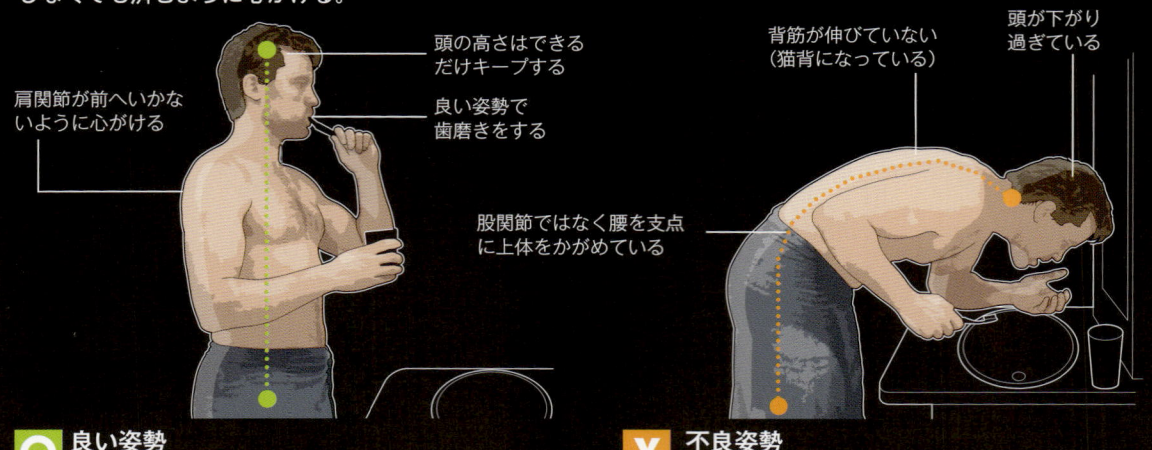

**良い姿勢**
歯磨きをする際はまっすぐ立ち、上体を前に倒さないよう気をつける。口をすすぐ際にはコップを使ったほうが負担は少ない。ひげを剃るときは鏡の正面に立つようにする。洗面所用として伸縮式ミラーを使用すれば、自分に合った負担のない位置に鏡を持ってきやすい。

**不良姿勢**
腰痛予防として、口をすすぐときは腰を支点に上体を倒さないよう気をつける必要がある。膝関節と股関節の両方を適度に屈曲させ、脊柱の適切なアライメントを維持するよう努めることで、腰椎への負担を軽減できる。

## 身支度についての Q&A

**Q｜シャワーを浴びるのと湯船につかるのと、どちらが良いですか？**
**A｜**一般的な急性腰痛（ぎっくり腰）や椎間板ヘルニアなど椎間板に問題がある場合には、湯船につかるのではなくシャワーで済ましたほうが良いでしょう。そのほうが、長時間にわたり腰を屈曲させて症状を悪化させる心配を回避できます。ただし、滑り止めマットを敷くなどして、滑って転倒しないよう十分に注意してください。

**Q｜背中をしっかり洗う方法はありますか？**
**A｜**背中は手が届きにくいですが、柄の長いボディ・ブラシを使えば楽にしっかりと洗うことができます。

**Q｜足を洗うときはどうすれば良いですか？**
**A｜**滑り止めマットの上に立ち、浴槽縁に足をのせて洗うと良いでしょう。湯船の中で洗う場合には、膝を曲げて、足を体に近づけると洗いやすくなります。

**Q｜どのような服を着れば良いですか？**
**A｜**脱ぎ着が簡単で、体の動きを制限しないゆったりした服が良いでしょう。上着は着脱しやすい前ボタンやジッパーのついた服が便利です。

**Q｜どのような靴を履けば良いですか？**
**A｜**靴紐がない靴のほうが、脱ぎ履きがしやすく便利です。女性の場合、ハイヒールは腰痛の原因となりやすいため注意が必要でしょう。靴を選ぶ際には、履いて歩いてみて快適なものを、努力を惜しまず選定するようにしましょう。

**Q｜ブーツを履いても大丈夫ですか？**
**A｜**ブーツだけでなく、硬くて重い靴など、脱ぎ履きが容易でない靴は、特に腰痛があるときは控えたほうが賢明でしょう。

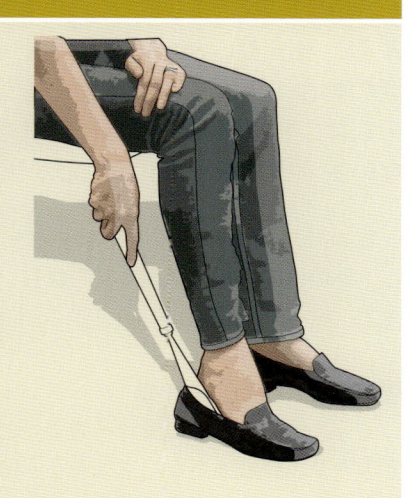

**靴を履く際には**
前屈時に腰痛が誘発される場合は、長い柄の靴べらを使うようにする。椅子に座って靴べらを使用したほうが容易に靴を履くことができる。

## 着替えのときは

着替えの際には腰を不用意にかがめないよう、横になるかできるだけまっすぐ立ったまま行うようにする。着脱時の体の動きを制限するようなぴったりした服は控えたほうが望ましい。腰をかがめず脱ぎ履きが簡単なスリッポン・シューズは、腰痛持ちにお勧めである。

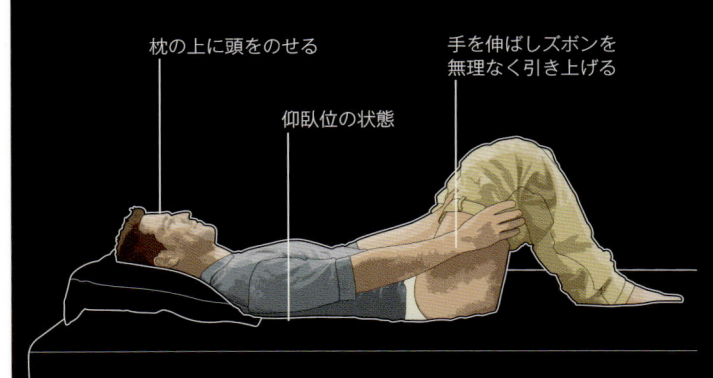

- 枕の上に頭をのせる
- 仰臥位の状態
- 手を伸ばしズボンを無理なく引き上げる
- 頭から脊柱が一直線になるよう意識しキープする。
- 上体は少しだけ前傾させる
- 痛みのない範囲で膝をなるべく高く上げる
- 軸足の膝は少しだけ屈曲させる

**下着やズボンを履くときには**
仰臥位で、下着やズボンを履いたほうが腰は楽な場合が多い。ベッドに横たわったまま腰をかがめないよう注意しながらズボンに足を入れる。腰をベッドから少し浮かしつつ、ズボンを引き上げる。脱ぐときは、逆の手順で行う。

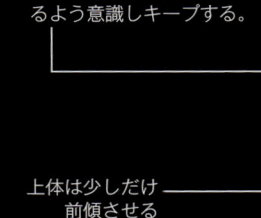

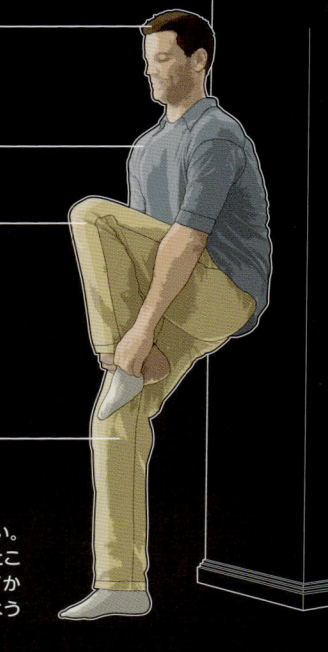

**靴下を履くときには**
靴下を履く際には安易に座らない。具体的には、壁から30cm離れたところに立って殿部を壁に押しつけてから、片脚ずつ上げ、靴下を履くようにする。

# 座るとき、歩くとき

家事、身支度、外出時など、あらゆる日常生活の動作・場面で、頚や腰の適切な姿勢や身のこなしを意識し、脊椎に無駄な負担をかけない生活習慣を心がけることが重要である。

屋内外にかかわらず様々なサポート器具を活用し、身体への負担を軽減するのは良いアイデアといえる（**右ページ参照**）。

## 屋内での生活と庭仕事

自分の家のことは自分が一番よくわかっているはずなので、問題箇所などを列挙し、改善しやすい問題点から速やかに対応すると良い。たとえば、キッチンで毎日使う物なのに簡単に手が届く場所に保管されていない、浴室の掃除用品を取る際に腰をかがめなければならない、といった問題点などはすぐにでも改善できるだろう。原則としては、頻繁に使うものは手が簡単に届く場所に保管して、体をかがめる、捻る、手や体を無理に伸ばすといった動作の繰り返しを避け、無駄な持ち上げ動作も行わないで済むよう対処しておくことが大切である。

庭仕事で土を掘り起こすといった作業を行う際は、柄の長い道具を使うなどして少しでも身体へかかる負担が減るよう配慮する（p.132〜133参照）。

家の中をどう改善すれば住みやすい空間をつくれるのかわからないときは、作業療法士や理学療法士から生活環境の改修や整備の方法やコツに関し助言を求めてみる。日常生活上の適切な動作などの指導も併せて受けるようにすると良い。

## 外出の際には

外出時には、長時間の立位姿勢が負担となり、腰痛や下肢の関節痛を伴うことがあり、予防としては、ヒールの高過ぎない楽な靴を選ぶこと、定期的に休憩を取ることが役立つ。イベントなどの会場によっては椅子が用意されていないこともあるため、持ち運び可能な携帯椅子を持つのも良いだろう（**右ページ参照**）。

## 肘かけ椅子から立ち上がるとき

椅子から立ち上がる際の適切な方法を身につけておくことは、潜在的な腰痛や転倒予防に役立つ。腰痛で困っているときは、腕の力で上体を起こすことにより腰への負担を軽減できる。

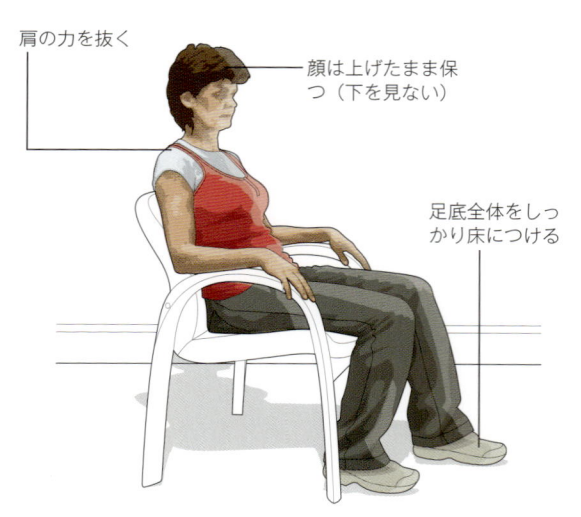

- 肩の力を抜く
- 顔は上げたまま保つ（下を見ない）
- 足底全体をしっかり床につける
- アームレストをつかむ
- まっすぐ前を見る
- 脚で上手にバランスを取る

**1** 椅子から立ち上がるときは、アームレストに手をかける。足を腰幅に開き、足底全体をしっかり床につける。片方の足を少し前に出してバランスを取る。

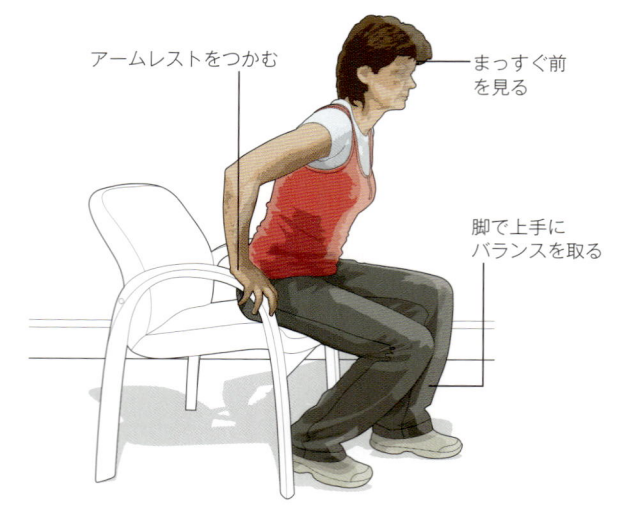

**2** 殿部を椅子の端までずらす。鼻が膝関節と同じライン（床との垂線上）にくるくらいまで上体を少し前に傾け、腕の力を使って立ち上がる。頭から、肩関節、背部が一直線上に位置するよう保ったまま立ち上がることを意識する。

## サポート器具

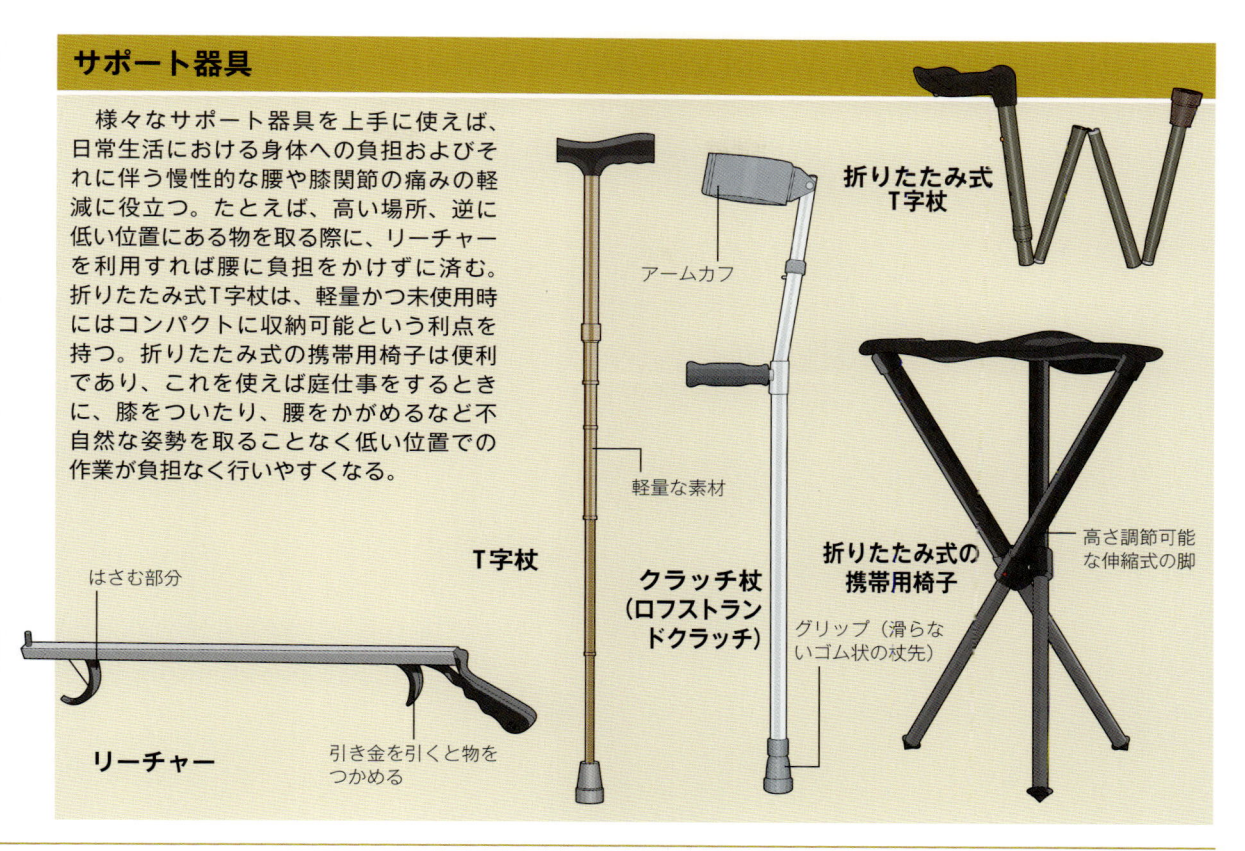

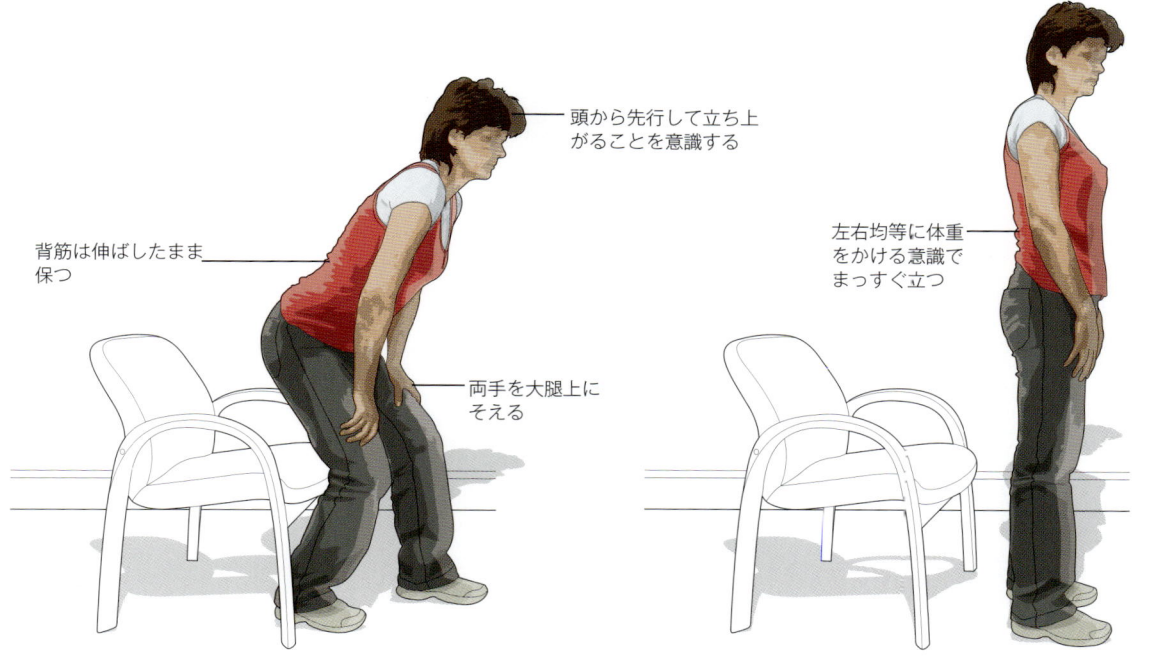

様々なサポート器具を上手に使えば、日常生活における身体への負担およびそれに伴う慢性的な腰や膝関節の痛みの軽減に役立つ。たとえば、高い場所、逆に低い位置にある物を取る際に、リーチャーを利用すれば腰に負担をかけずに済む。折りたたみ式T字杖は、軽量かつ未使用時にはコンパクトに収納可能という利点を持つ。折りたたみ式の携帯用椅子は便利であり、これを使えば庭仕事をするときに、膝をついたり、腰をかがめるなど不自然な姿勢を取ることなく低い位置での作業が負担なく行いやすくなる。

- 折りたたみ式T字杖
- アームカフ
- T字杖
- 軽量な素材
- クラッチ杖（ロフストランドクラッチ）
- グリップ（滑らないゴム状の杖先）
- 折りたたみ式の携帯用椅子
- 高さ調節可能な伸縮式の脚
- はさむ部分
- リーチャー
- 引き金を引くと物をつかめる

**3** 椅子から立ち上がる際には、徐々に膝と股関節を伸展しつつアームレストから手を離したら、両手を大腿上に置いて体重を支えるようにする。頭から腰背部のラインは保ち続ける。

- 背筋は伸ばしたまま保つ
- 頭から先行して立ち上がることを意識する
- 両手を大腿上にそえる

**4** 下肢を伸ばしながら頭を含む上体をしっかり起こす。後ろに引いていた足を前に出して両足をそろえる。

- 左右均等に体重をかける意識でまっすぐ立つ

8

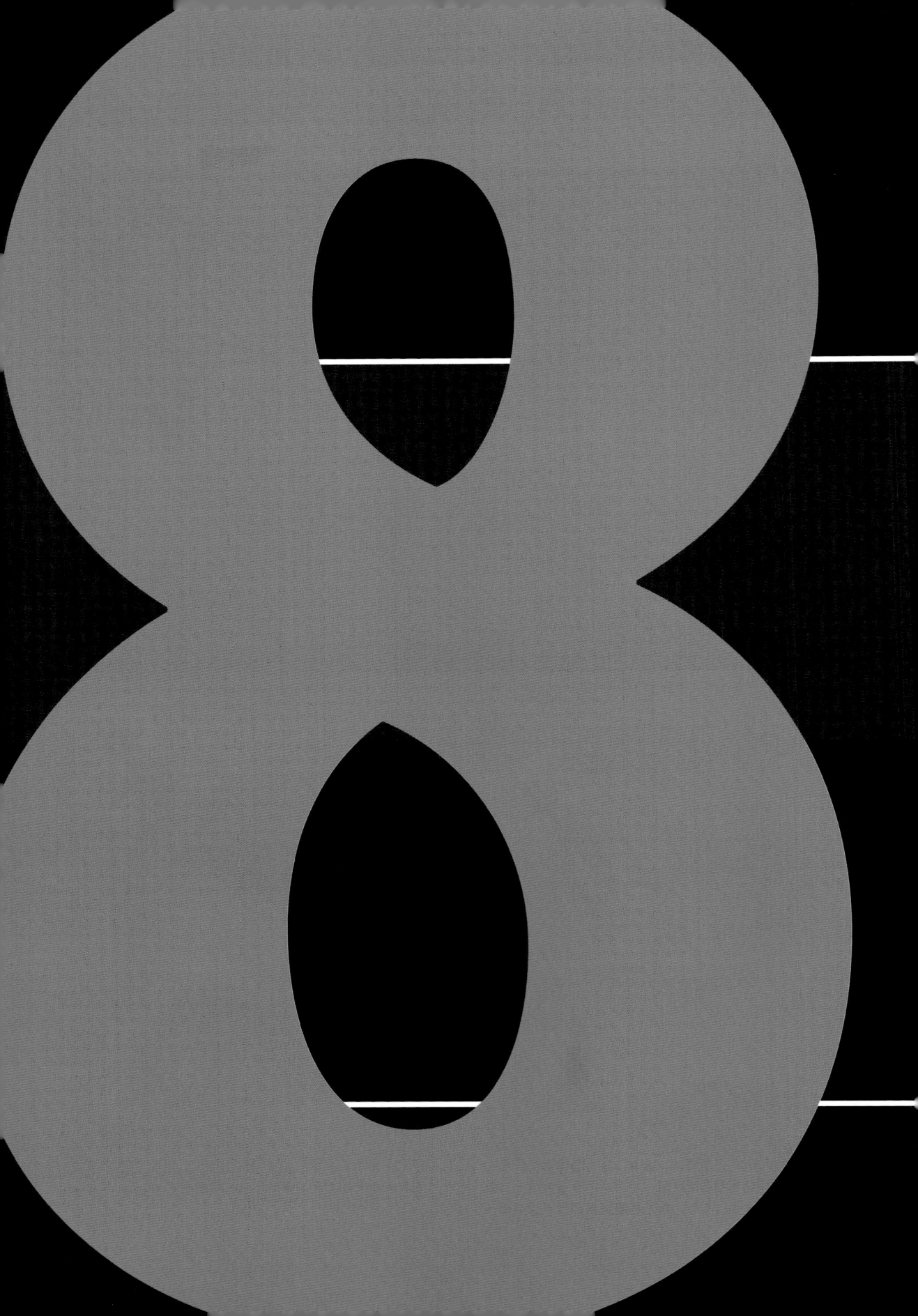

# REHABILITATION EXERCISES

リハビリテーション・エクササイズ

本章では、リハビリテーション・プログラムの一環として理学療法士が推奨する様々なエクササイズを、段階を踏んで詳細に解説します。多くのエクササイズは全身の柔軟性、可動性、筋力増強効果、体脂肪率の減少、そして姿勢改善に有益であるので、腰部や頚部のトラブルを起こすリスクを軽減するだけでなく、全身的なトレーニングメニューとしても利用できるでしょう。
エクササイズ・プログラムを始める前には、専門の理学療法士に相談しましょう。p.226の注意事項も合わせてご参照ください。

# 上背部と頚部

頚部や上背部の可動性や筋力の獲得は、姿勢の改善や筋緊張の緩和をもたらし、疼痛予防につながる。
リハビリテーション・プログラムの一環としてエクササイズを行えば、急性症状の早期改善につながったり、慢性疼痛の緩和にも役立つ場合がある。

## 1 ネックローテーション（頚部回旋）

頚部痛の緩和、柔軟性の維持や加齢による変性の予防や進行を遅らせることができる。無理のない範囲で、70〜90度回旋できるのが理想的である。

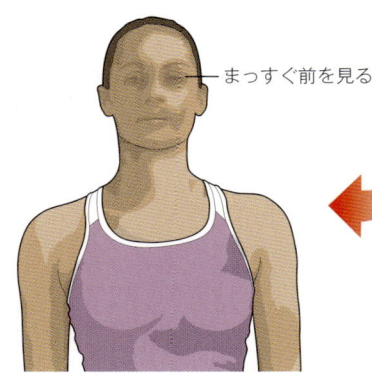

- まっすぐ前を見る
- 顎を水平に保つ

1. まっすぐ前を向き、脊椎はニュートラルポジション。上半身の力を抜き、上腕は体の両脇に楽に添える。
2. 頭部をゆっくり動かし、右肩越しに後方を振り返る。気持ち良いと感じるところまで振り返り、その状態を数秒間保持する。
3. 頭部を正面に戻し、次は左肩越しに後方を振り返るが、無理のない範囲で行う。その後、開始位置に戻る。

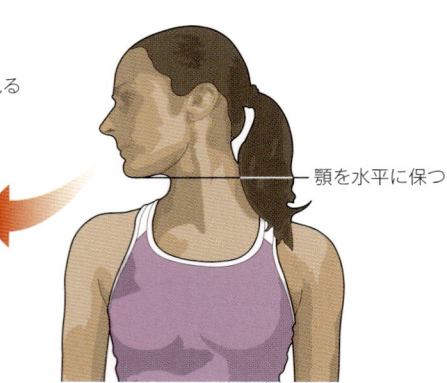

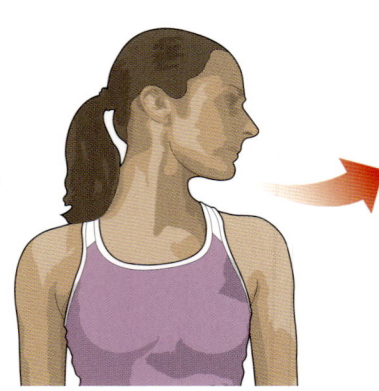

## 2 ネックサイドフレクション（頚部側屈）

頚部や上背部の筋肉の痛みに効果的である。良くない不自然な姿勢で眠ってしまうと、頚部や上背部の筋肉のバランスを乱し、疼痛や頭痛を引き起こす。

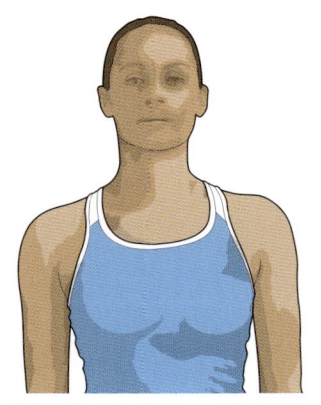

- 肩の力を抜いて頭部を左右に側屈する
- 顎を上げる

1. 背部の筋肉を伸ばして楽な姿勢で立つ。肩の力を抜き、まっすぐ前を見る。
2. 右の耳が肩につくくらいまで無理のない範囲で頭部を横に倒す。その状態を数秒間保持する。
3. 次に反対方向に頭部を倒せるところまで側屈する。その状態を数秒間保持し、開始位置に戻る。

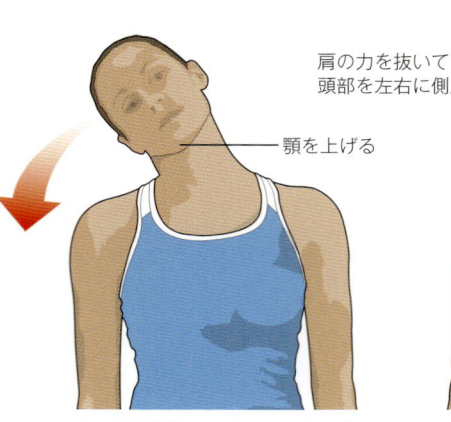

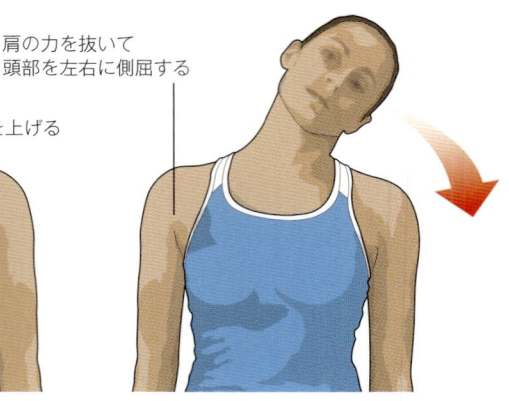

## 3 ネックエクステンション&フレクション（頚部の前後屈）

立位姿勢でも、坐位でも行える簡単なストレッチ。頚部や上背部に蓄積した緊張を軽減し、頚部の関節や神経組織を動かす。

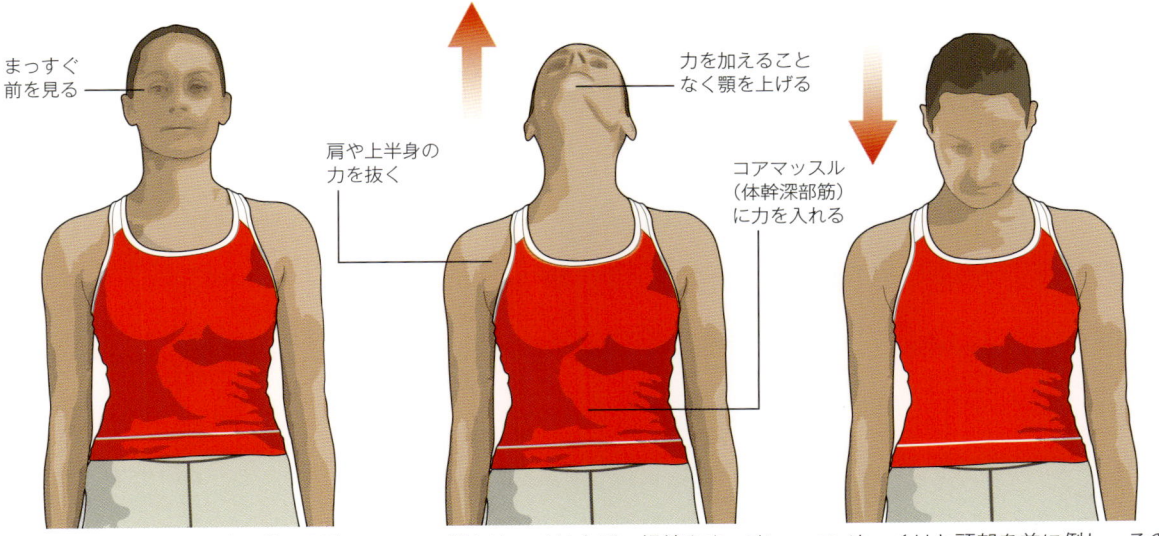

- まっすぐ前を見る
- 肩や上半身の力を抜く
- 力を加えることなく顎を上げる
- コアマッスル（体幹深部筋）に力を入れる

1. まっすぐ立ち、上腕は体の両脇に楽に添える。まっすぐ前を向き、脊椎はニュートラルポジションを保つ。
2. 顎をゆっくり上げ、視線をまっすぐ上に向けながら、無理のない範囲で頚部を伸展する。その状態を数秒間保持する。
3. ゆっくりと頭部を前に倒し、その状態を数秒間保持する。開始位置に戻る。

## 4 ショルダーローテーション（肩甲帯回し）

肩こりに効果的。頭頚部や肩の筋肉をほぐし、頚部や肩の可動域を回復させる。

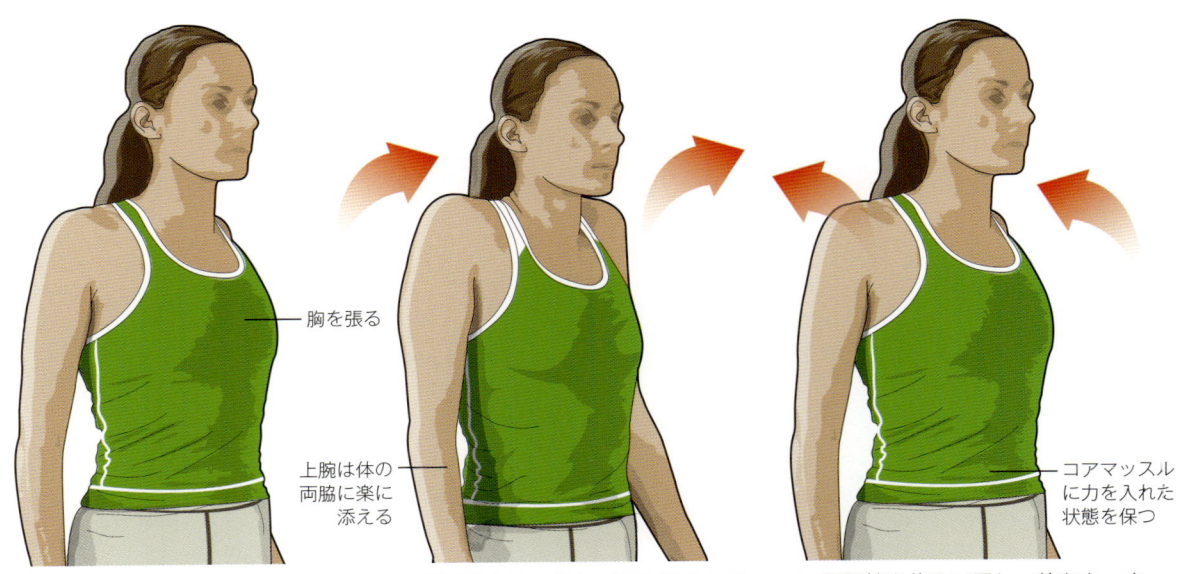

- 胸を張る
- 上腕は体の両脇に楽に添える
- コアマッスルに力を入れた状態を保つ

1. 肩の力を抜き、上腕は体の両脇に楽に添える。頭部を水平に保ち、脊椎はニュートラルポジションを保つ。
2. 肩関節を前に出し、耳の近くまでゆっくり引き上げる。
3. 肩関節を後ろに回し、前をまっすぐ見たまま開始位置に戻る。

## 5 ニューラルグライド

フロッシングとも呼ばれる。脊椎や脚の神経の緊張をほぐす。決して無理に押し込んだりせず、愛護的に行い、徐々に可動域を広げていく。

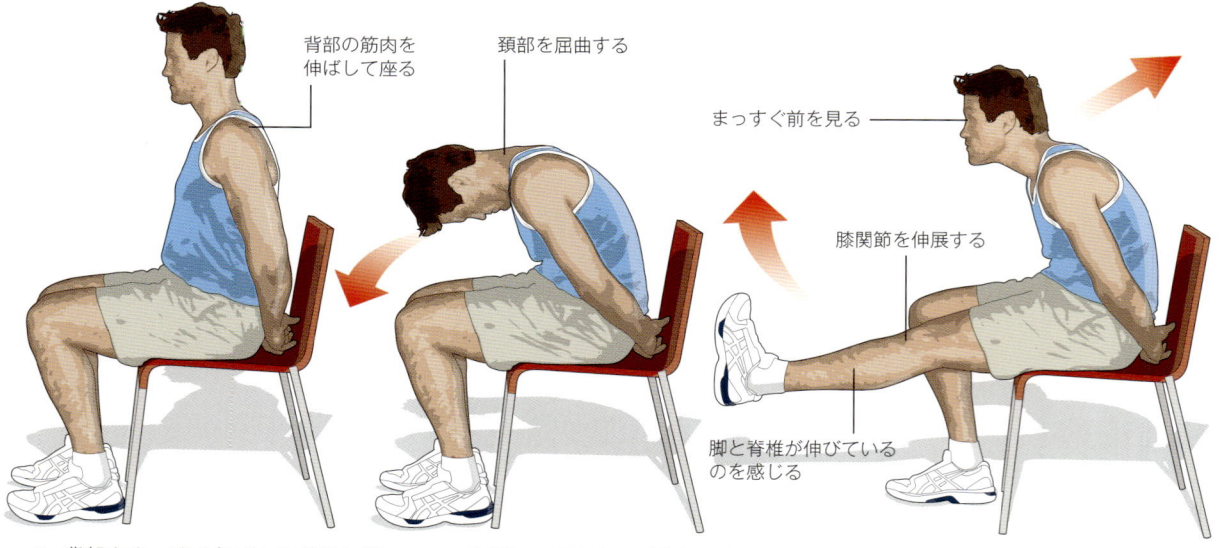

- 背部の筋肉を伸ばして座る
- 頚部を屈曲する
- まっすぐ前を見る
- 膝関節を伸展する
- 脚と脊椎が伸びているのを感じる

**1** 背部をまっすぐ伸ばして椅子に座る。背部の筋肉を伸ばし、腕を後ろに回して手は椅子の上に置く。

**2** 前屈して下を向く（背部を丸めて頚部を屈曲する）。

**3** 無理のない範囲で左の脚をまっすぐに伸ばし、顔を上げる。その状態を5秒間キープする。ステップ2のポジションに戻り、右脚も同様に行う。

## 6 アッパーバックストレッチ（上背部のストレッチ）

上背部の筋肉の可動性を高める簡単なストレッチ。上背部のケガ（p.34～35参照）に対する最適なリハビリテーションであり、肩関節を使う運動のウォーミングアップにも良い。

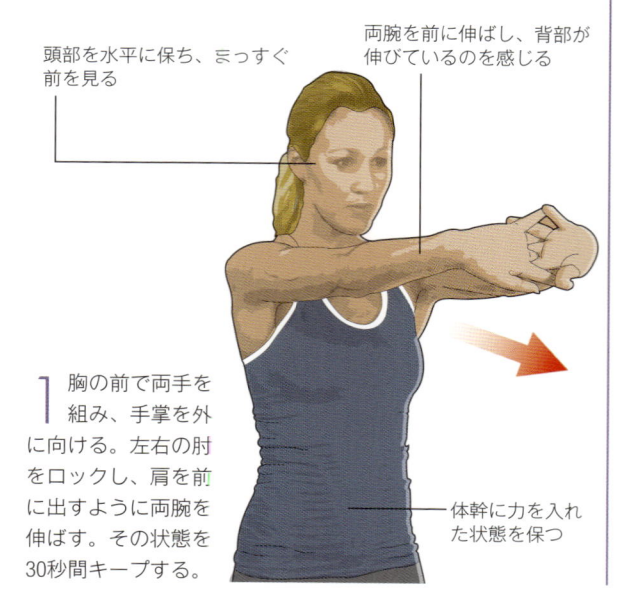

- 頭部を水平に保ち、まっすぐ前を見る
- 両腕を前に伸ばし、背部が伸びているのを感じる
- 体幹に力を入れた状態を保つ

**1** 胸の前で両手を組み、手掌を外に向ける。左右の肘をロックし、肩を前に出すように両腕を伸ばす。その状態を30秒間キープする。

## 7 ペックストレッチ（胸筋のストレッチ）

上部胸郭にある胸筋のストレッチ。肩関節と上背部の筋肉の緊張をほぐし、柔軟性と可動性を高める。

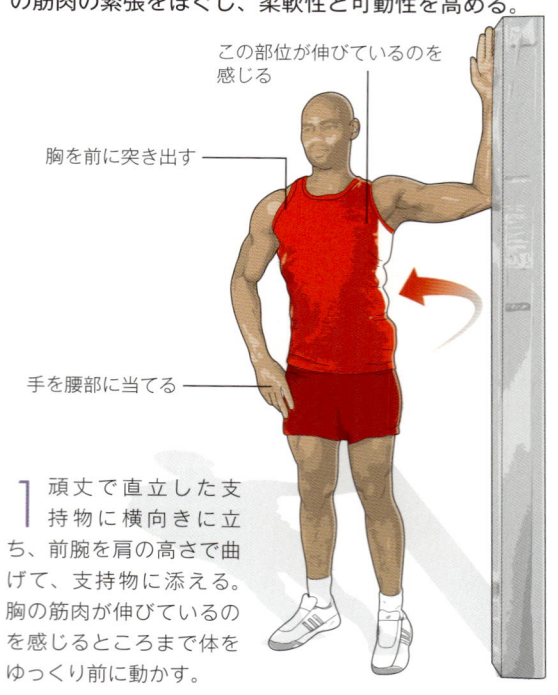

- この部位が伸びているのを感じる
- 胸を前に突き出す
- 手を腰部に当てる

**1** 頑丈で直立した支持物に横向きに立ち、前腕を肩の高さで曲げて、支持物に添える。胸の筋肉が伸びているのを感じるところまで体をゆっくり前に動かす。

上背部と頸部　163

## 8 マニュアル・アイソメトリック〔頸部〕

立った姿勢でも座ったままでも行える、頸部を鍛えるエクササイズ。自分の手で頭部を押さえつけ、負荷をかける。頸部のケガの後の回復には欠かせないエクササイズである。ゴムバンドや牽引器具を使って徐々に必要量の負荷をかけていくのも良い。

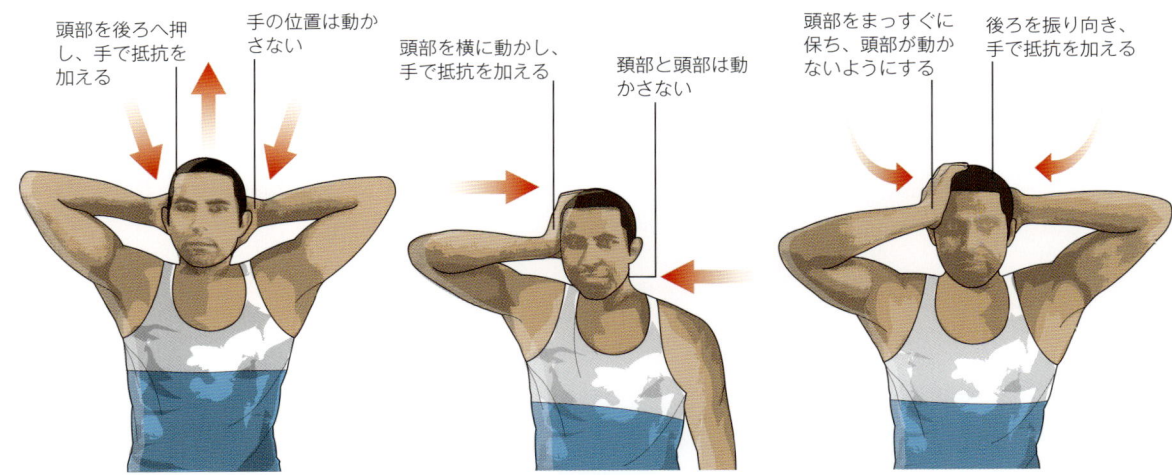

- 頭部を後ろへ押し、手で抵抗を加える
- 手の位置は動かさない
- 頭部を横に動かし、手で抵抗を加える
- 頸部と頭部は動かさない
- 頭部をまっすぐに保ち、頭部が動かないようにする
- 後ろを振り向き、手で抵抗を加える

1. 頭部の後ろで手を組む。頭部を後ろに倒し、頭部が動かないように手で抵抗を加える。その状態を6秒間キープしてから、力を抜く。

2. 手を頭部の横に添え、頭部を手に押しつけるように力を加える。腕の力で抵抗を加える。その状態を6秒間キープしてから力を抜き、反対側も同様に行う。

3. 右手はこめかみ、左手は頭部の後方に添える。顔を右に向け、両腕で抵抗を加える。その状態を6秒間キープしてから力を抜き、手の位置を変え反対側も同様に行う。

## 9 トランクローテーション（体幹回旋運動）

上半身を左右にひねり、脊椎周辺の筋肉を愛護的に動かす。体を捻ったときに背中が伸びているのを感じる。無理に上体を捻らないよう注意する。

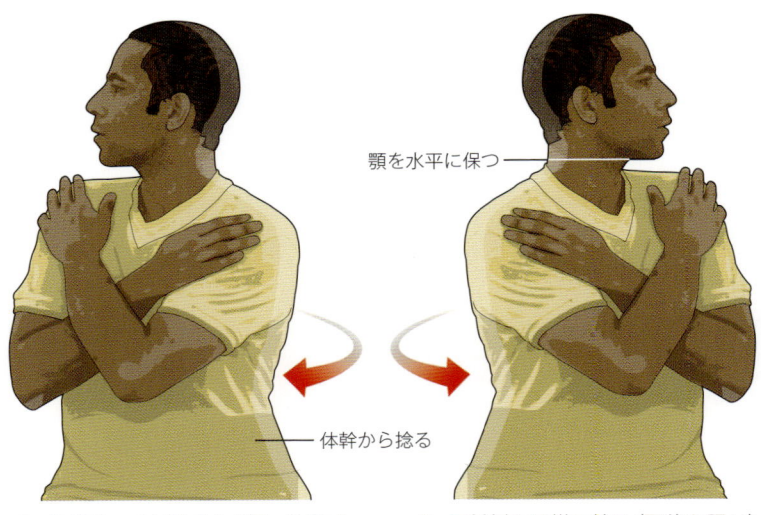

- 肩の力を抜く
- 胸の前で腕をクロスさせる
- 顎を水平に保つ
- 体幹から捻る

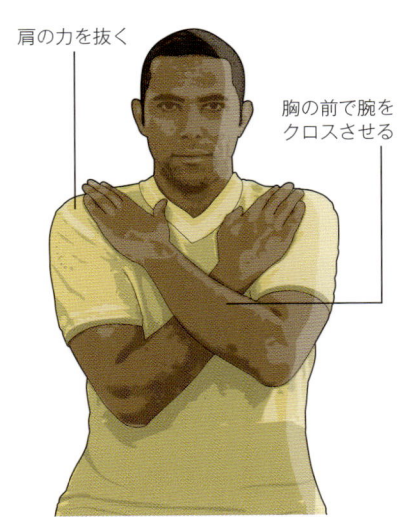

1. 椅子に座る。脊柱をしっかり起こし、胸の前で腕をクロスさせる。息を深く吸う。

2. 息をゆっくり吐きながら、体をゆっくりと右に捻る（可能な限り）。その状態を数秒間キープする。

3. 反対側も同様に捻る（可能な限り）。その状態を数秒間キープしてから、開始位置に戻る。

## 10 トランクローテーション（体幹回旋運動）〔側臥位〕

胸の筋肉を伸ばしながら、上背部の筋肉と頚椎の回旋可動性の向上を図る。

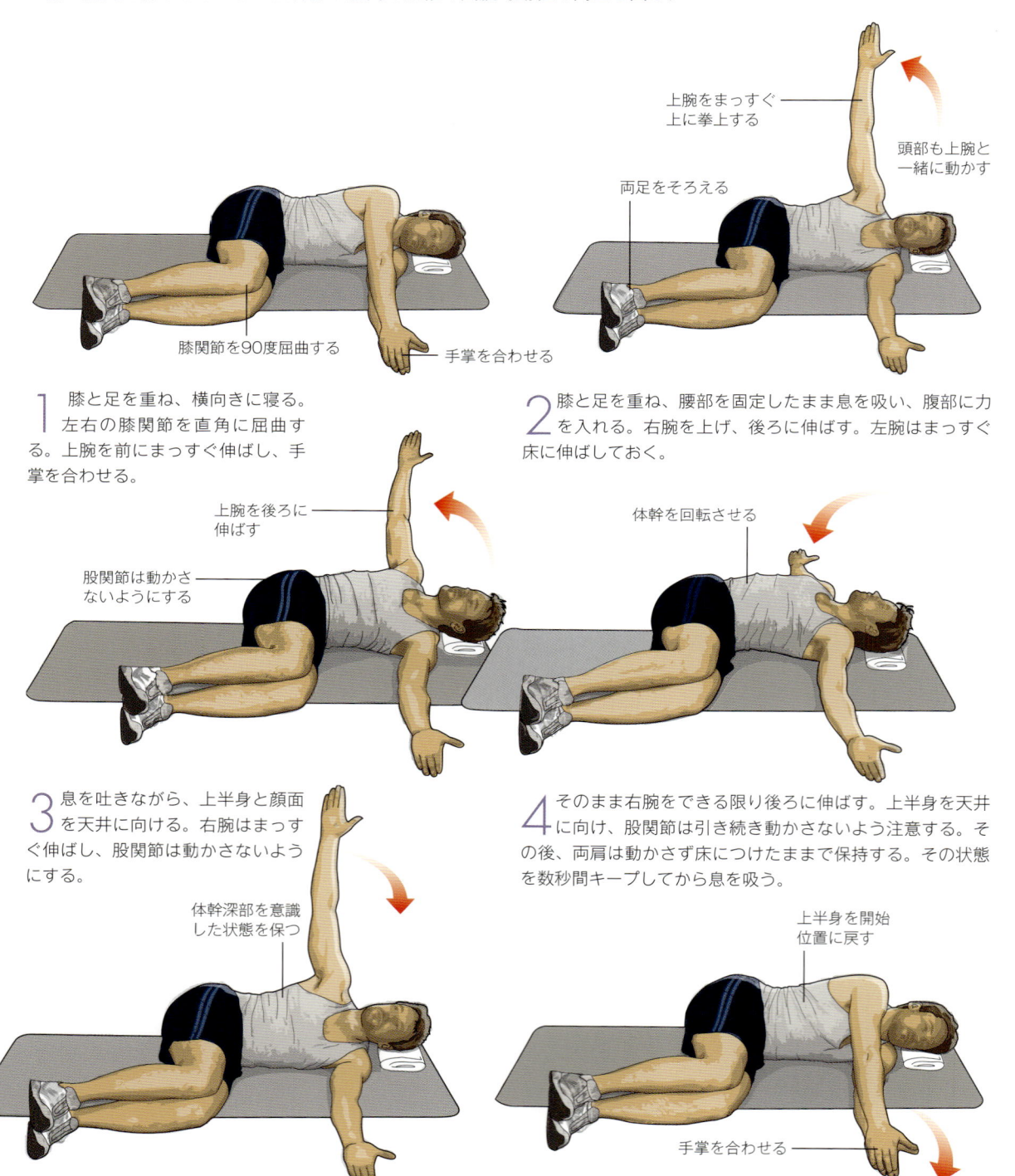

- 膝関節を90度屈曲する
- 手掌を合わせる
- 上腕をまっすぐ上に拳上する
- 頭部も上腕と一緒に動かす
- 両足をそろえる

**1** 膝と足を重ね、横向きに寝る。左右の膝関節を直角に屈曲する。上腕を前にまっすぐ伸ばし、手掌を合わせる。

**2** 膝と足を重ね、腰部を固定したまま息を吸い、腹部に力を入れる。右腕を上げ、後ろに伸ばす。左腕はまっすぐ床に伸ばしておく。

- 上腕を後ろに伸ばす
- 股関節は動かさないようにする
- 体幹を回転させる

**3** 息を吐きながら、上半身と顔面を天井に向ける。右腕はまっすぐ伸ばし、股関節は動かさないようにする。

**4** そのまま右腕をできる限り後ろに伸ばす。上半身を天井に向け、股関節は引き続き動かさないよう注意する。その後、両肩は動かさず床につけたままで保持する。その状態を数秒間キープしてから息を吸う。

- 体幹深部を意識した状態を保つ
- 上半身を開始位置に戻す
- 手掌を合わせる

**5** 息を吐きながら、右腕を天井の方に持ち上げつつ、ゆっくり上半身を回転させて開始位置に戻る。

**6** 上半身を回転させながら開始位置に戻ったら、手を合わせる。指定の回数だけ①〜⑥を繰り返す。反対側も同様に行う。

上背部と頸部　165

## 11 キャットストレッチ

腰部を伸ばしながら、上背部と肩関節を動かすダイナミックエクササイズ。脊椎の柔軟性を高めながら、腹筋力を強化する。深呼吸をしながらゆっくりと行う。

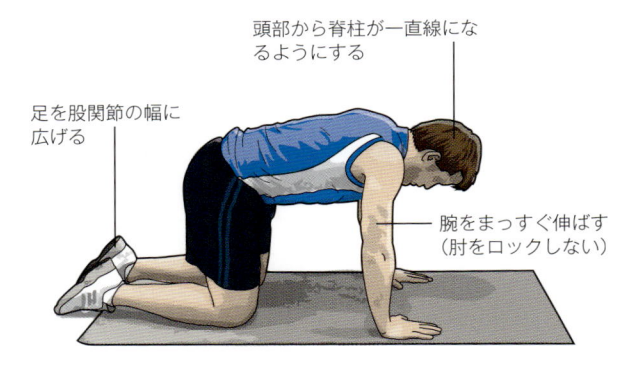

**1** 床に四つ這いの体勢になる。両手は肩の真下にくるようにする。手の指を伸ばし、膝関節は腰部の真下にくるようにする。足は股関節の幅に広げる。

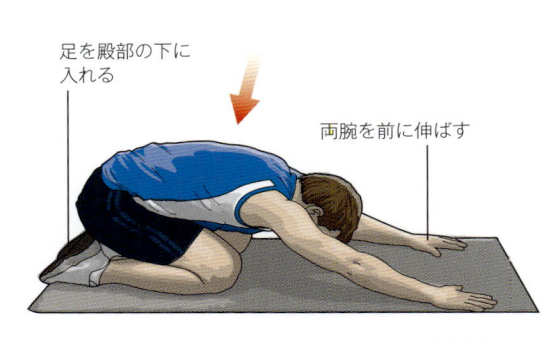

- 足を股関節の幅に広げる
- 頭部から脊柱が一直線になるようにする
- 腕をまっすぐ伸ばす（肘をロックしない）

**2** 正座をして、手掌を床につけたまま両腕を前に伸ばす。

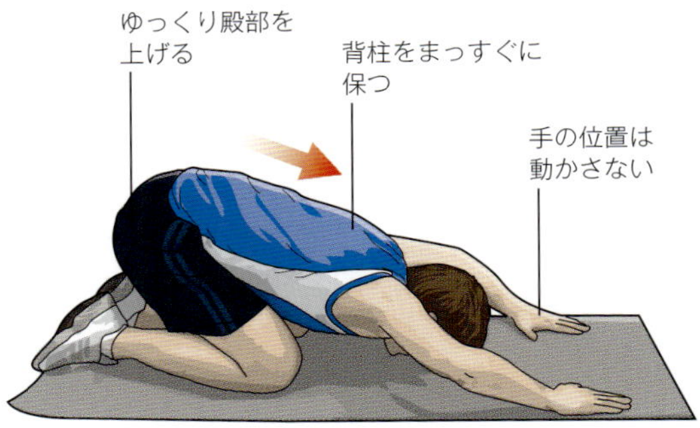

- 足を殿部の下に入れる
- 両腕を前に伸ばす

**3** ゆっくり殿部を上げ、額が床につくように上半身を前に倒す。手掌を下にしたまま、両手の位置は動かさないようにする。

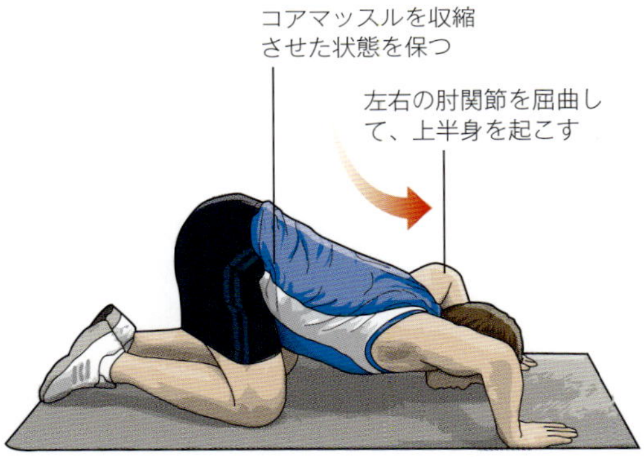

- ゆっくり殿部を上げる
- 背柱をまっすぐに保つ
- 手の位置は動かさない

**4** 殿部を上げながら左右の肘関節を屈曲して、ゆっくり上半身を起こす。

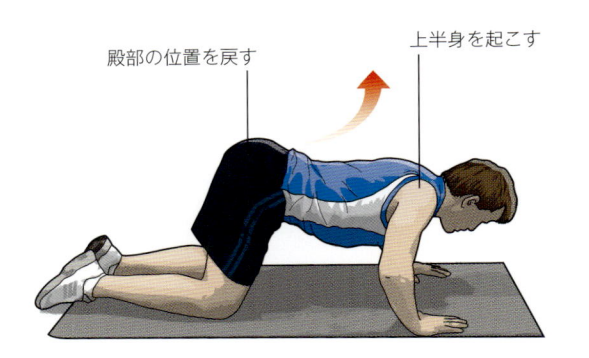

- コアマッスルを収縮させた状態を保つ
- 左右の肘関節を屈曲して、上半身を起こす

**5** 上半身を起こしつつ、ゆっくり左右の肘関節および背部をまっすぐにする。頭部と背部は水平に保つ。

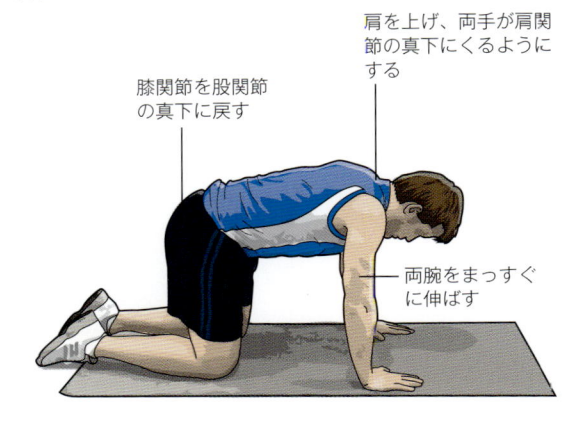

- 殿部の位置を戻す
- 上半身を起こす

**6** 開始位置に戻る。指定の回数だけ①～⑥を繰り返す。

- 膝関節を股関節の真下に戻す
- 肩を上げ、両手が肩関節の真下にくるようにする
- 両腕をまっすぐに伸ばす

## 12 ショルダースラッグ（肩すくめ運動）

頚部が痛くて、筋肉が硬直している場合、このエクササイズを行うことで頭部付近の筋肉をほぐすことができる。最大限に肩を高く上げる。肩を落とす際には、頚部がストレッチされているのを感じる。

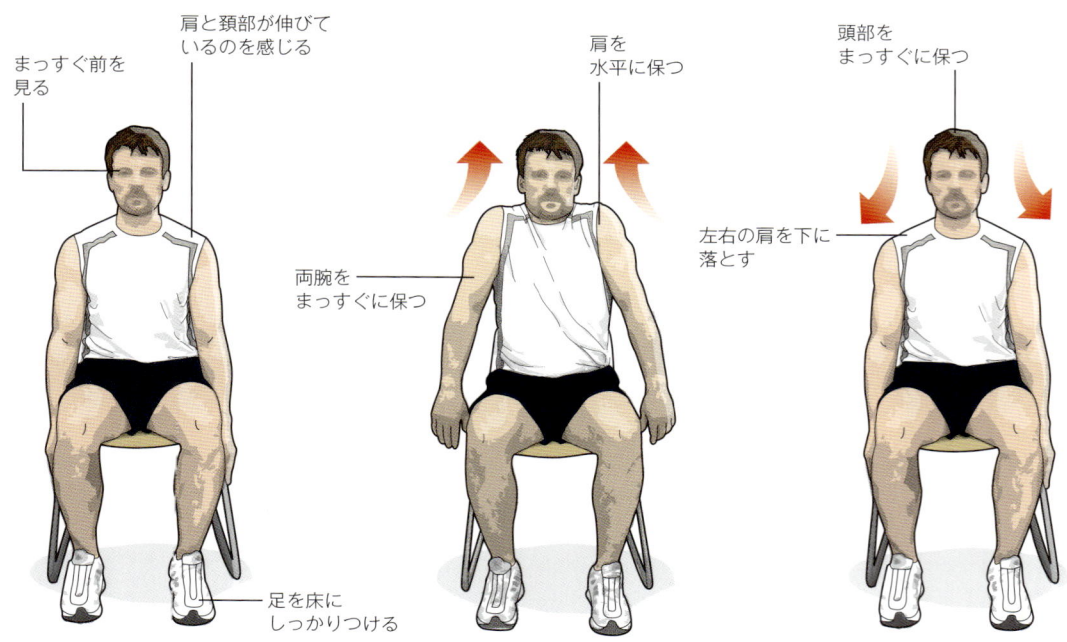

- まっすぐ前を見る
- 肩と頚部が伸びているのを感じる
- 肩を水平に保つ
- 頭部をまっすぐに保つ
- 両腕をまっすぐに保つ
- 左右の肩を下に落とす
- 足を床にしっかりつける

**1** 足を股関節の幅に広げ、膝関節が直角に曲がるよう椅子に座る。肩の力を抜き、上腕は体の両脇に添える。

**2** 両肘をまっすぐにしたまま、左右の肩をできるだけ高く上げる。

**3** 左右の肩を上げたままの状態を5秒間キープしてから、力を抜いて開始位置に戻る。指定の回数だけ①〜③を繰り返す。

## 13 プローンブレストストローク（平泳ぎ運動）

上背部の筋肉を鍛えるエクササイズ。脊柱側弯症（p.58、74参照）、異常可動性（p.56、66参照）、上背部の姿勢性の痛み（p.34〜35参照）に勧めると良い。

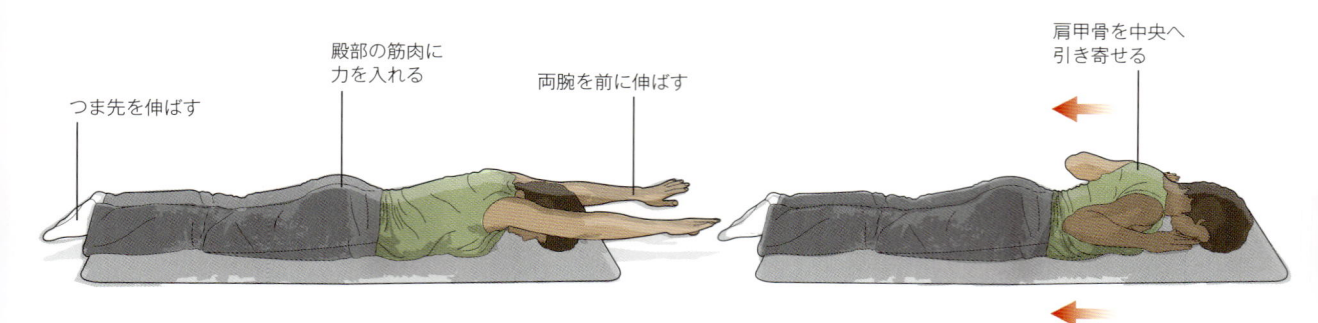

- つま先を伸ばす
- 殿部の筋肉に力を入れる
- 両腕を前に伸ばす
- 肩甲骨を中央へ引き寄せる

**1** マットの上に伏臥位になる。足を床につけ、殿部の筋肉に力を入れる。頚部はニュートラルポジションとする。両腕を床から上げ、まっすぐ前に伸ばし、床と平行になるようにする。深く息を吸う。

**2** 両腕を上げたまま肘関節を屈曲して、手は肘関節と同じ高さに保ち、両腕を胸に引き寄せる。肩甲骨を中央に引き寄せ、息を吐く。指定の回数①〜②を繰り返した後に、脱力する。

## 14 ショルダースクイーズ（肩甲骨内転運動）〔伏臥位〕

上背部や肩甲周囲筋を鍛え、姿勢を改善するエクササイズ。デスクワークの人が陥りがちな猫背姿勢の改善に効果的である。

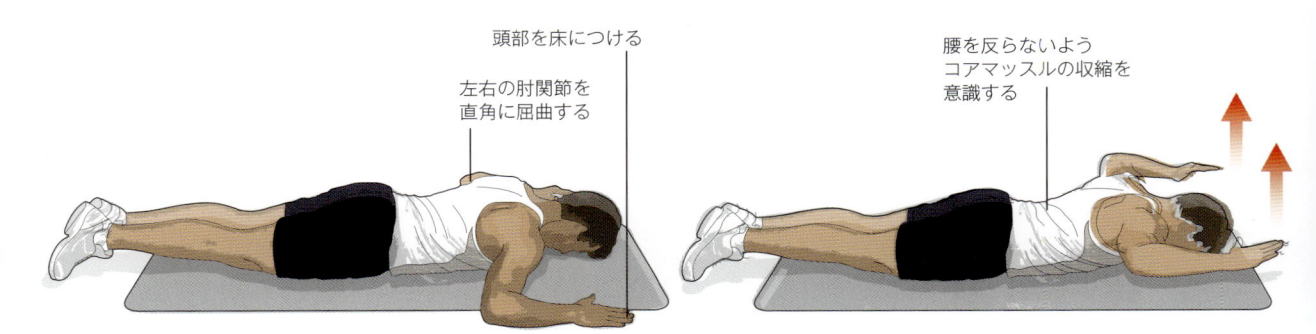

**頭部を床につける**
**左右の肘関節を直角に屈曲する**
**腰を反らないようコアマッスルの収縮を意識する**

1. 床に伏臥位になり、マットに額をつける。左右の肘関節を直角に屈曲して、手掌は床につける。つま先を伸ばし、指先を床につける。

2. 両腕を頭の位置まで上げ、肩甲骨を中央に引き寄せる。開始位置に戻り、指定の回数だけ①〜②を繰り返す。

## 15 ショルダースクイーズ（肩甲骨内転運動）〔坐位〕

上背部や肩周囲の筋群と神経を可動させる。デスクワークなどじっとしていることが多い人に最適なエクササイズ。反復過多運動による損傷（repetitive strain injury：RSI）の予防にもなり、手や前腕の痛みの緩和にも役立つ。1日5〜6回10セットずつ行うようにする。

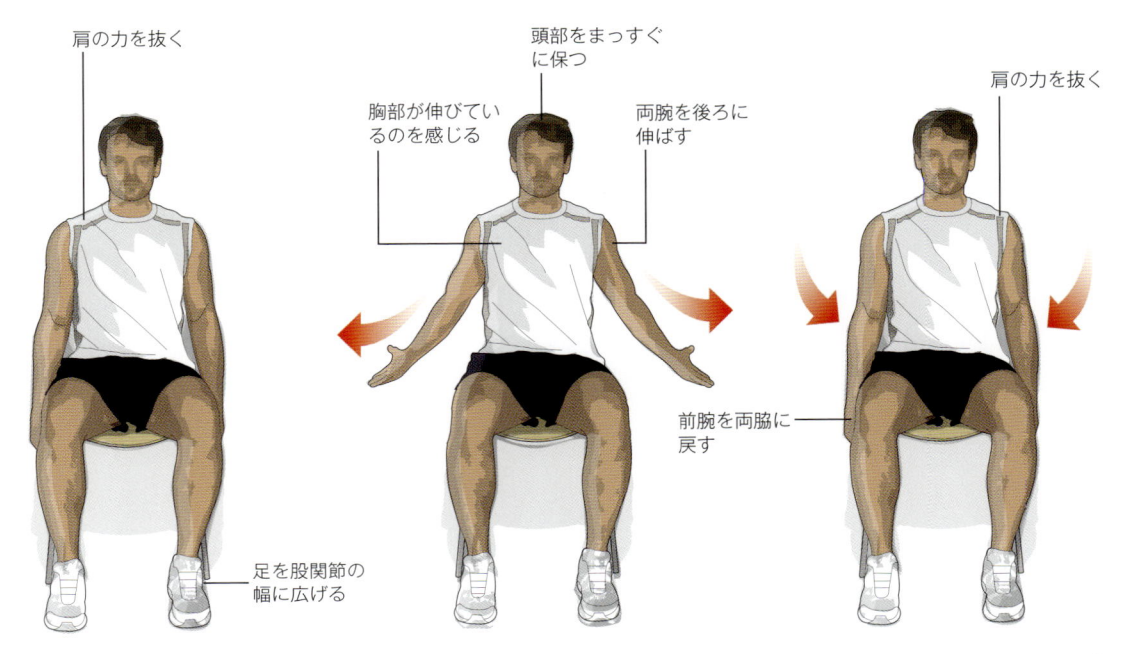

**肩の力を抜く**
**頭部をまっすぐに保つ**
**胸部が伸びているのを感じる**
**両腕を後ろに伸ばす**
**肩の力を抜く**
**前腕を両脇に戻す**
**足を股関節の幅に広げる**

1. 背もたれのある椅子に座り、背中をまっすぐにする。上腕は体の両脇に添え、足を股関節の幅に広げ、床につける。

2. 手掌を外に向け、両腕を体から離し、痛みを感じない範囲でできる限り後ろに伸ばす。

3. 両腕を後ろに伸ばしたままの状態を数秒間キープしてから、ゆっくり開始位置に戻る。指定の回数だけ①〜③を繰り返す。

## 16 肩甲挙筋のストレッチ

頭部の重みを利用した頚部の簡単なストレッチ。頚部や肩の緊張をやわらげる。デスクワークの人に効果的である。

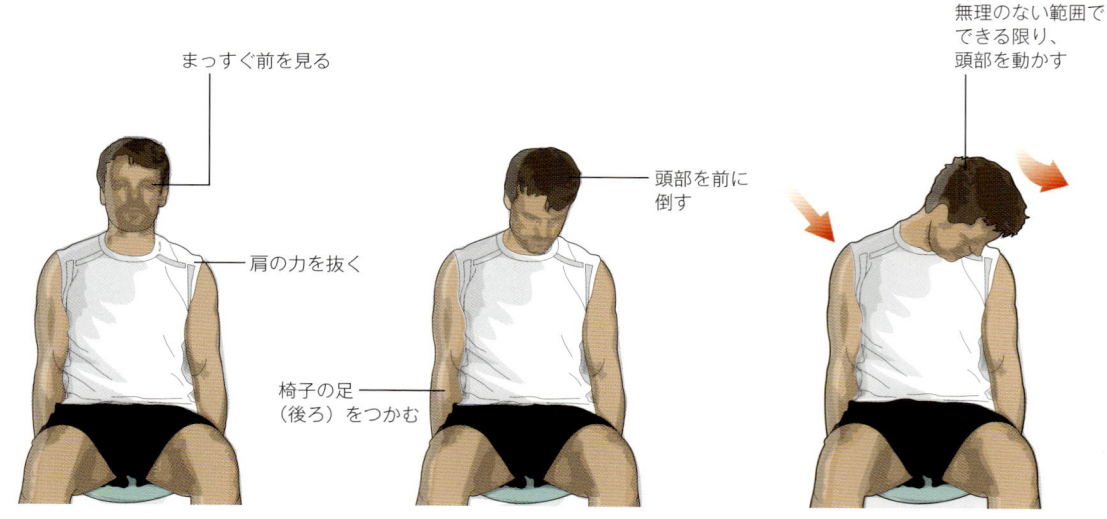

- まっすぐ前を見る
- 肩の力を抜く
- 頭部を前に倒す
- 椅子の足（後ろ）をつかむ
- 無理のない範囲でできる限り、頭部を動かす

**1** 背もたれのない椅子に座り、肩関節を水平にして、両腕をまっすぐに伸ばす。椅子の下、または椅子の足（後ろ）を手でつかむ。

**2** 背部を曲げずにできる限り、頭を下に倒す。ゆっくり左肩のほうに頭部を動かす。

**3** 頚部の右側がストレッチされているのを感じたら、その状態を5秒間キープする。開始位置に戻り、反対側も同様に行う。

## 17 ドアウェイ・チェストストレッチ（両側胸筋のストレッチ）

コーナー・チェストストレッチ（p.176参照）と同様、上腕の筋群や神経を動かし、肩甲骨の可動性を高めるエクササイズ。ゆっくり、かつ流れるような一連の動きを意識する。

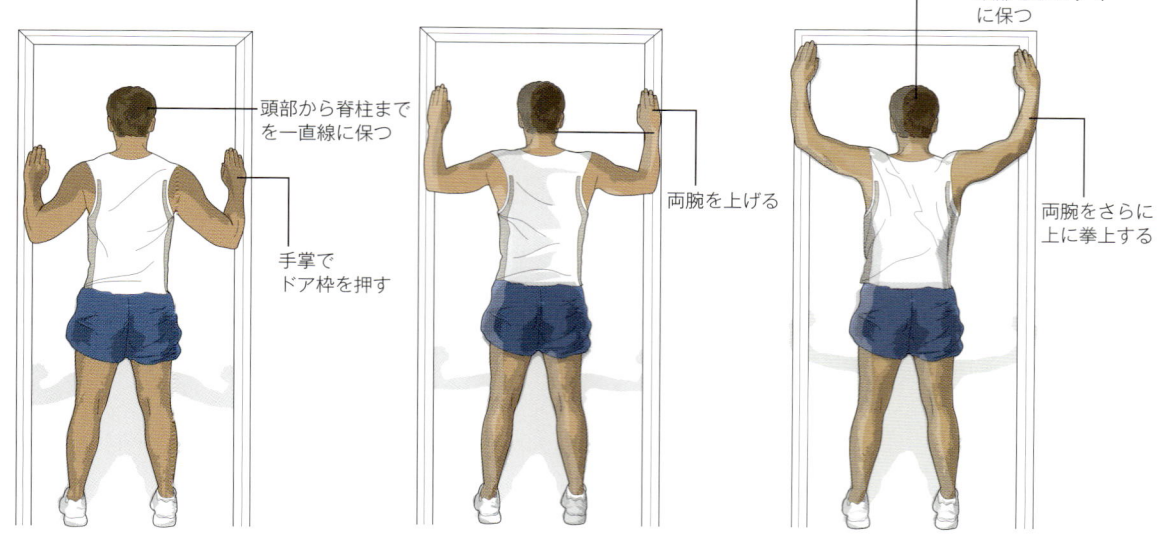

- 頭部から脊柱までを一直線に保つ
- 手掌でドア枠を押す
- 両腕を上げる
- 頭部をまっすぐに保つ
- 両腕をさらに上に挙上する

**1** 足を股関節の幅に広げ、ドア枠の前に立つ。両手を肩の位置に上げ、手掌をドア枠に添える。

**2** 左右の肘関節が直角に曲がる位置まで、両手をドア枠沿いにゆっくり上げる。

**3** 左右の肘関節が肩の高さにくるまで、両手をドア枠沿いにスライドさせる。両手を下ろし、開始位置に戻る。

## 18 ネックフレクション

頚部の深層筋や関節(頚椎の上位、下位とも)を動かす。むち打ち症(p.29、72参照)や緊張型頭痛のリハビリテーションで用いられるエクササイズである。

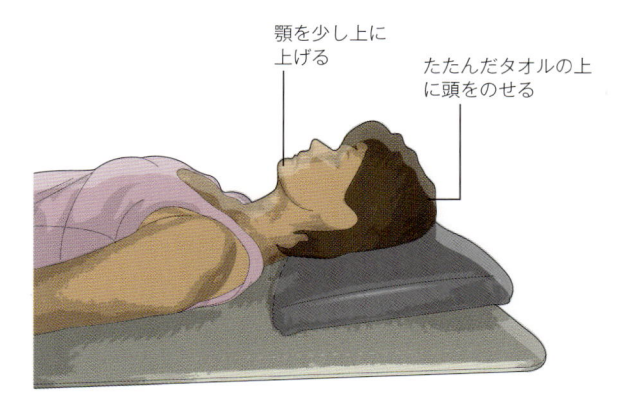

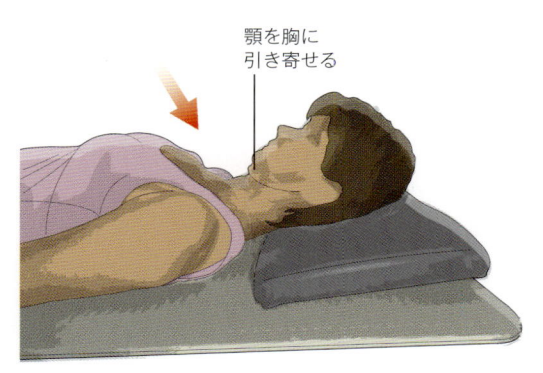

- 顎を少し上に上げる
- たたんだタオルの上に頭をのせる
- 顎を胸に引き寄せる

1 仰臥位になり、たたんだタオルの上に頭部をのせ、骨盤と背部をリラックスさせる。上腕は体の両脇に添える。顎を上げ、顔を上に向ける。

2 たたんだタオルからヘッドアップし、できる限り顎を喉に近づける。その状態を数秒間キープし、開始位置に戻る。

## 19 ネックエクステンション&オーバープレッシャー

様々な頚部の症状(p.26〜33参照)に用いられる可動性を高めるリハビリテーション・エクササイズ。流れるような一連の動きを意識し、1日5〜6回10セットずつ行う。腕がしびれる場合はエクササイズをすぐに中断し、理学療法士に相談する。

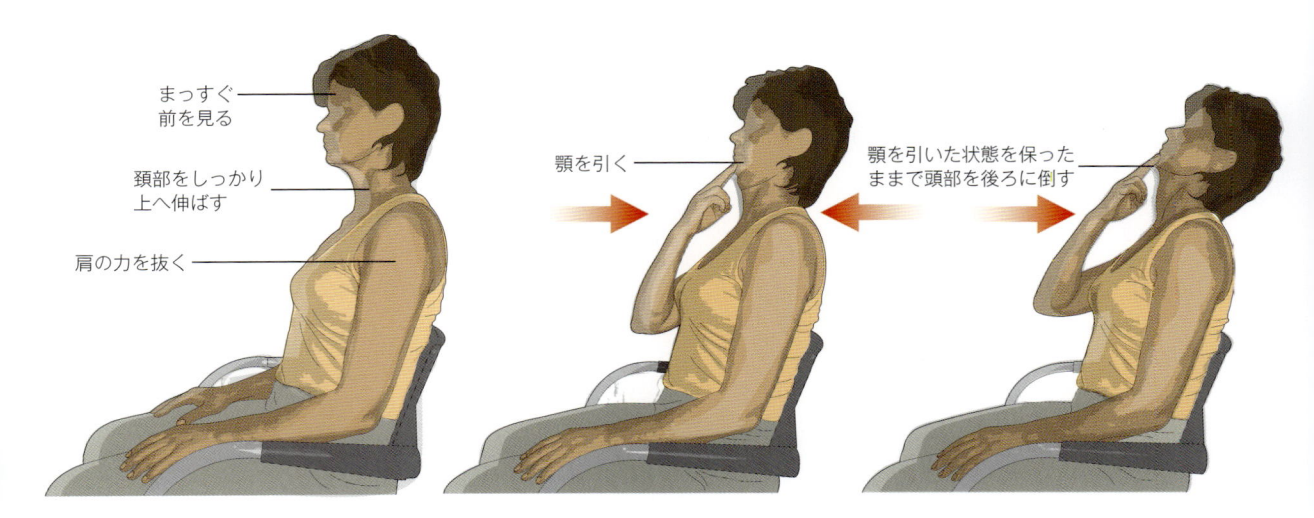

- まっすぐ前を見る
- 頚部をしっかり上へ伸ばす
- 肩の力を抜く
- 顎を引く
- 顎を引いた状態を保ったままで頭部を後ろに倒す

1 椅子に座り、手は大腿部の上に置く。頭部をまっすぐに保ちながら、肩の力を抜き、頚部をしっかり上へ伸ばす。

2 指で顎を愛護的に押し込みながら、頚部と頭部を自然に後方へ移動させる。

3 顎をしっかり引いた状態を保ち、頚椎を伸展させる。流れるような一連の動きを意識する。この状態を2秒を超えない程度キープし、開始位置に戻る。

## 20 アッパーバックエクステンション

上背部と肩周囲の筋群のストレッチ。脊椎の支持性を高め、姿勢を改善する。デスクワークの人に効果的である。

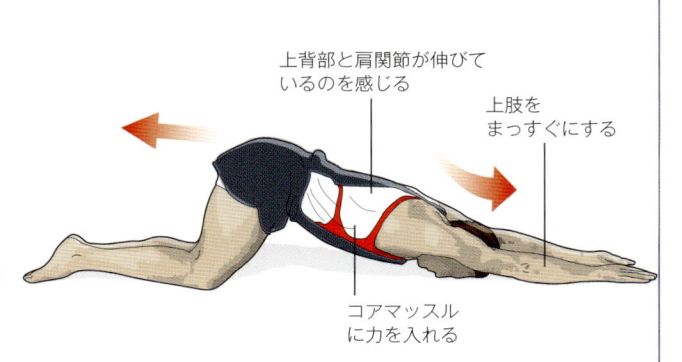

- 上背部と肩関節が伸びているのを感じる
- 上肢をまっすぐにする
- コアマッスルに力を入れる

1 マットの上に膝関節をつき、前腕を前に伸ばし、額が床につくように上体を慎重かつゆっくりと前へ倒す。手と前腕で床を押し、殿部は逆にできるだけ後へ引く。筋肉が十分に伸びていると感じる状態で数秒間保持。その後は脱力し、開始位置に戻る。

## 21 バランスボール・バックストレッチ

上位胸椎から腰椎をストレッチするエクササイズ。脊柱のアライメントを整える。

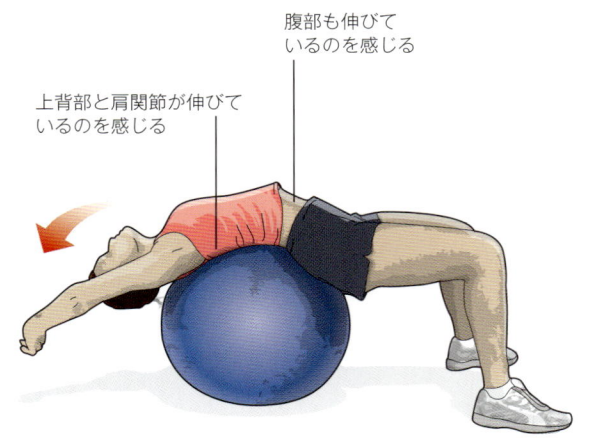

- 腹部も伸びているのを感じる
- 上背部と肩関節が伸びているのを感じる

1 足を肩幅に広げ、足底全体を床につけた状態でバランスボールの上で仰臥位になり、そのまま肩から殿部までをボールにのせる。両腕は頭の上までまっすぐ伸ばす。その状態を数秒間保持しながら深呼吸を繰り返し、開始位置に戻る。

## 22 バックエクステンション〔坐位〕

上背部の硬直化した筋肉をほぐすストレッチ。デスクワークが続いた際に硬直化した筋肉をほぐしつつ姿勢の改善に役立つ。背もたれがある椅子があれば、いつでもどこでもできる。仕事中じっとしていることが多く、頚部や上背部が硬直化している人に特におすすめのストレッチ。

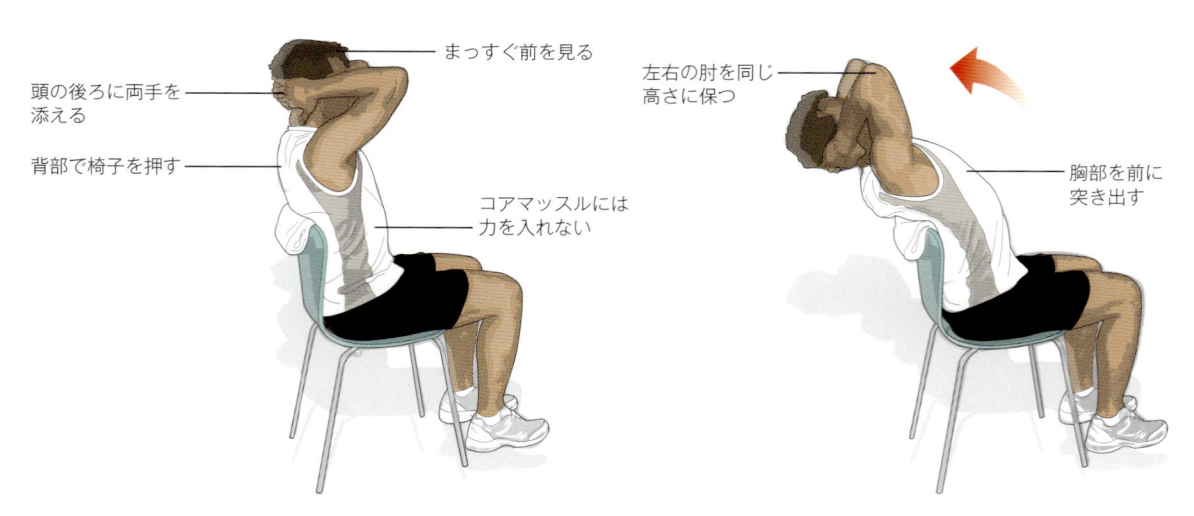

- 頭の後ろに両手を添える
- 背部で椅子を押す
- まっすぐ前を見る
- コアマッスルには力を入れない
- 左右の肘を同じ高さに保つ
- 胸部を前に突き出す

1 両膝を直角に曲げて椅子に座り、足底全体を床につける。両腕を上げ、肘が前方を向くようにして頭の後ろで手を組む。体の力は抜いて、肩は下げる。

2 痛みのない範囲で可能な限り体を後ろに倒す。ゆっくり呼吸をしながらストレッチをする。体が伸びた状態で数秒間保持し、開始位置に戻る。

上背部と頚部   171

## 23 バンドロウ〔僧帽筋〕

肩周囲と上背部の筋肉に対するエクササイズ。不良姿勢による痛みや脊柱側弯症（p.58、74参照）がある人におすすめ。ゴムバンドはドアノブなどにしっかり取り付けて行う。

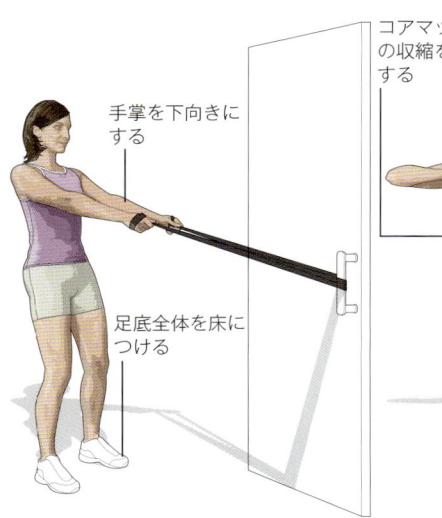

- 手掌を下向きにする
- コアマッスルの収縮を意識する
- 肩は動かさないようにする
- 足底全体を床につける
- 膝関節は少し屈曲する

1 ゴムバンドを手に持ち、腕を伸ばす。肩甲骨を引き下げ、息を吸う。

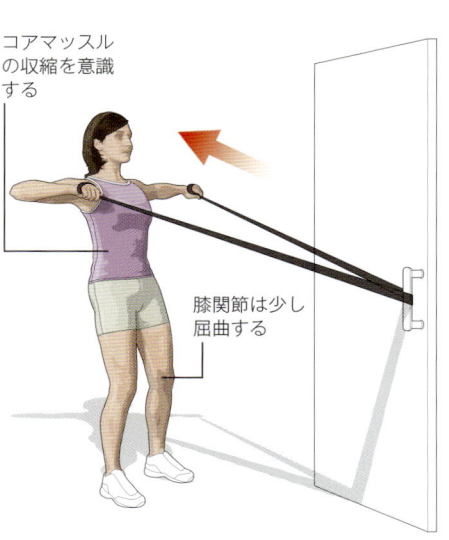

2 息を吐きながらゴムバンドを肩の高さまで引き上げる。腕を広げながら膝を屈曲する。

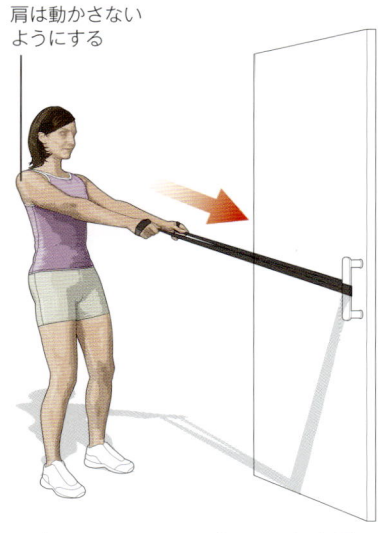

3 息を吸いながら、ゴムバンドを引く力を緩め、開始位置に戻る。①〜③を数回繰り返す。

## 24 バンドロウ〔広背筋〕

上背部と肩甲周囲の大きな筋肉に対するエクササイズ。不良姿勢による痛み（p.57参照）や脊柱側弯症（p.58、74参照）の人に効果的である。足は同じ位置から動かないよう注意を払う。

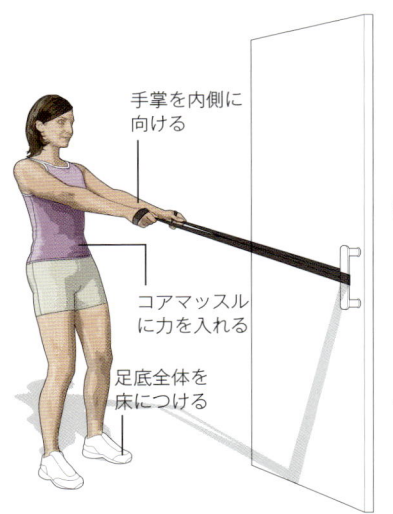

- 手掌を内側に向ける
- コアマッスルに力を入れる
- 足底全体を床につける
- 肩は動かさないようにする
- 膝関節は少し屈曲する

1 ゴムバンドを手に持ち、腕を伸ばす。肩甲骨を引き下げ、息を吸う。

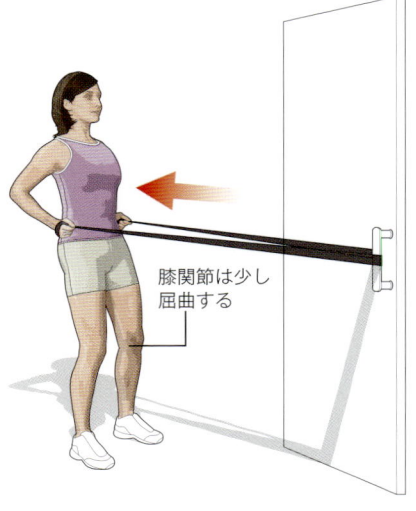

2 息を吐きながら、ゴムバンドをウエストまで引き寄せる。左右の肘関節で同時に引く。

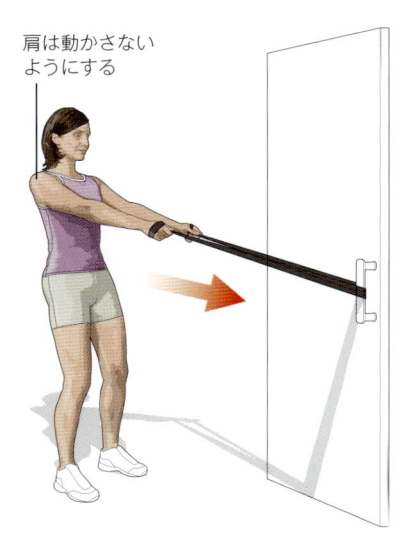

3 息を吸いながらゴムバンドを引く力をゆるめ、開始位置に戻る。

## 25 ネックリトラクション（セルフでの他動）

頚椎の可動性を高めるエクササイズ。椎間関節の問題（p.31、42、68参照）、椎間板の問題の症状緩和に役立ち（p.27、33参照）、神経根症状にも奏効することもある。最初は10回を1セットとし、1日5〜6セット行い、徐々に回数を増やしていく。運動中に感じる不快感は様子を見て良いが、エクササイズ後に痛みが残るようなら直ちに中断する。

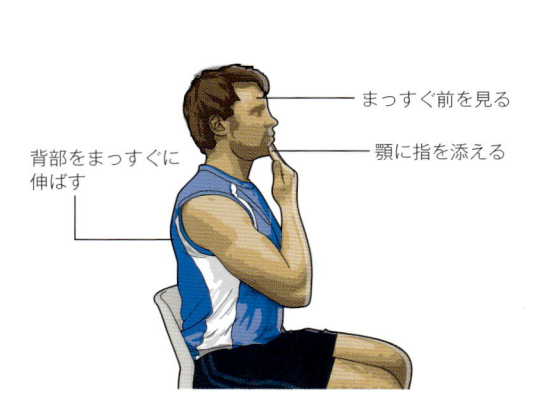

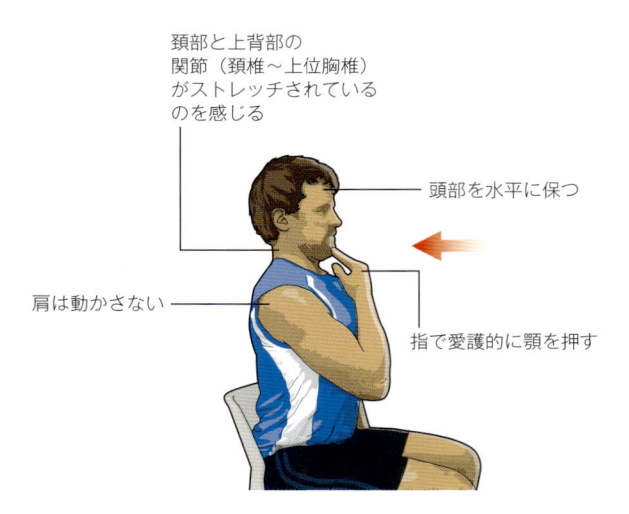

**1** 肩の力を抜き、背部をまっすぐにして座る。顎に指を添え、まっすぐ前を見る。肩と耳の距離が離れるように、頚部を長く伸ばす。

**2** 肩の力を抜き、指で少しずつ力を加えながら顎を押す。その状態を3秒間保持する。力を抜きながら開始位置に戻り、3秒間休憩。指定回数だけ繰り返す。

## 26 ネックリトラクション（自動）

他動的なネックリトラクション（上記参照）を行った後は、頚部の深層筋を活動させ、頭部と頚部の良い姿勢（p.112〜115参照）保持に必要な筋群を強化する。

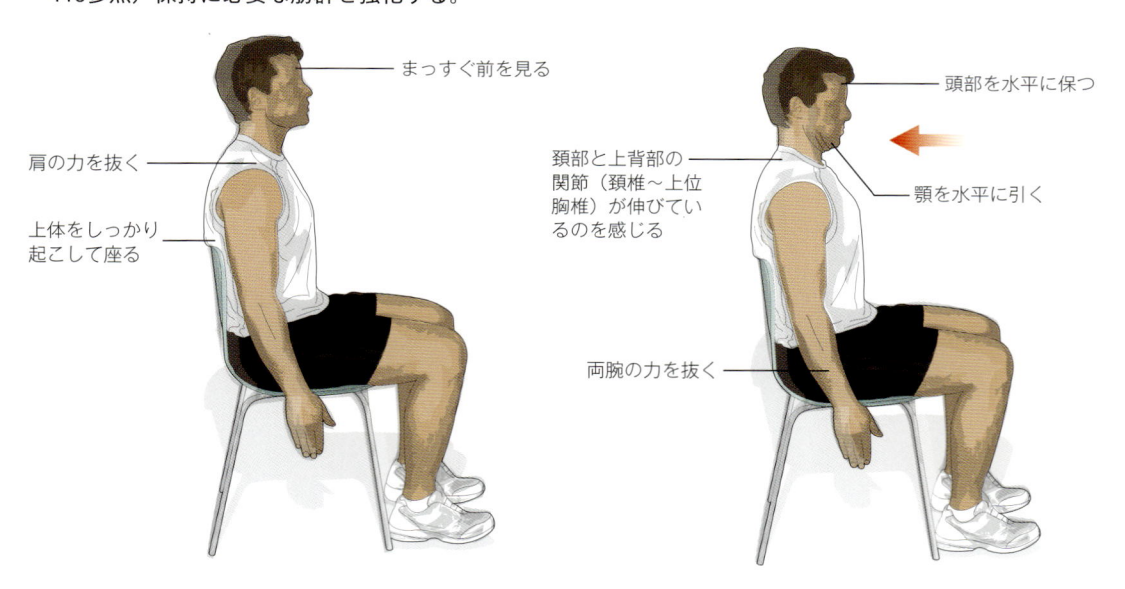

**1** 肩と上背部の力を抜き、背筋をしっかりと伸ばして椅子に座る。まっすぐ前を見る。上腕は体の両脇に添え、手掌は内側に向ける。

**2** 顎をしっかり引いて、頚部をストレッチする。その際、頭頂部に引っ張られる意識を持つ。その状態を5秒間保持してから脱力する。開始位置に戻る。指定の回数だけ繰り返す。

上背部と頚部 173

## 27 スパインバックローテーション（下部体幹回旋運動）

p.203のエクササイズ（バックローテーション）の簡易版。全体的な可動性を高めるだけでなく、腰部や骨盤周囲の筋群をリラックスさせる。

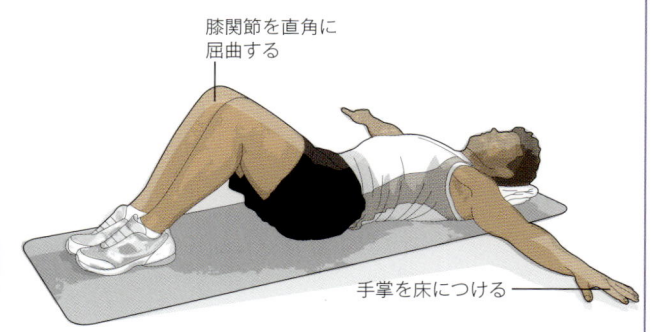

膝関節を直角に屈曲する

手掌を床につける

1 仰臥位になり、両膝をそろえたまま屈曲する。足底全体を床につけ、両腕を伸ばし、手掌を床につける。必要であれば頭の下にたたんだタオルを置く。

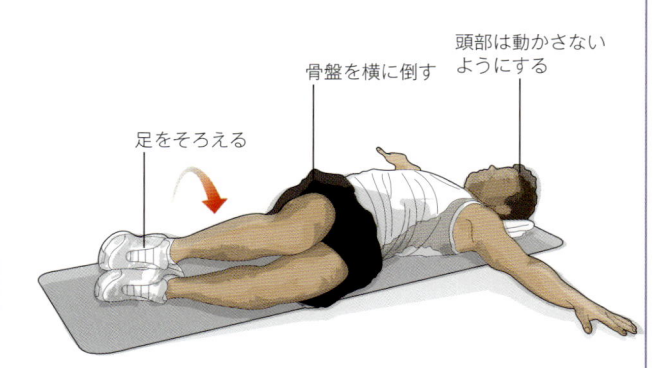

足をそろえる
骨盤を横に倒す
頭部は動かさないようにする

2 膝をそろえたまま、ゆっくり左側に倒す。その状態を数秒間保持する。両腕で体を支え、上背部が床についた状態を保つ。

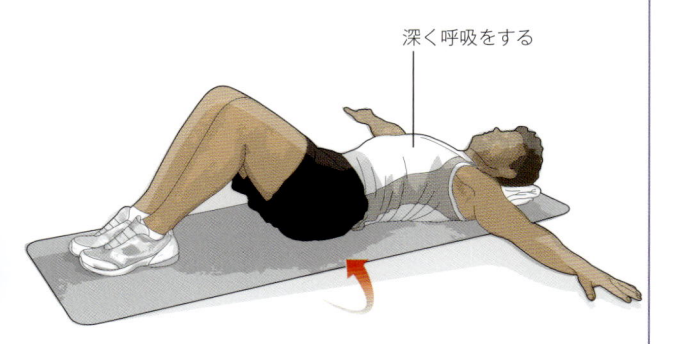

深く呼吸をする

3 ゆっくり開始位置に戻る。指定の回数だけ①〜③を繰り返し、反対側も同様に行う。

## 28 タオルロック（タオル体操・回旋）

頚部の硬直や痛みを緩和するエクササイズ。もし頚部の片側だけ緊張している場合は、緊張していない側からエクササイズを行う。痛みがなければ、反対側も同様に行う。両側に動かすことで、正常な可動域を再獲得する。

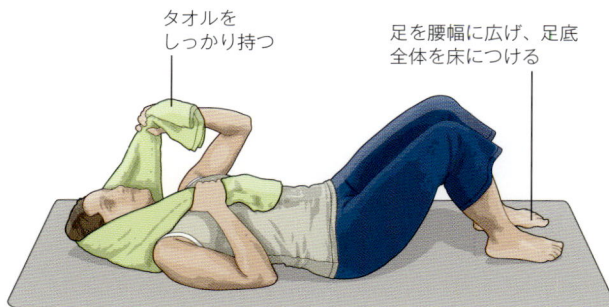

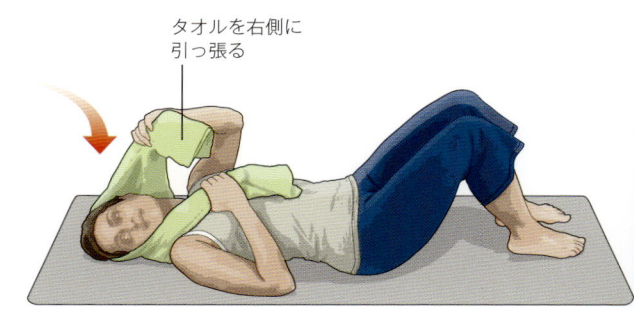

タオルをしっかり持つ
足を腰幅に広げ、足底全体を床につける

1 タオルを横に三つ折りにして頭部の下に置く。マットの上で仰臥位をとり、膝関節を屈曲して、腰部をしっかりマットにつける。頚部の左側が痛む場合は、頭の上でタオルの左端を左手で持ち、右手はタオルの右端を胸の辺りで持つ。

タオルを右側に引っ張る

2 胸部の辺りでタオルの右端を右手でしっかり持ち、左手でタオルの左端を引っ張りながら、頭部をゆっくり右側に倒す。頚部の筋肉はできるだけリラックスさせたまま、この動作を約10回繰り返す。

痛みのない範囲でタオルを左側に戻す

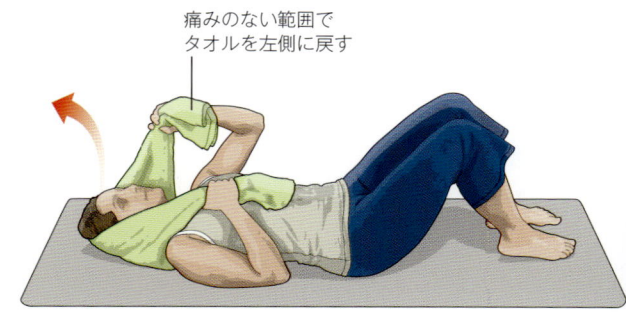

3 開始位置に戻り、気持ちの良い範囲で反対側も同様に行う。痛みを感じる場合は、無理に行わない。

## 29 タオルネックフレクション（タオル体操・屈曲）

頚部の硬直と痛みがある場合には、ここで紹介する可動性を高めるテクニックが効果的である。頚部の力は抜き、腕の力だけを使ってゆっくりと慎重に動かす。

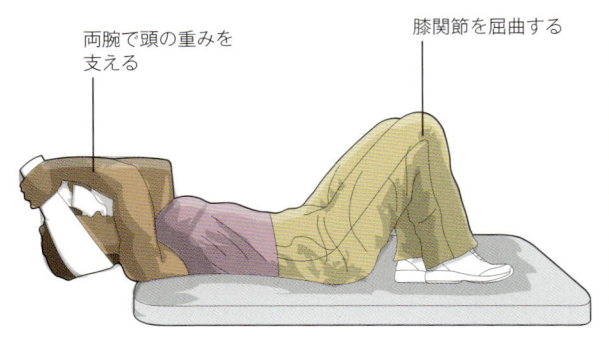

両腕で頭の重みを支える

膝関節を屈曲する

**1** 仰臥位になり、肩を厚みのあるマットやマットレスの外に出す。横にたたんだタオルを頭部の下に置く。タオルの両端を手でしっかりと持ち、背部と同じ高さで頭部と頚部を支える。深く息を吸う。

タオルの両端を引っ張り、頭部を上に持ち上げる

足底全体を床につける

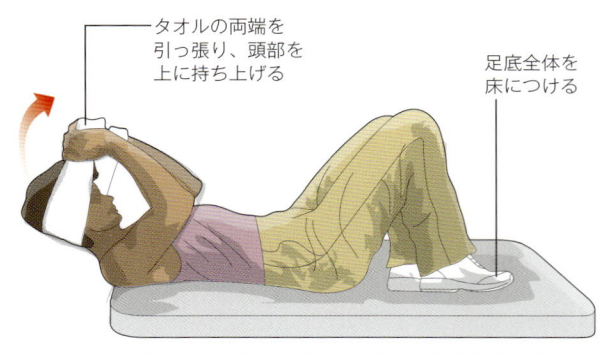

**2** ゆっくりタオルを上に持ち上げる。頭部の重さを両腕で支え、頚部の筋肉を使わずに頚部を屈曲させる。その状態を3～5秒間保持し、口から息を吐く。

両腕をゆっくり下げる

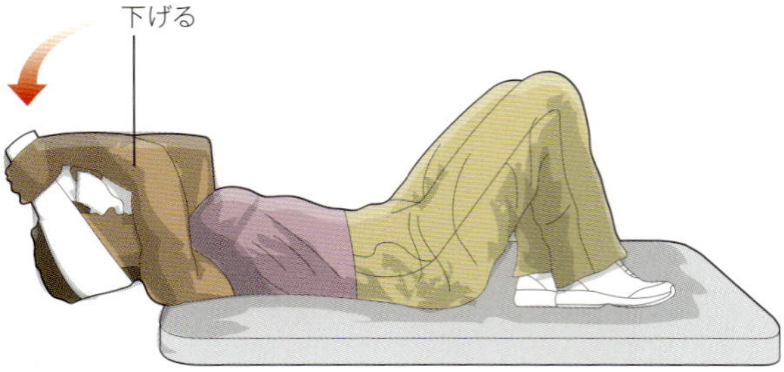

**3** タオルを握ったまま両腕を元に戻し、ゆっくり開始位置に戻る。

## 30 タオルネックエクステンション（タオル体操・伸展）

頚部の伸展を向上させるエクササイズ。左記のエクササイズ（タオル体操・屈曲）と一緒に行うことも可能である。頚部の筋肉をリラックスさせることを意識しつつ頚部をゆっくりと慎重に動かす。

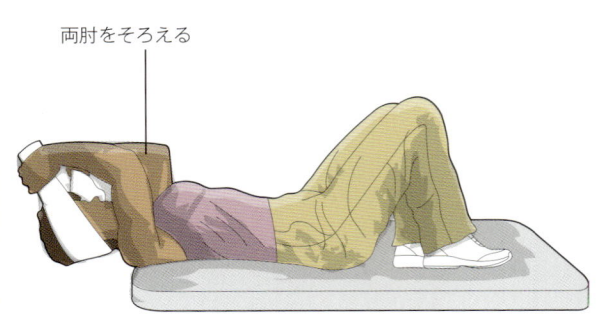

両肘をそろえる

**1** 仰臥位になり、肩を厚みのあるマットやマットレスの外に出す。横にたたんだタオルを頭部の下に置く。タオルの両端を手でしっかりと持ち、背中と同じ高さで頭部と頚部を支える。深く息を吸う。

タオルで頭部の重みを支えながら、ヘッドダウンする

コアマッスルの収縮を意識する

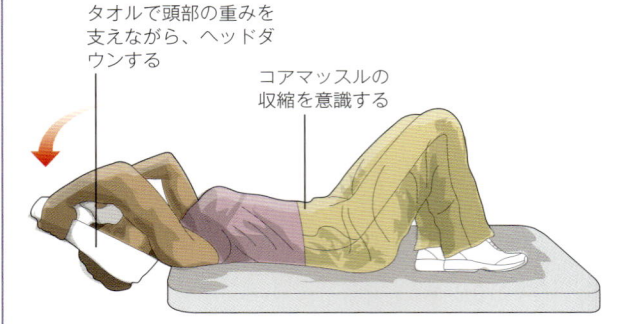

**2** タオルをしっかりと持ったまま、両腕を後方へ誘導しながら愛護的にヘッドダウンする。頚部の筋肉は使わずに頚椎を伸展させる。その状態を3～5秒間保持し、口から息を吐く。

ゆっくり両腕を上げる

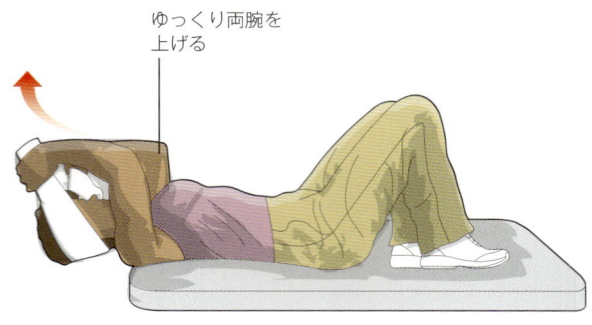

**3** しっかりとタオルを持ったまま、ゆっくりと慎重に両腕を上げて、開始位置に戻る。

上背部と頚部　175

## 31 オーバルショルダーストレッチ

　肩関節と上背部との可動性を高めるエクササイズ。肩甲帯の機能改善に役立つだけでなく、上背部の可動域を広げ、ケガの予防になる。このエクササイズを正しく行うには、ゆっくりと慎重にストレッチを行い、腰部からではなく股関節から体を曲げると良い。膝関節を少し曲げると腰部への負担が軽減される。

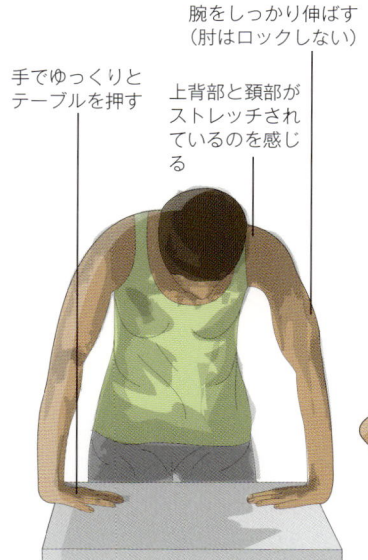

**図1周辺のラベル:**
- 手でゆっくりとテーブルを押す
- 腕をしっかり伸ばす（肘はロックしない）
- 上背部と頚部がストレッチされているのを感じる

**図2周辺のラベル:**
- 胸部と肩関節がストレッチされているのを感じる
- 頚部と頭部をリラックスさせ、背部から、頚部、頭部まで一直線になるようにする
- 上腕はテーブルと平行になるようにする

**図3周辺のラベル:**
- 頭部をゆっくりと左へ動かす
- 右肩関節と頚部が伸びているのを感じる

1. テーブル上に両手をつく。手掌を下向きにしたまま少し指を広げる。手を内側に向ける。顔を下に向け、上背部を丸める。

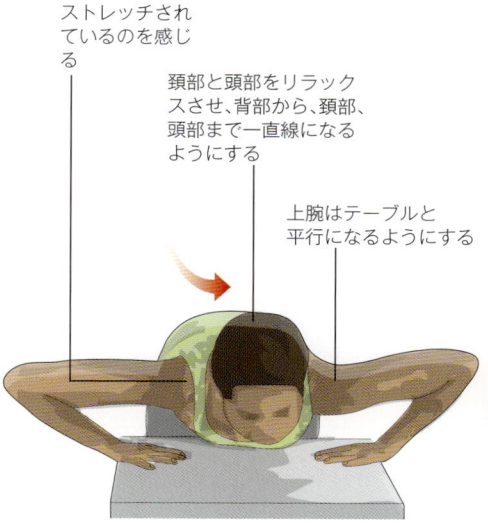

2. 手掌を下向きにしたまま、体をテーブルから5cmの高さまで倒し、両腕がテーブルと平行になるようにする。背部の筋肉を伸ばしたまま、体を左に動かす。

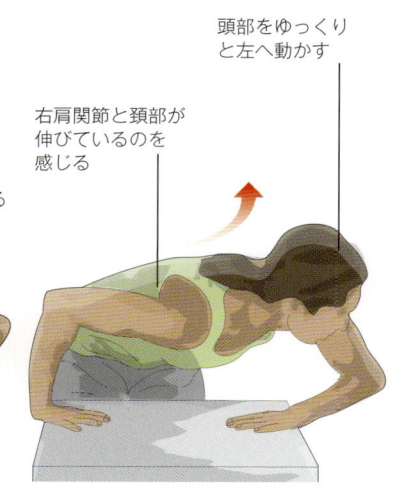

3. 左の耳を肩関節に近づけるように頭部をゆっくり左に動かす。上半身を持ち上げながら開始位置に戻る。

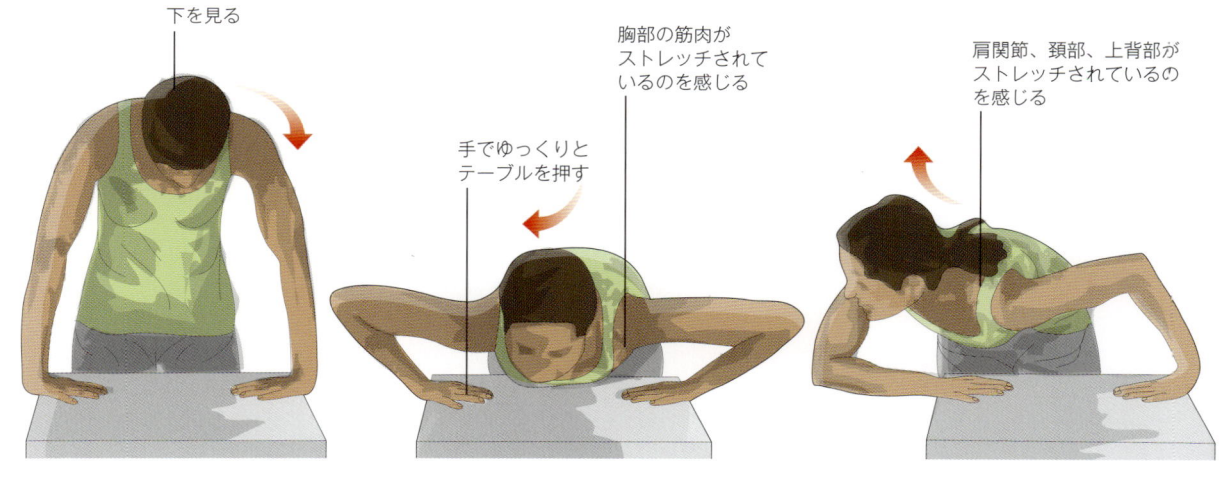

**図4周辺のラベル:**
- 下を見る

**図5周辺のラベル:**
- 胸部の筋肉がストレッチされているのを感じる
- 手でゆっくりとテーブルを押す

**図6周辺のラベル:**
- 肩関節、頚部、上背部がストレッチされているのを感じる

4. 開始位置に戻ったら、流れるような一連の動きを意識して、反対側も同様に行う。

5. 体をテーブルから5cmの高さまで倒し、両腕がテーブルと平行になるようにする。背筋を伸ばし、両腕とテーブルが平行になるように保ちながら体を右に動かす。

6. 右の耳を肩関節に近づけるように、頭部をゆっくり右に動かす。上半身を持ち上げながら開始位置に戻る。指定の回数だけ①～⑥を両側とも繰り返した後、力を抜きリラックスする。

## 32 ロールダウンストレッチ（後頚部のストレッチ）

　頚部を伸ばすのに効果的なストレッチだが、ヘッドダウンする際に、しっかりと顎を引くことが重要である。そうすることにより、頚部の下部だけでなく頚部全体と上背部を伸ばすことができる。不良姿勢による痛み（p.57参照）や緊張型頭痛を抱える人にはおすすめである。

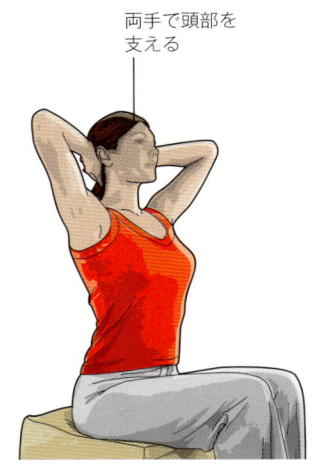

両手で頭部を支える

胸を張る

下向きの力は加えずに両手を頭に添える

コアマッスルに力を入れた状態を保つ

1 箱や椅子に浅く座り、足底全体を床につける。後頭部で手を組み、頭部を手に押しつける。

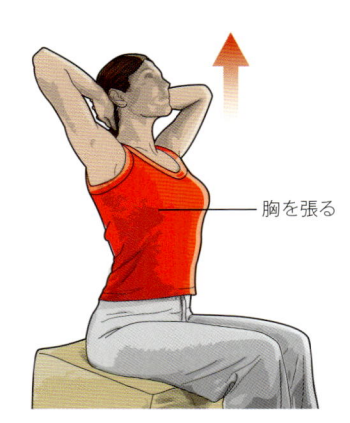

2 ゆっくり目線を斜め上に向ける。ストレッチをしながら左右の肘関節を上外側に開き、胸を張る。

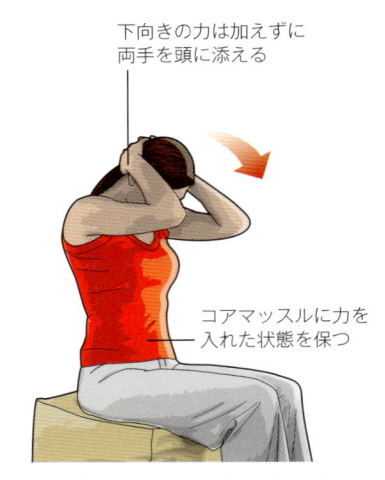

3 顎を頚部に近づけ頭部を前に倒し、自分の胸に目線を落とす。その状態を数秒間保持し、ゆっくりと開始位置に戻る。

## 33 コーナー・チェストストレッチ（壁押し腕立て伏せ）

　姿勢を効果的に改善するエクササイズ。特に胸部や肩関節周囲の筋群が硬直化しているときに有効である。正しく安全にストレッチを行うには、壁を両手でしっかり押せるように足底全体を床につける必要がある。

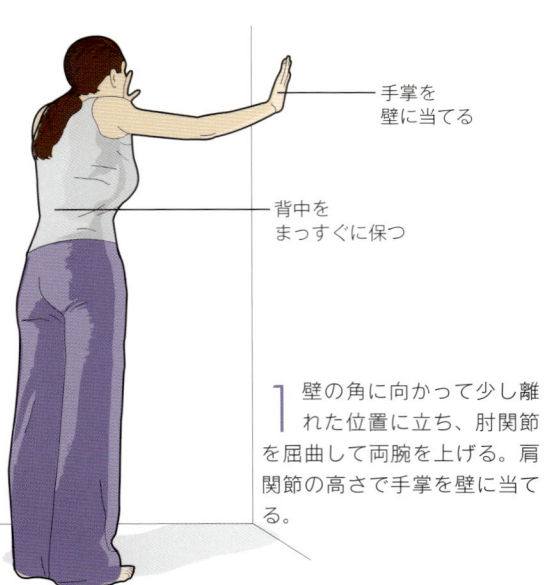

### バリエーション

両腕の位置を上げたり下げたり変えて行う。高さを変えることにより、胸の様々な部位をストレッチすることができる。

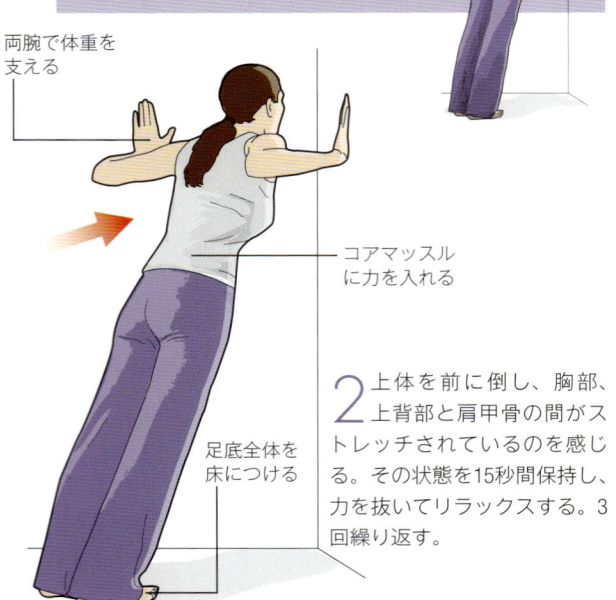

手掌を壁に当てる

背中をまっすぐに保つ

両腕で体重を支える

コアマッスルに力を入れる

足底全体を床につける

1 壁の角に向かって少し離れた位置に立ち、肘関節を屈曲して両腕を上げる。肩関節の高さで手掌を壁に当てる。

2 上体を前に倒し、胸部、上背部と肩甲骨の間がストレッチされているのを感じる。その状態を15秒間保持し、力を抜いてリラックスする。3回繰り返す。

上背部と頚部　177

## 34 ツイストストレッチ〔坐位〕

背柱周囲の筋肉にとって良いエクササイズ。片方の腕をてこのように使い、腰部はストレッチせず、上背部のみ回旋してストレッチすることが重要である。上背部の回旋可動性を高めるエクササイズであるが、無理に体を捻らないように注意する。

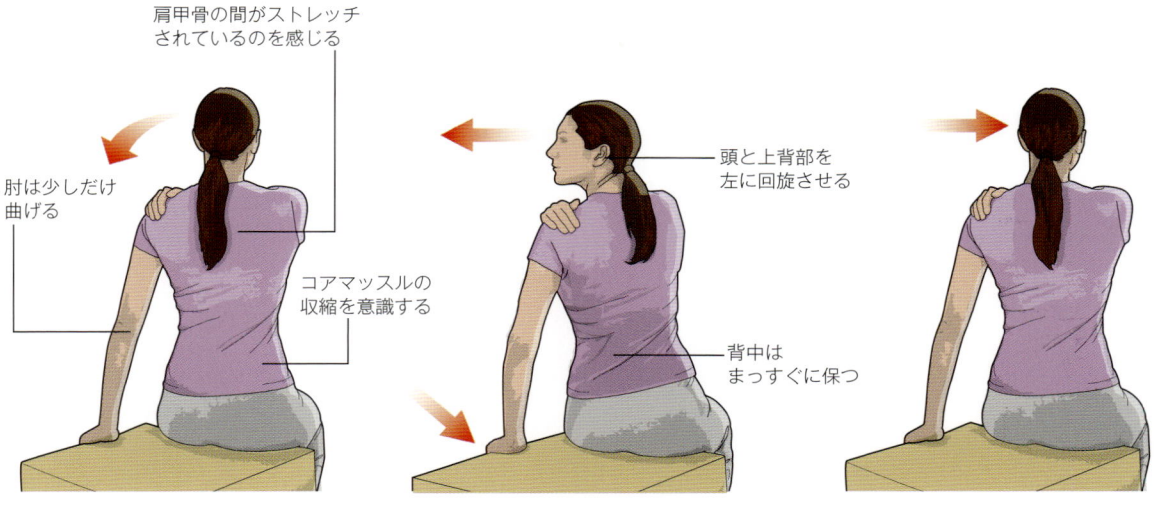

- 肩甲骨の間がストレッチされているのを感じる
- 肘は少しだけ曲げる
- コアマッスルの収縮を意識する
- 頭と上背部を左に回旋させる
- 背中はまっすぐに保つ

1. 箱や椅子に浅く座り、足底全体を床につける。左手で箱の端をつかみ、右手は左肩に添える。

2. 左手で箱の端を押しながら左肩を後ろに引き、体を左に捻る。捻りきった位置で数秒間保持する。

3. 開始位置に戻り、力を抜いてリラックスする。指定の回数だけ①〜③を繰り返し、反対側も同様に行う。

## 35 ウエストストレッチ〔坐位〕

上背部の筋群を伸ばすのに効果的なストレッチ。ストレッチ効果を最大限に引き出すには、上腕を上げたときに体の両脇をしっかり伸ばすようにする。まっすぐ前を向き、前屈姿勢にならないよう背部をまっすぐに保つ。椅子の脇を手で持ち、腰部の動きを制限することで、上背部をしっかり伸ばすことができる。

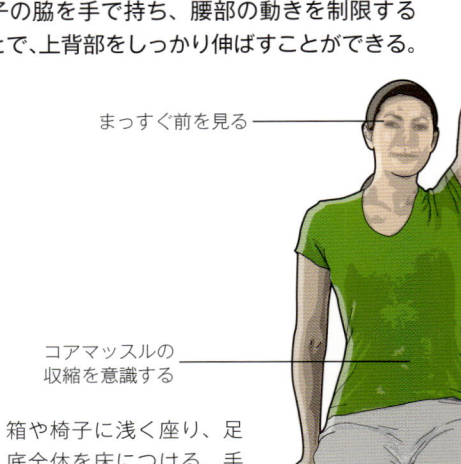

- まっすぐ前を見る
- コアマッスルの収縮を意識する
- 肘関節を少し屈曲する
- 左の上腕と脇を伸ばす
- こちらの肩は動かさないようにする

1. 箱や椅子に浅く座り、足底全体を床につける。手掌を内側に向け、左手を天井に向かって伸ばす。右手で箱の角をつかむ。

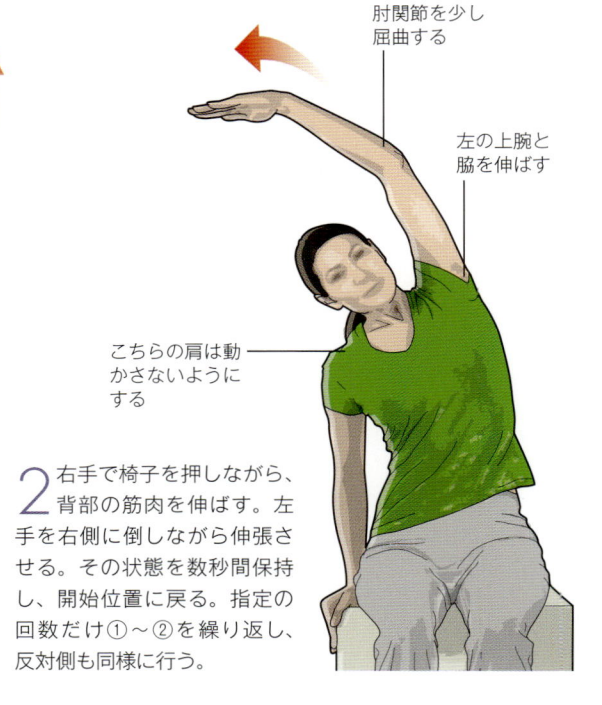

2. 右手で椅子を押しながら、背部の筋肉を伸ばす。左手を右側に倒しながら伸張させる。その状態を数秒間保持し、開始位置に戻る。指定の回数だけ①〜②を繰り返し、反対側も同様に行う。

# 腰部と殿部

　大腿部、殿部、骨盤付近の筋力の低下や筋緊張は腰痛の原因となる場合があるため、筋力を強化しつつ、可動性を維持することは重要である。また、体幹の筋力強化は姿勢を改善し、腰痛を発症する可能性を軽減する。これらのエクササイズは、メンテナンスとしてだけではなくケガなどの回復を促すものとしても有用である。

## 36 ヒップティルト

　頚部から骨盤まで、関節、筋肉、神経をゆっくり動かし、脊椎全体に働きかけるエクササイズ。不良姿勢による痛み（p.57参照）に効果的である。

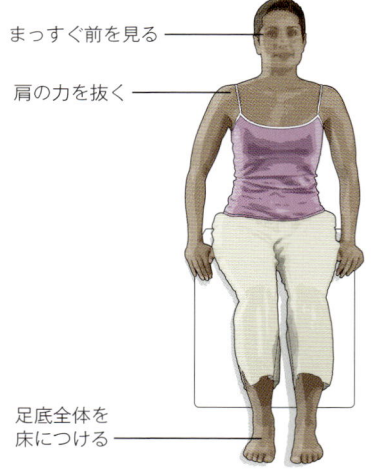

- まっすぐ前を見る
- 肩の力を抜く
- 足底全体を床につける

**1** 大腿部が少し斜め下方向に傾斜するよう、椅子に浅く座る。両手を椅子に添え、頭部を水平に保つ。足を少し開き、足底全体を床につける。

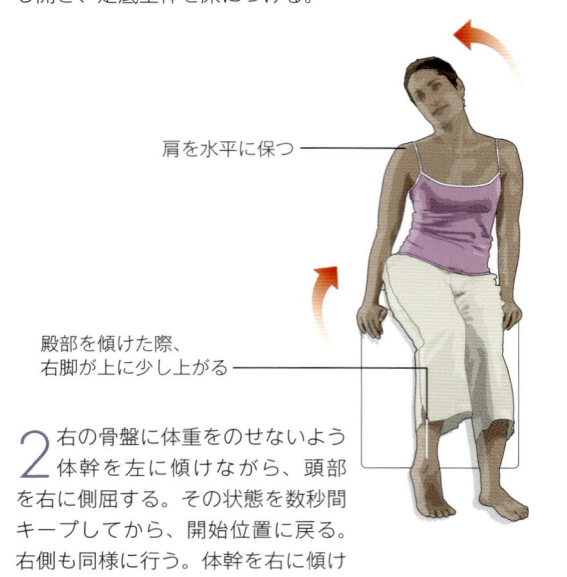

- 肩を水平に保つ
- 殿部を傾けた際、右脚が上に少し上がる

**2** 右の骨盤に体重をのせないよう体幹を左に傾けながら、頭部を右に側屈する。その状態を数秒間キープしてから、開始位置に戻る。右側も同様に行う。体幹を右に傾けながら、頭部を左に側屈する。

## 37 ヒップウォーク

　左記のエクササイズ（ヒップティルト）と同様、脊椎全体に様々な角度から働きかけるエクササイズ。不良姿勢による痛みの緩和に効果的である（p.57参照）。

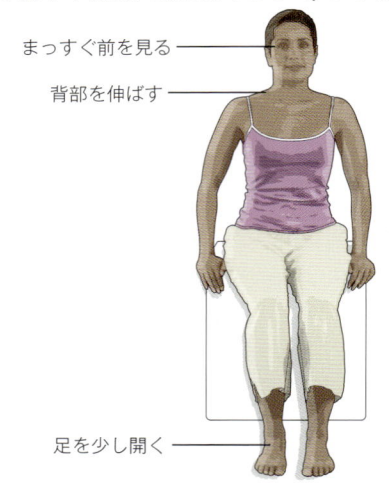

- まっすぐ前を見る
- 背部を伸ばす
- 足を少し開く

**1** 大腿部が少し斜め下方向に傾斜するよう、椅子に浅く座る。背部をまっすぐに伸ばし、足底全体が床についていることを確認する。両膝をそろえ、まっすぐ前を見る。

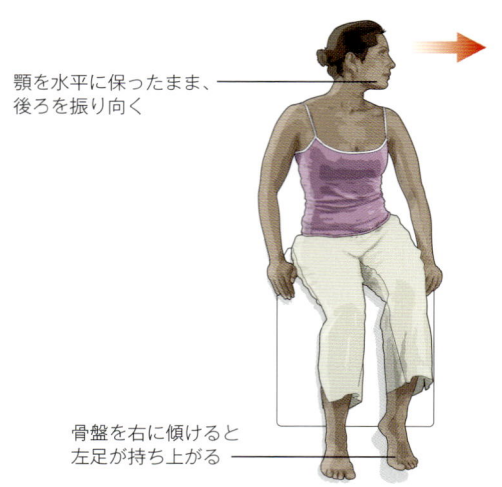

- 顎を水平に保ったまま、後ろを振り向く
- 骨盤を右に傾けると左足が持ち上がる

**2** 右の骨盤に体重をのせ、左に顔を向ける。その状態を数秒間キープした後に開始位置に戻る。反対側も同様に行う。左の骨盤に体重をのせ、右に顔を向ける。

腰部と殿部　179

## 38 スクワット

下半身と体幹の運動として鍵となるエクササイズ。股関節の柔軟性とその周囲の筋力を高め、腰痛を発症する可能性を軽減する。正しいフォームを意識しながらエクササイズをすることが重要である。より可動性を高めるには、可能な限り殿部を下に下ろし、最下点から上に戻るときに弾みをつけないようにする。

### バリエーション

踵を床につけたままフルスクワットを行うことができない場合は、高さ1〜2cmの小さなブロックを踵の下に入れる。

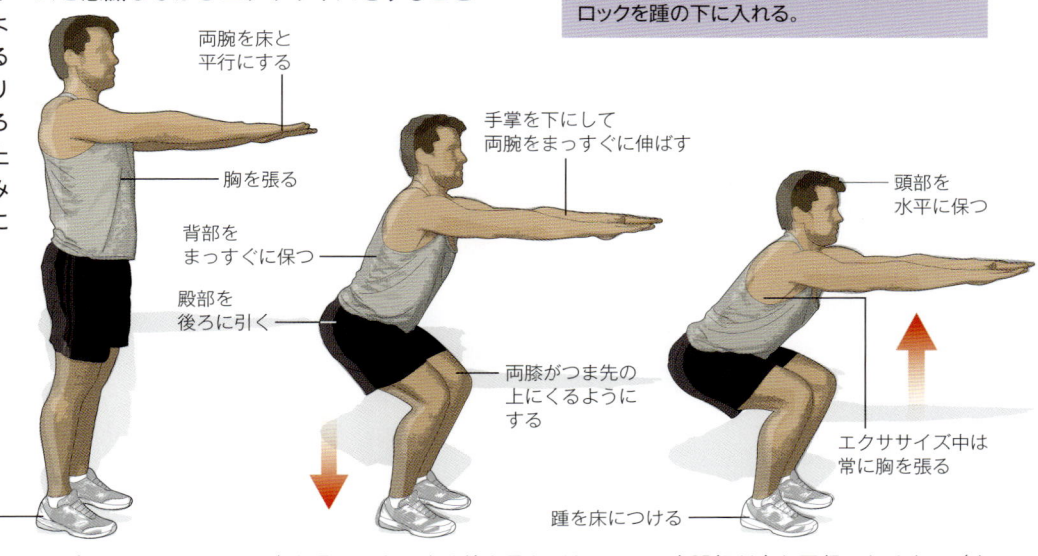

- 両腕を床と平行にする
- 胸を張る
- 背部をまっすぐに保つ
- 殿部を後ろに引く
- 肩幅に足を開く
- 手掌を下にして両腕をまっすぐに伸ばす
- 両膝がつま先の上にくるようにする
- 頭部を水平に保つ
- エクササイズ中は常に胸を張る
- 踵を床につける

1. 脊椎がニュートラルポジションにある状態で立つ。両腕を前に出し、肩幅より少し広めに足を開く。

2. 息を吸い、まっすぐ前を見ながら膝関節を屈曲して、殿部を突き出すようにしゃがむ。

3. 大腿部が床と平行になるまで（または可能な限り）腰を落とす。開始位置に戻る。

## 39 ウォーキングランジ

殿部や大腿部の筋力を強化し、腰痛の可能性を軽減する効果的なエクササイズ。ウォーキングランジは、バランス感覚や体のコーディネーション能力のテストにもなる。まっすぐ立った状態からランジ動作を行うことも可能である。

1. 足を股関節の幅に広げ、肩関節から殿部、足までが一直線になるように立つ。

2. 右脚を大きく前に踏み出す。膝関節を屈曲して腰を下ろす。

3. 左足で軽くキックして元の体勢に戻る。体幹に力を入れたままにし、頭部は水平に保つ。

4. 左脚を前に踏み出し、腰を下ろす。スタートポジションに戻り、指定の回数だけ繰り返し、反対側も同様に行う。

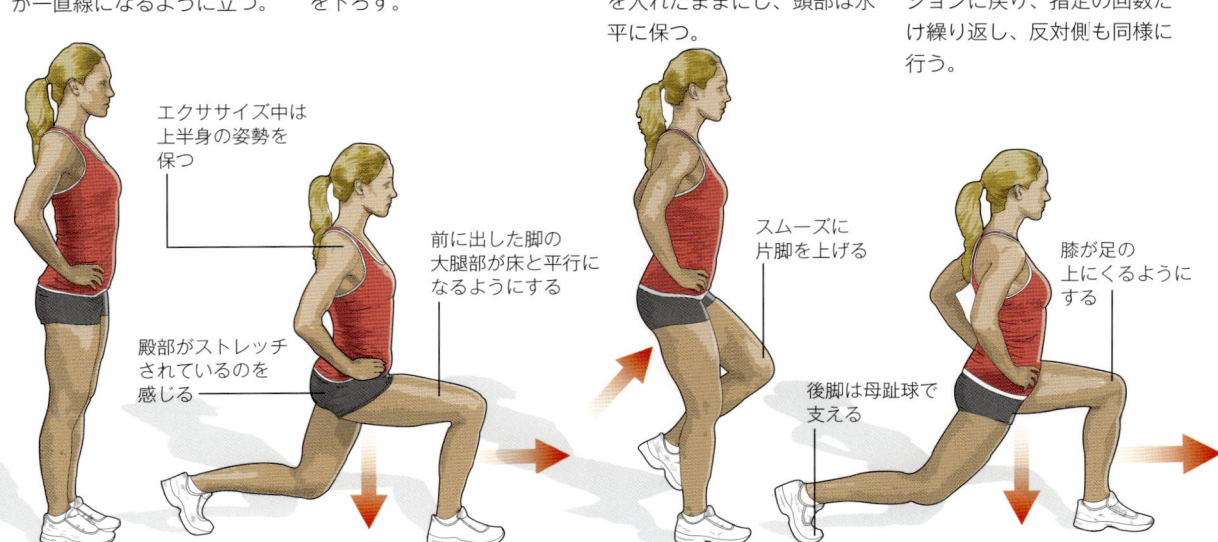

- エクササイズ中は上半身の姿勢を保つ
- 殿部がストレッチされているのを感じる
- 前に出した脚の大腿部が床と平行になるようにする
- スムーズに片脚を上げる
- 後脚は母趾球で支える
- 膝が足の上にくるようにする

## 40 プレスアップ

上背部と腰を自己牽引することで、脊椎を伸ばすことができる簡単なエクササイズ。様々な腰の症状に効果的で、デスクワークが多い人向けのストレッチでもある。

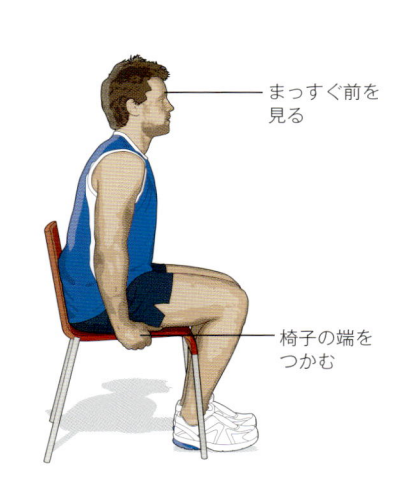

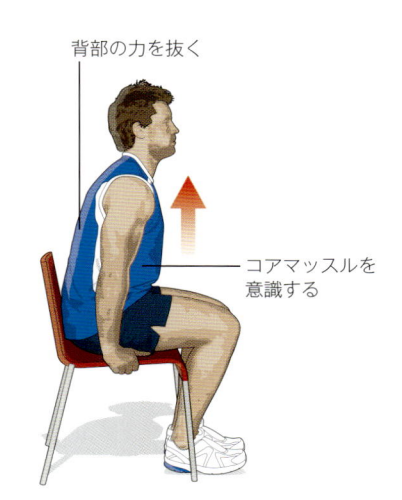

- まっすぐ前を見る
- 椅子の端をつかむ
- 背部の力を抜く
- コアマッスルを意識する

1. 椅子に座り、手で椅子の外側の端をつかむ。肩と手が一直線になるようにする。
2. 手で椅子を下に押す。背部の力を抜き、意識してゆっくりと深い呼吸をする。骨盤が下に下がり、背部が伸びているのを感じる。
3. その状態を数秒間キープしてから体を下ろし、開始位置に戻る。指定の回数だけゆっくりと愛護的に繰り返す。

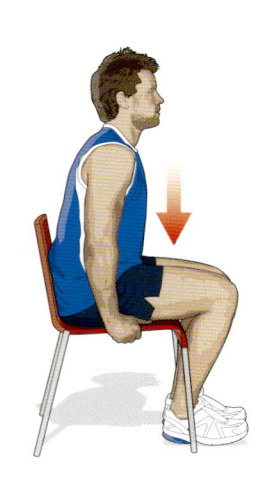

## 41 ヒップヒッチャー

股関節周囲の筋群を鍛えるエクササイズ。椎間関節の機能障害（dysfunction；p.68参照）を改善したり、股関節と仙腸関節の可動性（p.39、69参照）を高めるのに効果的である。

1. 左足をステップの上にのせ、右足は宙に浮いた状態でまっすぐに立つ。手を腰部に添え、バランスを取る。
2. 左の骨盤を内側に押すと同時に、右の骨盤を少し上げる。
3. 左脚をできるだけまっすぐに伸ばしたまま、右足をステップより下に下ろす。その状態で止まってから、開始位置に戻る。指定の回数だけ繰り返し、反対側も同様に行う。

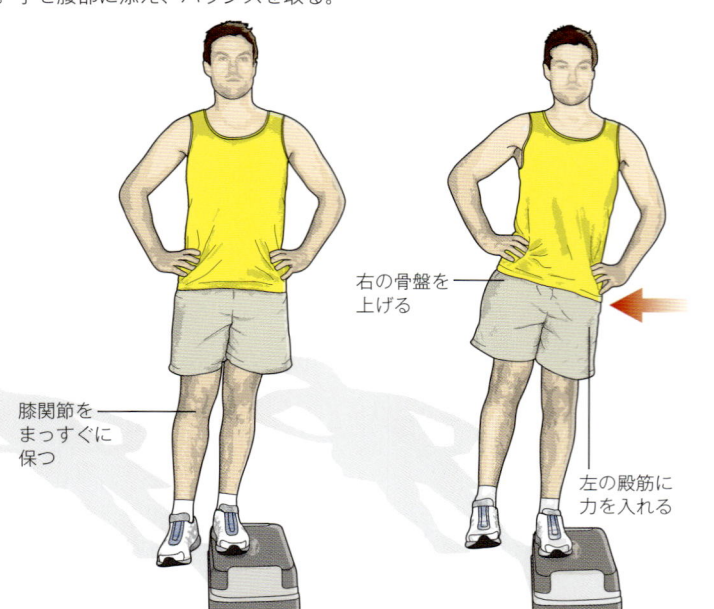

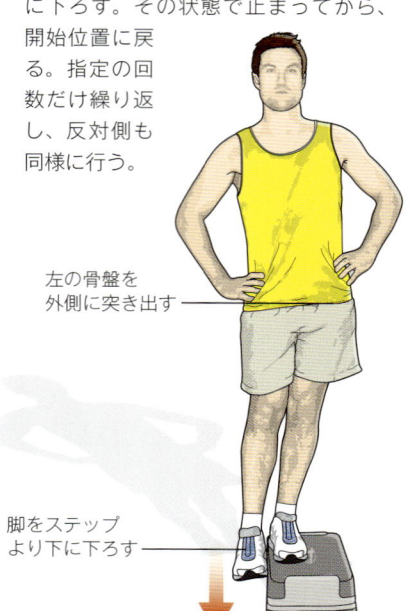

- 膝関節をまっすぐに保つ
- 右の骨盤を上げる
- 左の殿筋に力を入れる
- 左の骨盤を外側に突き出す
- 脚をステップより下に下ろす

# 腰部と殿部

## 42 ショルダープレス〔背もたれ坐位〕

胸椎部の緊張をほぐし、肩を広げ、上半身の筋肉を鍛えるのに効果的なエクササイズ。

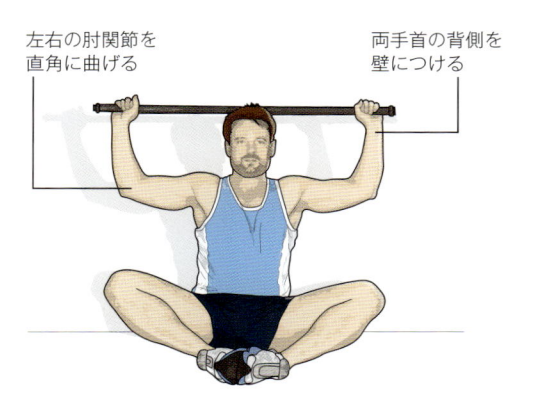

- 左右の肘関節を直角に曲げる
- 両手首の背側を壁につける

**1** 壁に殿部、背部、肩、肘、手首、頭部をつけて座る。両足の足底を合わせる。両肘を90度屈曲した状態でバーを頭の上で持つ。

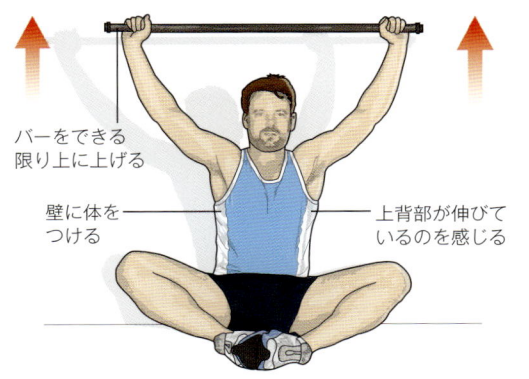

- バーをできる限り上に上げる
- 壁に体をつける
- 上背部が伸びているのを感じる

**2** 体を壁につけたまま、ゆっくりバーを頭の上に上げる。

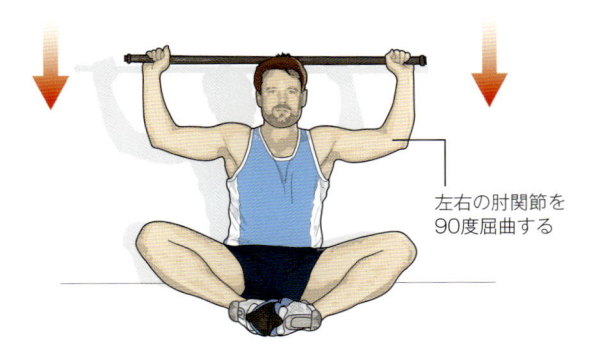

- 左右の肘関節を90度屈曲する

**3** バーをできる限り上に上げてから、開始位置までバーを下ろす。指定の回数だけ繰り返す。

## 43 クラムシェル

股関節の屈筋と殿筋を鍛え、骨盤と体幹の安定性を高める簡単なエクササイズ。

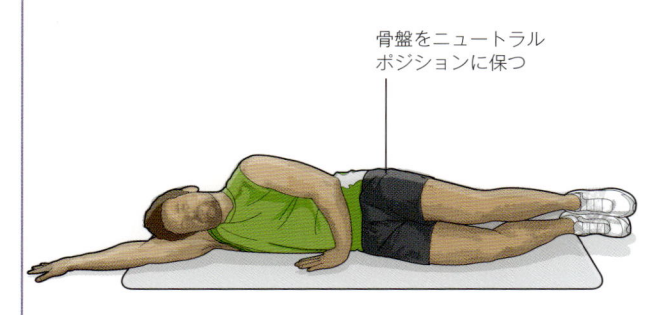

- 骨盤をニュートラルポジションに保つ

**1** 右側臥位で、股関節と膝関節を45度屈曲。体と一直線になるように右腕をまっすぐ上に伸ばし、頭部を上腕の上にのせる。左肘関節を曲げ、手前に手をつく。

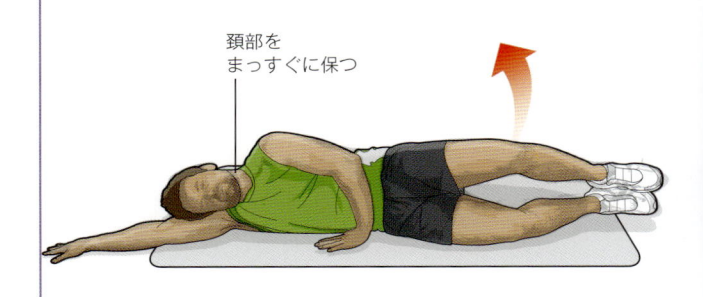

- 頚部をまっすぐに保つ

**2** 頚部をまっすぐにして骨盤と肩が一直線になるようにする。両足をそろえたまま、コアマッスルの収縮を意識し、股関節を外施させながら左膝を開く。

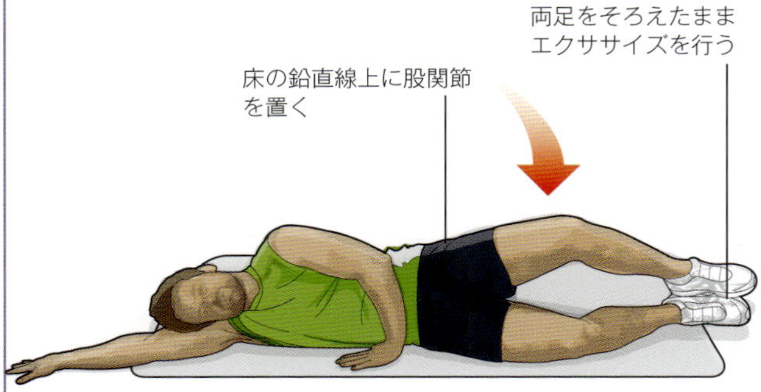

- 床の鉛直線上に股関節を置く
- 両足をそろえたままエクササイズを行う

**3** 両股関節の位置は動かないよう意識したまま、できるだけ左膝を開く。ゆっくりと膝を下ろし、開始位置に戻る。指定の回数だけ繰り返し、反対側も同様に行う。

## 44 アームレッグクロスレイズ

コアマッスルを収縮させ、両上下肢の動きに対して骨盤を安定化させるエクササイズ。体幹にガードルの役割を果たさせる（腹部をフラットにし、腰部を補助する）。

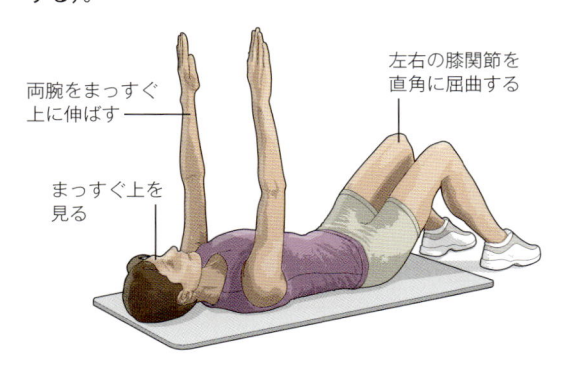

- 両腕をまっすぐ上に伸ばす
- 左右の膝関節を直角に屈曲する
- まっすぐ上を見る

**1** 仰臥位で膝関節を屈曲して、足底全体を床につける。手掌を前方に向け、両腕をまっすぐ上に伸ばす。背中はまっすぐ伸ばし、骨盤をニュートラルポジションにする。

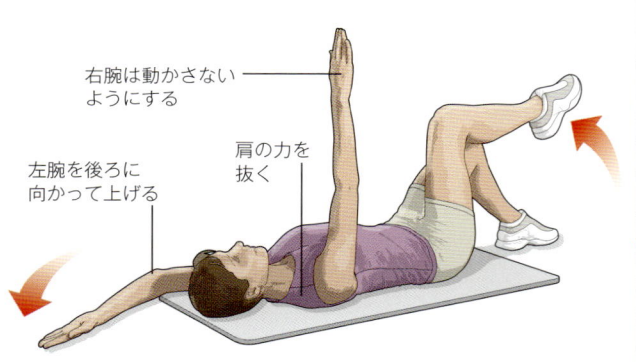

- 右腕は動かさないようにする
- 肩の力を抜く
- 左腕を後ろに向かって上げる

**2** 左腕を後ろに倒し、右膝を持ち上げ、腹筋に力を入れる。

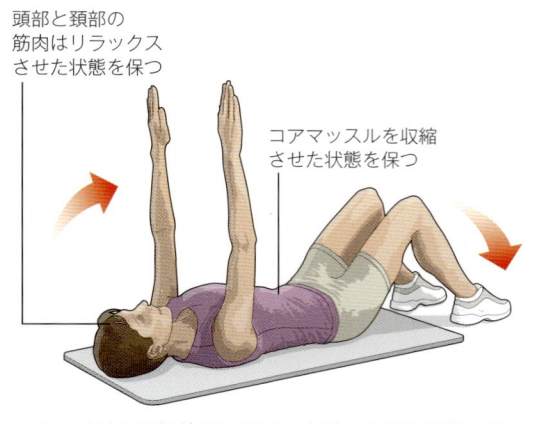

- 頭部と頚部の筋肉はリラックスさせた状態を保つ
- コアマッスルを収縮させた状態を保つ

**3** ゆっくりと開始位置に戻り、右腕・左脚も同様に行う。

## 45 デッドバグ

腰部、骨盤、体幹、肩周囲を鍛えるエクササイズ。中・上級のピラティスのエクササイズで、左記のピラティスの基本動作（アームレッグクロスレイズ）を習得してから行う。特に腰部の傷害後のリハビリテーション中は、床に腰をしっかりつけて行うようにする。

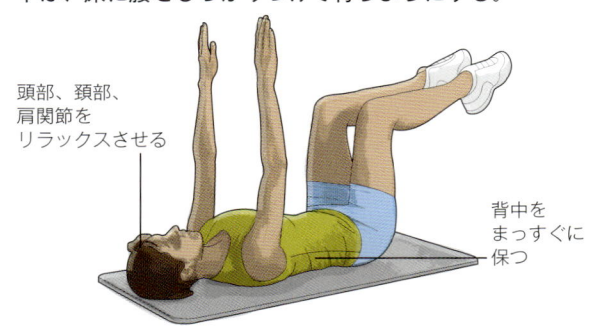

- 頭部、頚部、肩関節をリラックスさせる
- 背中をまっすぐに保つ

**1** マットの上で仰臥位になり、腹筋に力を入れる。股関節と膝関節を90度に屈曲する。足は股関節の幅に広げて宙に浮かせる。手掌を前方に向け、両腕を真上に上げる。

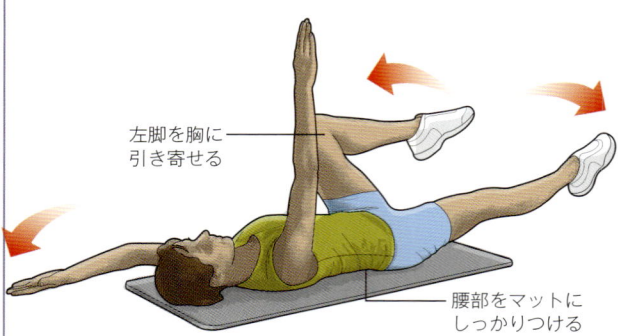

- 左脚を胸に引き寄せる
- 腰部をマットにしっかりつける

**2** 左腕を後ろに向かって上げ、右脚をまっすぐ伸ばす。できるだけ腰を反らさずに床につけたまま行う。左膝を胸に引き寄せる。

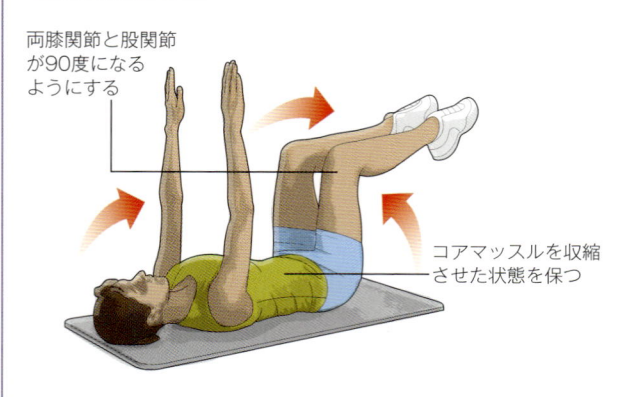

- 両膝関節と股関節が90度になるようにする
- コアマッスルを収縮させた状態を保つ

**3** 腰を反らさずに、この体勢を数秒間キープしてから開始位置に戻る。反対側も同様に行う。

腰部と殿部　183

## 46 サクラルサークル（仙骨回し）

仙腸関節周囲の筋肉をほぐすエクササイズ。セルフマッサージ（セルフモビライゼーション）の効果がある。仙腸関節の捻挫（p.69参照）に対して効果的である。

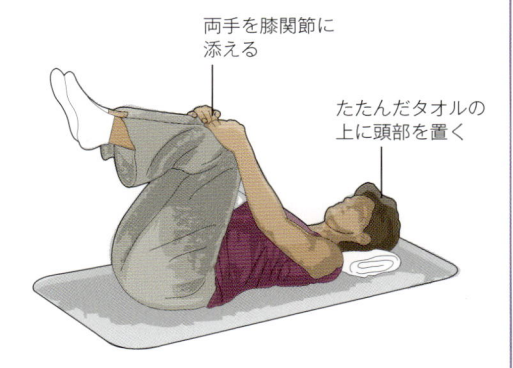

両手を膝関節に添える
たたんだタオルの上に頭部を置く

1 マットの上で仰臥位になり、たたんだタオルの上に頭部を置く。ゆっくり息を吐きながら、膝関節を胸部に引き寄せ、両手で膝を抱えるように持つ。

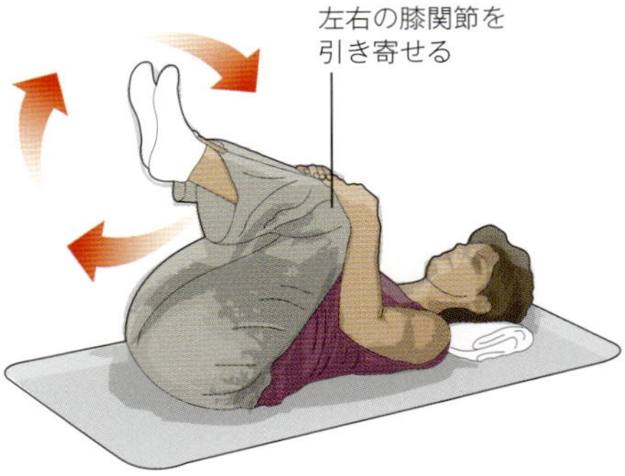

左右の膝関節を引き寄せる

2 手で動きをサポートしながら、膝関節を時計回りに5回まわす。普通に呼吸をする。

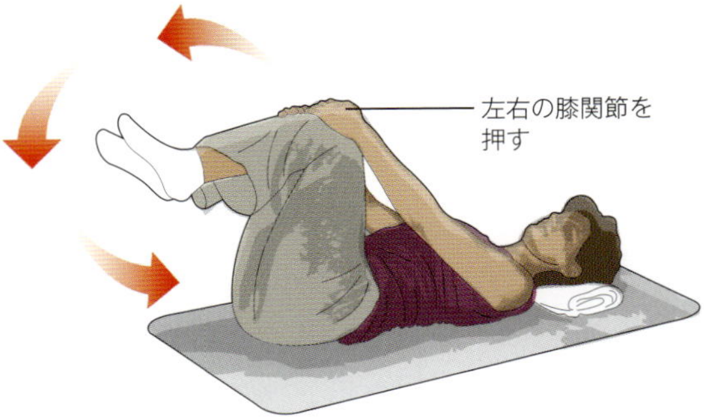

左右の膝関節を押す

3 両腕を引いたり伸ばしたりしながら、反時計回りも同様に5回行う。

## 47 シングルレッグサークル（片脚自転車こぎ）

坐骨神経のモビライゼーションテクニック。坐骨神経痛（p.38参照）に効果的である。スムーズかつゆっくりとした動きを意識する。

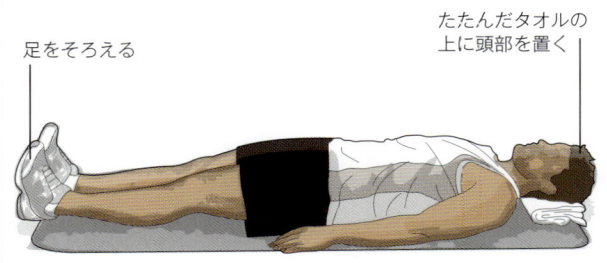

足をそろえる
たたんだタオルの上に頭部を置く

1 マットの上で仰臥位になり、たたんだタオルの上に頭部を置く。上腕を体の両脇に添える。

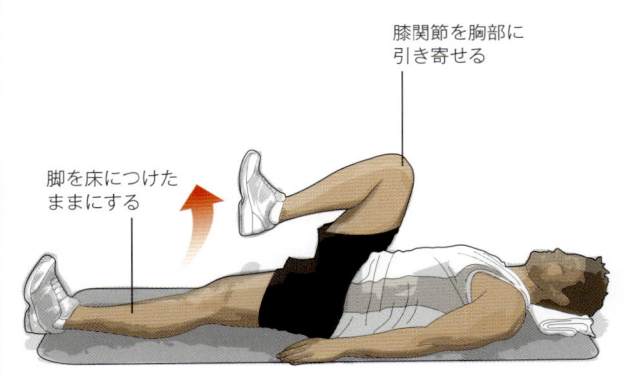

膝関節を胸部に引き寄せる
脚を床につけたままにする

2 右膝関節を胸部に引き寄せ、脚を持ち上げる。

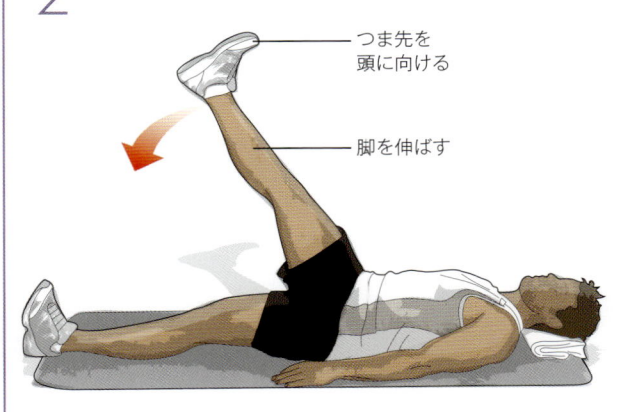

つま先を頭に向ける
脚を伸ばす

3 体の動きを途中で止めずに右脚をまっすぐ天井方向へ伸ばしてから、ゆっくりとマットに脚を下ろす。指定の回数だけ繰り返してから開始位置に戻り、反対側も同様に行う。

## 48 アリゲーター（ワニ体操）

脊椎全体を左右に動かすエクササイズ。脊椎の柔軟性を高めるのに効果的である。左右に体を動かす際は、できるだけスムーズな動きで行うことを意識する。

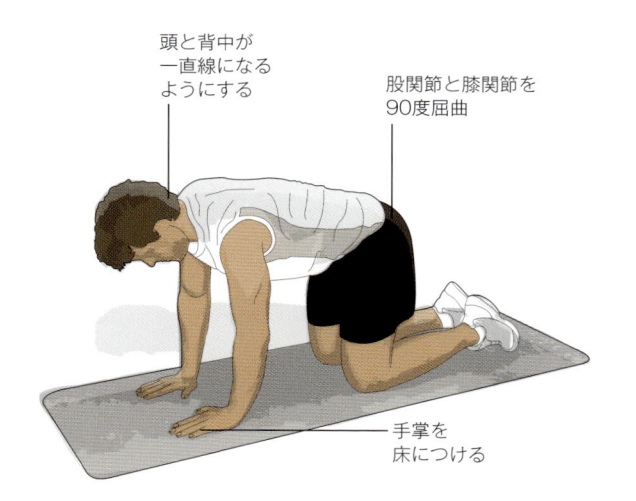

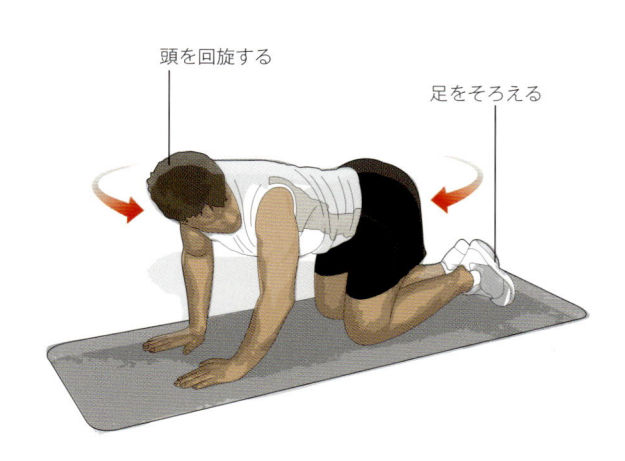

- 頭と背中が一直線になるようにする
- 股関節と膝関節を90度屈曲
- 手掌を床につける
- 頭を回旋する
- 足をそろえる

**1** 背中をフラットにし、頸の力を抜き、四つ這いになる。両手を肩の真下につき、股関節と両膝を90度屈曲する。足をそろえ、深く息を吸う。

**2** 息を吐きつつ、体の右側が伸ばされているのを感じながら、頭を骨盤に近づける意識で左へ回旋する。そのままの体勢を数秒間キープし、右側も同様に行う。指定の回数だけ①〜②を繰り返し、力を抜き開始位置に戻る。

## 49 ウエストツイスト

上背部と腰の関節部と筋肉の柔軟性を高めるエクササイズ。ウエストを捻ったところで15秒間キープし、片側3回ずつ行う。

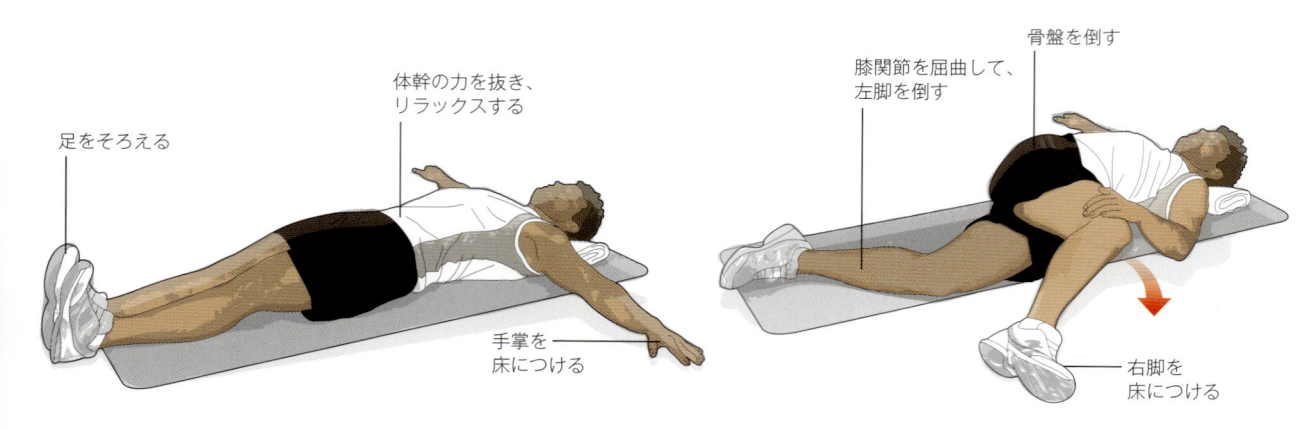

- 足をそろえる
- 体幹の力を抜き、リラックスする
- 手掌を床につける
- 膝関節を屈曲して、左脚を倒す
- 骨盤を倒す
- 右脚を床につける

**1** 頭部の下にたたんだタオルを置き、仰臥位になる。体の力を抜き、上半身との角度が90度になるよう両腕を広げる。足をそろえる。

**2** 上背部全体をマットにつけ、右膝関節を屈曲し、左脚の外側方向へ倒していく。左手を膝関節に添えて力を加えることでストレッチ効果を上げる。左脚も同じ方向に向ける。その状態を15秒間キープしてから開始位置に戻り、反対側の脚も同様に行う。

腰部と殿部　185

### 50 殿筋＆梨状筋フォームローラー・ストレッチ

殿部外側の殿筋および梨状筋をほぐすエクササイズ。

殿部の筋肉が伸ばされているのを感じる

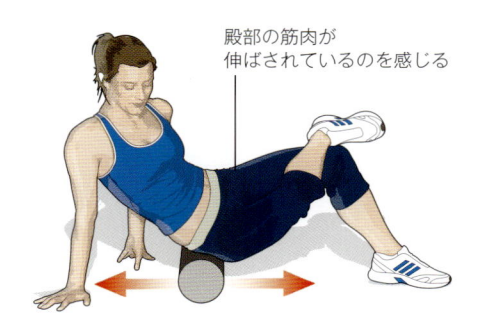

1. フォームローラーの上に右側の殿部をのせ、左脚を下、右脚を上でクロスさせる。前後にフォームローラーを転がしながら、殿部の外側の筋肉を収縮させる。次に体の重心を殿部の中心に移動させ、30秒間フォームローラーを前後に転がす。反対側も同様に行う。

### 51 広背筋フォームローラー・ストレッチ

背部の大きな筋群をほぐすエクササイズ。

体の両脇が伸びているのを感じる

左足を上、右足を下でクロスさせる

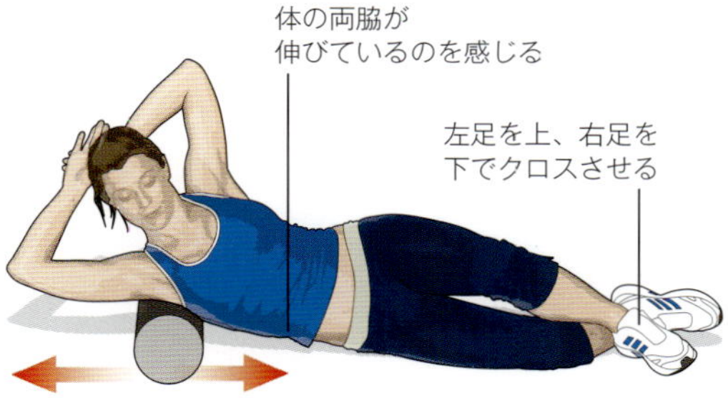

1. 脇の下にフォームローラーを置き、右側臥位になる。手は頭部の後ろで組み安定させる。背中の筋肉を収縮させつつ、脇の下から肩甲骨の下部までフォームローラーを転がしたら、今度は反対方向に転がす。少なくとも30秒間フォームローラーを上下に転がし、反対側も同様に行う。

### 52 腸脛靭帯フォームローラー・ストレッチ

大腿の外側を走行する腸脛靭帯をほぐすエクササイズ。梨状筋症候群（p.49、76参照）の予防に役立つ。

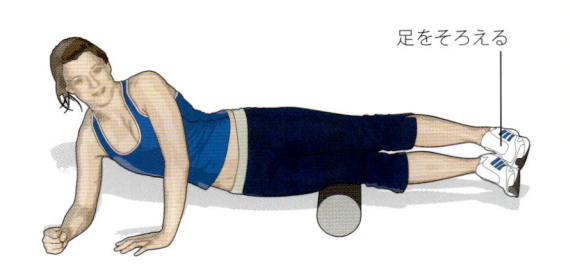

足をそろえる

1. 大腿部の外側（膝関節の直上）にフォームローラーを置き、右側臥位になる。右前腕で体を支え、左腕は少し曲げて、手掌を床につけバランスを取る。

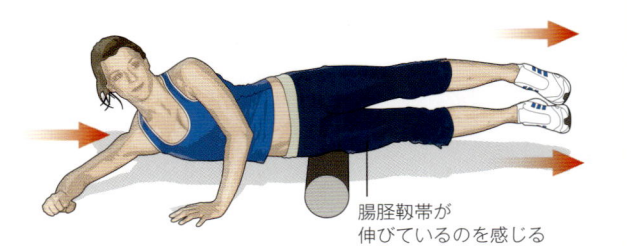

腸脛靭帯が伸びているのを感じる

2. 右前腕と左手で体を押し上げ、フォームローラーを大腿部外側で骨盤の方向に転がす。次に反対方向に転がし、少なくとも30秒間フォームローラーを上下に動かす。反対側も同様に行う。

### 53 胸椎部フォームローラー・ストレッチ

フォームローラーがヒンジ（蝶番）の役目を果たし、背部の可動域を改善させる。頚部痛や腰背部痛の予防に効果的である。

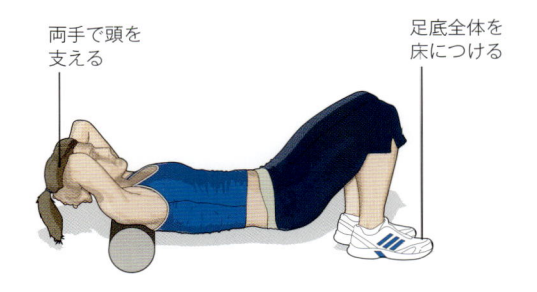

両手で頭を支える

足底全体を床につける

1. 踵を床につけ、背部の中央部にフォームローラーを置き、その上に寄りかかる。フォームローラーが肩甲骨の下にくるよう、上半身を倒していく。両手を組み、後ろから頭部を包みこむ。

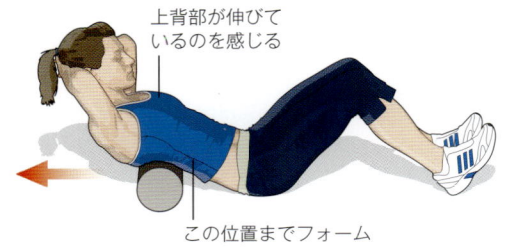

上背部が伸びているのを感じる

この位置までフォームローラーを転がす

2. 顎を引き、頚部から第12肋骨まで上下にフォームローラーを転がす。腰椎の下部まで転がすと違和感を感じるなら、肋骨より下へは転がさないようにする。少なくとも30秒間繰り返す。

# リハビリテーション・エクササイズ

## 54 カールアップ　レベル1

多くのエクササイズプログラムの鍵（キー）となるエクササイズの一つ。腹筋を鍛え、骨盤を安定化させる。リハビリテーションの一環としてこのエクササイズを行う場合、筋力と持続力の向上に合わせ5段階まで難易度を上げることができる。

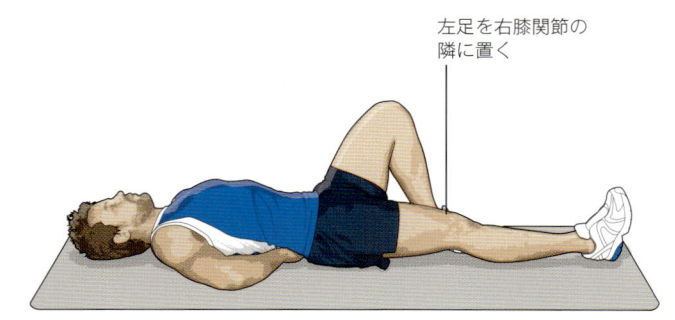

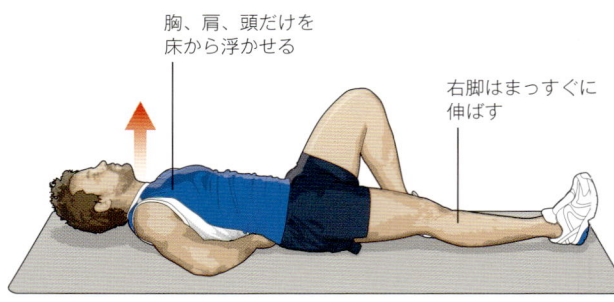

左足を右膝関節の隣に置く

胸、肩、頭だけを床から浮かせる

右脚はまっすぐに伸ばす

**1** 仰臥位で片脚を伸ばす。もう片方の脚を90度曲げ、足底全体を床につける。左右の肘関節を屈曲して、手掌を下にして腰の下に置く。肘は床につける。

**2** 腹筋を使って、胸、肩、頭を床から浮かせ、息を吐く。その状態を8秒間キープしてから、開始位置に戻る。2秒休憩する。指定の回数だけ繰り返し、反対側も同様に行う。

### ステップアップ　レベル2

レベル1と同様、手を腰の下に置きカールアップを行うが、両肘は床から浮かせる。また、片脚を伸ばし、もう片方の脚は90度曲げ、足底全体を床につける。カールアップした状態で8秒間キープし、開始位置に戻って2秒間休憩する。指定の回数だけ繰り返してから、反対側も同様に行う。

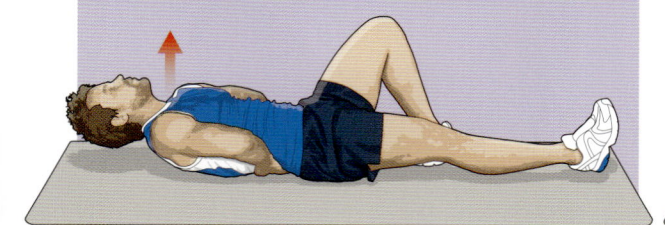

### ステップアップ　レベル3

手を腰の下ではなく、胸の前でクロスする。片脚を伸ばし、もう片方の脚は90度曲げ、足底全体を床につける。胸、肩、頭だけを床から浮かせる。カールアップした状態で8秒間キープし、開始位置に戻って2秒間休憩する。指定の回数だけ繰り返してから、反対側も同様に行う。

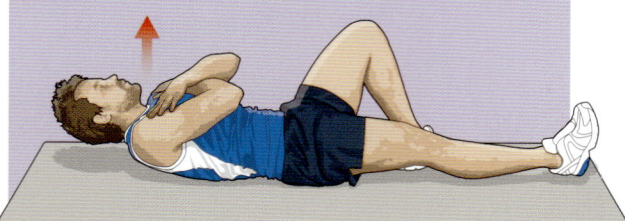

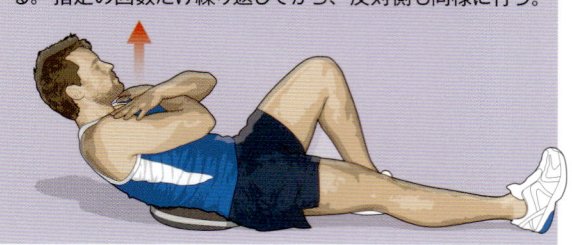

### ステップアップ　レベル4

腰の下にバランスボードを置き、両腕は胸の前でクロスする。片脚を伸ばし、もう片方の脚は90度曲げ、足底全体を床につける。胸、肩、頭だけを床から浮かせる。カールアップした状態で8秒間キープし、開始位置に戻って2秒間休憩する。指定の回数だけ繰り返してから、反対側も同様に行う。

### ステップアップ　レベル5

バランスボールの上に仰臥位になり、両腕は胸の前でクロスする。両足をしっかり床につけ、膝関節は90度屈曲。カールアップし、その状態を8秒間キープしてから、開始位置に戻ってから2秒間休憩する。指定の回数だけ繰り返してから、反対側も同様に行う。

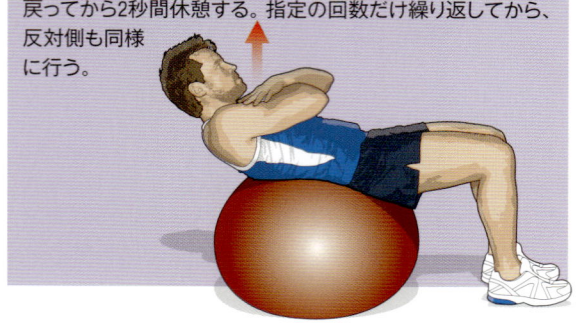

## 55 キャット＆キャメル

筋肉をほぐすには最適なエクササイズ。椎間板を可動させ、脊椎の動きをスムーズにする。ウォーミングアップの一部としても良いエクササイズである。

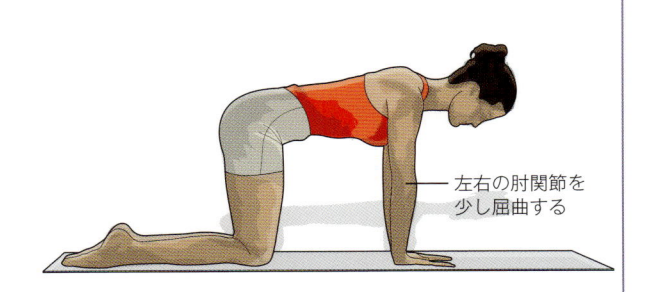

左右の肘関節を少し屈曲する

1. 四つ這いになり、肩の真下に手をつき、指を前に伸ばす。膝関節は股関節の真下にくるようにする。

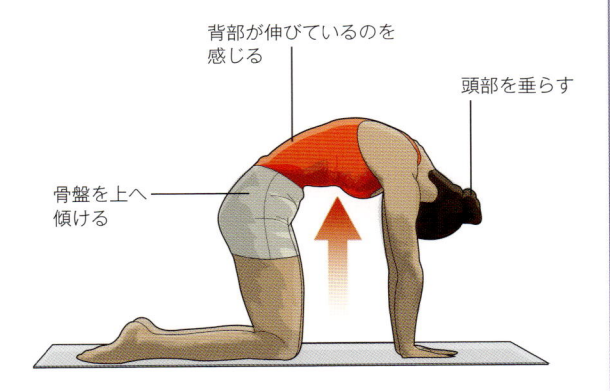

背部が伸びているのを感じる
頭部を垂らす
骨盤を上へ傾ける

2. 背部を丸めて、腹部をへこませる。頭部が床に向かって垂れている状態にし、その状態を数秒間キープする。

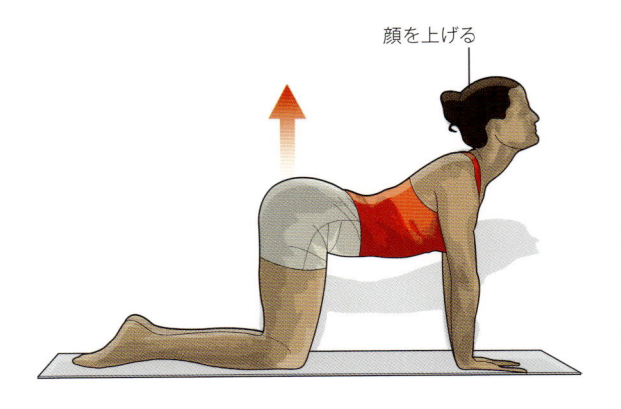

顔を上げる

3. スムーズな動きを意識しながら殿部を持ち上げ、脊椎を下向きにカーブさせ、顔を上げてまっすぐ前を見る。開始位置に戻り、指定の回数だけ①～③を繰り返す。

## 56 バランスボール・ツイスト

単なる腹筋強化としてでなく、体幹の回旋筋群も鍛え、体幹深部の安定性やバランス能力を高める。

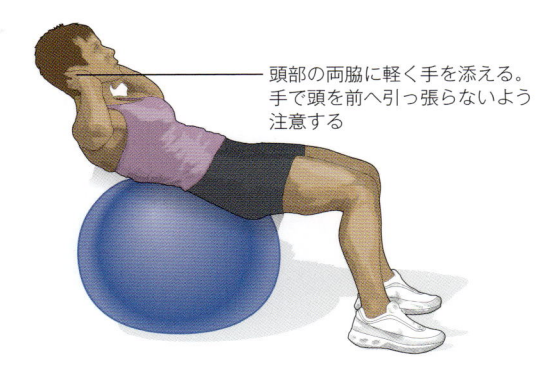

頭部の両脇に軽く手を添える。手で頭を前へ引っ張らないよう注意する

1. バランスボールの上で仰向けになる。ボールで腰部を支え、足底全体を床につける。膝関節を直角に屈曲して、両手を頭部に軽く添える。

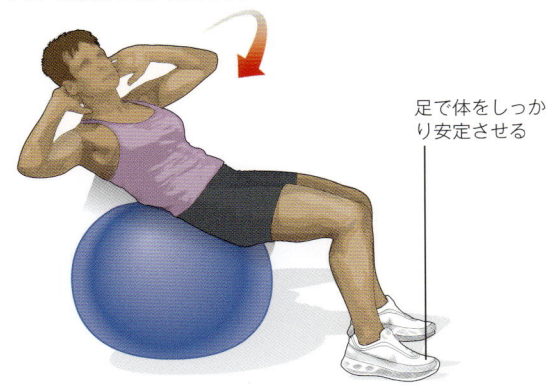

足で体をしっかり安定させる

2. バランスが取れたら、クランチを行う。上半身を半分程度起こし、片側に捻る。その際、両肘を広げてバランスを取る。

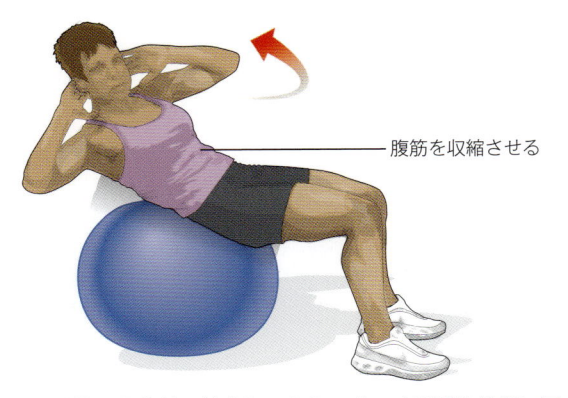

腹筋を収縮させる

3. 動作の最終域で静止してから、ゆっくり開始位置に戻る。反対側も同様に行う。

## 57 膝つきプランク

直立姿勢を保つ腹筋群と背筋群を鍛える簡単なエクササイズ。コアマッスルが強化され、腹筋が引き締まり、背筋も鍛えられ、その結果姿勢の改善にも役立つ。

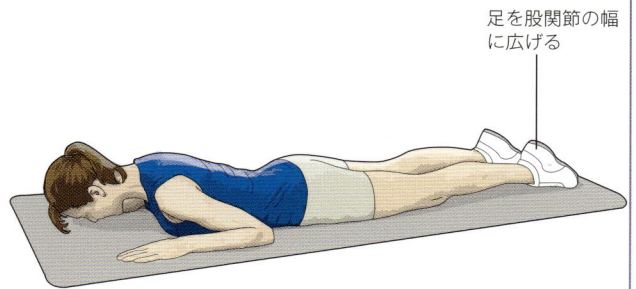

足を股関節の幅に広げる

**1** マットの上で伏臥位になり、両腕を曲げ、肘関節を体に近づけて手掌を床につける。顔はマットから少し離す。

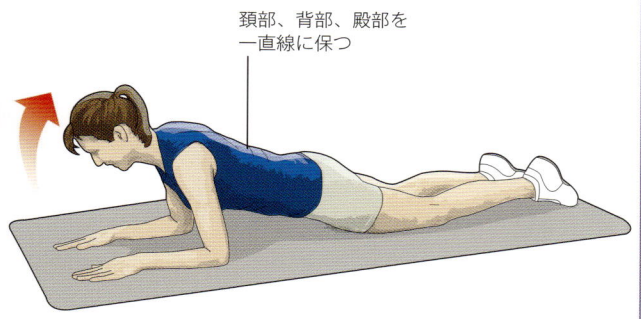

頸部、背部、殿部を一直線に保つ

**2** 体幹深部を引き締め、腹部を床から浮かせる。肩関節の真下に左右の肘関節がくるように肘を前にスライドさせる。股関節を床から浮かし、膝関節から肩関節までが一直線になるようにする。肩甲骨間を開き、脊椎はニュートラルポジションを取る。この体勢を15～20秒間キープする。

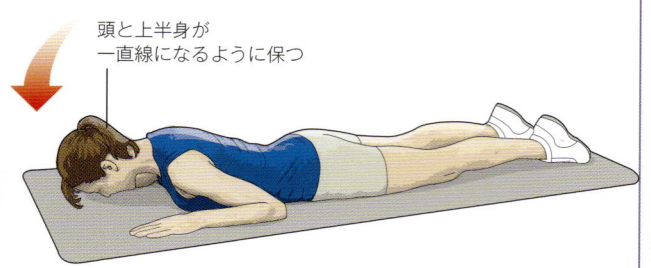

頭と上半身が一直線になるように保つ

**3** 開始位置に戻り、これを5回繰り返す。エクササイズは呼吸を止めずに行う。

## 58 プランク

上背部から腰部の主な筋肉も使いつつ、姿勢を保つためのコアマッスルを鍛えるスタティック（静的）エクササイズ。腰痛の予防だけでなく、腰部の損傷後におけるリハビリテーションとしても用いられる。

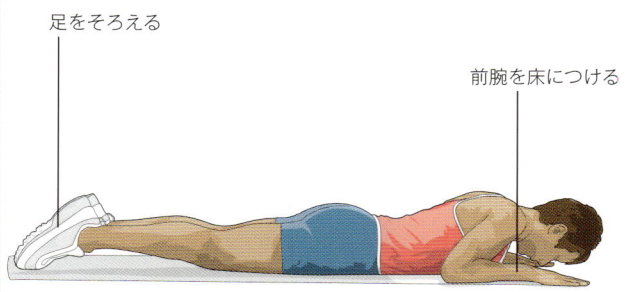

足をそろえる
前腕を床につける

**1** マットの上で伏臥位になり、両肘を体の脇に近づける。手掌を下にして、両手を頭部の脇に置く。頭を少し床から離す。つま先を床につける。

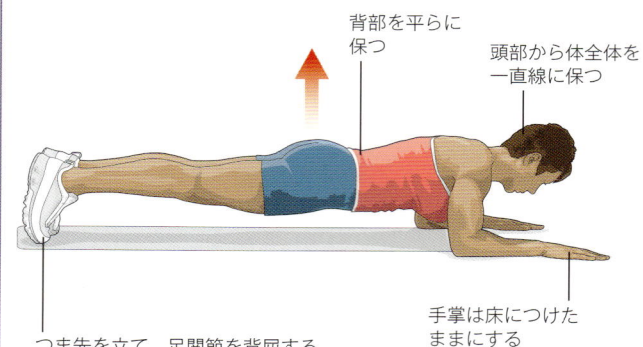

背部を平らに保つ
頭部から体全体を一直線に保つ
つま先を立て、足関節を背屈する
手掌は床につけたままにする

**2** 体幹深部と下肢の筋肉に力を入れ、体を床から浮かせる。体重を前腕とつま先で支え、普通に呼吸をする。頭部を水平に保つ。この体勢を20秒間キープする。

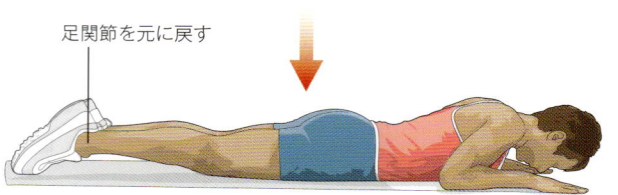

足関節を元に戻す

**3** ゆっくりと体を開始位置に戻し、指定の回数だけ繰り返す。

腰部と殿部　189

## 59 サイドプランク　レベル1

脊椎を支えるコアマッスルを鍛える、背部や骨盤の様々な損傷に対するリハビリテーションとして重要なエクササイズである。このエクササイズは、最も基本的なエクササイズとも言え、リハビリテーションを初めて行うときや、サイドプランクの経験がない、あるいは体幹の安定性が悪い人に良い適応となる。

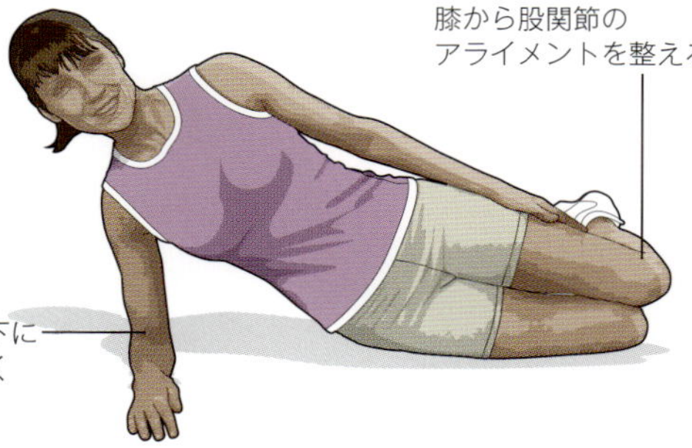

- 膝から股関節のアライメントを整える
- 肩の真下に肘をつく
- 股関節を前に出し、体のラインが一直線になるようにする
- コアマッスルを収縮させる

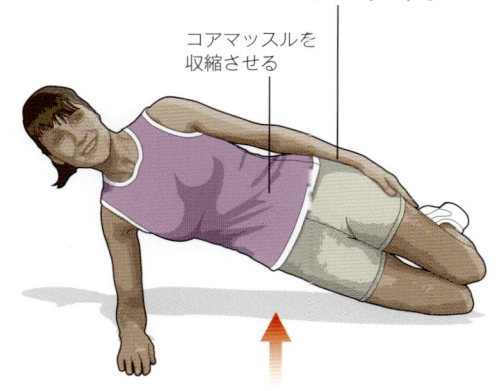

**1** 側臥位になり、右前腕で体を支える。左右の膝関節を屈曲し、大腿部に対して下腿部が直角になるようにする。肩関節の真下に右肘をつき、股関節と右肘が一直線上にのるようにする。左腕は体の脇に添える。

**2** 腹筋に力を入れ、右肘で床を押しながら胸部を持ち上げ、床から股関節を浮かせる。肩は上がらないように注意する。その状態を8秒間キープしてから、開始位置に戻る。2秒間休憩。指定の回数だけ繰り返し、反対側も同様に行う。

## 60 サイドプランク　レベル2

サイドプランク（上記参照）の基本からステップアップしたエクササイズ。前腕と足関節で体重を支えて体の安定を図るため、コアマッスルがさらに鍛えられる。

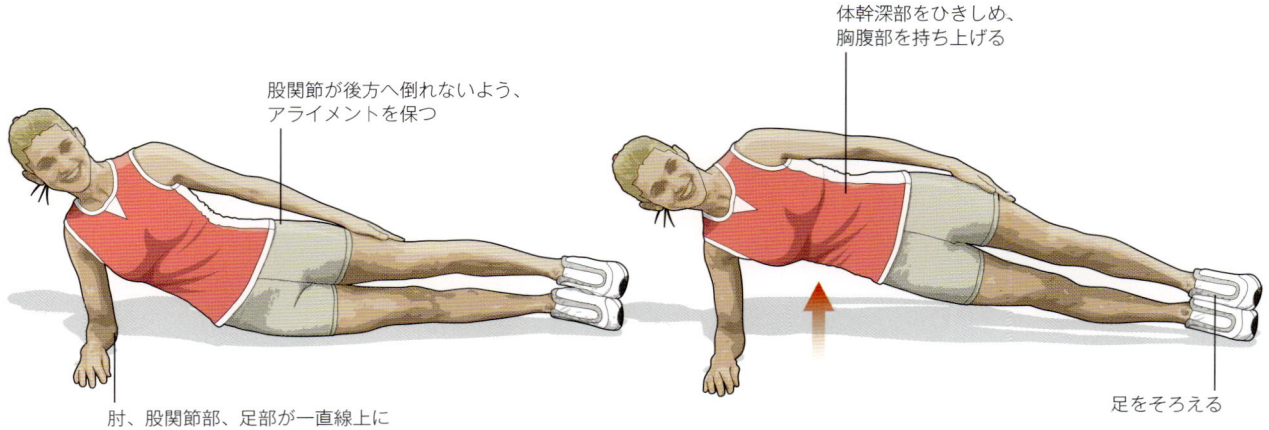

- 股関節が後方へ倒れないよう、アライメントを保つ
- 肘、股関節部、足部が一直線上にのるよう整える
- 体幹深部をひきしめ、胸腹部を持ち上げる
- 足をそろえる

**1** 側臥位になり、右前腕で体を支える。両脚を伸ばし、足をそろえる。肩関節の真下に右肘をつき、股関節から肩まで一直線になるようにする。左腕は体の脇に添える。

**2** 腹筋に力を入れ、右肘で床を押しながら胸腹部を持ち上げ、股関節を床から浮かせる。肩が上がらないように注意する。その状態を8秒間キープし、開始位置に戻る。2秒間休憩する。指定の回数だけ繰り返し、反対側も同様に行う。

## 61 バランスボール・サイドクランチ

　全般的な筋力と体幹深部の安定性、およびバランス感覚を高めるエクササイズ。上級者向けのエクササイズであり、バランスボールを使ったカールアップ（p.186参照）やサイドクランチ（p.211参照）を習得した後に、専門家の指導下で行うと良い。

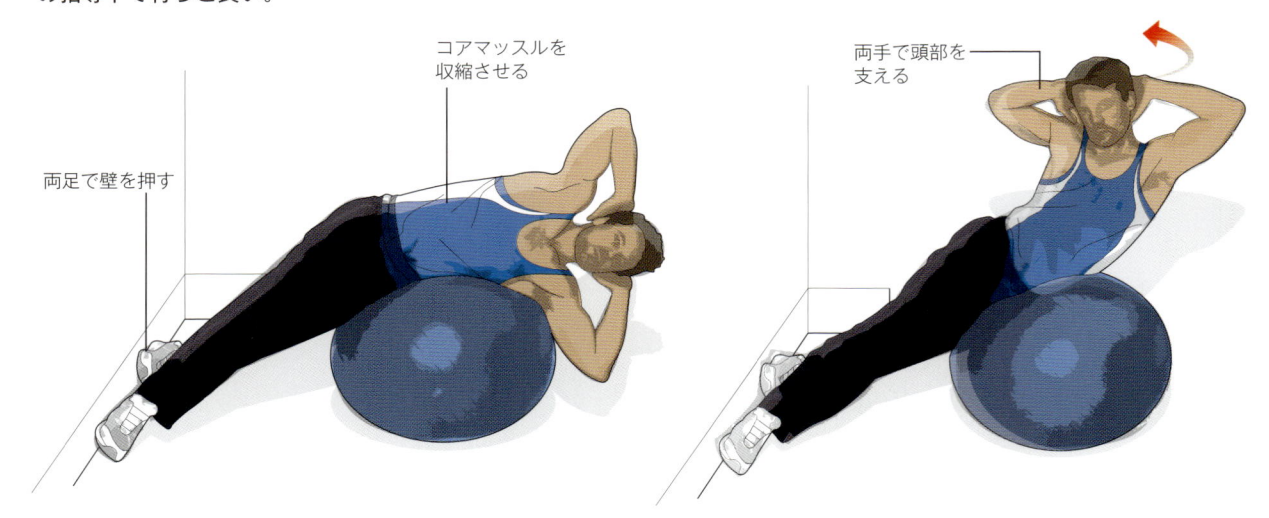

コアマッスルを収縮させる

両手で頭部を支える

両足で壁を押す

1. バランスボールに脇から股関節にかけてのせ、横向きになる。足で壁を押してバランスを取りながら、右足を前、左足を後ろにし、足を前後に開く。肘関節を屈曲し、両手を頭部に軽く添える。

2. ボールが動かないよう足で壁を押し、ゆっくりと体を真横に起こす。その状態を2～3秒間キープし、開始位置に戻る。①～②を10回繰り返してから、反対側も同様に行う。

## 62 バランスボール・サイドクランチ&ツイスト

　全般的な筋力と体幹深部の安定性、およびバランス感覚を高める上級者向けのエクササイズ。サイドクランチ（p.211参照）やバランスボールを使ったカールアップ（p.186参照）を習得してから専門家の指導下で行うと良い。

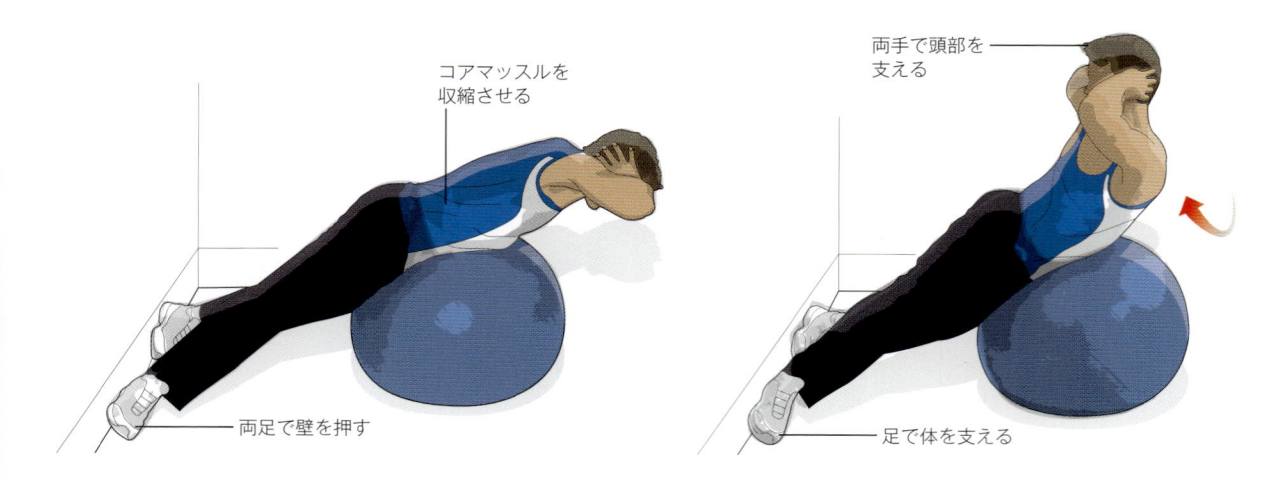

コアマッスルを収縮させる

両手で頭部を支える

両足で壁を押す

足で体を支える

1. バランスボールを股関節部・骨盤の下に置いてうつぶせになり、左右の肘関節を屈曲し、軽く両手を頭部に添える。壁を足で押してバランスを取り、右足を前、左足を後ろにし、前後に開く。

2. ゆっくりと体幹を起こし、胸が壁側を向くように右側へ捻る。この姿勢を2～3秒間キープし、開始位置に戻る。①～②を10回繰り返し、反対側も同様に行う。

## 63 アームレッグレイズ〔四つ這い〕　レベル1

脊柱の伸筋群と体幹深部を強化し、体幹、腰部、肩関節周囲の筋力と安定性を高めるエクササイズである。健康な腰を維持するために重要なエクササイズであり、様々な腰の状態におけるリハビリテーション・エクササイズの一環としても用いられる。

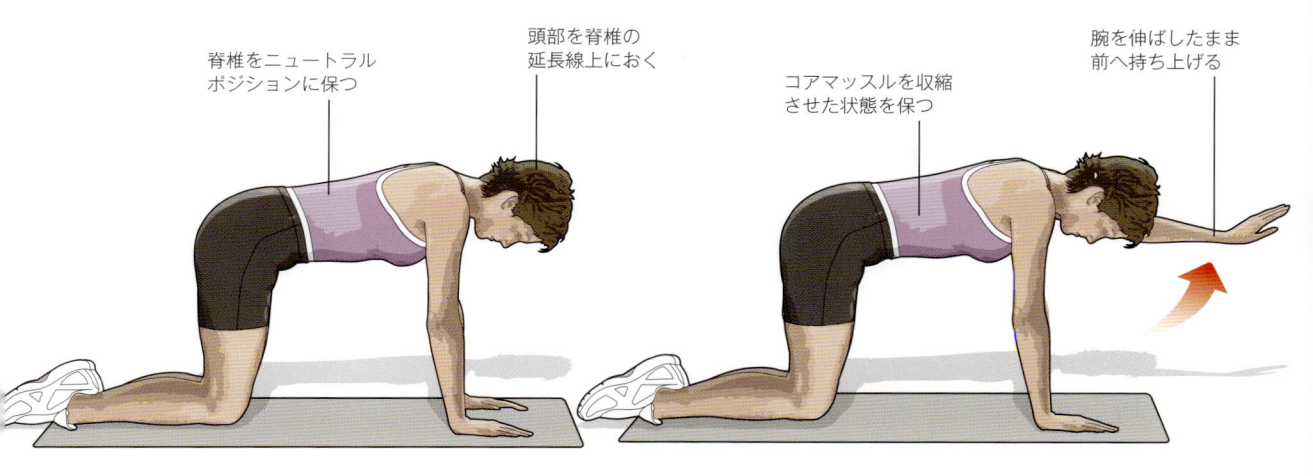

- 脊椎をニュートラルポジションに保つ
- 頭部を脊椎の延長線上におく
- コアマッスルを収縮させた状態を保つ
- 腕を伸ばしたまま前へ持ち上げる

**1** 四つ這いになり、両膝が股関節の真下にくるようにする。背中をまっすぐにしたまま、肩関節の真下に両手をつく。手掌を床につけ、指はしっかり伸ばす。

**2** コアマッスルを収縮させ、腕をまっすぐ前へ持ち上げる。そのままの姿勢を10秒間キープしてから、開始位置に戻る。反対側も同様に行う。

### ステップアップ　レベル2

脚を上げる動きは、腕を上げるよりもバランス感覚とコントロール能力がさらに必要となる。腹部に力を入れ、右脚を腰の高さまで後ろに持ち上げる。そのままの姿勢を10秒間キープしてから、開始位置に戻る。背部をまっすぐにして脊椎が曲がらないよう注意する。反対側も同様に行う。

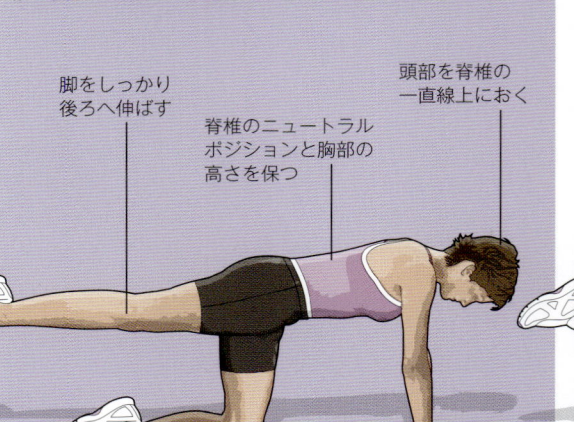

- 脚をしっかり後ろへ伸ばす
- 脊椎のニュートラルポジションと胸部の高さを保つ
- 頭部を脊椎の一直線上におく

### ステップアップ　レベル3

腕と脚を同時に上げるには、筋力と安定感が必要となる。腹部に力を入れ、右脚を腰の高さまで上げ、左腕を肩の高さまで上げて前に伸ばす。そのままの姿勢を10秒間キープしてから、脚と腕を下に下ろし、開始位置に戻る。体をまっすぐに保ち、左脚・右腕も同様に行う。

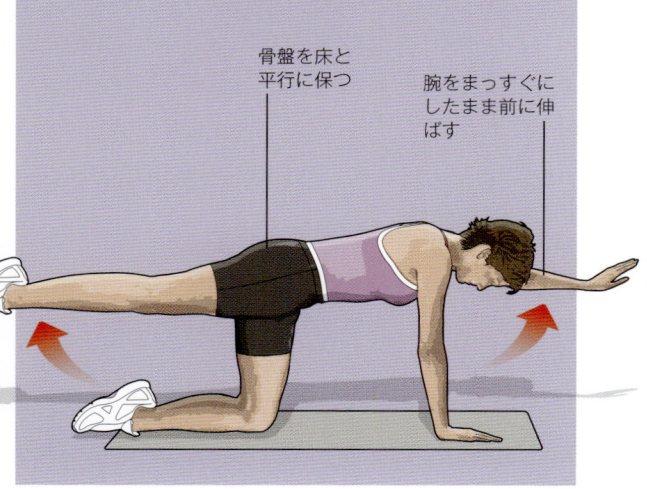

- 骨盤を床と平行に保つ
- 腕をまっすぐにしたまま前に伸ばす

## 64 マッケンジー伸展運動

たとえば同じ姿勢で長時間座ったときに出現する腰痛などに有効なエクササイズである。椎間板ヘルニア（p.70参照）や椎間板に起因する坐骨神経痛（p.46～49参照）にも効果的な場合がある。エクササイズ中に違和感を伴うことはあるが、痛み（放散痛）が出現した場合はエクササイズを中断する。10回を1セットとし、1日4～5セット行うことを目標にする。

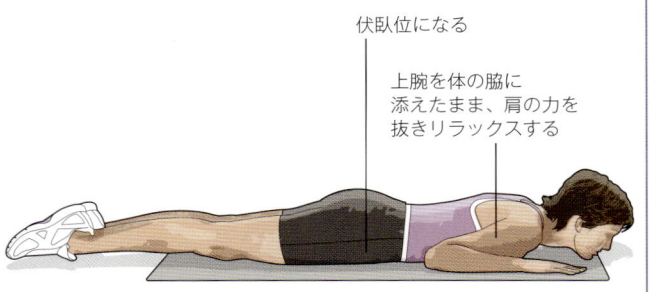

伏臥位になる
上腕を体の脇に添えたまま、肩の力を抜きリラックスする

**1** マットの上で伏臥位になり、手掌を床につけ、指先が顎の位置にくるようにする。両足を開き、かつ伸ばす。

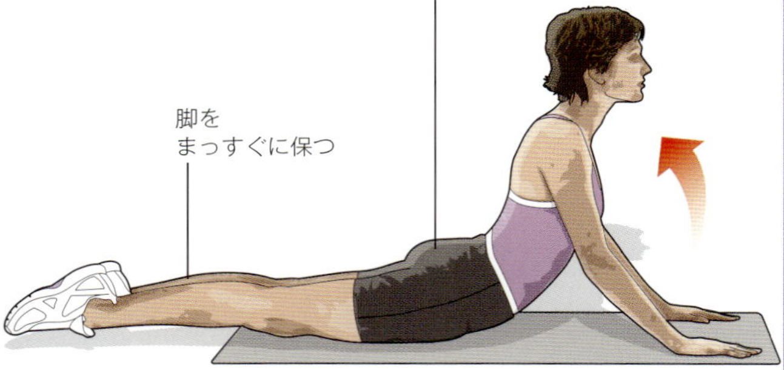

殿部をリラックスさせる
脚をまっすぐに保つ

**2** 股関節部をマットに押しつけ、息を吐きながら両腕を支えにしてゆっくりと体幹を起こす。腰部に力を入れないようにし、頭と肩をできる限り高く上げる。そのままの姿勢を数秒間キープし、前腕を使いながら体幹を開始位置に戻す。

### バリエーション
片側の腰が痛む場合は、このエクササイズのバリエーション版を行うと良い。伏臥位の状態（上図の1）から両脚を痛みのある側にシフトさせ、体幹を起こすようにする。

## 65 レッグレイズ

股関節屈筋群とコアマッスルを鍛え、骨盤の安定性を高めつつ、腰痛を予防するエクササイズである。背部の筋群ではなく、体幹深部や下肢の筋収縮を意識して行う。

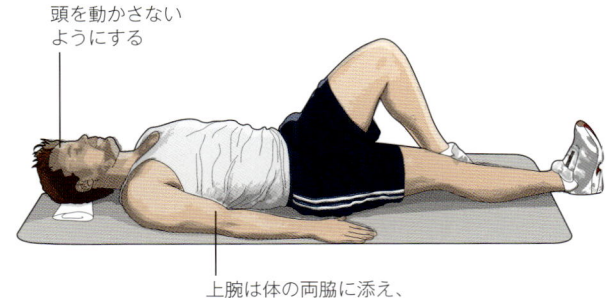

頭を動かさないようにする
上腕は体の両脇に添え、手掌を床につける

**1** たたんだタオルの上に頭部を置き、仰臥位になる。左膝関節を屈曲して、腰部の力を抜きリラックスする。上腕は体の両脇に添えて手掌を床につけ、右足のつま先を天井に向ける。

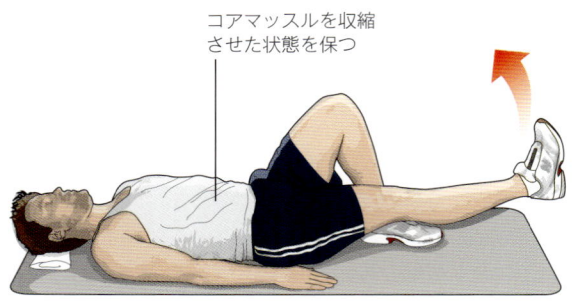

コアマッスルを収縮させた状態を保つ

**2** 膝関節をまっすぐに伸展して、スムーズな動きを意識しながら右脚を床から40cm（または可能な限り）挙上する。

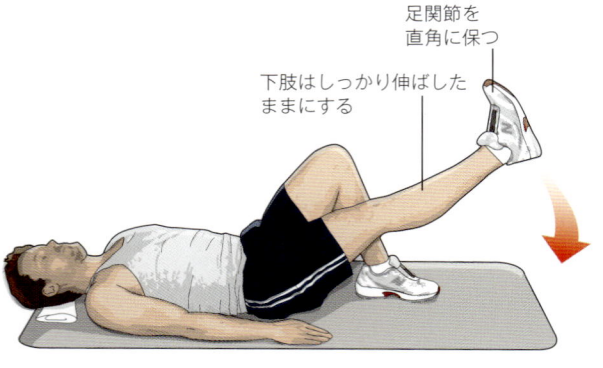

足関節を直角に保つ
下肢はしっかり伸ばしたままにする

**3** そのままの姿勢を3～5秒間キープしてから、開始位置にゆっくりと戻る。①～③を15回繰り返し、反対側も同様に行う。

腰部と殿部　193

## 66 サイドレッグレイズ

中殿筋を鍛えるエクササイズであり、骨盤を安定化させ、腰痛予防にも役立つ。背部の筋群ではなく、体幹深部や下肢の筋収縮を意識して行う。

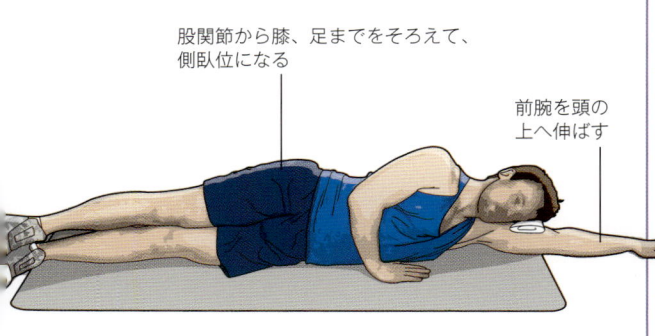

- 股関節から膝、足までをそろえて、側臥位になる
- 前腕を頭の上へ伸ばす

**1** 左側を向いた横向きになり、左腕をまっすぐ伸ばす。下肢から体幹、頭部までが一直線になるようにする。上半身をリラックスさせるのに、頭部と上腕の間にタオルを入れると良い。右腕で体を支え、前後に体が回旋しないようにする。

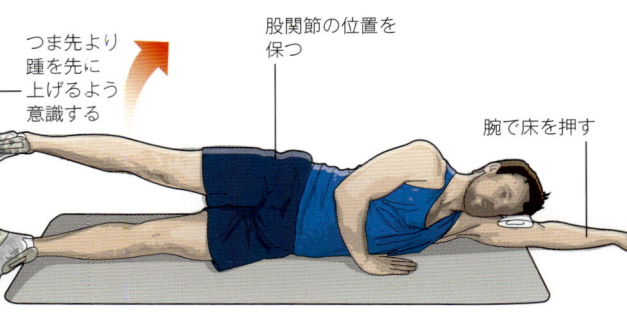

- つま先より踵を先に上げるよう意識する
- 股関節の位置を保つ
- 腕で床を押す

**2** 膝関節をまっすぐ伸展し、エクササイズの効果を最大限に引き出すために足関節を背屈させ、右足を床から40cm挙上する。コアマッスルの収縮を意識し、腰に負担をかけないよう注意する。

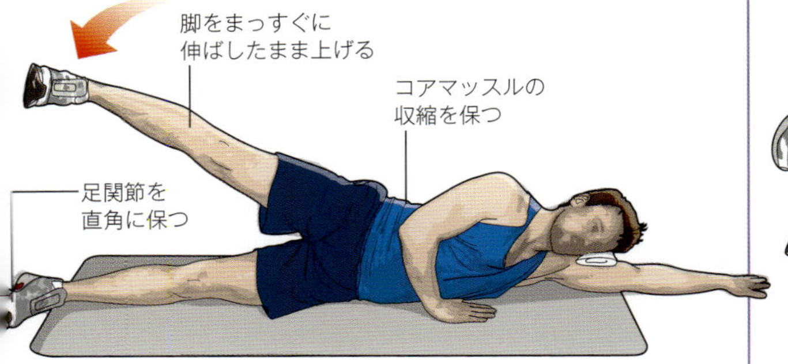

- 脚をまっすぐに伸ばしたまま上げる
- コアマッスルの収縮を保つ
- 足関節を直角に保つ

**3** そのままの姿勢を3〜5秒間キープし、ゆっくりかつ慎重に開始位置に戻る。①〜③を15回繰り返し、反対側も同様に行う。

## 67 リバースレッグレイズ

大殿筋を鍛えるエクササイズである。骨盤の安定性が得られ、腰痛の予防およびリハビリテーションとしても役立つ。大殿筋の筋力が弱い場合は、腹部・骨盤の下に枕を置き、腰背部の筋肉を使って脚を上げないよう工夫する。

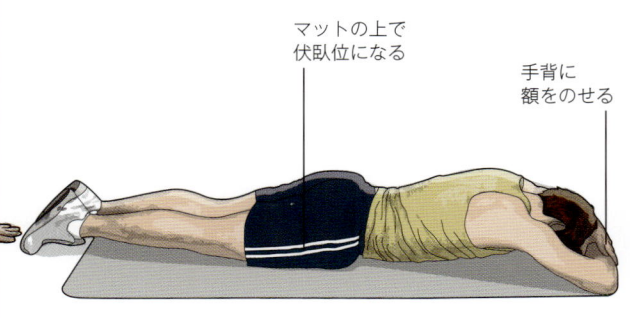

- マットの上で伏臥位になる
- 手背に額をのせる

**1** 伏臥位になり手背に額をのせ、膝関節を伸展する。腹筋を収縮させ、同時に殿部を引き締める要領で力を入れる。

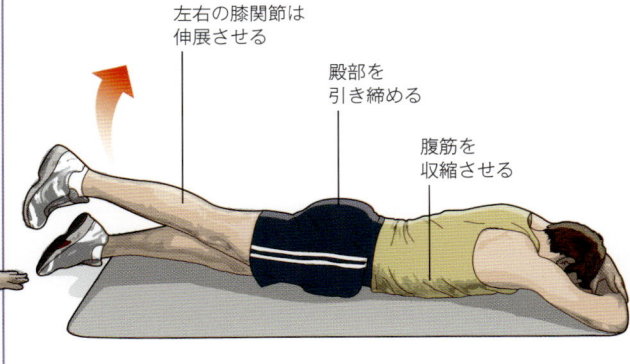

- 左右の膝関節は伸展させる
- 殿部を引き締める
- 腹筋を収縮させる

**2** 殿部に力を入れたままスムーズな動きを意識し、右脚をゆっくり床から30cmの高さまで（または可能な限り）上げる。

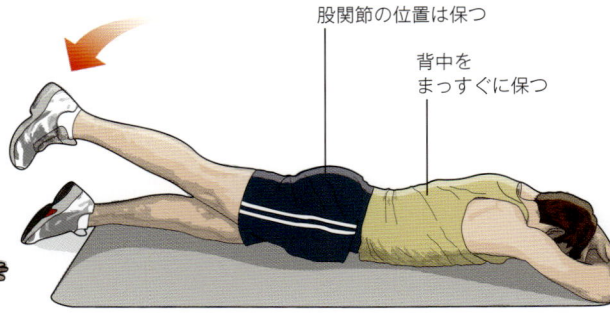

- 股関節の位置は保つ
- 背中をまっすぐに保つ

**3** そのままの姿勢を3〜5秒間キープしてから、ゆっくりかつ慎重に開始位置に戻る。①〜③を15回繰り返し、反対側も同様に行う。

## 68 アイソメトリック・アダクタースクイーズ（内転筋運動）

仙腸関節の機能障害（dysfunction；p.44、69参照）のリハビリテーションとして効果的なエクササイズである。内転筋の強化は腰痛の治療や予防としても役立つ。

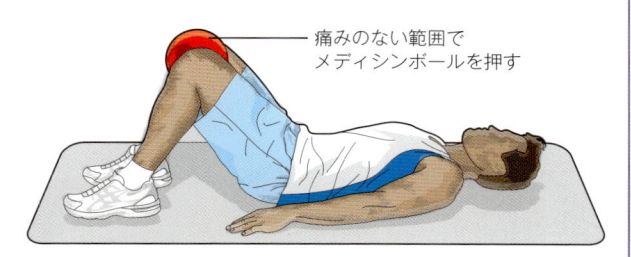

痛みのない範囲でメディシンボールを押す

1. 仰臥位になり、骨盤を水平にする。左右の膝関節を直角に屈曲し、足底全体を床につける。膝関節の間にボールを入れる。痛みのない範囲で、ボールを両脚で押しつぶし、10秒間キープする。力を抜いてリラックスし、開始位置に戻る。指定の回数だけ繰り返す。

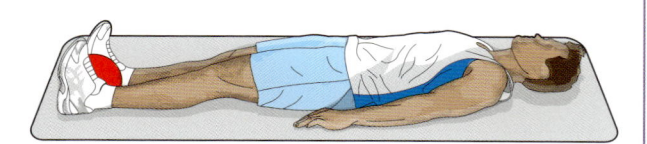

2. 足関節の間にボールを入れる。仰臥位になり、骨盤を水平にする。両脚をまっすぐ伸ばす。可能な限りボールを押しつぶし、10秒間キープする。力を抜いてリラックスし、開始位置に戻る。

背中とコアマッスルに力を入れる

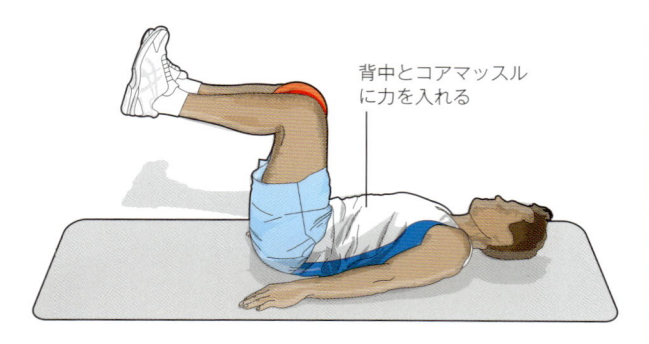

3. 仰臥位になり、骨盤を水平にする。股関節と膝関節が90度になるように脚を持ち上げる。両膝の間にボールを入れ、痛みのない範囲で押しつぶし、10秒間キープする。力を抜いてリラックスし、開始位置に戻る。指定の回数だけ繰り返す。

## 69 内転筋リフト

内転筋を鍛える効果的なエクササイズである。内転筋の筋力低下は、股関節の位置の不具合や仙腸関節の機能障害（dysfunction；p.44、69参照）を引き起こす。足関節にウエイトをつけ、負荷を増やすこともできる。

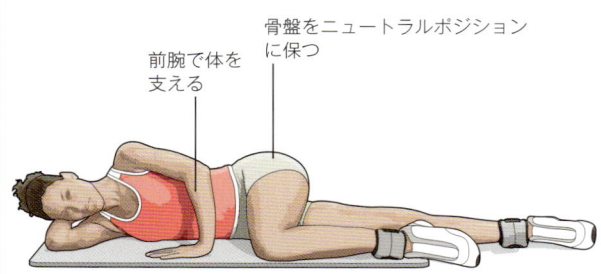

前腕で体を支える

骨盤をニュートラルポジションに保つ

1. 右側を向いて側臥位。骨盤を床に対して垂直にし、右腕を曲げ、頭部の下に入れる。重心を前に移動させ、左腕でバランスを取る。左脚を90度曲げ、膝を床につけ、右脚をまっすぐに伸ばして、息を吸う。

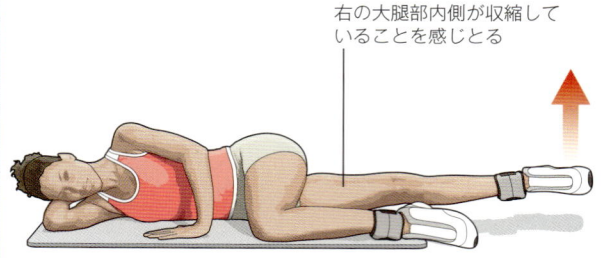

右の大腿部内側が収縮していることを感じとる

2. 両腕と左脚を動かさず固定したまま、息を吐きながら右脚を床から可能な限り挙上する。そのままのポーズをキープする。

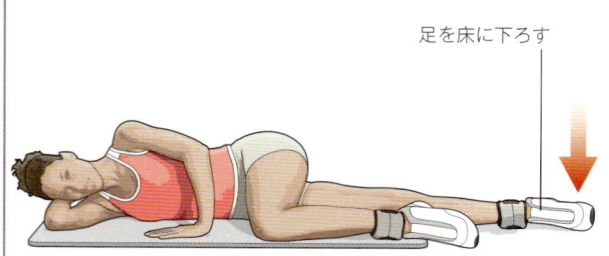

足を床に下ろす

3. 息を吸いながら足を床に下ろし、開始位置に戻る。指定の回数だけ①～③を繰り返してから、左脚も同様に行う。

## 70 ブリッジ

大殿筋とハムストリングスを強化するエクササイズ。コアマッスルの安定性を高めるため、仙腸関節の機能障害（dysfunction；p.44、69参照）を含む様々な腰の問題にかかわるリハビリテーションとして重要である。このエクササイズにはバリエーションが多く、多目的なエクササイズと言える。筋力が強化された後に、シングルレッグブリッジ（下記【71】参照）を行ってみる。

### バリエーション

膝関節を90度以上に屈曲したり、足の下にバランスボールを置くことで不安定性が増し、体幹深部の安定性に対する負荷が増す。

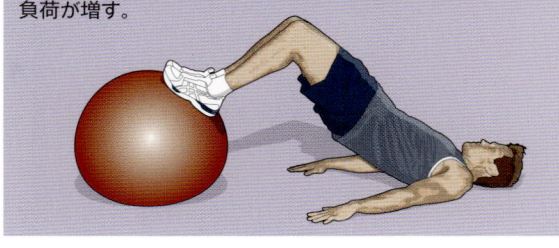

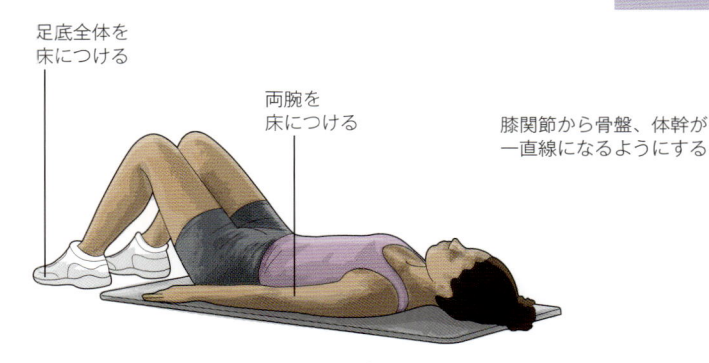

- 足底全体を床につける
- 両腕を床につける
- 膝関節から骨盤、体幹が一直線になるようにする
- 背部をまっすぐに保ち、上背部を反らさないようにする

**1** 仰臥位になり、脚は股関節の幅に広げ、膝関節を直角に屈曲して、足底全体を床につける。両手は手掌を下にして体の脇に添える。

**2** コアマッスルに力を入れ、ゆっくり殿部を床から持ち上げる。膝関節から骨盤、体幹が一直線になるようにする。その状態を数秒間キープし、開始位置に戻る。

## 71 シングルレッグブリッジ（片脚ブリッジ）

ブリッジ（上記参照）の難易度を高めたエクササイズ。大殿筋、股関節伸筋群、コアマッスルを強化する。片脚で行うエクササイズのため、骨盤の回旋や傾きをコントロールしなければならない。エクササイズ中は、股関節の位置を保つよう注意する。

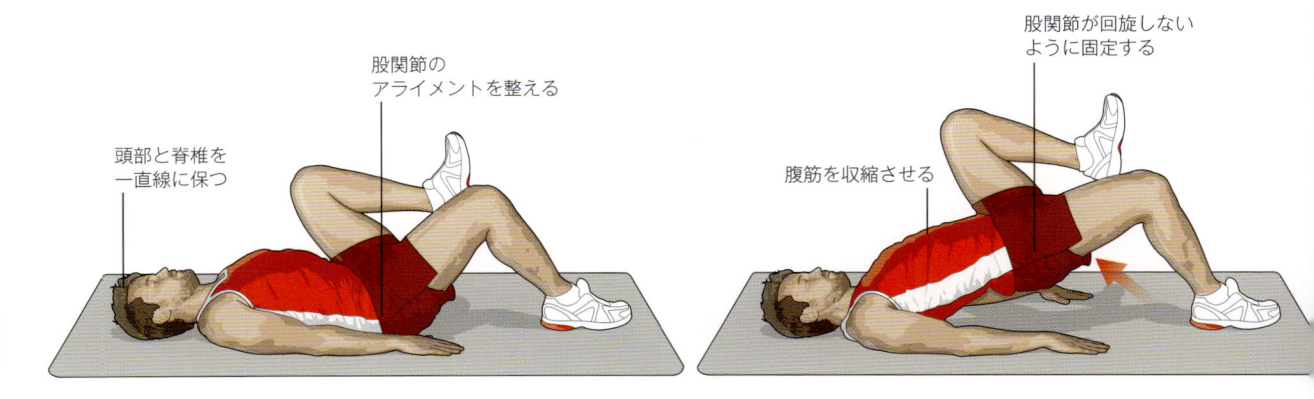

- 頭部と脊椎を一直線に保つ
- 股関節のアライメントを整える
- 股関節が回旋しないように固定する
- 腹筋を収縮させる

**1** 仰臥位になり、足を股関節の幅に広げて膝関節を直角に屈曲し、両手掌を下にして体の脇に添える。右足底全体を床につけ、両腕を体の脇に添えたまま左膝を上げ、股関節が90度になるまで膝を胸に近づける。

**2** 腹部と腰部の筋肉を引き締め、股関節がしっかり伸展されるまで殿部を持ち上げる。膝関節から肩関節までが一直線になるようにする。そのままの姿勢を数秒間キープし、開始位置に戻る。反対側も同様に行う。

## 72 広背筋ストレッチ

広背筋をターゲットにしたシンプルなストレッチ。背部を痛めた後のリハビリテーションとして効果的である。

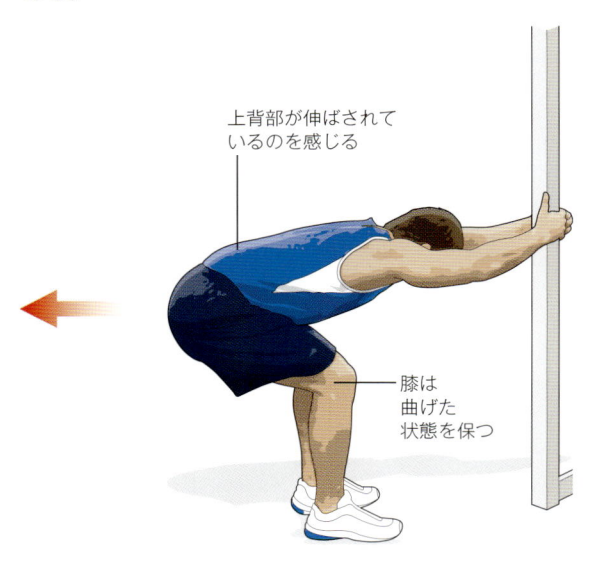

- 上背部が伸ばされているのを感じる
- 膝は曲げた状態を保つ

1. 両手でサポートバーを持ち、サポートバーに向かって立つ。膝関節を屈曲し、上半身をしっかりと伸ばす。両足で踏んばりつつ、両腕でサポートバーを引っ張る。

## 73 大腿四頭筋ストレッチ

大腿前面の大腿四頭筋ストレッチは、膝のストレッチにもなる。立位で行うため、良い姿勢とバランスを意識して行う。

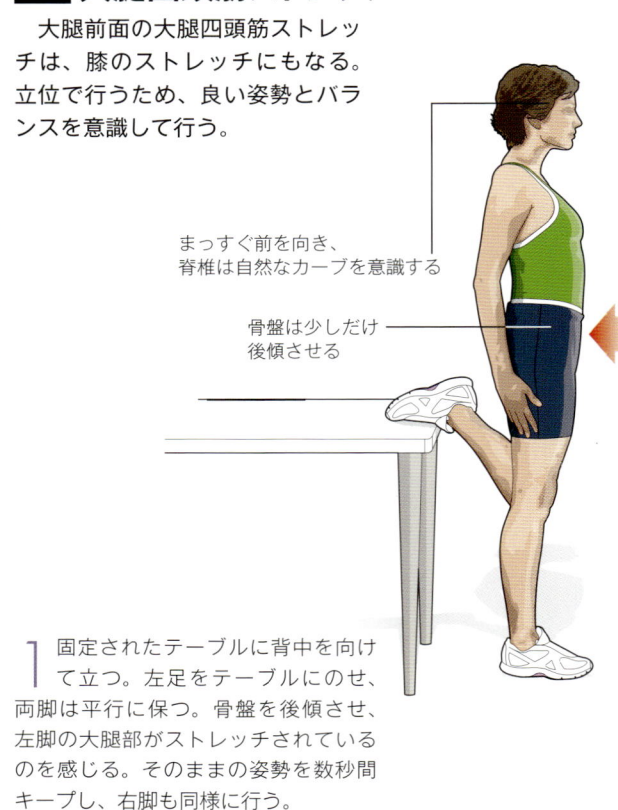

- まっすぐ前を向き、脊椎は自然なカーブを意識する
- 骨盤は少しだけ後傾させる

1. 固定されたテーブルに背中を向けて立つ。左足をテーブルにのせ、両脚は平行に保つ。骨盤を後傾させ、左脚の大腿部がストレッチされているのを感じる。そのままの姿勢を数秒間キープし、右脚も同様に行う。

## 74 ハムストリングストレッチ1

ハムストリングスの固さをとり、腰への負担を軽くする簡単なストレッチ。ゆっくりストレッチを行い、反動をつけないようにする。

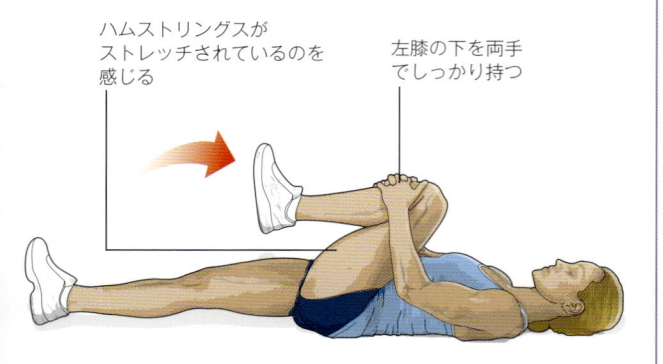

- ハムストリングスがストレッチされているのを感じる
- 左膝の下を両手でしっかり持つ

1. 仰臥位になり、右脚を伸ばす。左膝関節を屈曲する。ゆっくり左膝関節を引きつけ、ストレッチ感があるところまで膝を胸に近づける。後頭部は床から離さない。脱力しリラックスをしてから、右脚も同様に行う。

## 75 ハムストリングストレッチ2

腰痛の一因となるハムストリングスの固さをほぐす、もう一つの有用なストレッチ。ゆっくりと慎重に行う。

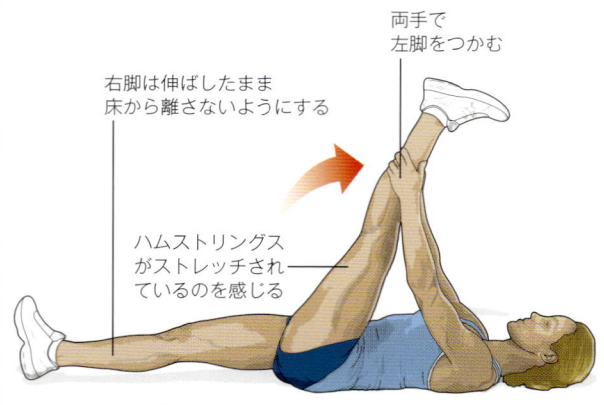

- 両手で左脚をつかむ
- 右脚は伸ばしたまま床から離さないようにする
- ハムストリングスがストレッチされているのを感じる

1. 仰臥位になり、脚を伸ばす。膝関節を屈曲せずに、つま先を顔の方に向かって反らせる。交互に脚を持ち上げる。体が柔らかい場合は、脚を手前により引っ張って、さらにストレッチする。

腰部と殿部　197

## 76 ランスロットストレッチ

　股関節屈筋群、特に腰筋を伸ばし、脊椎周囲の固さをほぐすのに効果的なストレッチ。腰筋は脊椎に直接付着しており、この筋群の柔軟性維持は大切である。

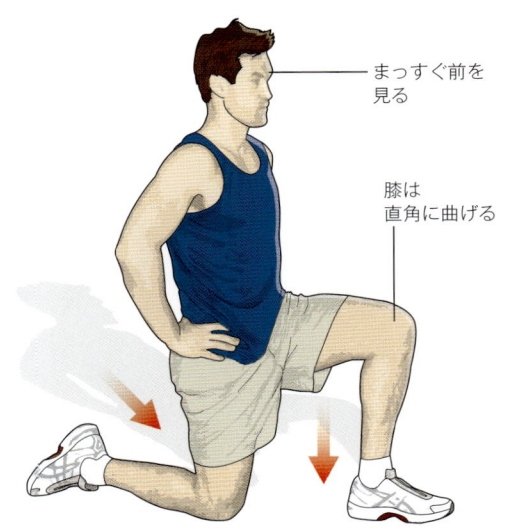

- まっすぐ前を見る
- 膝は直角に曲げる
- 腕が伸びているのを感じる
- 腕が伸びるに従い、体幹が伸ばされているのを感じる
- 殿部を引き締めるよう意識する

**1** 足を肩幅に開き、腰部に手を添える。左脚を前に踏み出し、両膝を曲げ、右膝は床につける。脊椎は自然なアライメントを保ち、前方を見すえる。

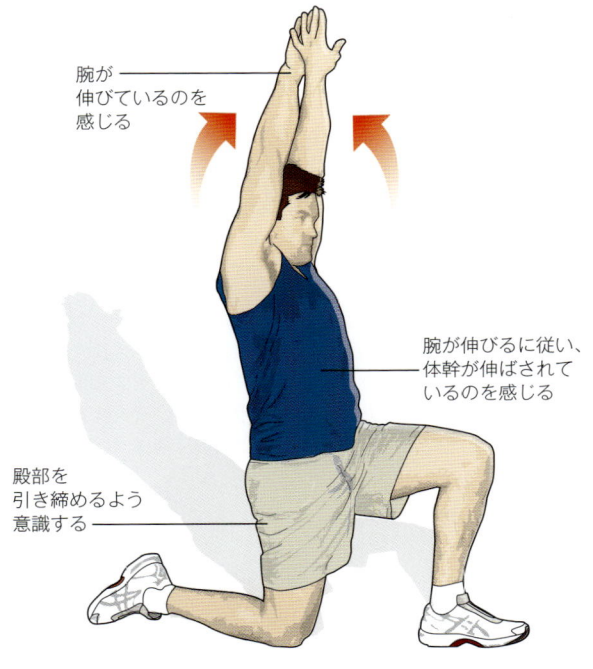

**2** 両腕を上げ、頭部の上で手のひらを合わせる。左腕を前、右腕を後ろにクロスさせる。まっすぐ上に腕を伸ばし、尾骨を前に動かすようにして骨盤を後傾させる。そのままの姿勢を数秒間キープし、開始位置に戻る。指定の回数だけ①～②を繰り返す。

## 77 内転筋ストレッチ1

　内転筋群や鼠径部の筋群のストレッチは、腰痛の治療や予防にも役立つ。股関節の柔軟性維持を促す。

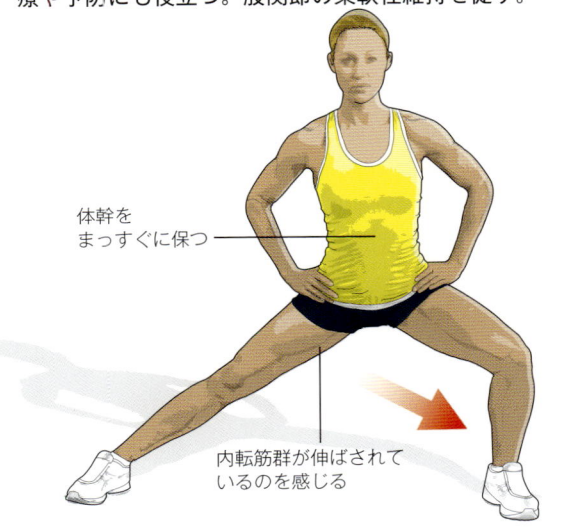

- 体幹をまっすぐに保つ
- 内転筋群が伸ばされているのを感じる

**1** 体幹をまっすぐに保ち、両手を腰部に添える。左膝関節がつま先よりも前に出るように左脚を曲げる。右脚は伸ばし、足底全体を床にしっかりつける。体を左右に揺らす。力を抜きリラックスする。反対側も同様に行う。

## 78 内転筋ストレッチ2

　鼠径部にある短い内転筋群を伸ばすのに良いストレッチ。どこにいても行える簡単なストレッチであり、日々のストレッチの一環として行いやすい。

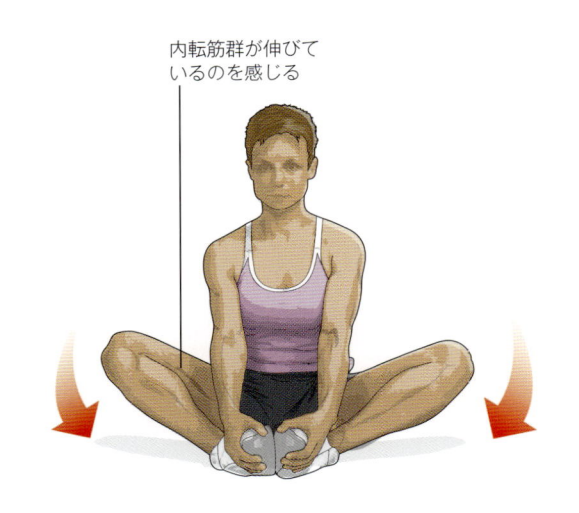

- 内転筋群が伸びているのを感じる

**1** 床に座り、足先をしっかり両手で持つ。両足の裏を合わせ体に引き寄せる。ゆっくりと膝を床の方へ押しつけ、そのままの姿勢をキープする。

## 79 梨状筋ストレッチ

座って行う、このストレッチは腸脛靭帯のフォームローラー・ストレッチ（p.185参照）よりも上級者向けである。正しくストレッチをするには股関節の柔軟性がより必要となる。梨状筋症候群（p.49参照）の予防や痛みの緩和に効果的だが、普段から体をよく動かす人に特におすすめのストレッチである。

1. 両脚を伸ばして床に座る。後ろに左手をつき、体を支える。左脚を上、右脚を下でクロスさせる。左脚をまっすぐ伸ばしたまま動かさないようにする。右手を左膝関節の外側に添え、大腿外側が伸びるまで手で押す。そのままの姿勢を数秒間キープしてから、反対側も同様に伸ばす。

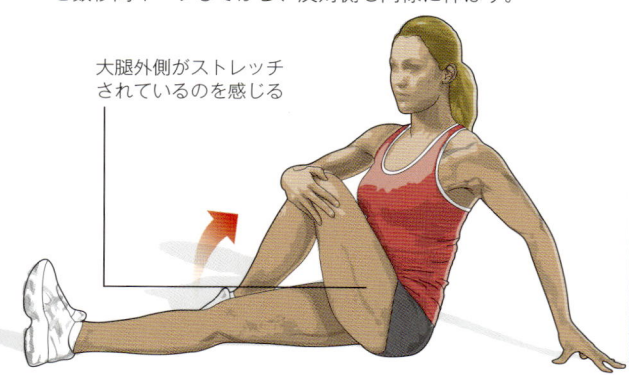

大腿外側がストレッチされているのを感じる

## 80 カーフストレッチ（下腿部のストレッチ）

下腿部（ふくらはぎ）の筋肉が硬いと筋肉のアンバランスを起こし、足部が外に向きがちになって股関節の筋群への負担が高まるため歩行が不安定になり、腰痛を起こしやすくなる。

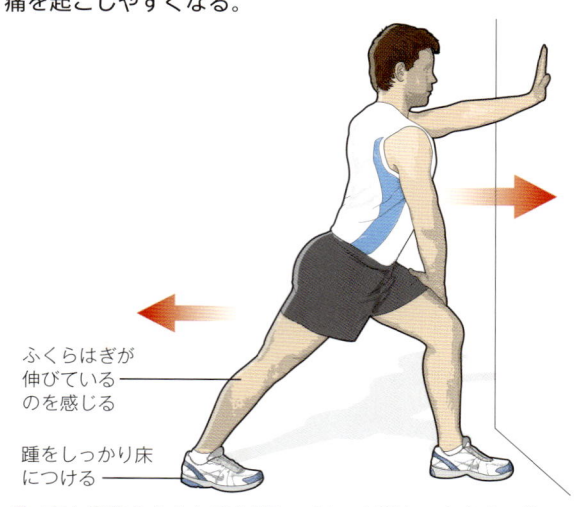

ふくらはぎが伸びているのを感じる

踵をしっかり床につける

1. 直立姿勢のまま左手を壁につけ、右脚を一歩多めに後ろへ引き、足は股関節の幅に広げる。左膝関節がつま先よりも前にくるように脚を曲げる。壁に添える手を変更して、反対側も同様に行う。

## 81 カーフレイズ

下腿部（ふくらはぎ）の筋肉を強化し、歩行の改善を目指すエクササイズ。下腿が硬くなると腰の筋群への負荷が強まる。時には腰痛の悪化につながるため、ふくらはぎの筋肉をほぐしておくことは大切である。

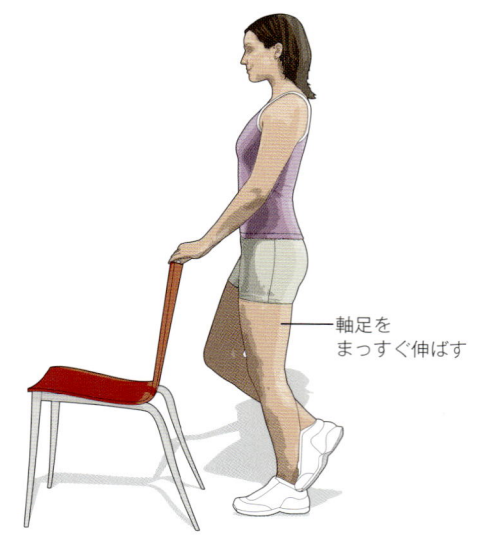

軸足をまっすぐ伸ばす

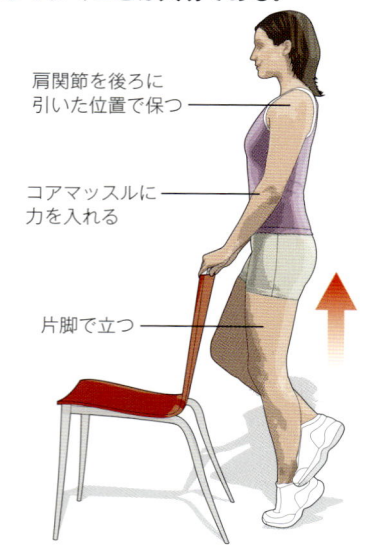

肩関節を後ろに引いた位置で保つ

コアマッスルに力を入れる

片脚で立つ

1. 左脚で立ち、右のつま先を左足関節に巻きつけるようにする。左脚で体重を支え、椅子の背もたれに手をかける。息を吸う。

2. 息を吐きながら、左足のつま先で可能な限り高く立つ。そのままの姿勢を数秒間キープし、息を吐きながら踵を落として開始位置に戻る。指定の回数だけ①〜②を繰り返し、反対側も同様に行う。

腰部と殿部　199

## 82 シングルレッグスタンド（片脚立位）

脚に体重をのせ、バランス感覚を高めるのに最適なエクササイズ。体幹のコントロール能力や殿部の筋群を強化し、骨盤安定性の改善にも役立つ。

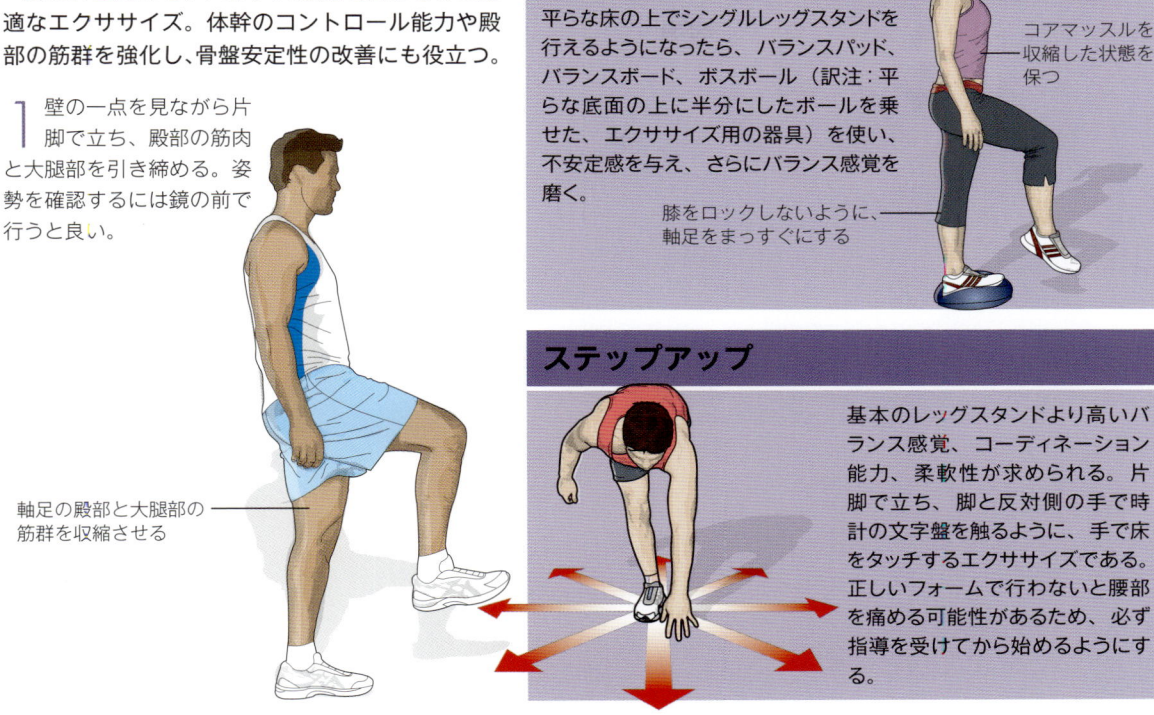

**1** 壁の一点を見ながら片脚で立ち、殿部の筋肉と大腿部を引き締める。姿勢を確認するには鏡の前で行うと良い。

軸足の殿部と大腿部の筋群を収縮させる

### バリエーション

平らな床の上でシングルレッグスタンドを行えるようになったら、バランスパッド、バランスボード、ボスボール（訳注：平らな底面の上に半分にしたボールを乗せた、エクササイズ用の器具）を使い、不安定感を与え、さらにバランス感覚を磨く。

膝をロックしないように、軸足をまっすぐにする

コアマッスルを収縮した状態を保つ

### ステップアップ

基本のレッグスタンドより高いバランス感覚、コーディネーション能力、柔軟性が求められる。片脚で立ち、脚と反対側の手で時計の文字盤を触るように、手で床をタッチするエクササイズである。正しいフォームで行わないと腰部を痛める可能性があるため、必ず指導を受けてから始めるようにする。

## 83 つま先上げ

足部と下腿の筋群を強化するエクササイズ。偏平足、過回内（オーバープロネーション）の予防になり、歩容も改善する。長期的には、膝関節、股関節、腰部のトラブル予防にもなる。

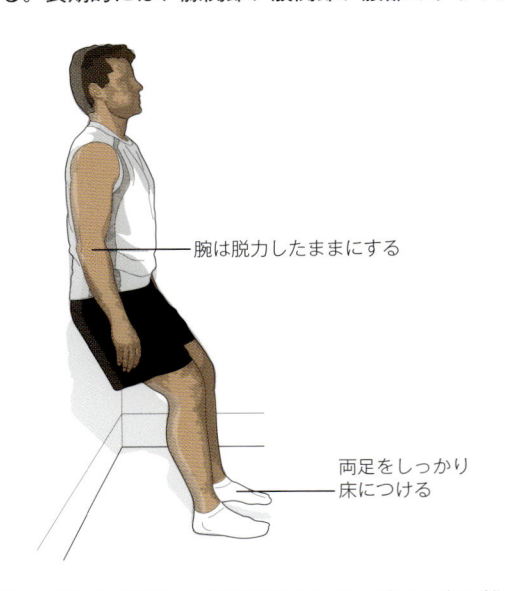

腕は脱力したままにする

両足をしっかり床につける

頭の位置は高く保つ

膝は少し屈曲する

つま先を上げる

**1** 頭部、肩甲骨、背部、上腕を壁につける。壁から少し離れた位置で立ち、足を30cmほど開き、両膝を少し曲げる。

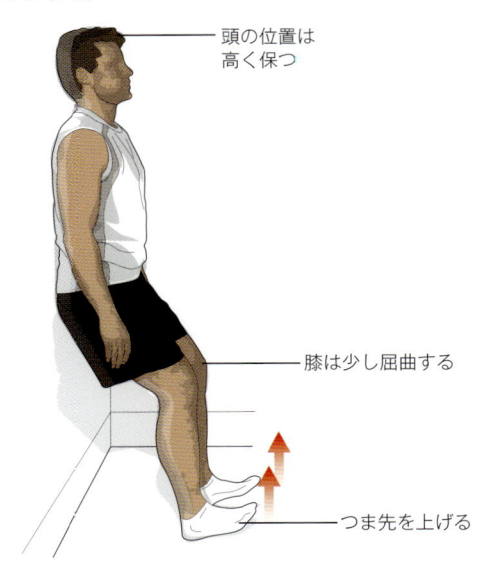

**2** ゆっくりと慎重につま先を床から上げる。そのままの姿勢を数秒間キープしてから、開始位置に戻る。指定の回数だけ①～②を繰り返す。

## 84 ペルビックティルト

多くの急性腰痛に役立つエクササイズである。椎間関節にかかる負担を軽減し、腰部の筋肉と靭帯を愛護的にストレッチし、コアマッスルを強化し姿勢を改善させる。最初は仰臥位で行うが、慣れてきたら直立で行う。

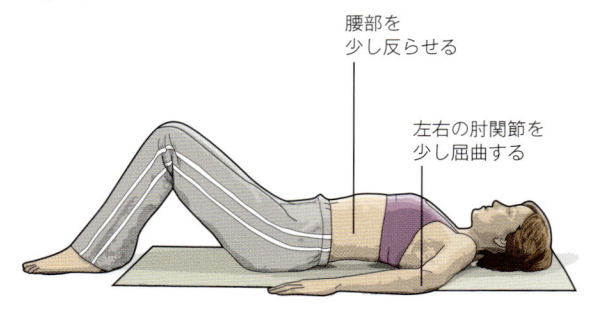

腰部を少し反らせる

左右の肘関節を少し屈曲する

1. マットの上で仰臥位になり、違和感のない角度で両膝関節を屈曲して、足底全体を床につける。腕を少し曲げ、体の両脇に添える。力を入れずリラックスした状態で、腰部を少し反らせる。

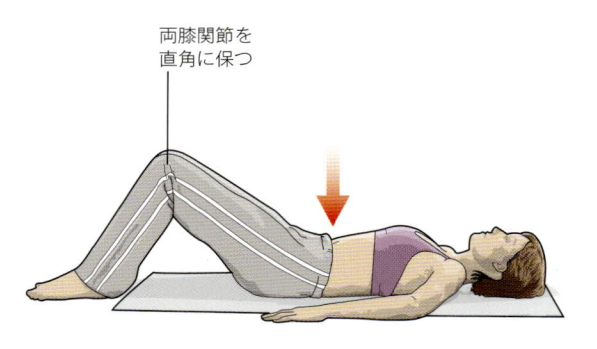

両膝関節を直角に保つ

2. 腰部をゆっくり床に押しつけながら、骨盤の後傾を意識し、腹筋と骨盤底筋に力を入れる。そのままの姿勢を少なくとも6秒間キープする。

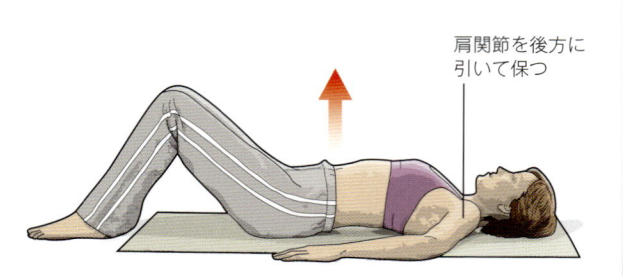

肩関節を後方に引いて保つ

3. 力を抜きリラックスして、開始位置に戻る。つまり、腰部を少し反らした姿勢を取る。指定の回数だけ①~③を繰り返す。

## 85 ペルビックティルト〔四つ這い〕

不良姿勢の改善に効果的なエクササイズ。仰臥位のペルビックティルト（左記参照）は、胎児への血行に影響を及ぼす可能性があるため、代わりにこのエクササイズを行うよう妊娠初期後に勧める専門医もいる。

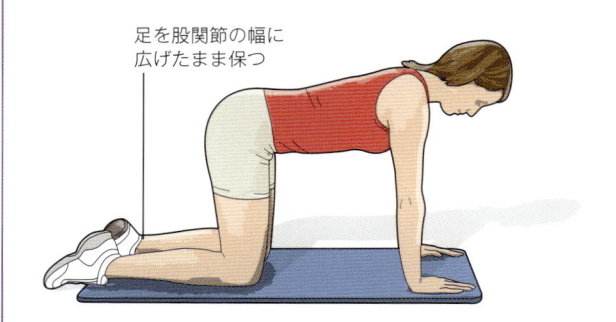

足を股関節の幅に広げたまま保つ

1. マットの上で膝立ちになり、肩の真下に手をつく。背部をまっすぐにして、息を深く吸う。

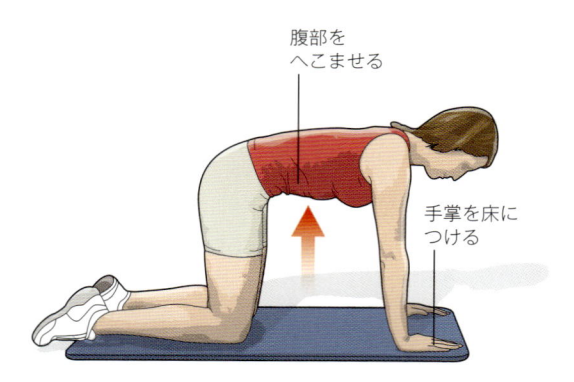

腹部をへこませる

手掌を床につける

2. 息を吐きながら腹部をへこませ、臍を背骨に近づけるように腹筋を収縮させる（骨盤を後傾）。スムーズな動きを意識しながら腰を元の位置に戻す。

息を吸いながら、腹部の力を抜く

頭部から腰部までを一直線に保つ

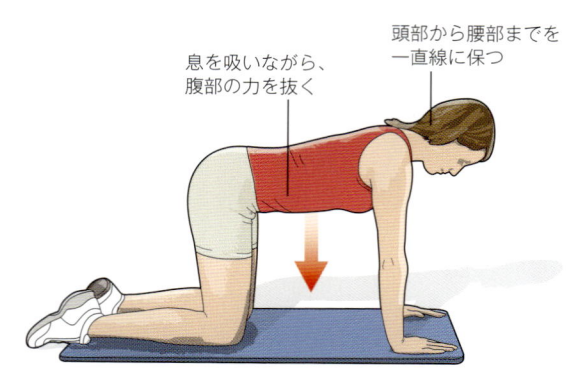

3. 力を抜き、指定の回数だけ①~②を繰り返す。呼吸をしながらエクササイズをする。コアマッスルが収縮されているのを感じる。

## 腰部と殿部

### 86 ペルビックティルト〔バランスボール〕

立位や坐位でペルビックティルトを行うのは難しいが、バランスボール（swiss ball）を利用するとその動きが誘導されやすい。正しい動きを行った際には、ボールは前へ少し転がる。

胸は張って高い位置を保持する

背部を伸ばし、脊椎を自然なアライメントに保つ

1. バランスボールの上に座り、足は平行を保って股関節の幅に開く。両手は膝の上に添える。深く息を吸いながら、腰椎の前弯を少し強める。

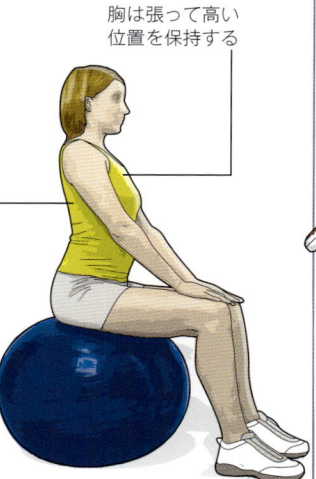

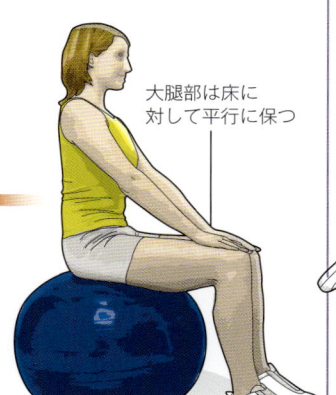

大腿部は床に対して平行に保つ

2. 息を吐きながら、腹部を背骨に近づけるような意識で腹筋を引き締める。スムーズな動きを意識しながら、腰を元の位置に戻し、ボールを少し転がしながら骨盤を前傾させる。

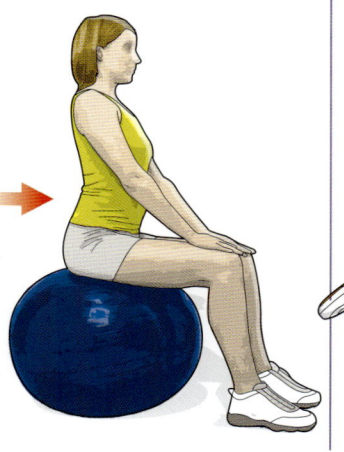

3. その姿勢を数秒間キープしてから、一度力を抜き、背中を反ったステップ1のポジションに戻る。指定の回数だけ①〜③を繰り返した後は脱力し、リラックスする。

### 87 バックエクステンション（体幹伸展）〔伏臥位〕

コアマッスルを含む腰周囲の筋群の筋力維持に最適なエクササイズだが、腰痛がないときに行うようにする。このエクササイズを行うと、筋肉が引き締まるのを感じる。

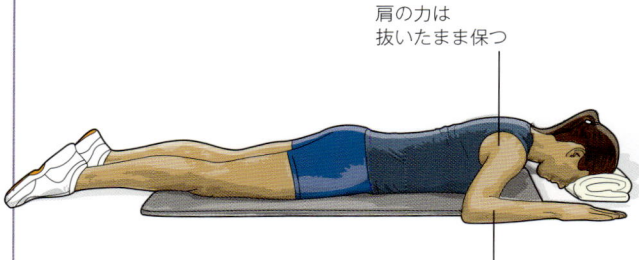

肩の力は抜いたまま保つ

前腕を床につく

1. マットの上で伏臥位になり、額の下に折りたたんだタオルを置く。頭部から頚部、そして脊柱が一直線になるようにする。両腕を曲げ、手掌を下にして前腕を床に置く。深く息を吸う。

頭部から背部を一直線に保つ。目線はタオルに向ける

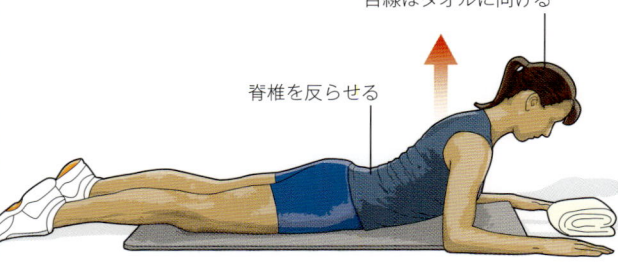

脊椎を反らせる

2. コアマッスルを収縮させ、頭部を前に突き出し、肩は広げたまま背部を伸ばす。顔は下に向けたままで、息を吐きながら頭部と肩関節を床から起こす。その際、前腕の力を使わないよう注意する。

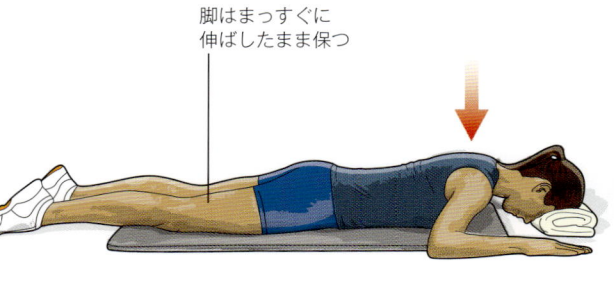

脚はまっすぐに伸ばしたまま保つ

3. そのままの姿勢を数秒間キープし、動きを止めずに息を吸いながら開始位置に戻る。指定の回数だけ①〜③を繰り返す。

## 88 バックエクステンション（体幹伸展）〔立位〕

腰椎椎間板のトラブルに効果的で、腰部をゆっくり反らすエクササイズ。毎日数時間おきに繰り返し行うと良い。痛みが増すようであれば、伏臥位によるバックエクステンション（p.201参照）を代わりに行う。

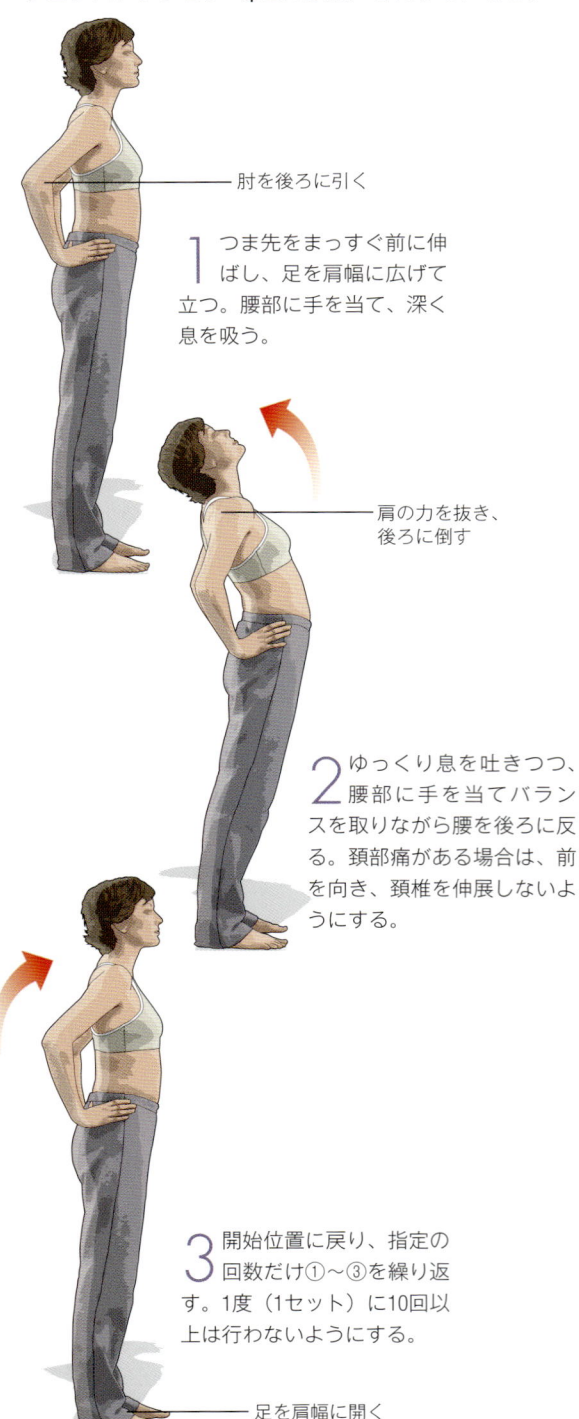

— 肘を後ろに引く

**1** つま先をまっすぐ前に伸ばし、足を肩幅に広げて立つ。腰部に手を当て、深く息を吸う。

— 肩の力を抜き、後ろに倒す

**2** ゆっくり息を吐きつつ、腰部に手を当てバランスを取りながら腰を後ろに反る。頸部痛がある場合は、前を向き、頸椎を伸展しないようにする。

**3** 開始位置に戻り、指定の回数だけ①〜③を繰り返す。1度（1セット）に10回以上は行わないようにする。

— 足を肩幅に開く

## 89 膝抱えストレッチ

椎間関節の捻挫（p.68参照）や、周辺部位の筋硬直と痛みに役立つエクササイズ。椎間板ヘルニア（p.70参照）に伴う痛みに対し、このエクササイズを行う際は十分な注意が必要である。

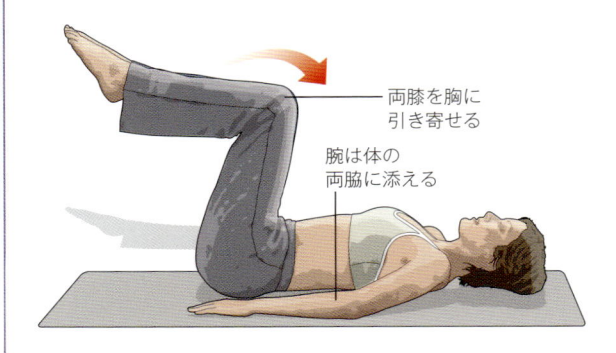

— 両膝を胸に引き寄せる
— 腕は体の両脇に添える

**1** 仰臥位でペルビックティルト（p.200参照）を行う。背中を床につけたまま、左右の膝関節を屈曲し、胸に引き寄せる。

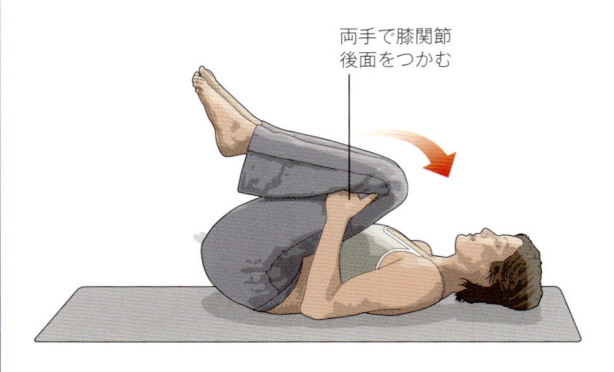

— 両手で膝関節後面をつかむ

**2** 両手の力で膝をさらに胸に引き寄せる。頭部は床につけたままにする。

— 下腿が床と平行になるようにする

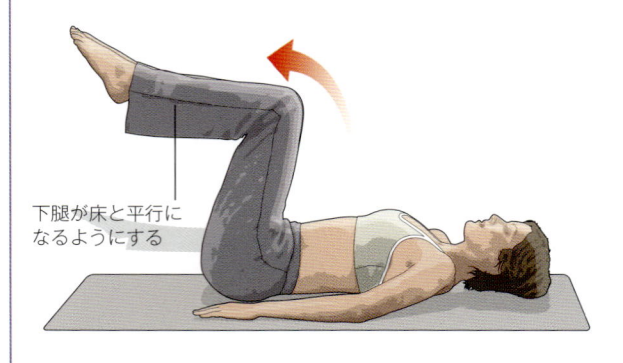

**3** 両手を脚から離し、開始位置に戻る。指定の回数だけ①〜③を繰り返す。

腰部と殿部　203

## 90 バランスボール・バックエクステンション

抵抗力（頭の後ろで両手を組むことによる）と可動域（ボールを使うことにより、上半身をさらに挙上できる）を高める上級者向けのエクササイズ（全身的な安定化運動）。

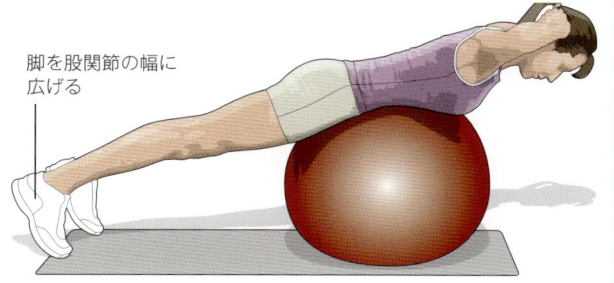

脚を股関節の幅に広げる

1. バランスボールの上にうつ伏せになり、両脚を伸ばす。つま先をしっかり床につけるか、あるいは両足を壁につける。頭部の後ろに両手を組み、脊柱を伸ばす。息を吸う。

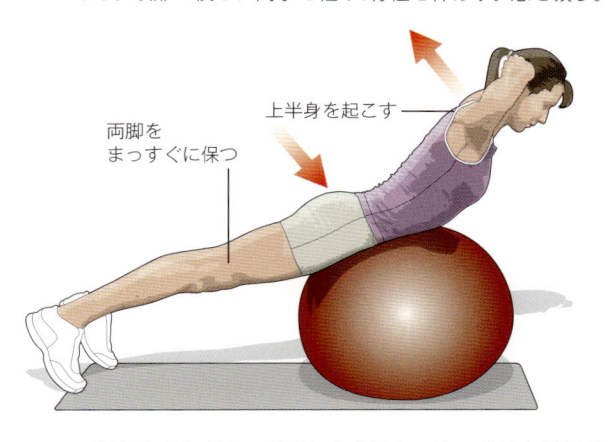

両脚をまっすぐに保つ
上半身を起こす

2. 息を吐きながら、殿部に力を入れ、ゆっくり上半身を45度まで起こす。股関節をボールに押しつける。そのままの姿勢を数秒間キープし、息を吸う。

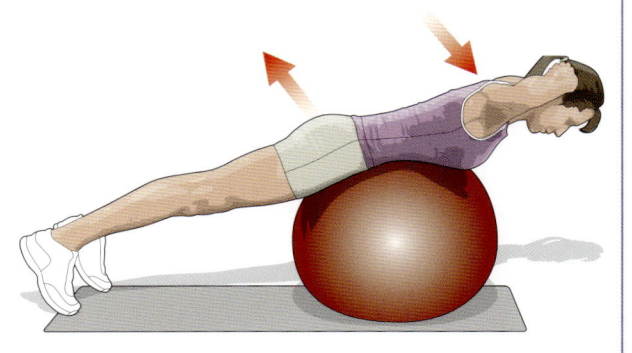

3. 動作を止めずにゆっくり開始位置に戻る。徐々にセット数を増やしていく。

## 91 バックローテーション（腰背部回旋）

腰背部と骨盤周囲の筋群をほぐし、可動性を高めるエクササイズ。腰部の椎間関節の関節包や靭帯をストレッチし、椎間関節由来の疼痛（p.68参照）緩和にも役立つ。膝関節を右側に倒すことにより左側がストレッチされ、左側に倒すと体の右側のストレッチになる。

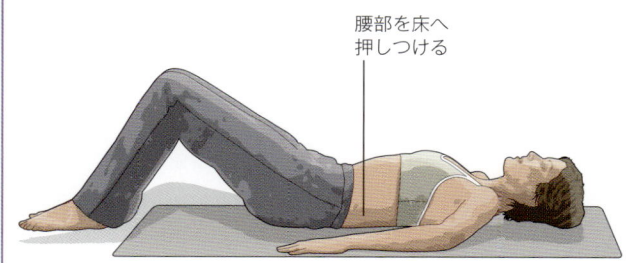

腰部を床へ押しつける

1. 仰臥位のペルビックティルト（p.200参照）と同様、仰臥位になり左右の膝関節を屈曲し、両足を床につける。腕は体の両脇に添える。

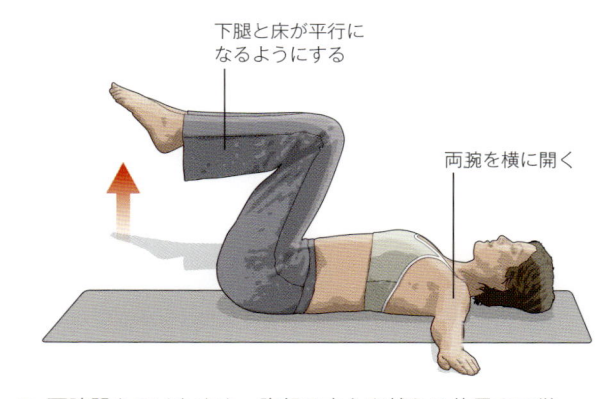

下腿と床が平行になるようにする
両腕を横に開く

2. 両膝間をつけたまま、腹部の中心を越える位置まで挙上する。両腕を左右に開く。

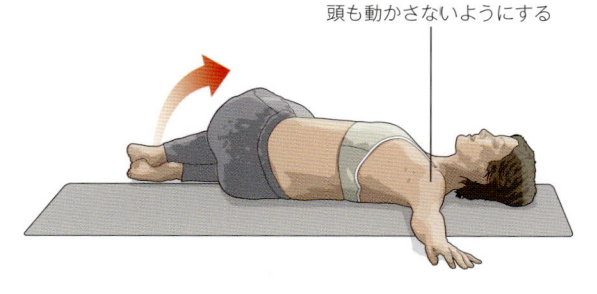

両腕を開いた状態で、頭も動かさないようにする

3. 両膝を右に倒す（可能な限り）。ゆっくりと深く息を吸い、息を吐きながら両膝をさらに右へ倒す意識を持つ。そのままの姿勢を数秒間キープしてから、両脚を中央に戻し、今度は左側に倒す。指定の回数だけ①～③を繰り返す。

## 92 フォーポイントニーリフト

中程度の強度の体幹（コアマッスル）の安定化運動。腹部や腰部の深層筋を鍛え、腰椎領域でのトラブルを予防する。トレーニング効果を最大限に引き出すには、コアマッスルを収縮させたままエクササイズを行うと良い。

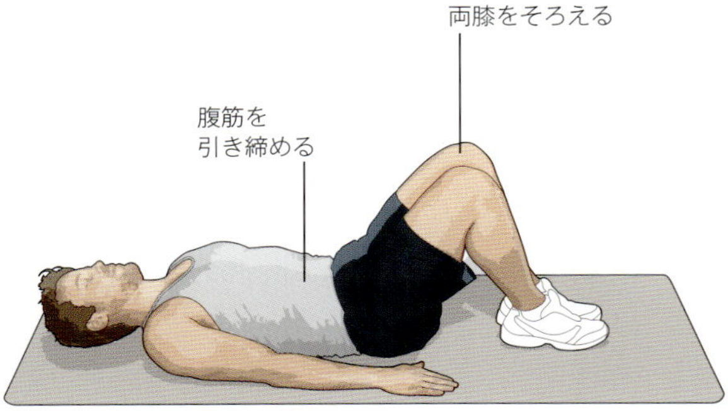

**1** 仰臥位で膝関節を屈曲し、足底全体を床につける。肩と背部の力を抜き、腹筋を引き締める。脊椎のアライメントは自然なニュートラルポジションを意識する。

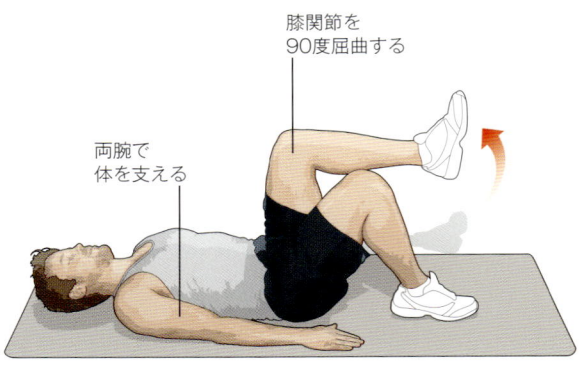

- 腹筋を引き締める
- 両膝をそろえる

**2** 腹筋を引き締めたまま、股関節と膝関節が90度になるように左下肢を上げる。右足はしっかり床につけておく。

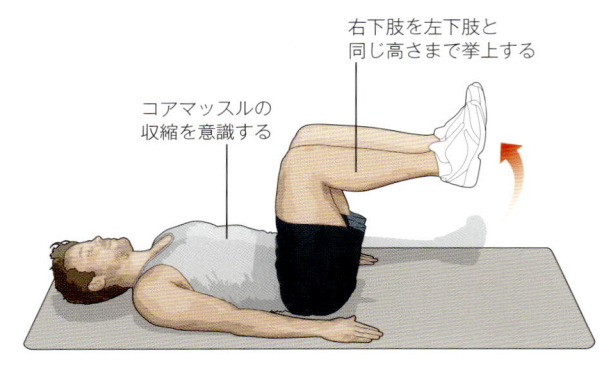

- 両腕で体を支える
- 膝関節を90度屈曲する

**3** 腹部に力を入れたまま、今度は右脚を左脚と同じ高さまで挙上する。そのままの姿勢を数秒間キープする。両腕を使って体を安定させる。

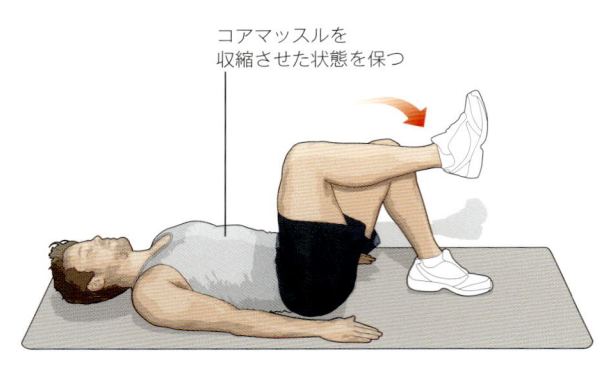

- コアマッスルの収縮を意識する
- 右下肢を左下肢と同じ高さまで挙上する

**4** コアマッスルを収縮させたまま、ゆっくりと左下肢を下ろし、左足を床につける。

- コアマッスルを収縮させた状態を保つ

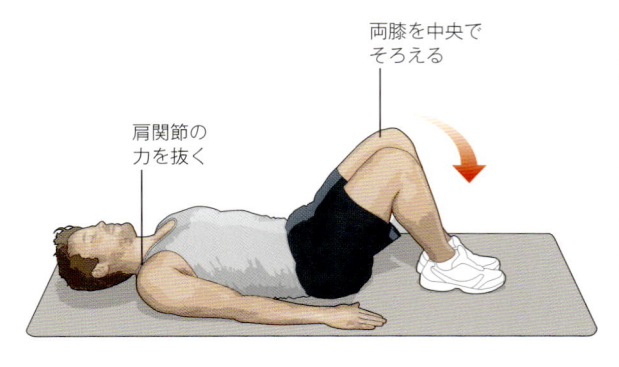

**5** 右下肢も同様に下ろし、開始位置に戻る。①〜⑤を5回繰り返す。次に右下肢から開始するパターンを行う。

- 肩関節の力を抜く
- 両膝を中央でそろえる

### バリエーション

基本のフォーポイントニーリフトをマスターした時点で、腹部と腰部の筋力および安定性は向上しているが、エアークッションやボスボードを腰の下に置いてエクササイズを行うことにより難易度をさらに上げることができる。コアマッスルを収縮させ、体の安定性を維持することに集中する。両腕でバランスを取らないようにする。

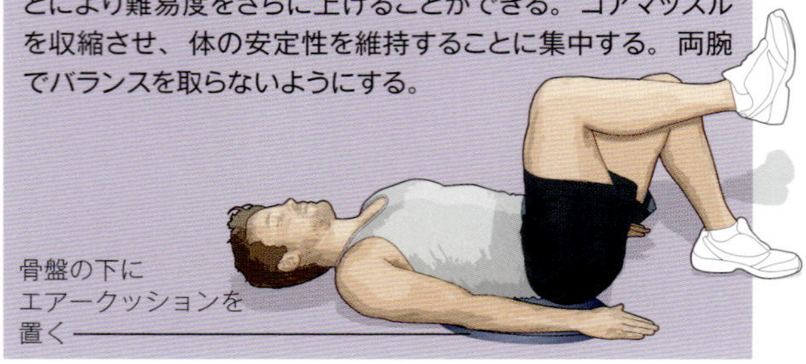

- 骨盤の下にエアークッションを置く

腰部と殿部 205

## 93 アイソメトリック・ヒップフレクション（股関節屈曲）

腹部の深層筋と股関節屈筋群を強化し、腰部の安定性を高めるエクササイズ。仙腸関節の機能障害（dysfunction；p.39、69参照）や腰椎の異常可動性（p.66参照）の運動療法として用いられる。

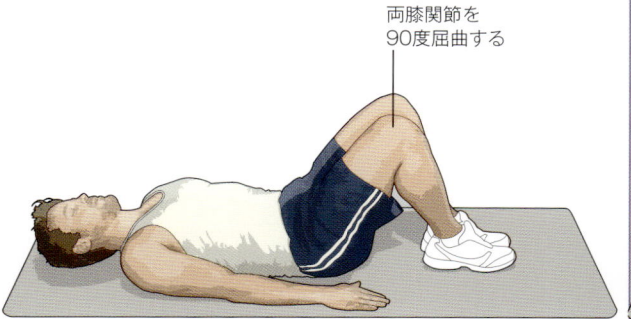

両膝関節を90度屈曲する

**1** 仰臥位になり、膝を屈曲する。肩と上背部の力を抜き、腹筋を引き締め、脊椎の自然なニュートラルポジションを意識する。

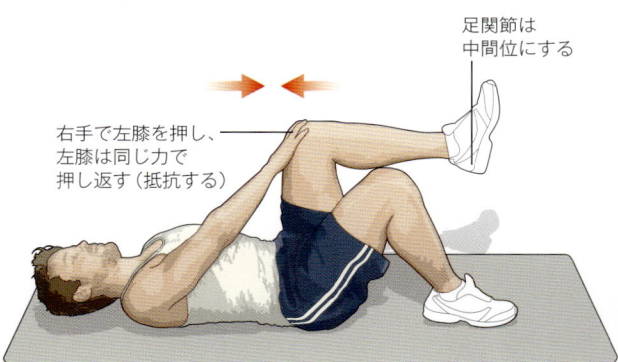

足関節は中間位にする

右手で左膝を押し、左膝は同じ力で押し返す（抵抗する）

**2** 右手を左膝に添える。膝を押しながら、股関節を屈曲させる。押す力と押し返す力が同じであるため、体は動かないはずである。そのままの姿勢を10秒間キープする。

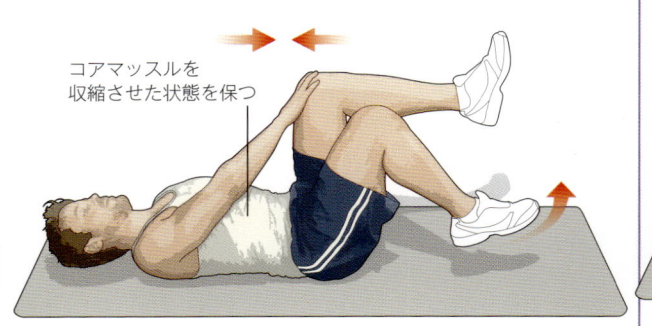

コアマッスルを収縮させた状態を保つ

**3** 左膝と右手の間の抵抗を維持したまま、右足をマットから挙上する。そのままの姿勢を5秒間キープしてから力を抜き、開始位置に戻る。①〜③を5回繰り返し、反対側も同様に行う。

## 94 シングルレッグエロンゲーション（片脚伸張）

椎間関節や仙腸関節の機能障害（dysfunction；p.68、69参照）のリハビリテーションとして用いられ、腰部の筋群をストレッチするが、脊柱側弯症（p.74参照）に対する治療効果もある。このエクササイズは、有症状側のみ行う。

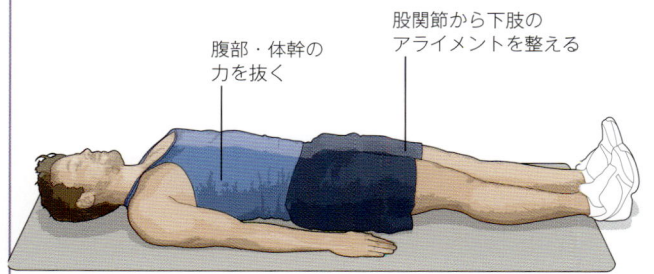

腹部・体幹の力を抜く

股関節から下肢のアライメントを整える

**1** 仰臥位になり、足を股関節の幅に広げ、手掌を下にして腕を体の両脇に添える。

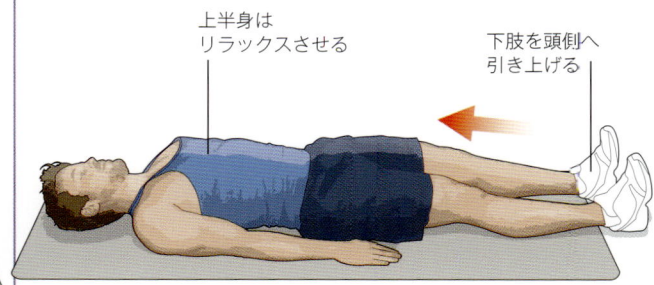

上半身はリラックスさせる

下肢を頭側へ引き上げる

**2** 腕を体の両脇に添えたまま、症状のない側の下肢を股関節へ向かって短縮させる要領で引き上げる。

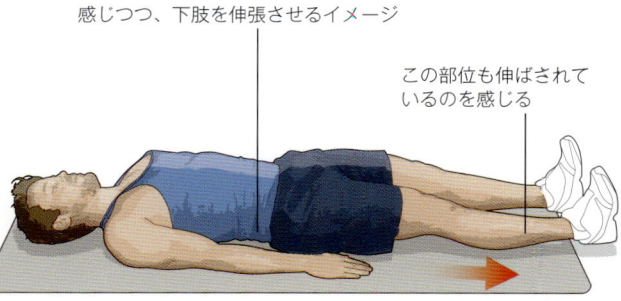

腰椎領域がストレッチされているのを感じつつ、下肢を伸張させるイメージ

この部位も伸ばされているのを感じる

**3** 有症状側の腰外側部と股関節周囲をストレッチする意識で下肢を伸張させるイメージ。その状態を5秒間キープした後に脱力し、リラックスする。有症状側のみ3回を1セットとし、5セット繰り返す。

## 95 ニーベント

大腿神経を可動させ、硬直化した股関節から大腿前面の筋群をストレッチするエクササイズ。損傷を受けた膝関節の可動域の向上および腰痛予防としても役立つ。

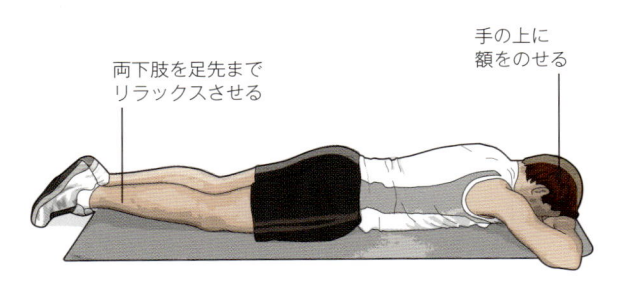

- 両下肢を足先までリラックスさせる
- 手の上に額をのせる

**1** マットの上に伏臥位になる。両腕を曲げ、両手の上に額をのせる。体幹から右下肢は脱力する。

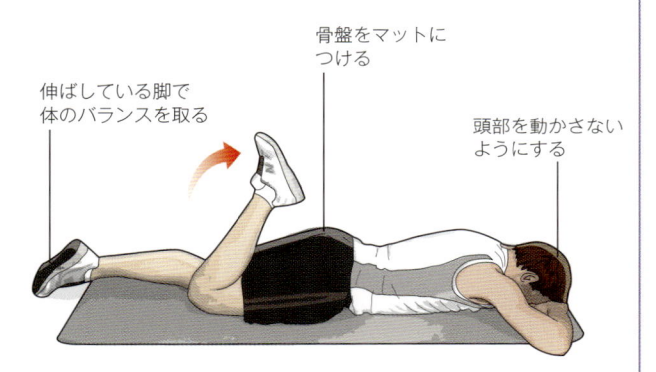

- 伸ばしている脚で体のバランスを取る
- 骨盤をマットにつける
- 頭部を動かさないようにする

**2** マットの上で左下肢を伸ばしたまま、右下肢をゆっくりと持ち上げる。その際、股関節は動かさないよう注意する。

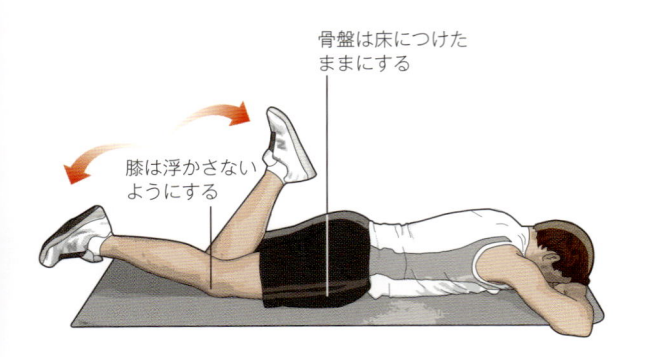

- 骨盤は床につけたままにする
- 膝は浮かさないようにする

**3** 右下腿を倒しながら、左下腿を上げる(交互に上げる)。交互に上げ下げをゆっくりと慎重に10回行って、開始位置に戻る。

## 96 サイドグライド

理学療法士のロビン・マッケンジー氏が考案したエクササイズ。椎間板の問題に起因した急性腰痛症による骨盤の歪みを矯正する。鏡の前に立つ。右側の骨盤の位置が高い場合は、骨盤を左側に、体は右側に動かす。左側の骨盤の位置が高い場合は、前述とは逆方向に骨盤と肩を動かす。

**1** 足を肩幅に開き、膝をまっすぐに伸ばし、腕は体の両脇に添える。

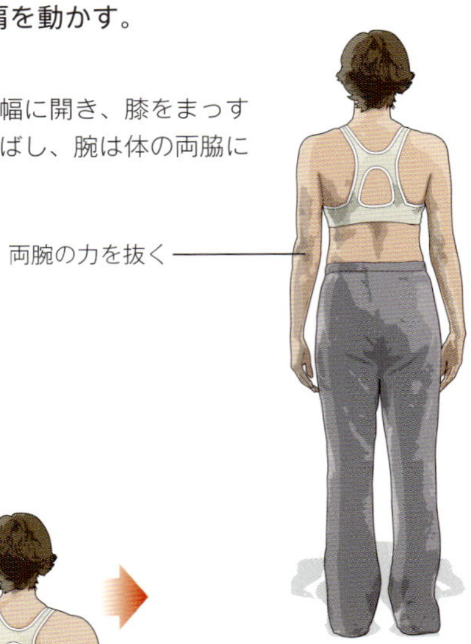

- 両腕の力を抜く

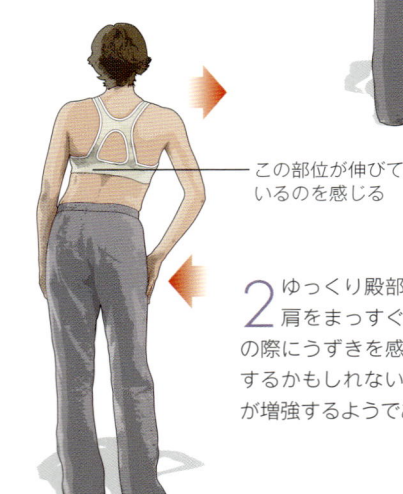

- この部位が伸びているのを感じる

**2** ゆっくり殿部を左に、そして肩をまっすぐ右に動かす。その際にうずきを感じ、筋肉が緊張するかもしれない。腰痛や下肢痛が増強するようであれば中断する。

**3** 力を抜いてリラックスし、開始位置に戻る。骨盤の歪み(ラテラールシフト)が解消されニュートラルポジションが取れるようになるまで、エクササイズを続ける。2時間ごとに①〜③を10回繰り返す。骨盤の高さが正常に戻ったら、バックエクステンション〔伏臥位〕(p.201参照)やバックエクステンション〔立位〕(p.202参照)を開始できるようになる。

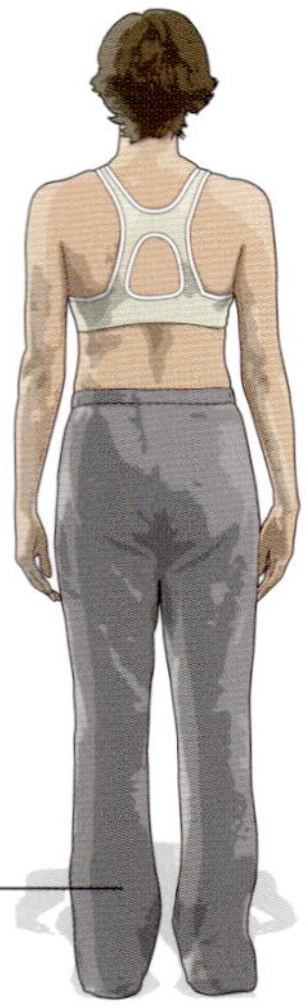

- 足は肩幅に広げ、両下肢はまっすぐ伸ばす

## 97 フォワードランジ〔上肢支持あり〕

　ランジ動作は、腰を支える殿部と大腿の筋群のために良く、腰痛予防としても役立つ。始めのうちは大腿前面の筋群だけを働かせているように感じるかもしれないが、ランジ動作は殿部と大腿後面の筋群を強化し、股関節の可動性も高める。

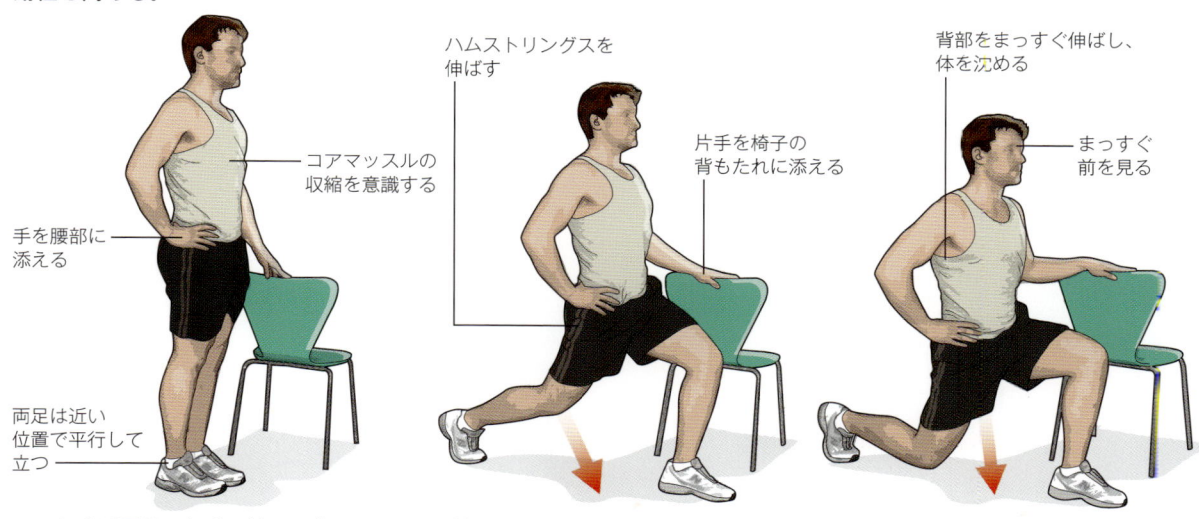

**1** 右手は腰部、左手は椅子の背もたれに置き、足を少し開いて立つ。肩関節から股関節、そして足まで一直線になるようにする。

**2** 椅子に手を添えたまま左脚を後ろに一歩引き踵を上げる。両足は平行に保つ。股関節は前に向け、体重を両下肢へ均等にかける。

**3** 息を吸いながら右膝を床まで落とし、左膝は足関節の位置より前へ移動する。息を吐きながらストレッチする。指定の回数だけ①～③を繰り返し、反対側も同様に行う。

- 手を腰部に添える
- コアマッスルの収縮を意識する
- 両足は近い位置で平行して立つ
- ハムストリングスを伸ばす
- 片手を椅子の背もたれに添える
- 背部をまっすぐ伸ばし、体を沈める
- まっすぐ前を見る

## 98 フォワードランジ

　上肢支持があるフォワードランジ（上記参照）をマスターしたら、椅子を使わずに行ってみる。体を支える椅子がないので、バランス感覚が求められる。

**1** 腰部に手を当て、足を股関節の幅に広げて立つ。肩、腰、足が一直線になるようにする。

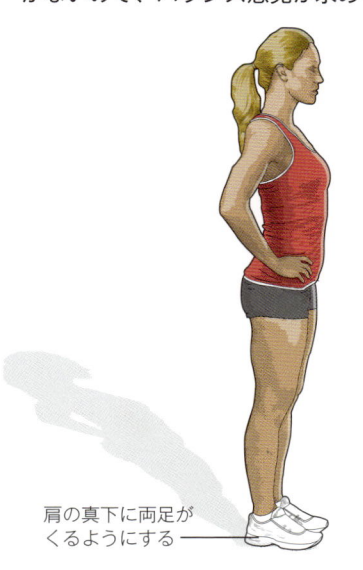

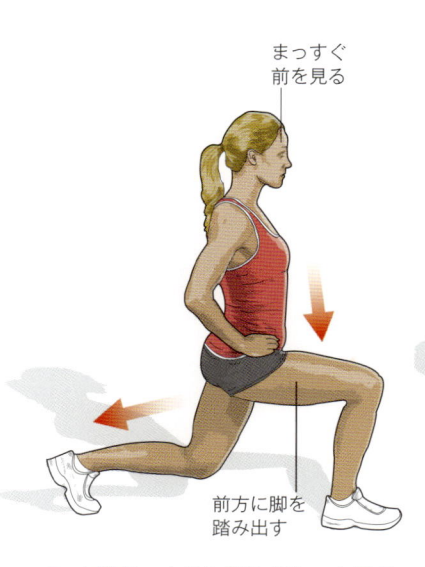

**2** 右脚を一方前に踏み出し、左足の踵を上げる。両膝とも屈曲するが、右膝が足関節の真上にくるようにし、左膝は床に近づける。

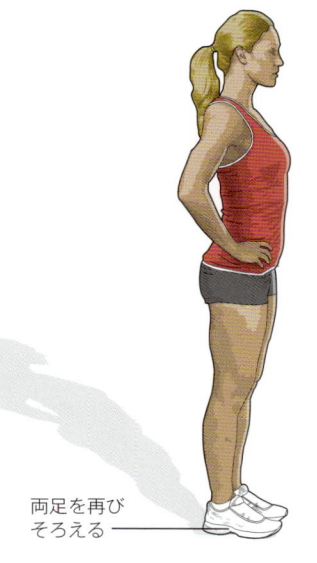

**3** そのままの姿勢を数秒間キープし、開始位置に戻る。指定の回数だけ①～③を繰り返し行い、反対側も同様に行う。

- 肩の真下に両足がくるようにする
- まっすぐ前を見る
- 前方に脚を踏み出す
- 両足を再びそろえる

## 99 リバースランジ&ニーリフト

　大腿部、殿筋、肩関節周囲の筋群を働かせ、体幹深部の安定性を高めるエクササイズ。一方の下肢が様々な動作をする中、軸足が体の重心を支えることにより柔軟性やバランス感覚の向上にも役立つ。さらに難易度を上げる際には、ステップ6から開始し、途中休憩を入れないようにする。

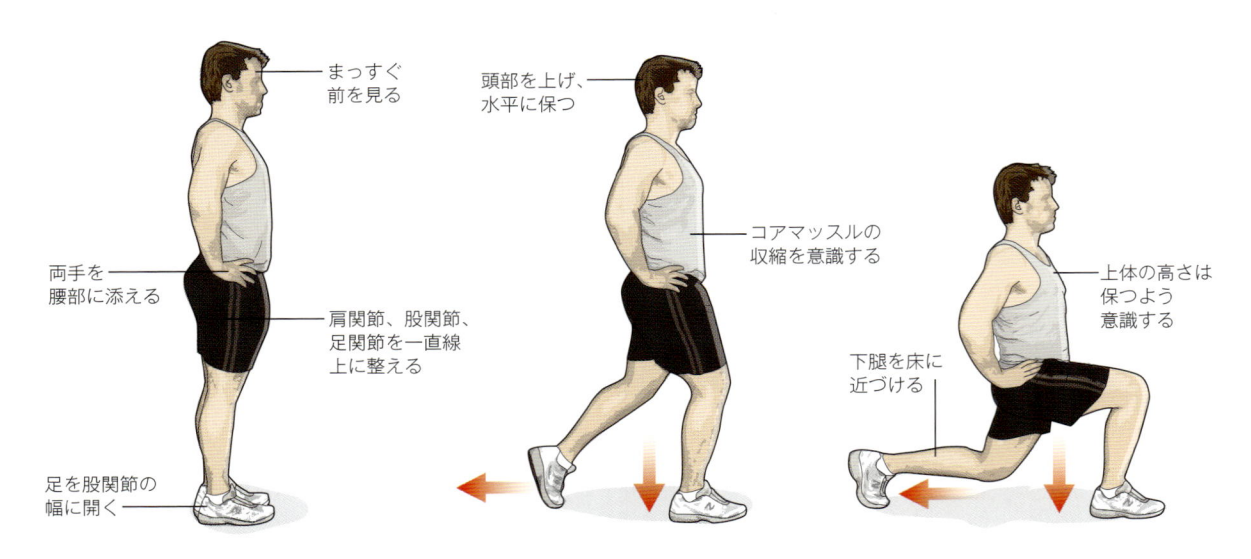

**1** 足を股関節の幅に開いて、両下肢と背部をまっすぐに伸ばし、両手は腰部に添える。

- まっすぐ前を見る
- 両手を腰部に添える
- 肩関節、股関節、足関節を一直線上に整える
- 足を股関節の幅に開く

**2** 息を吸い、右脚から重心を移動させつつ左脚を一歩後ろに引く。右膝関節は少し屈曲する。

- 頭部を上げ、水平に保つ
- コアマッスルの収縮を意識する

**3** 左膝が床につくぐらいまで(または、可能な限り)重心を下げ、ランジ動作を行う。

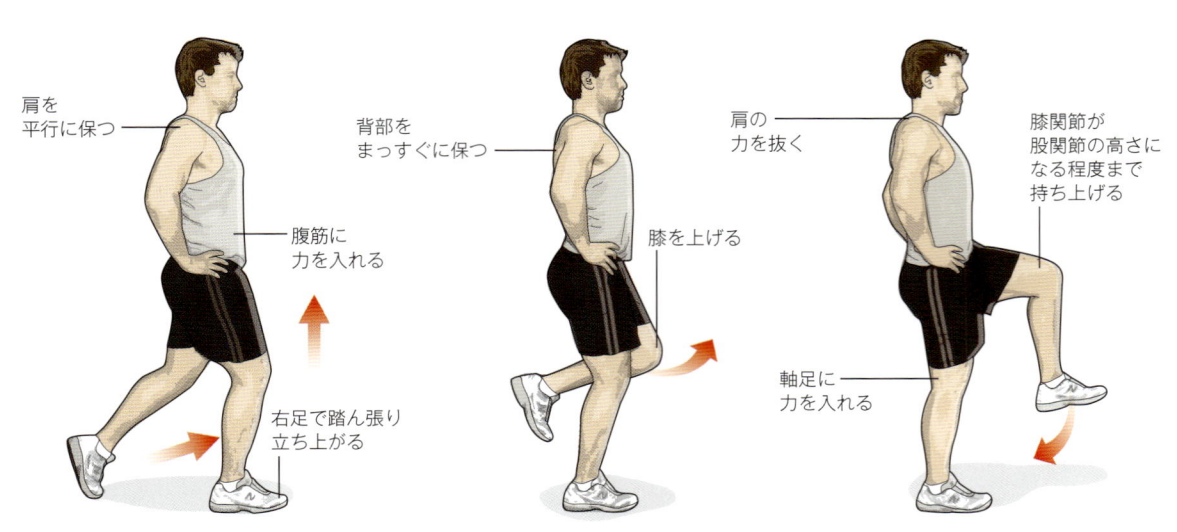

- 上体の高さは保つよう意識する
- 下腿を床に近づける

**4** 右足で踏ん張り、同時に脚を伸ばし立ち上がる。左脚を前に出し始める。

- 肩を平行に保つ
- 腹筋に力を入れる
- 右足で踏ん張り立ち上がる

**5** 右脚をしっかり伸ばしつつ、左膝を前へ振り上げる。

- 背部をまっすぐに保つ
- 膝を上げる

**6** 左脚は膝関節が90度の状態で股関節の高さまで持ち上げる。そのままの姿勢を数秒間キープし、開始位置に戻る。指定の回数だけ①〜⑥を繰り返し、反対側も同様に行う。

- 肩の力を抜く
- 膝関節が股関節の高さになる程度まで持ち上げる
- 軸足に力を入れる

## 100 股関節屈筋ストレッチ

腰筋は股関節を屈曲させる働きをするため、長時間座ると短縮し、バランスが悪くなる。腰筋のストレッチは腰への負担軽減に役立つ。

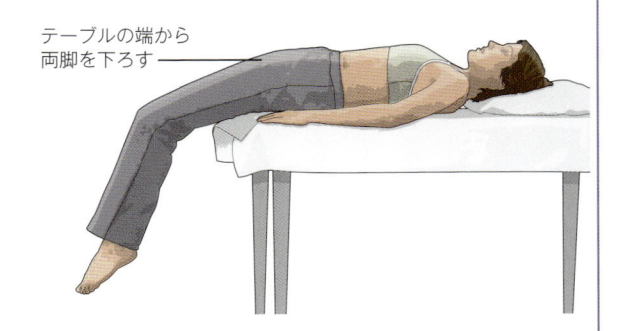

テーブルの端から両脚を下ろす

1. クッション性のあるテーブル（ベッド）に座り、テーブルの端から両脚を下ろす。そのまま仰臥位になり、頭部を枕かたたんだタオルの上にのせる。

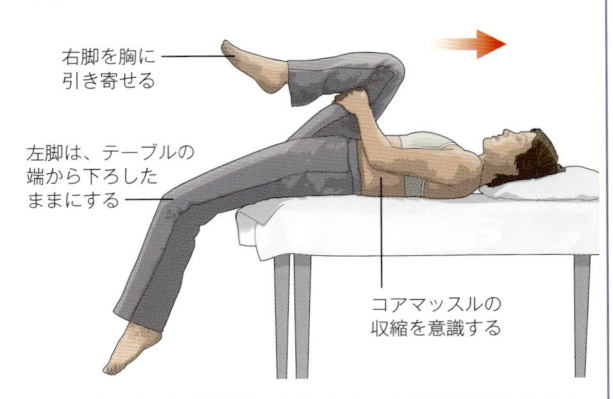

右脚を胸に引き寄せる
左脚は、テーブルの端から下ろしたままにする
コアマッスルの収縮を意識する

2. 右脚を上げ、膝関節を屈曲する。大腿部後面を手でつかみ、胸部に引き寄せる。

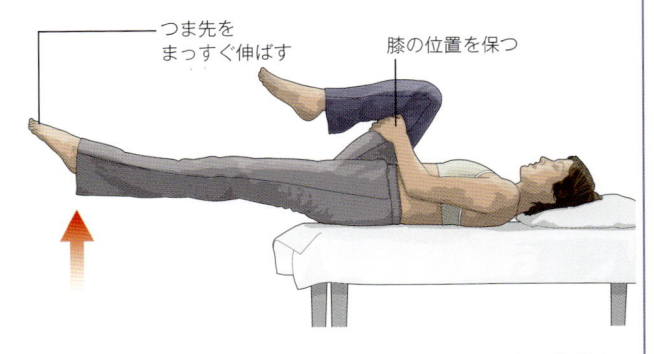

つま先をまっすぐ伸ばす
膝の位置を保つ

3. 床と水平になるまで左脚を上げる。そのままの姿勢を数秒だけキープしたら、ストレッチの効果を最大限にするために左脚を下ろしていく。その姿勢を15秒間キープしてから、開始位置に戻って反対側も同様に行う。

## 101 ソアスランジ（腰筋ランジ）

基本のランジ動作を用いながら、腰筋を伸ばすエクササイズ。骨盤を前傾するのがポイントである。

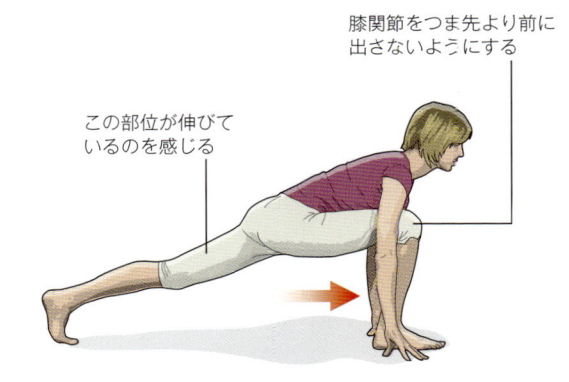

膝関節をつま先より前に出さないようにする
この部位が伸びているのを感じる

1. 右脚を前に出し、両手を右足の両脇に置く。背部と左下肢をまっすぐ伸ばし、左股関節を床へ向かって近づける。

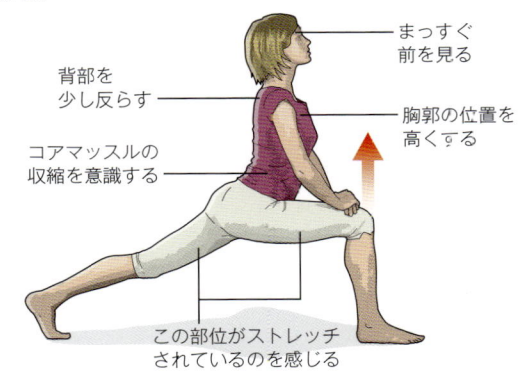

背部を少し反らす
コアマッスルの収縮を意識する
まっすぐ前を見る
胸郭の位置を高くする
この部位がストレッチされているのを感じる

2. 骨盤を前傾させ、両手を右大腿部の上に置く。息を吐きながら、胸郭をアップしつつ、まっすぐ前を見る。

後ろを振り向く
この部位がストレッチされているのを感じる

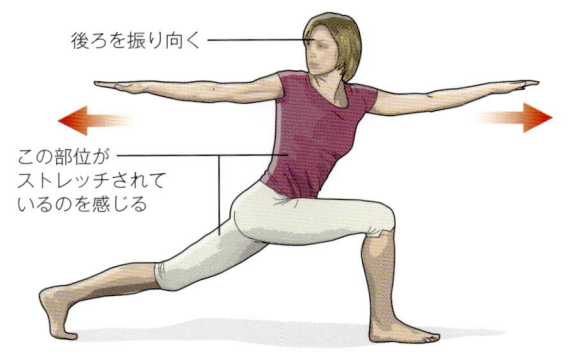

3. ゆっくり右腕を後ろに伸ばしつつ、上体を捻る。左腕はまっすぐ前に伸ばす。両腕をしっかり伸ばしながら、体を捻っている方向を向いたままの姿勢を数秒間キープし、開始位置に戻る。指定の回数だけ①〜③を繰り返し、反対側の脚も同様に行う。

## 102 ニーリングヒップストレッチ〔片膝立ち〕

　長時間座ることが多いと硬直してしまう股関節屈筋群のストレッチ。股関節屈筋が硬直化すると骨盤や腰周囲のバランスが悪くなり、腰痛を引き起こすことがある。エクササイズ中に膝が痛む場合は、クッションや柔らかいパッドを膝下に敷くと良い。

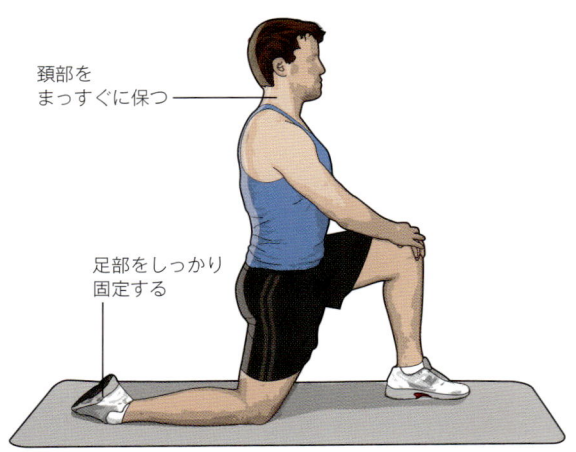

- 頚部をまっすぐに保つ
- 足部をしっかり固定する

1　右膝を床につき、両手を左膝の上に置いてバランスを整える。右膝は肩の真下につき、頭と腰が一直線上にくるようにする。背筋は伸ばしたままキープする。

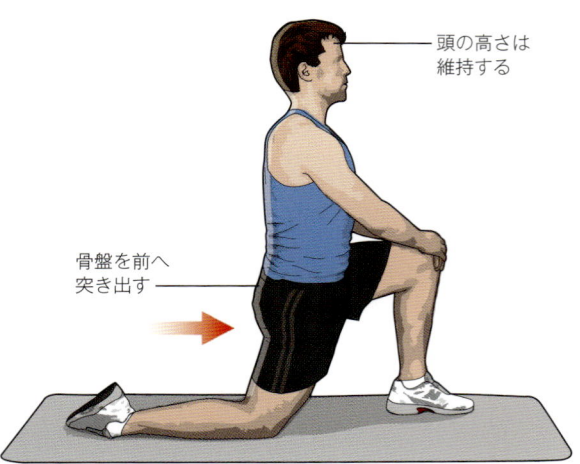

- 頭の高さは維持する
- 骨盤を前へ突き出す

2　左膝を前に出し、右大腿部がストレッチされているのを感じる。左膝がつま先よりも前に出ないように注意する。そのままの姿勢を15秒間キープしてから、反対側も同様に行う。

## 103 アームレッグクロスリフト〔伏臥位〕

　肩、脊柱、および殿部周囲の筋群とハムストリングスを強化する。しゃがむことが困難な人、手関節に問題のある人、アームレッグレイズ（p.191参照）を行うことができない人にとって特に役立つエクササイズである。

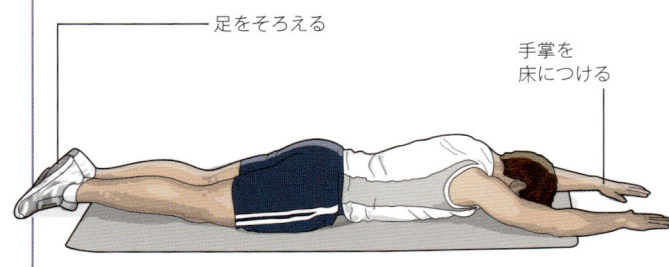

- 足をそろえる
- 手掌を床につける

1　マットに額をつけ、伏臥位になる。頚部と頭部のアライメントを整える。手掌を下にして、両腕をまっすぐ前に伸ばす。頚部を自分の体幹から引き離すように伸ばす。腹筋は引き締める。

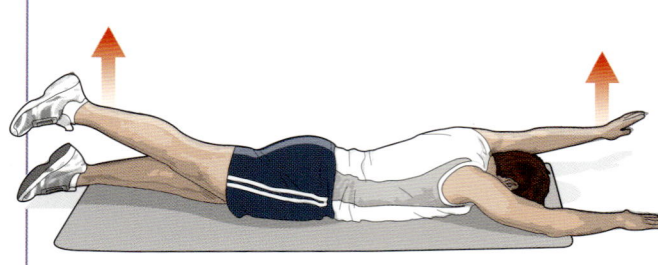

2　頭部から上背部のラインを保ち、左腕と右脚を床から8〜15cm挙上する。そのままの姿勢を数秒間キープする。

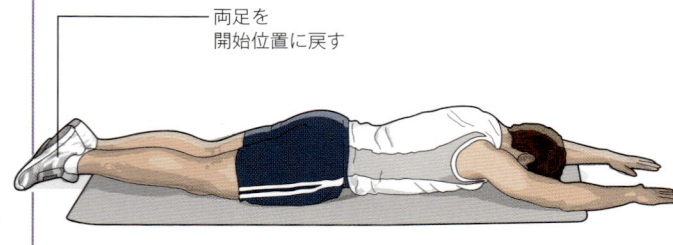

- 両足を開始位置に戻す

3　上げていた脚と腕をゆっくりと慎重に下ろし、開始位置に戻る。反対側も同様に行う。指定の回数だけ、交互に①〜③を繰り返し行う。

## 104 オブリーククランチ

柔軟性、持久力、可動性が必要なエクササイズである。腰痛を悪化させてしまうことがあるため、自分の症状に合った運動療法なのか、エクササイズを正しく行えているかについて理学療法士に確認を取る。

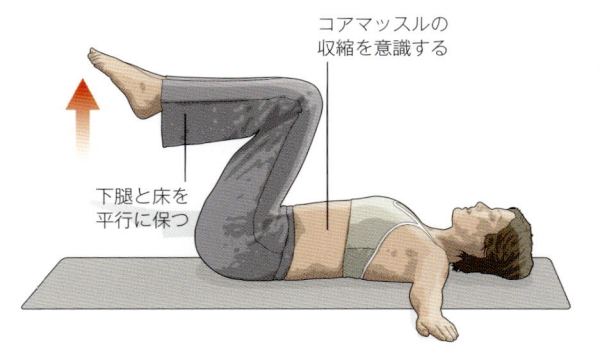

1. 仰臥位になり、骨盤はニュートラルポジションを意識する。膝関節と腰関節を90度屈曲し、両腕を体幹に対して垂直方向へ伸ばす。

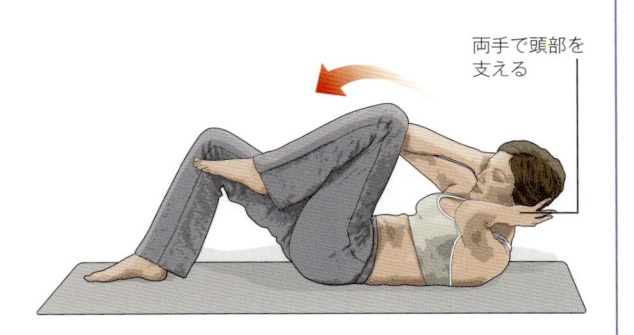

2. 両手を頭に軽く添え、左膝関節と右肘関節を近づける。右足はしっかり床につける。

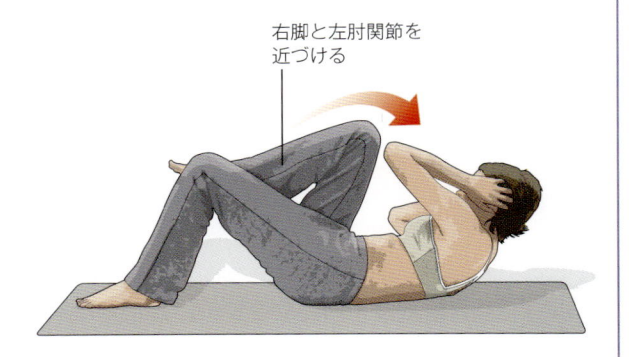

3. 一定のペースで①と②を交互に行う。上体をカールアップすることを意識し、頭部や頚部を手で引っ張らないようにする。指定の回数だけ①〜②を繰り返し、開始位置に戻る。

## 105 サイドクランチ

体幹の深部筋力、安定性に寄与する腹斜筋の強化をターゲットとしたエクササイズ。腰痛の症状を悪化させてしまうことがあるため、エクササイズを行うにあたっては理学療法士の指示に従う。

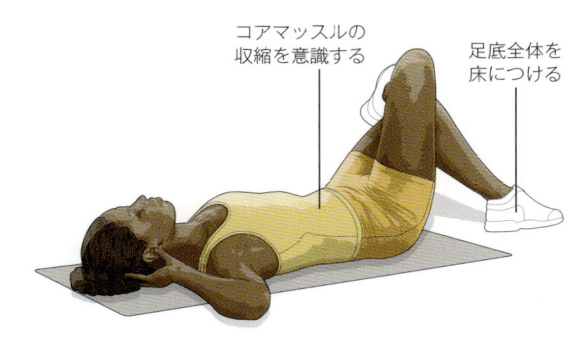

1. 仰臥位になり、骨盤はニュートラルポジションを意識する。左膝を90度曲げ、しっかり足を床につける。右脚を左膝の上でクロスさせ、両手を頭部の下部に添える。

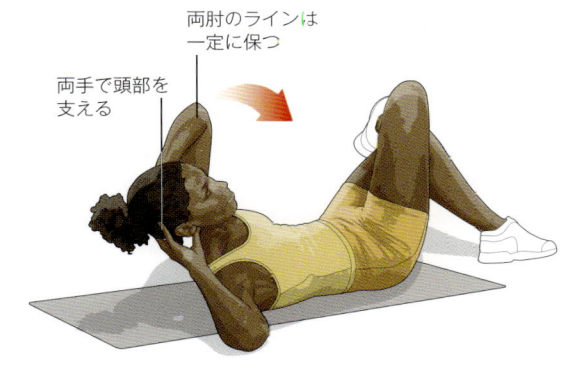

2. 腰をマットにつけたまま、肩甲骨を床から上げる。左肘から右膝の方向に上半身をカールアップさせる。

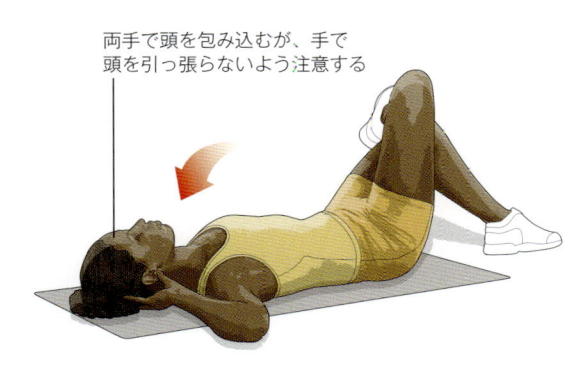

3. そのままの姿勢を数秒間キープし、ゆっくりと慎重に開始位置に戻る。指定の回数だけ①〜③を繰り返し、反対側も同様に行う。

## 106 チャイルドポーズ

脊椎、股関節、大腿部、足関節を愛護的にストレッチするヨガのポーズ。ストレッチがきつい場合は、大腿と下腿の間に折りたたんだタオルを入れると良い。

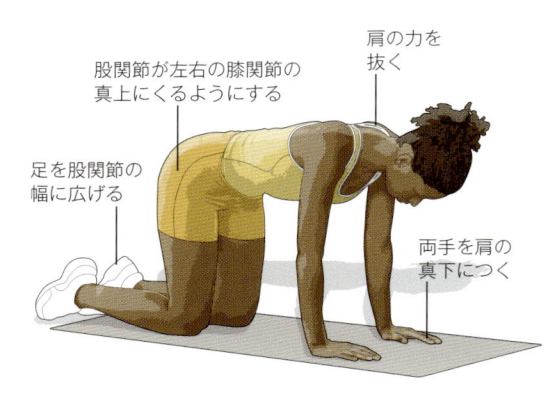

- 肩の力を抜く
- 股関節が左右の膝関節の真上にくるようにする
- 足を股関節の幅に広げる
- 両手を肩の真下につく

1. 四つ這いになり、股関節が両膝の真上、肩から一直線上に手をついて指先を伸ばす。背部をまっすぐにし、頭部まで一直線になるようにする。

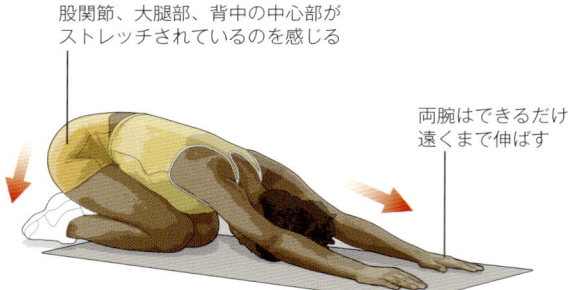

- 股関節、大腿部、背中の中心部がストレッチされているのを感じる
- 両腕はできるだけ遠くまで伸ばす

2. 両手は動かさずに、額がマットにつくまで、ゆっくりと体を踵のほうへ向かわせる。呼吸をしながら、体がストレッチされているのを感じる。

### バリエーション

チャイルドポーズを身体の側面の筋を伸ばすストレッチにアレンジする。両腕をまっすぐ前に伸ばすのではなく、平行に保ったまま斜め前へ向かって伸ばす。そのままの姿勢を数秒間キープしてから反対側も同様に行い、両側面のストレッチ効果を最大限に引き出すようにする。

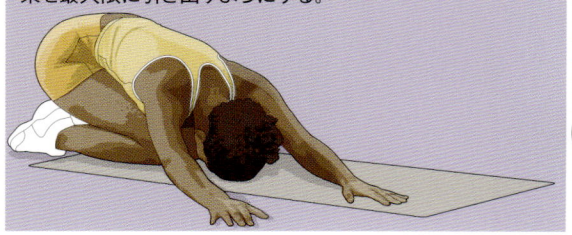

## 107 バランスボール・ロールアウト

コアマッスルを強化し体幹の安定性を高める上級者向けのエクササイズ。腹筋と背部筋を同時に鍛え、かつ肩関節周囲筋も強化する。

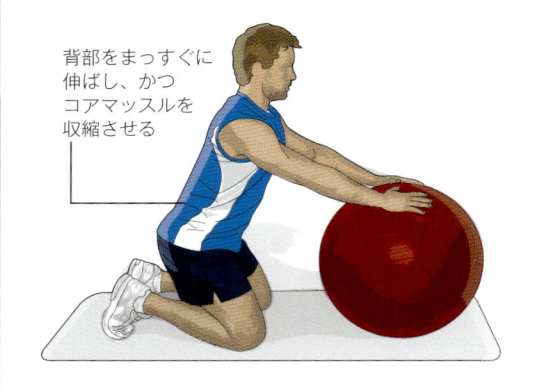

- 背部をまっすぐに伸ばし、かつコアマッスルを収縮させる

1. 両膝をつき、両手と前腕をボールの上にのせ、背部をフラットにする。

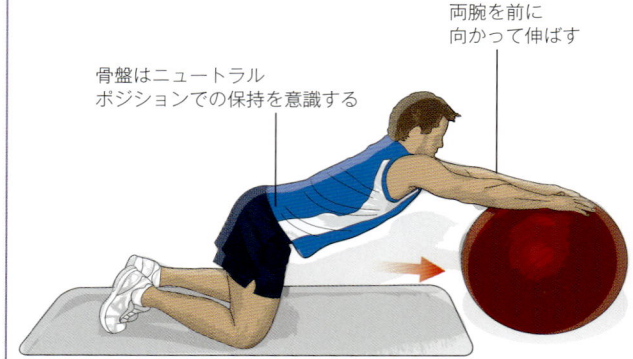

- 骨盤はニュートラルポジションでの保持を意識する
- 両腕を前に向かって伸ばす

2. 両腕を伸ばしてボールを前に転がす。背部をかがめずにボールをできるだけ遠くへ転がすことを意識する。腹筋を収縮させながら、ボールを開始位置に戻す。

### バリエーション

バランスボールではなく、バーベルを使って難易度を上げる。ただし、腹筋がしっかりと強化され、脊椎の動きをコントロールできるようにならない限り行うべきではない。両膝をついて、肩幅を目安にバーベルを両手で握る。背部をフラットに保ったままバーを前へ転がす。腹筋を収縮させながらバーを開始位置に戻す。

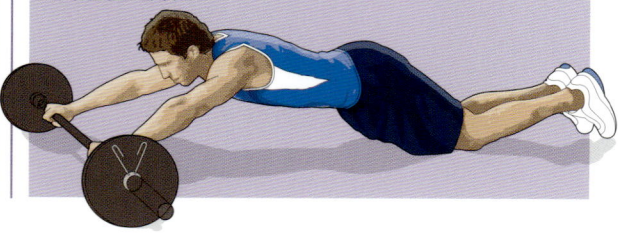

腰部と殿部　213

## 108 チェアスクワット〔坐位→立位〕

スクワットを習慣化すると、普段から腰背部よりも股関節周囲や下肢の筋群が自然と使われるようになる。椅子や箱を利用すると腰を深く下ろす必要がなく、初心者にも導入しやすい。

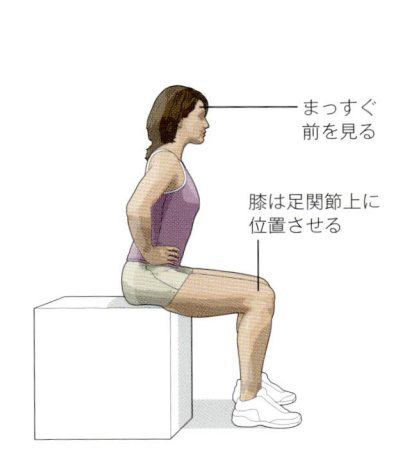

- まっすぐ前を見る
- 膝は足関節上に位置させる
- コアマッスルの収縮を意識する
- 下肢筋力を使って立ち上がる
- 頭が前後にぶれないようにする
- 下肢および殿部筋力を使って、腰を下ろす

1. 固定された箱や椅子に浅く腰かけ、膝を足関節の真上で90度屈曲する。両足は、股関節の幅に広げる。手は腰に当てて、息を吸う。

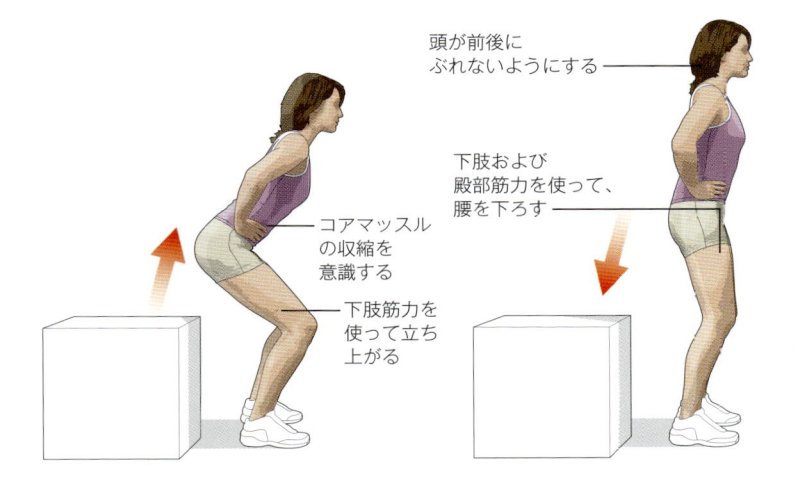

2. 背部をまっすぐにしたまま股関節から前傾させ、息を吐きながら、殿部を引き締めつつ両足で踏ん張り立ち上がる。

3. 膝を完全伸展させ、直立姿勢を取る。そのままの姿勢を数秒間キープし、ゆっくりと慎重に開始位置に座る。

## 109 チェアスクワット〔立位→坐位〕

チェアスクワット〔坐位→立位〕（上記参照）と反対のエクササイズ。バランスを取るために腕をまっすぐ前に伸ばしている点が異なる。

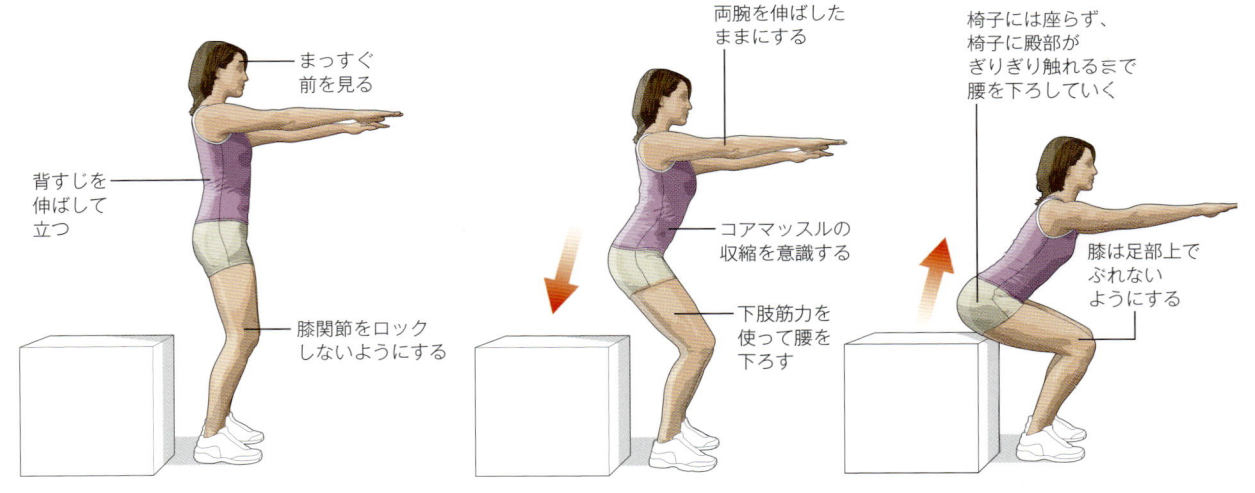

- まっすぐ前を見る
- 背すじを伸ばして立つ
- 膝関節をロックしないようにする
- 両腕を伸ばしたままにする
- コアマッスルの収縮を意識する
- 下肢筋力を使って腰を下ろす
- 椅子には座らず、椅子に殿部がぎりぎり触れるまで腰を下ろしていく
- 膝は足部上でぶれないようにする

1. 両足を股関節の幅に広げ、固定された箱や椅子の前に立つ。両踵へ全体重を徐々にのせていく。その際両腕は前へ伸ばし、まっすぐ前を見すえる。

2. 両踵にしっかり体重をのせつつ、息を吸いながら膝関節を屈曲し、腰を下ろして殿部を椅子に近づける。肩関節の位置は足関節の上にくるようにする。

3. 椅子には座らず、殿部が椅子に触れるぎりぎりまで膝関節を屈曲する。息を吐きながら殿部を引き締めつつ、開始位置に戻る。

# 用語集　GLOSSARY

**アイソトニック　Isotonic**
一定の負荷に対して、筋肉を収縮させる運動様式。

**アイソメトリック　Isometric**
体幹や四肢を動かさずに筋肉を収縮させる運動様式。

**MRI（核磁気共鳴画像法：Magnetic Resonance Imaging）**
人体内部の微細な構造を把握できる画像診断法。

**横隔膜　Diaphragm**
胸腔と腹腔の境界に位置する呼吸にかかわる筋。

**ウォーミングアップ　Warm-up**
低負荷の運動を行い、心臓、肺、筋肉に軽い刺激を与え、体を運動に適した状態に持っていく。ダイナミックエクササイズや低負荷の有酸素運動を組み合わせ行う。

**炎症　Inflammation**
有害な刺激を受けた際の生体反応（腫脹、発赤、疼痛）。

**オーソティックス　Orthotics**
体の機能を考えて作製された矯正器具を装着することにより、体幹や四肢の先天的あるいは後天的な問題を軽減させる治療法である。ニーブレース（膝装具）や靴のインソールなどの矯正器具がある。

**外転筋群　Abductor**
下肢などで、体の外側に広げる運動をする筋群。内転筋群も参照。

**感覚運動　Sensorimotor**
神経を介して行われる脳と筋の間の情報伝達。

**関節可動域　Range of motion (ROM)**
理学療法用語。関節が運動を行う際の生理的な各方向の可動域。関節可動域制限とは、関節の正常な動きが制限された状態をいう。

**急性（痛）　Acute (pain)**
突然起こる強い痛みだが、痛みの持続時間が短く、治療により軽快しやすい痛み。慢性（痛）も参照。

**胸郭　Thoracic**
頚部と腰部の間に存在する胸部の骨格。

**筋骨格系　Musculoskeletal**
身体を支える骨格系と筋系の総称。

**屈筋　Flexor**
腕を曲げるなど関節の角度を小さくする筋肉。伸筋との連動で動く。

**クールダウン　Cool-down**
軽いジョギング、ウォーキング、ストレッチなど、トレーニングの後に行う整理運動。運動後の疲労回復を早める効果がある。

**頚部　Cervical**
首の部分を示す解剖学用語。

**腱　Tendon**
骨に筋肉を付着させ、筋肉の力を骨に伝える紐状の組織。

**牽引　Traction**
骨を正常なアライメント（配列）に戻す、あるいは脊椎や骨格系への圧迫を軽減させる技法。

**コアマッスル（体幹深部筋）　Core stabilizers**
体幹筋、腹筋、脊柱起立筋、骨盤底筋のことをいう。これらの筋群が腰部を支えている。

**骨格筋　Skeletal muscle**
横紋筋ともいう。骨格に付着していて自分の意思によって運動を調節できる随意筋。

**骨盤底筋　Pelvic floor**
骨盤に付着している下腹部の筋群。

**骨密度　Bone density**
単位面積当たりの骨量のこと。

**固有感覚　Proprioception**
関節包、人体、筋肉から脳に伝えられる関節の位置や動き、圧力などの情報を感知すること。

**コルチコステロイド　Corticosteroids**
副腎皮質から分泌されるホルモン。液状（注射）、クリーム、錠剤などの剤形があり、抗炎症作用がある。

**CT検査　CT scan**
コンピューター断層撮影の略。平面画像をコンピューターで処理し、人体内部の3D画像を作成する。

**自動運動　Active range of motion**
自らの筋肉を使って能動的に動く運動。

**斜頚　Torticollis**
急性の首の痛みや硬直により、頚部の側屈あるいは回旋が制限される疾患。不自然な姿勢で寝ることによって発症することが多い。

**伸筋　Extensor**
腕を伸ばすなど、関節の角度を大きくする筋肉。屈筋との連動で動く。

**神経障害性　Neuropathic**
損傷や機能障害により、神経の電気信号伝達メカニズムに異常が起きて発現する痛み。

**靭帯　Ligament**
関節で骨と骨を結合する線維性結合組織。

**スタティックエクササイズ　Static exercise**
動かない対象物を押すなどポジションを変えずに行う運動。

**スタビライザー　Stabilizers**
スタティック（静的）姿勢やダイナミック（動的）動作の際に、椎骨や脊椎を安定させる脊椎付近にある小さな筋群。

**脊柱のニュートラルポジション　Neutral spine position**
立位・坐位の最適な姿勢や関節・脊柱周辺部位の基本姿勢。中間位とも言う。

**仙腸関節　Sacroiliac joints**
腰椎から連続する仙椎と左右の寛骨の間にある関節。

**体幹　Core**
体の中心部である腹部や腰の筋肉や体幹でつながる骨盤・胸部・肩部のことを指す。

**代謝　Metabolism**
同化作用（物質の生合成）や異化作用（物質の分解）を含む、体内で起こるすべての化学反応の総称。

## 用語集

**ダイナミックエクササイズ　Dynamic exercise**
筋肉と関節をともに動かす運動（動的な運動）。

**他動運動　Passive range of motion**
自分で動かさずに、理学療法士やトレーナーによって動かされる運動。

**断裂　Tear**
線維が裂けた状態。筋断裂など。

**ダンベル　Dumbbell**
短い鉄の棒の両端におもりをつけたフリーウエイトの一種。片手でも持ち上げられるトレーニング器具。

**腸脛靱帯　ITB（Iliotibial Band）**
大腿外側にある長い靱帯。直立姿勢、ウォーキング、ランニングの際に骨盤を支える。

**椎間関節　Facet joint**
上下の椎骨を連結し、脊椎の安定性に寄与する。

**椎間板　Disc**
椎骨と椎骨の間にあり、衝撃を吸収するクッションの役割がある。脊椎可動性に大きく寄与している。

**椎間板造影検査　Discography**
造影剤を椎間板内に注入し、X線撮影する。椎間板内の状態や痛みの両面性を確認し、椎間板性疼痛である可能性を判断する。

**内転筋群　Adductor**
脚などで、体の内側に閉じる運動をする筋群。外転筋群も参照。

**乳酸　Lactic acid**
嫌気呼吸の際に生成される疲労物質。高負荷の運動中に筋肉に蓄積され、筋攣縮といったトラブルを起こす。

**人間工学　Ergonomics**
身体をサポートする道具や設備をデザイン・設計し、障害防止を図る技術などの総称。

**認知行動療法　Cognitive Behavioural Therapy（CBT）**
歪んだ不適切な痛みに対する思考や受け取り方を修正していく治療法。

**バーベル　Barbell**
鉄棒の両端におもりがついている運動用具。おもりは固定タイプと着脱可能タイプの2種類ある。

**バランスボード　Wobble board**
バランス感覚や体幹スタビリティを強化する半球形の運動具。

**バランスボール　Swiss ball**
バランス感覚のトレーニングに使う、空気を入れ膨らませた大きなゴムのボール。エクササイズボールともいう。

**プライオメトリクス　Plyometrics**
筋肉の伸張反射と筋収縮速度を高め、瞬発力を鍛えるトレーニング。

**フリーウエイト　Free weight**
バーベルやダンベルのようにケーブルやトレーニングマシンにつながっていないウエイトのことをいう。

**平滑筋　Smooth muscle**
管腔器官の壁を構成する不随意筋。

**慢性（痛）　Chronic（Pain）**
長期にわたる痛みで、治療に反応しない場合もある。急性（痛）も参照。

**無酸素　Anaerobic**
酸素を必要としないプロセス。無酸素代謝は、集中筋力トレーニングなど短時間にわたる高負荷の運動中に増える。有酸素の反対。

**ミネラル　Mineral**
運動機能を働かせるために欠かせない無機質の一つであり、食事で十分摂取できるようにする。

**むち打ち症　Whiplash**
急激な加速・減速による衝撃が頚部に直接伝わり起こる障害の通称。

**有酸素　Aerobic**
酸素を必要とするプロセス。有酸素代謝は、長距離走や水泳など長時間にわたる低負荷の運動中に増える。無酸素の反対。

**腰部　Lumbar**
腰の部分を示す解剖学用語。

**レジスタンストレーニング　Resistance training**
一定の負荷（レジスタンス）をかけつつ筋力の強化を図るトレーニング法。ウエイト、ゴムバンド、あるいは自分の体重を負荷として利用する。

# Useful addresses

〔すべて英文の参照先です。URL等は変更になる可能性がございます〕

## UK and EIRE

**Age UK**
York House
207–221 Pentonville Road
London N1 9UZ
Tel: 0800 107 8977
www.ageuk.org.uk

**Arthritis Foundation of Ireland**
1 Clanwilliam Square
Grand Canal Quay, Dublin 2
Tel: 01 661 8188
www.arthritisireland.ie

**Arthritis Research UK**
Copeman House, St Mary's Gate
Chesterfield
Derbyshire S41 7TD
Tel: 0300 790 0400
www.arc.org.uk

**Back Care**
16 Elmtree Road
Teddington
Middlesex TW11 8ST
Tel: 020 8977 5474
www.backpain.org

**Body Control Pilates Association**
35 Little Russell Street
London WC1A 2HH
Tel: 020 7636 8900
www.bodycontrol.co.uk

**British Acupuncture Council**
63 Jeddo Road
London W12 9HQ
Tel: 020 8735 0400
www.acupuncture.org.uk

**British Institute of Musculoskeletal Medicine**
PO Box 1116
Bushey
Hertfordshire WD23 9BY
Tel: 020 9421 9910
www.bimm.org.uk

**British Pain Society**
Third Floor, Churchill House
35 Red Lion Square
London WC1R 4SG
Tel: 020 7269 7840

**Chartered Society of Physiotherapy**
14 Bedford Row
London WC1R 4ED
Tel: 020 7306 6666
www.csp.org.uk

**General Chiropractic Council**
44 Wicklow Street
London WC1X 9HL
Tel: 020 7713 5155
www.gcc-uk.org

**General Osteopathic Council**
Osteopathy House
176 Tower Bridge Road
London SE1 3LU
Tel: 020 7357 6655
www.osteopathy.org.uk

**Institute for Complementary and Natural Medicine**
Can–Mezzanine
32–36 Loman Street
London SE1 0EH
Tel: 020 7922 7980
www.i-c-m.org.uk

**Irish Society of Chartered Physiotherapists**
Royal College of Surgeons
Saint Steven's Green, Dublin 2
Tel: 01 402 2148
www.iscp.ie

**Manipulation Association of Chartered Physiotherapists**
PO Box 6759
Westbourne, Dorset BH4 0DA
Tel: 01202 706 161
www.macpweb.org

**National Ankylosing Spondylitis Society**
Unit 0.2, One Victoria Villas
Richmond, Surrey TW9 2GW
Tel: 020 8948 9117
www.nass.co.uk

**National Osteoporosis Society**
Camerton
Bath, Somerset BA2 0PJ
Tel: 01761 471 771
www.nos.org.uk

**National Register of Hypnotherapists and Psychotherapists**
First Floor, 18 Carr Road
Nelson, Lancashire BB9 7JS
Tel: 01282 716 839
www.nrhp.co.uk

**Organisation of Chartered Physiotherapists in Private Practice**
Physio First, Minerva House
Tithe Barn Way, Swan Valley
Northampton NN4 9BA
Tel: 01604 684 960
www.physiofirst.org.uk

**Pain Concern UK**
1 Civic Square
Tranent, East Lothian EH33 1LH
Tel: 01875 614 537
www.painconcern.org.uk

**Posturite UK**
The Mill
Berwick
East Sussex BN26 6SZ
Tel: 0845 345 0010
www.posturite.co.uk

**Royal Association for Disability and Rehabilitation**
12 City Forum, 250 City Road
London EC1V 8AF
Tel: 020 7250 3222
www.radar.org.uk

**Society of Orthopaedic Medicine**
4th Floor, 151 Dale Street
Liverpool L2 2AH
Tel: 0151 237 3970
www.somed.org

**Society of Teachers of the Alexander Technique**
1st Floor, Linton House
39–51 Highgate Road
London NW5 1RS
Tel: 020 7482 5135
www.stat.org.uk

**The Total Back Care Centre**
505 Hagley Road
Smethwick
West Midlands B66 4AX
Tel: 0121 434 5670
www.totalbackcare.co.uk

## AUSTRALIA

**Australian Acupuncture and Chinese Medicine Association**
PO Box 1635
Coorparoo DC
QLD 4151
Tel: 07 3324 2599
www.acupuncture.org.au

**Australian Feldenkrais Guild**
Tel: 1800 001 550
www.feldenkrais.org.au

**Australian Orthopaedic Association**
Level 12
45 Clarence Street
Sydney
NSW 2000
Tel: 02 8071 8000
www.aoa.org.au

**Australian Osteopath Association**
Suite 4
11 Railway Street
Chatswood
NSW 2067
Tel: 1800 467 836
www.osteopathic.com.au

**Australian Physiotherapy Association**
Level 1
1175 Toorak Road
Camberwell
VIC 3122
Tel: 03 9092 0888
www.physiotherapy.asn.au

**Australian Society of Teachers of the Alexander Technique**
PO Box 405
Beechworth
VIC 3747
Tel: 1300 788 540
www.alexandertechnique.org.au

**Australian Traditional Medicine Society**
PO Box 1027
Meadowbank
NSW 2114
Tel: 02 9809 6800
www.atms.com.au

**Chiropractors' Association of Australia**
2/36 Woodriff Street
Penrith
NSW 2750
Tel: 02 4731 8011
www.chiropractors.asn.au

**Royal Australian College of General Practitioners**
1 Palmerston Crescent
South Melbourne
VIC 3205
Tel: 03 8699 0414
www.racgp.org.au

**Shiatsu Therapy Association of Australia**
PO Box 248
Surrey Hills
VIC 3127
Tel: 03 9890 5701
www.staa.org.au

# INDEX

## あ
| | |
|---|---|
| アーチサポート | 57 |
| アームレッグクロスリフト | 35, 37, 39, 42, 44, 45, 55, 56, 57, 59, **210** |
| アームレッグクロスレイズ | 35, **182** |
| アームレッグレイズ | 27, 31, 33, 35, 37, 38, 39, 41, 42, 43, 44, 45, 47, 55, 56, 57, 59, **191**, 210 |
| アイスパック | 35 |
| アイソメトリック・アダクタースクイーズ | 39, **194** |
| アイソメトリック・ヒップフレクション | 39, 42, 43, **205** |
| アクアビクス | 31, 35, 38, 41, 47, 48, 51, 52, 55, 58 |
| アスピリン | 84, 85 |
| アセトアミノフェン | 27, 28, 29, 31, 32, 33, 35, 37, 39, 41, 42, 44, 45, 52, 57, 84, **85**, **143** |
| アッパーバックエクステンション | 28, 32, 55, **170** |
| アッパーバックストレッチ | 28, 31, 32, 33, 35, **162** |
| 圧迫骨折 | 54, **59** |
| マニュアルセラピー | 28, 56, 58 |
| アミトリプチリン | 27, 32, 47, **85**, **143**, 147 |
| アライメント | 124 |
| アリゲーター | 33, 42, 59, **184** |
| アレクサンダー・テクニーク | 28, 29, 32, 56, 115, **142** |
| アロマセラピー | 98, 104, **105** |
| アンフェタミン | 144 |

## い
| | |
|---|---|
| 胃潰瘍 | 23 |
| 育児 | 139 |
| 異常可動性 | 25, 54, **56**, **66**, 69, 166 |
| 痛み | 80 |
| 遺伝的要因 | 144 |
| 胃部不快感 | 84 |
| イブプロフェン | 27, 28, 29, 31, 32, 33, 35, 37, 39, 41, 42, 44, 45, 52, 55, 57, 84, **85**, **143** |
| イメージセラピー | 146 |
| インソール | 113 |

## う
| | |
|---|---|
| 植込み型神経刺激装置 | 104 |
| ウエストストレッチ | 29, 31, 33, 35, 55, **177** |
| ウエストツイスト | 33, 39, 41, 44, 49, 53, 55, 119, **184** |
| ウォーキング | 37, 44, 45, 47, 48, 55, 136 |
| ウォーキングランジ | 48, 53, 57, **179** |

## え
| | |
|---|---|
| エアークッション | 33, 43, 48, 52 |
| エアロビクス | 51 |
| エクササイズ | **116** |
| エクササイズバイク | 49 |
| S字カーブ | 74, 108 |
| X線検査 | **81** |
| エトリコキシブ | **85** |
| エネルギー必要量 | **121** |
| エビデンス | 84 |
| エルゴノミクスチェア | 126 |
| エンケファリン | 104, 145 |
| 円座型クッション | 51 |
| 炎症性疾患 | **55** |
| エンドルフィン | 98, 104, 145 |

## お
| | |
|---|---|
| 横隔膜呼吸 | 27, **103**, 148 |
| オーソティックス | **113** |
| オーバープロネーション | 199 |
| オーバーユース | 53, 76 |
| オーバルショルダーストレッチ | 28, 55, **175** |
| オステオパシー | **94** |
| オピオイド鎮痛剤 | 67 |
| オブリーククランチ | 43, 47, 48, 56, **211** |

## か
| | |
|---|---|
| カーフストレッチ | 37, 56, **198** |
| カーフレイズ | 56, **198** |
| カールアップ | 37, 43, 44, 45, 47, 48, 56, 57, **186** |
| 回内矯正 | **113** |
| カイロプラクティック | **96** |
| 過回内 | **113**, 199 |
| 家事 | **130** |
| 下肢症状 | 36 |
| 下肢痛 | 69 |
| 片脚自転車こぎ | **183** |
| 片脚伸張 | **205** |
| 片脚ブリッジ | **195** |
| 片脚立位 | **199** |
| 下腿部のストレッチ | **198** |
| 肩こり | 62 |
| 肩すくめ運動 | **166** |
| 片膝立ち | 210 |
| 滑液包 | 50 |
| 滑液包炎 | 50, 53 |
| ガバペンチン | 47, 57, **85**, **143** |
| カフェイン | 144, 152 |
| 下部体幹回旋運動 | **173** |
| 壁押し腕立て伏せ | **176** |
| カルシウム | 82, 84 |
| カルバマゼピン | **85** |
| カロリー | **120** |
| 癌 | 25 |

## き
| | |
|---|---|
| 考え方 | **147** |
| 感覚運動訓練 | **93** |
| 寛骨 | 69 |
| 関節リウマチ | 54 |
| 感染症 | 25, 71 |

| | |
|---|---|
| 着替え | **155** |
| 機械的疾患 | **35** |
| 気管支炎 | 22 |
| 機能回復訓練 | **93** |
| 機能的な問題 | 81 |
| 機能障害 | 34, 35, 37, 50, 77, 92 |
| 気分 | **147** |
| 脚長差 | 62, 69 |
| キャット＆キャメル | 33, 37, 38, 41, 42, 55, 57, 59, 119, **187** |
| キャットストレッチ | 33, 55, 56, **165** |
| 休職 | 147 |
| 急性頚部痛 | **26**, 30, 143 |
| 急性斜頚 | 20, 26, **28**, 71 |
| 急性脊椎圧迫骨折 | **59** |
| 急性腰痛（症） | **36**, **37**, 142 |
| 急性腰痛機能障害 | 37 |
| 灸療法 | **101** |
| 胸筋のストレッチ | **162** |
| 狭窄 | 46, **73** |
| 強直性脊椎炎 | 25, 50, 54, 55, **63** |
| 胸椎 | 11, 109 |
| 胸椎部フォームローラー・ストレッチ | **185** |
| 胸背部痛 | 34 |
| 恐怖回避思考 | 26 |
| 恐怖心 | 144 |
| 胸郭の拡張障害 | 63 |
| 胸膜 | 22 |
| 胸膜炎 | 21, 22 |
| 棘突起間スペーサー | 48 |
| 局所麻酔薬 | 87 |
| 亀裂 | 24, 70 |
| 筋エネルギーテクニック | 28, 31, 32, 33, 37, 41, 47, 49, 91, **92** |
| 筋緊張 | 54, 142 |
| 筋筋膜性 | 30, 32 |
| 筋筋膜性疼痛症候群 | **32** |
| 筋硬直 | 63 |
| 筋弛緩薬 | 84, 85, **143** |
| 緊張型頭痛 | 142, 169 |
| 筋肉 | 108 |
| 筋肉の緊張 | 21, 62 |
| 筋肉の損傷 | 23 |
| 筋膜リリース | 58, 91 |
| 筋攣縮 | 72, 75, 142 |

## く
| | |
|---|---|
| クラムシェル | 37, 39, 43, 44, 48, 49, 52, 53, |

# INDEX

| | | |
|---|---|---|
| 57, 59, **181** | 呼吸苦 65 | 酒石酸ジヒドロコデイン 85 |
| 車の運転 **134** | 呼吸障害 63 | 出産後のストレッチ 118 |
| クロストレーナー 37, 38, 41, 42, 43, 44, 45, 49, 52 | 骨棘 73 | 腫瘍 23, 25 |
| クロストレーニング 55 | 骨粗鬆症 **65**, 84, 85 | シュロスメソッド 58, **91** |
| | 骨粗鬆性の圧迫骨折 54 | 除圧術 88 |
| **け** | 骨盤内の感染症 25 | 消炎鎮痛剤（消炎鎮痛薬） 52, **84**, 143 |
| 経口ステロイド剤 84 | コデイン 27, 84, **85**, 143 | 上肢支持のあるフォワードランジ 44, 48, 52, 53, 57, **207** |
| 頚椎 11, 109 | コデインとアセトアミノフェンの配合剤 59, **143** | 上肢痛 143 |
| 頚椎椎間板ヘルニア **27** | 固有受容性神経筋促通法 32, **92** | 上背部のストレッチ **162** |
| 頚椎の機能障害 71 | コルセット 58, 59, **74** | 上腕痛 143 |
| 頚椎のマニュアル・アイソメトリック 27 | コルチゾン系（ステロイド剤） 85 | ジョギング 31, 39, 51 |
| 頚髄症 89 | コントラクト・リラックス 53 | 職業 **111** |
| 経皮的末梢神経電気刺激法 **104** | | 職場復帰 147 |
| 頚部 26 | **さ** | 食事 **120** |
| 頚部回旋 **160** | サイクリング 48, 51, 53 | ショルダースクイーズ 27, 28, 29, 33, 35, 55, 58, **167** |
| 頚部側屈 **160** | 坐位でのツイストストレッチ **177** | ショルダースラッグ 28, 33, **166** |
| 頚部痛 **26**, 30, 142, 143 | 坐位でのウエストストレッチ 57, **177** | ショルダープレス 31, 35, 58, **181** |
| 頚部の前後屈 **161** | 坐位でのバックエクステンション 57, **170** | ショルダーローテーション 27, 28, 31, 33, 119, **161** |
| ゲートコントロール **145** | サイドグライド 38, 42, 47, 57, **206** | 自律訓練法 32, 42, 43, 103 |
| 血液検査 **81** | サイドクランチ 45, 48, 49, 57, **190**, 211 | 侵害受容性 144 |
| 下痢 84 | サイドクランチ＆ツイスト 49, **190** | 鍼灸治療 28, 29, 31, 35, **37**, 38, 42, 43, 45, 47, 53, 92, **100**, 101, 142 |
| 牽引 33, 42, 94, 104, **105** | サイドプランク 41, 42, 43, 44, 45, 47, 52, 56, 57, **189** | 心筋梗塞 84 |
| 肩甲挙筋のストレッチ 28, 31, 32, 57, **168** | サイドレッグレイズ 44, 48, 49, 51, 52, 53, 56, 59, **193** | シングルカーブ 74 |
| 肩甲骨内転運動 **167** | 催眠療法 **102**, 142, 144 | シングルレッグエロンゲーション 41, 42, 45, 47, **205** |
| 肩甲帯回し **161** | サクラルサークル **183** | シングルレッグサークル 45, 48, 51, **183** |
| 腱反射 80 | 坐骨神経 76, 183 | シングルレッグスタンド 35, 39, 42, 44, 45, 47, 53, 56, 57, **199** |
| | 坐骨神経痛 24, **38**, **46**, 47, 48, 49, 80, 142, 143, 192 | シングルレッグブリッジ 39, 41, 42, 45, 48, 49, 55, 56, 57, **195** |
| **こ** | サプリメント **84** | 神経根 64 |
| コアマッスル 161, 188, 195, 200, 201, 212 | 三環系抗うつ薬 **85**, 143 | 神経根痛 26, 30, **47**, 81 |
| 抑うつ 144 | | 神経根ブロック 27, 38, 47, **86** |
| 抗うつ薬（剤） 32, 57, 85, **143**, 147 | **し** | 神経障害性疼痛 46, 47 |
| 抗炎症薬（剤） 52, 55 | ジアゼパム 84, **85**, 144 | 神経モビライゼーション 43, **92** |
| 後頚部のストレッチ **176** | 指圧 32, **142** | 人工椎間板置換術 67, **88** |
| 高血圧 85 | CT検査 82 | 深呼吸 103, 144, **148** |
| 合剤 **85** | ジェイコブソンの漸進的筋弛緩法 32, **103** | 腎臓の感染症 23 |
| 高周波熱凝固法 31, **86** | 直達外力 72 | 靱帯 108 |
| 拘縮 54 | 子宮脱 25 | 靱帯内注射 86 |
| 合成オピオイド 143 | ジクロフェナク 55, **85**, 143 | 靱帯の弛緩性 66 |
| 合成コルチゾン 84 | 自己免疫疾患 63 | 靱帯の捻挫 40 |
| 合成鎮痛薬 **143** | 姿勢 31, 33, 37, 52, 56, 57, 59, 110 | 診断的ブロック 40, 46 |
| 強直性脊椎炎 **82** | 姿勢異常 65 | 心的外傷 146 |
| 抗てんかん薬 85, **143** | 姿勢性疼痛 54, **57** | 腎（尿路）結石 23 |
| 広背筋 29, 35 | 姿勢性の痛み 21, 166 | 信念 147 |
| 広背筋ストレッチ 37, **196** | 姿勢性の腰痛 25 | 心理・社会的な要因 40, **146** |
| 広背筋のバンドロウ 33, 56, 59 | 姿勢の改善 112 | 心理療法 57 |
| 広背筋フォームローラー・ストレッチ 185 | しびれ 24, 26, 30 | |
| 硬膜外カテーテル留置 105 | 斜頚 **28**, **71**, 142 | |
| 硬膜外ステロイド注射 27, 38, 47, 48 | シャルコー・マリー・トゥース病 63 | |
| 硬膜外ブロック 82, 86 | シャワーでの注意 154 | |
| 硬膜鞘の炎症 143 | 出産後の腰痛ケア **136** | |
| コーナー・チェストストレッチ 29, 31, 35, 55, 58, 119, **176** | 手術 47, 64, 67, 74, 75, **88**, 143 | |
| 股関節屈曲 **205** | | |
| 股関節屈筋ストレッチ 37, 38, 47, 48, **209** | | |

## す

| | |
|---|---|
| 水泳 | 31, 38, 53, 55, 57, 58, 136 |
| 膵炎 | 23 |
| 髄核 | 36 |
| 水中運動 | 55 |
| 髄膜炎 | 20 |
| 睡眠 | 144, 147 |
| 睡眠障害 | 152 |
| スクワット | 39, 45, 48, 49, 51, 56, 57, **179**, **213** |
| スタティックストレッチ | 117 |
| スタビリティエクササイズ | 43, 44 |
| ステロイド | 75, **84**, 85, 143 |
| ステロイド・硬化剤の注入を含むステロイド剤 | 49, 59, 85 |
| ステロイド注射 | 52 |
| ステロイドホルモン | 143 |
| ステロイド薬ブロック注射 | 49 |
| ストレス | 144, 146, **147** |
| ストレッチ | 38, 43, 51, 52, 53, 56, 57, 118, 119, 147, 210 |
| スパインバックローテーション | **173** |
| スポーツ | 116 |
| スラスト | 90 |
| スランプテスト | 81 |
| スルファサラジン | 55 |
| 座るとき | **156** |

## せ

| | |
|---|---|
| 生物学的製剤 | 55 |
| 性別 | 110 |
| 精密検査 | 81 |
| 神経障害性 | 144 |
| 赤外線療法 | **101** |
| 脊髄（脊髄神経） | 15 |
| 脊髄症 | 30 |
| 脊髄損傷 | 20, 22 |
| 脊椎不安定性 | 40 |
| 脊柱 | 11, 108 |
| 脊柱管 | 14, 46 |
| 脊柱管狭窄症 | 24, **48**, **73**, 88, 143 |
| 脊柱側弯（脊柱側弯症） | 54, **58**, 62, **74**, 166, 205 |
| 脊柱側弯症の手術 | 88 |
| 脊椎 | 10 |
| 脊椎圧迫骨折 | 65 |
| 脊椎炎 | 25, 35, 50, 54, 55, **63** |
| 脊椎関節炎 | 25 |
| 脊椎固定術 | 67, **88** |
| 脊椎腫瘍 | 143 |
| 脊椎症 | 25, **73** |
| 脊椎すべり症 | 24, **43**, 143 |
| 脊椎分離症 | 30, **43**, **64** |
| 脊椎分離すべり症 | **43**, **64**, 88 |
| 脊椎モビライゼーション | 42, **90** |
| セレコキシブ | **85** |
| 線維輪の亀裂 | 36 |
| 全脊椎に及ぶ症候 | **54** |
| 仙骨 | 14, 69 |
| 仙骨回し | **183** |
| 漸進的筋弛緩法 | 32, 42, 43, **103** |
| 仙腸関節 | 25, 40, 50, 63, 69 |
| 仙腸関節炎 | 50, **52** |
| 仙腸関節周囲 | 183 |
| 仙腸関節痛 | 136 |
| 仙腸関節の機能障害 | **44**, 194, 195, 205 |
| 仙腸関節の捻挫 | **39**, **44**, 69, 142 |
| 仙腸関節の捻挫・炎症 | 24 |
| 仙腸関節ブロック | 39 |
| 仙腸関節ベルト | 39, 136 |
| 仙椎 | 11, 69 |
| セントライゼーション | 90 |
| セントラライズ | 38 |
| 洗髪のとき | 154 |

## そ

| | |
|---|---|
| ソアスランジ | 38, 48, 52, **209** |
| 装具療法 | **112** |
| 僧帽筋 | 29, 58 |
| 僧帽筋のバンドロウ | 33, 56, 59, **171** |
| 側臥位になるとき | **150** |
| 足底板療法 | **112** |
| 側弯症 | 54, 58 |
| ソフトカラー | 29 |

## た

| | |
|---|---|
| 体幹エクササイズ | 38, 41, 42, 45, 48 |
| 体幹回旋運動 | **163**, **164** |
| 体幹伸展 | **201**, **202** |
| 体幹深部筋 | 161 |
| 体幹スタビリティエクササイズ | 42, 43, 44, 45, 48, 49, 52, 56 |
| 太極拳 | 35, 47, 57 |
| 退行性変化 | 30 |
| 体脂肪率 | **120** |
| 体重 | **120** |
| 体重増加 | 85 |
| 対処する能力 | **147** |
| 大腿四頭筋ストレッチ | 37, 38, **196** |
| 大腿神経 | 15, 206 |
| 大殿筋 | 193 |
| 大転子 | 76 |
| ダイナミックエクササイズ | 44, **215** |
| 体力 | 110 |
| タオル体操・回旋 | **173** |
| タオル体操・屈曲 | **174** |
| タオル体操・伸展 | **174** |
| タオルネックエクステンション | 27, 33, **174** |
| タオルネックフレクション | 33, **174** |
| タオルロック | 28, 33, **173** |
| 立ち上がるとき | **156** |
| 脱出ヘルニア | 70 |
| 脱力感 | 30 |
| ダブルカーブ | 74 |
| 多毛 | 85 |
| ダントロレン | **85** |

## ち

| | |
|---|---|
| チェアスクワット | 39, 43, 51, 52, 59, **213** |
| チャイルドポーズ | 42, 58, 119, **212** |
| 注射 | 42, 82, **86**, 143 |
| 中枢性感作 | 46 |
| 中殿筋 | 53, 77, 193 |
| 中殿筋の機能障害 | 24, **53**, **77** |
| 超音波治療 | 39, 53, **92** |
| 腸脛靭帯 | 185, 198 |
| 腸脛靭帯フォームローラー・ストレッチ | **185** |
| 鎮痛剤（鎮痛薬） | 27, 28, 33, 35, 41, 42, 45, 51, 57, 81, **84**, 85, 88 |

## つ

| | |
|---|---|
| 椎間関節 | 12, 15, 63, 74 |
| 椎間関節の痛み（慢性頚部痛） | **31** |
| 椎間関節の痛み（慢性腰痛） | **42** |
| 椎間関節の機能障害 | 22, 68, 142, 180 |
| 椎間関節の捻挫 | 20, 24, 26, **68**, 202 |
| 椎間関節の変性 | 30, 142 |
| 椎間関節ブロック（注射） | 29, 31, 42, **86** |
| 椎間孔 | 15 |
| 椎間板 | 13, 46, 67, 108, 110, 202 |
| 椎間板炎 | 35 |
| 椎間板性疼痛 | **67**, 143 |
| 椎間板切除術 | **88** |
| 椎間板造影（検査） | 33, 67, **83** |
| 椎間板損傷 | 67 |
| 椎間板脱出 | 30 |
| 椎間板（関連）の痛み | **33**, **41** |
| 椎間板の突出 | 24 |
| 椎間板ヘルニア | 20, 22, 24, 26, 27, **30**, **34**, **38**, **70**, 71, 88, 142, 143, 192, 202 |
| 椎間板変性 | 66 |
| 椎弓 | 64 |
| 椎骨 | 12, 108 |
| ツイストストレッチ | 29, 35, 119, **177** |
| つま先上げ | **199** |

## て

| | |
|---|---|
| テーピング | 29, 33, 39, 41, 45, 57, 93 |
| デキサメタゾン | **85** |
| デスクワーク | 114, **124** |
| デッドバグ | 35, 38, 41, 42, 43, 48, **182** |
| 転移性腫瘍 | 34 |
| 電気刺激療法 | 51, **143** |
| 殿筋＆梨状筋フォームローラー・ストレッチ | **185** |
| 殿部痛 | **50**, 63 |

## と

| | |
|---|---|
| ドアウェイ・チェストストレッチ | 31, 35, 55, **168** |
| トイレの際 | **154** |
| 疼痛マネジメント | 48 |
| 糖尿病 | 85 |

# INDEX

ドスレピン **85**
トラウマ **146**
トラマドール 27, 59, 84, **85**, **143**
トランクローテーション 33, 35, 55, 57, **163**, **164**
トリアムシノロンアセトニド **85**
トリアムシノロンヘキサアセトニド **85**
トリガーポイント 21, 32, 58, 62, **91**, 98, 142
トリガーポイントブロック注射 32, 57, **86**
トリガーポイント療法 35, 53, **91**
トレッドミル 31, 33, 35, 42, 44, 45, 47, 48, 51, 53, 55, 57, 59

## な

内転筋運動 **194**
内転筋ストレッチ 37, 44, 49, 52, 53, 56, **197**
内転筋リフト 47, 51, 56, 59, **194**
ナプロキセン **85**

## に

ニーベント 45, 55, **206**
ニーリングヒップストレッチ 39, 48, 51, 52, 55, **210**
ニキビ **85**
入浴のとき **154**
ニューラルグライド 37, 41, 43, 45, 47, 48, **162**
庭仕事をするとき **132**
人間工学の利用 31, 33, 35, 37, 47, 48, 52, 55, 56, 57, **124**
妊娠中のストレッチ **118**
妊娠中の予防 **136**
認知行動療法 **105**

## ね

寝返りを打つとき **152**
ネガティブ思考 144, 147
ネックエクステンション&オーバープレッシャー 29, 31, 33, **169**
ネックエクステンション&フレクション 28, 31, 33, **161**
ネックサイドフレクション 28, 33, **160**
ネックフレクション 29, 31, 33, **169**
ネックリトラクション 27, 28, 29, 31, 33, 119, **172**
ネックローテーション 27, 28, 31, 33, 55, **160**
眠気 84
寝るとき **150**
捻挫 68
年齢 **110**

## の

脳出血 20
脳深部刺激療法 **105**

膿瘍 23

## は

肺炎 21, 22
排尿排便障害 70
吐き気 84
破局的思考 26
バクロフェン **85**
運ぶとき 128
バックエクステンション 28, 31, 35, 58, 119, **170**, **201**, **202**
バックローテーション 37, 41, 42, 45, 47, 59, **203**
馬尾（馬尾症候群） 14, 36
ハムストリングストレッチ 37, 38, 47, 51, 52, 55, 56, **196**
バランスパッド 48
バランスボード 33, 43, 48, 52
バランスボール 49, 201
バランスボール・サイドクランチ 37, 38, 44, 56, 57, **190**
バランスボール・サイドクランチ&ツイスト 38, 44, 56, 57, **190**
バランスボール・ツイスト 39, 42, 45, 48, 57, **187**
バランスボール・バックエクステンション **203**
バランスボール・バックストレッチ 37, 45, 55, 57, **170**
バランスボール・ロールアウト 33, 35, 37, 38, 42, 43, 49, **212**
バランスボールを用いたカールアップ 37, 38, **186**
バランスボールを用いたペルビックティルト 43, **201**
鍼治療 28, 29, 31, 35, 37, 38, 42, 43, 45, 47, 51, 53, 92, **100**, 101, 142
バンドロウ 29, 33, 35, 56, 59, **171**
反復過多運動 167

## ひ

PNF 32, 58, **92**
ヒートラブクリーム 32
尾骨 14, 50, 75
尾骨痛 **51**, 75
尾骨痛に対する手術 88
尾骨の痛み 50
膝抱えストレッチ 37, 42, 43, 47, 48, 51, 52, 57, 119, **202**
膝つきプランク 39, 41, 42, 43, 44, 45, 52, 56, 57, **188**
ビジュアライゼーション・テクニック **149**
皮疹 84
非ステロイド性消炎鎮痛薬 **85**
ビスフォスフォネート製剤 **84**
ビタミン 84
ビタミンD 57, 82, 84
ビタミンD欠乏症 54

ヒップウォーク **178**
ヒップティルト **178**
ヒップヒッチャー 39, 42, **180**
非特異的な神経根痛 **47**
非特異性（的）腰痛 40, **45**, 142
ヒドロコルチゾン **85**
非麻薬性オピオイド鎮痛薬 84, **85**
肥満 120
平泳ぎ運動 **166**
ピラティス 35, 42, 44, 47, 57, **136**

## ふ

ファウラー位 38, 151
不安 146, **147**
不安定性（不安定症） 25, **44**, 66, 143
フォーポイントニーリフト 35, 37, 38, 41, 42, 43, 44, 45, 48, 57, 59, **204**
フォームローラー 32, 35, **185**
フォームローラー・ストレッチ **185**, 198
フォワードランジ 38, 39, 43, 44, 45, 48, 49, 52, 53, 56, 57, **207**
伏臥位でのアームレッグクロスリフト **210**
伏臥位でのショルダースクイーズ 58, **167**
副作用 84
腹式呼吸 58
腹斜筋 44
腹直筋 44
ふくらはぎの強化 198
ブプレノルフィン 84, **85**, 143
プラス思考 144
プランク 33, 42, 44, 56, **188**
ブリッジ 37, 38, 41, 42, 44, 45, 47, 48, 49, 55, 56, 59, **195**
不良姿勢 113, 114, 125, 126, 154
プレガバリン 47, 57, **85**, 143
プレスアップ 42, 47, **180**
プレドニゾロン **85**
プローンブレストストローク 55, 56, 57, 58, **166**
ブロック注射 33, 41, 68, 88
ブロック療法 **86**
フロッシング **162**
プロトンポンプ阻害薬 59
プロロセラピー 33, 39, 47, 51, 66, 67, **86**

## へ

平穏感 144
ベタメタゾン **85**
ペックストレッチ **162**
ベヒテレフ病 63
ヘルニア 20, 22, 24, 26, 27, **30**, **34**, 36, **38**, **70**, 71, 88, 142, 143, 192, 202
ペルビックティルト 37, 38, 42, 43, 45, 47, 48, 51, 59, **200**, 201
変形性関節症 21, 69, **73**, 142
変形性股関節症 25, 53
変形性脊椎症 25, **73**
変性椎間板 40, 67

## ほ

| | |
|---|---|
| 偏平足 | 199 |
| 膀胱直腸障害 | 36, 37, 63 |
| 放散痛 | 65 |
| 筋電図検査 | **83** |
| ホールド・リラックス | 53 |
| 補完代替医療 | 105 |
| 保存療法 | 88 |
| ボツリヌス毒素 | 32, 49, 57 |
| 骨シンチグラフィー | **82** |

## ま

| | |
|---|---|
| マインドフルネスストレス低減法 | 47, 56, **142**, 147 |
| 枕 | **151** |
| マッケンジー | 35 |
| マッケンジー伸展運動 | 35, 37, 38, 41, 45, 51, 57, 119, **192** |
| マッケンジー法 | **90** |
| マッサージ | 32, 38, 51, 57, 71, 84, **98**, 142 |
| 末梢動脈の循環不全 | 24 |
| マニピュレーション | 28, 29, 31, 32, 35, 37, 39, 42, 43, 47, 48, 51, 68, 71, **90**, **142** |
| マニュアル・アイソメトリック | 31, 33, **163** |
| マニュアルセラピー | 29, 35, 37, 39, 55 |
| マネジメントプログラム | 57 |
| 麻痺 | 24, 30 |
| 麻薬性鎮痛剤（麻薬性鎮痛薬） | 84, **85**, 143 |
| 慢性頚部痛 | **30** |
| 慢性疼痛 | 142 |
| 慢性腰痛 | **40**, 101 |

## み

| | |
|---|---|
| ミエロパチー | 89 |
| 身支度をするとき | 154 |
| 水治療法 | **92** |
| ミネラル | 84 |

## む

| | |
|---|---|
| ムード | 147 |
| むち打ち症 | 20, 26, **29**, 30, **72** |

## め

| | |
|---|---|
| 瞑想 | 56, **102**, **142**, **146**, 147 |
| メカニカルな問題 | 81 |
| メチルプレドニゾロン | 85 |
| メディテーション | 56, **102**, **142**, **146**, 147 |
| メトカルバモール | 85 |
| メプタジノール | 85 |
| メロキシカム | 85 |
| 免疫力の低下 | 85 |

## も

| | |
|---|---|
| モアレ検査 | **82** |
| 物を持ち上げるとき | **128** |
| モビライゼーション | 27, 28, 29, 33, 37, 38, 39, 43, 44, 45, 47, 48, 49, 52, 57, 59, 183 |
| モルヒネ | **84**, 85, **143**, 144 |

## や

| | |
|---|---|
| 薬物依存 | 81 |

## ゆ

| | |
|---|---|
| 有酸素運動 | 31, 33 |

## よ

| | |
|---|---|
| 腰筋ランジ | **209** |
| 幼児を抱き上げるとき | **139** |
| 腰椎 | 11, 109 |
| 腰椎伸展エクササイズ | 41 |
| 腰椎変性側弯症 | 74 |
| 腰痛（症） | **36**, **37**, 142, 143 |
| 腰背部回旋 | **203** |
| 腰背部痛 | 142 |
| 腰部のアイソメトリック・トレーニング | 44 |
| 腰方形筋 | 44 |
| ヨガ | 42, 47, 136 |
| 横になるとき | **150** |
| 四つ這いのペルビックティルト | 43, 47, 51, **200** |

## ら

| | |
|---|---|
| ラテラルシフト | 38 |
| ランスロットストレッチ | 38, 47, 55, **197** |
| ランニング | 38, 42, 45, 47, 49, 51, 53, 57 |
| ランバーサポート | 38, **124** |

## り

| | |
|---|---|
| リウマチ | 52 |
| リウマチ性疾患 | 30 |
| 理学療法 | **90** |
| リカンベントバイク | 45 |
| 梨状筋 | 76 |
| 梨状筋症候群 | 24, 38, 46, **49**, 50, **76** |
| 梨状筋ストレッチ | 44, 49, **198** |
| 立位でのバックエクステンション | 45, **202** |
| リドカイン | 87 |
| リバースランジ＆ニーリフト | 38, 39, 43, 44, 45, 48, 52, 53, 57, **208** |
| リバースレッグレイズ | 44, 47, 49, 52, 56, 59, **193** |
| リフレクソロジー | **105** |
| 両側胸筋のストレッチ | **168** |
| リラキシン | 118 |
| リラクゼーション（法） | 31, 33, 37, 42, 45, 47, 48, 51, 55, 59, 62, 84, **102**, 142, 144, 146, **148** |
| リラクゼーション・ミュージック | 149 |

## れ

| | |
|---|---|
| レッグレイズ | 39, 47, 51, 52, 56, 59, **192** |
| 攣縮 | 26, 72, 75, 76, 142 |

## ろ

| | |
|---|---|
| ロールアウト | 49 |
| ロールダウン | 119 |
| ロールダウンストレッチ | 32, 35, 119, **176** |
| ロキソプロフェン | **143** |

## わ

| | |
|---|---|
| ワニ体操 | **184** |
| 弯曲 | 74 |

## B

| | |
|---|---|
| BER | 121 |
| BMI | 121 |

## C

| | |
|---|---|
| CBT | 105 |

## D

| | |
|---|---|
| dysfunction | 34, 50, 68, 71, 77, 92, 142, 180, 194, 195, 205 |

## H

| | |
|---|---|
| HLA-B27 | 82 |

## N

| | |
|---|---|
| NSAIDS | 85 |

## P

| | |
|---|---|
| PNF | 91, 92 |

## T

| | |
|---|---|
| TENS | 104 |

## 【監訳者略歴】

### 松平浩（まつだいら・こう）

1992年、順天堂大学医学部を卒業後、東京大学医学部整形外科に入局。1998年、東京大学医学部整形外科助手。2008年、英国サウサンプトン大学（病院）MRC疫学リソースセンター（シニアリサーチフェロー）。2009年、関東労災病院勤労者筋・骨格系疾患研究センター長。2016年、東京大学医学部附属病院22世紀医療センター運動器疼痛メディカルリサーチ＆マネジメント講座特任教授、福島県立医科大学医学部疼痛医学講座特任教授（兼務）。

医学博士。日本整形外科学会専門医、日本体育協会スポーツ医、国際マッケンジー協会認定セラピスト、社会医学系指導医、日本腰痛学会評議員（編集委員）等。NHKスペシャル『腰痛・治療革命』に出演、監修にもかかわる。近著に『腰痛は脳で治す！3秒これだけ体操』（世界文化社）、『一回3秒　これだけ体操　腰痛は「動かして」治しなさい』（講談社）、『腰痛は脳で治す！』（宝島社）、『腰痛借金　痛みは消える！』（辰巳出版）、『そうだったのか！腰痛診療　～エキスパートの診かた・考えかた・治しかた～』（南江堂）等がある。


### 竹下克志（たけした・かつし）

1987年、東京大学医学部を卒業後、東京大学医学部整形外科に入局。1994年、東京大学医学部整形外科助手。1996年、東京大学医学部整形外科医局長。1999年、米国シンシナティ大学小児病院整形外科リサーチフェロー。2003年、米国ワシントン大学整形外科リサーチフェロー。2003年、米国コロラド大学整形外科リサーチフェロー。帰国後は、東京大学医学部附属病院整形外科講師を経て、東京大学医学部附属病院整形外科・脊椎外科准教授。2014年から自治医科大学整形外科教授。

医学博士。日本整形外科学会専門医、日本整形外科学会認定脊椎脊髄病医、日本脊椎脊髄病学会認定指導医。『Spine』誌等reviewer、Scoliosis Research Society: Active Fellow、日本整形外科学会代議員、日本脊椎脊髄病学会理事・評議員、日本腰痛学会評議員など要職を多数務める。

## 【訳者略歴／翻訳分担箇所】

### 竹下祐次郎（たけした・ゆうじろう）
第1章p.10 - 17

日本整形外科学会専門医、日本整形外科学会認定脊椎脊髄病医、日本脊椎脊髄病学会認定指導医。
2002年、京都大学医学部卒業後、東京大学医学部整形外科入局。横浜労災病院、東京都リハビリテーション病院、日本赤十字社医療センター、東京大学医学部附属病院整形外科・脊椎外科助教などを経て、現在、横浜労災病院脊椎脊髄外科副部長。

### 岡敬之（おか・ひろゆき）
第2章p.20 - 25、第5章p.120 - 121

日本整形外科学会専門医。
1995年、信州大学医学部卒業後、東京大学整形外科入局。2005年より、東京大学医学部附属病院22世紀医療センター助手を務める。

### 筑田博隆（ちくだ・ひろたか）
第2章p.26 - 35

日本整形外科学会専門医、日本整形外科学会認定脊椎脊髄病医、日本脊椎脊髄病学会認定指導医。
1995年、東京大学医学部卒業後、東京大学医学部整形外科入局。2006年、東京大学医学部附属病院助手。2011年から東京大学医学部附属病院講師を務める。

### 東川晶郎（ひがしかわ・あきろう）
第2章p.36 - 45

日本整形外科学会専門医、日本脊椎脊髄病学会認定指導医。
1997年、東京大学医学部卒業。東京大学関係病院数施設を経て、2009年、東京大学にて博士号取得。2009年より横浜労災病院、2010年より関東労災病院に勤務。現在、関東労災病院整形外科副部長。

### 唐司寿一（とうのす・じゅいち）
第2章p.46 - 53

日本整形外科学会専門医、日本整形外科学会認定脊椎脊髄病医。
2002年、東北大学医学部卒業。社会保険中央総合病院、三楽病院、関東労災病院などに勤務した後、東京大学医学部整形外科助教を経て、現在、関東労災病院整形外科・脊椎外科。

### 相馬一仁（そうま・かずひと）
第2章p.54 - 59、用語集

整形外科専門医。
2005年、東京大学医学部卒業。東京大学医学部附属病院、日赤医療センター、横浜労災病院、都立駒込病院、さいたま赤十字病院を経て、2013年から東京大学医学部附属病院整形外科・脊椎外科助教。

### 寺山星（てらやま・せい）
第3章p.62 - 65

日本整形外科学会専門医、日本整形外科学会認定脊椎脊髄病医、日本脊椎脊髄病学会認定指導医。
1999年、山梨医科大学（現山梨大学）医学部医学科卒業。東京大学関係病院数施設に勤務後、2008年、東京大学医学部附属病院整形外科助教。2009年、さいたま赤十字病院整形外科副部長。現在、武蔵野赤十字病院整形外科副部長。

### 原慶宏（はら・のぶひろ）
第3章p.66 - 70

日本整形外科学会専門医、日本整形外科学会認定脊椎脊髄病医、日本脊椎脊髄病学会認定指導医。
1997年、東京大学医学部卒業。東京大学医学部附属病院助教などを経て、現在、武蔵野赤十字病院整形外科副部長。

### 小野貴司（おの・たかし）
第3章p.71 - 77

日本整形外科学会専門医、日本整形外科学会認定脊椎脊髄病医、日本脊椎脊髄病学会認定指導医。
1998年、東京大学医学部卒業。東京大学医学部附属病院、横浜労災病院、名城病院、米国カリフォルニア大学サンディエゴ校レディ子供病院などを経て、現在、東京厚生年金病院脊椎脊髄外科部長。

### 谷口優樹（たにぐち・ゆうき）
第4章p.80 - 89

整形外科専門医。日本整形外科学会認定脊椎脊髄病医。
2003年、東京大学医学部卒業。国立国際医療センター、関東労災病院、横浜労災病院に勤務。東京大学にて医学博士号を取得。現在、東京大学医学部整形外科助教。

### 高見沢圭一（たかみざわ・けいいち）
第4章p.90 - 93、第8章p.162 - 169

理学療法士。国際マッケンジー協会Part A（腰椎基礎コース）・Part B（頚椎・胸椎基礎コース）取得。
2005年、帝京平成大学専門学校理学療法学科卒業。現在、東京大学医学部附属病院リハビリテーション部。

## 粕谷大智（かすや・だいち）
第4章p.94 - 95、p.98 - p.105
鍼灸師、あん摩マッサージ指圧師。
1985年、国際鍼灸専門学校卒業。1987年、筑波大学理療科教員養成施設臨床研修生修了。1997年、東京大学医学部附属病院内科物理療法学教室入職。2008年、人間総合科学大学心身健康科学卒業。2010年、人間総合科学大学大学院心身健康科学専攻修士修了。現在、東京大学医学部附属病院リハビリテーション部鍼灸部門主任。

## 山口正貴（やまぐち・まさたか）
第4章p.96 - 97、第8章p.96 - 97、p.160 - 161、p.170 - 177
理学療法士、国際マッケンジー協会Part A（腰椎基礎コース）・Part B（頚椎・胸椎基礎コース）取得。
2005年、帝京平成大学専門学校理学療法学科卒業。現在、東京大学医学部附属病院リハビリテーション部。

## 河村直洋（かわむら・なおひろ）
第5章p.108 - 111
日本整形外科学会専門医、日本整形外科学会認定脊椎脊髄病医、日本脊椎脊髄病学会認定指導医。
1996年、東京大学医学部卒業後、東京大学医学部整形外科入局。横浜労災病院、東京大学医学部附属病院、三楽病院などを経て、現在、日本赤十字社医療センター脊椎整形外科副部長。

## 勝平純司（かつひら・じゅんじ）
第5章p.112 - 115、第6章p.124 - 139、第7章p.154 - 157
1999年、東北福祉大学社会福祉学部卒業。2001年、東北大学大学院医学系研究科修了。2004年、国際医療福祉大学医療福祉学研究科博士後期課程修了（保健医療学博士）。2004年、国際医療福祉大学保健学部助手。2006年、国際医療福祉大学保健医療学部助教。2007年、国際医療福祉大学保健医療学部講師。2013年、国際医療福祉大学小田原保健医療学部・大学院福祉支援工学分野講師。

## 増田和浩（ますだ・かずひろ）
第5章p.116 - 119
日本整形外科学会専門医、日本整形外科学会認定脊椎脊髄病医。
2000年、日本医科大学医学部卒業後、東京大学整形外科入局。横浜労災病院、武蔵野赤十字病院、東京大学医学部附属病院などを経て、現在、日本赤十字社医療センター脊椎整形外科。

## 大島寧（おおしま・やすし）
第7章p.142 - 153
日本整形外科学会専門医、日本脊椎脊髄病学会認定指導医。
1999年、東京大学医学部卒業。東京大学医学部附属病院、日本赤十字社医療センター、横浜労災病院、虎の門病院勤務を経て、2008年、東京大学大学院修了（医学博士）。2009年、東京大学医学部助教（医局長）。2012年、米国ワシントン大学（セントルイス）留学。現在、東京大学医学部附属病院整形外科助教。

## 坂光徹彦（さかみつ・てつひこ）
第8章p.178 - 189
理学療法士、日本体育協会公認アスレティックトレーナー。
2001年、国際医療福祉大学卒業。2007年、広島大学大学院保健学研究科博士課程前期修了。東京大学医学部附属病院を経て、2013年から広島大学病院診療支援部リハビリテーション部門。

## 後藤美和（ごとう・みわ）
第8章p.190 - 201
日本理学療法士協会認定専門理学療法士（運動器）・専門理学療法士（生活環境支援理学療法）、3学会合同呼吸療法認定士。
1998年、東京都立医療技術短期大学理学療法学科卒業。帝京大学医学部附属病院リハビリテーション部、東京大学医科学研究所附属病院関節外科に勤務。2007年、筑波大学大学院にて修士号を取得。現在、東京大学医学部附属病院リハビリテーション部に所属しながら、首都大学東京大学院人間健康科学研究科博士後期課程在学中。

## 髙橋雅人（たかはし・まさと）
第8章p.202 - 213
日本理学療法士協会認定専門理学療法士（運動器）・専門理学療法士（生活環境支援理学療法）。
1987年、群馬大学医療技術短期大学部理学療法学科卒業。同年、東京大学医学部附属病院整形外科に入職。1994年、東京電機大学工学部電子工学科卒業。1999年、日本大学理工学研究科修士課程修了。2003年、東京大学医学部附属病院リハビリテーション部理学療法主任。現在、同リハビリテーション部副技師長。

※訳者略歴は初版時（2013年12月）のもの

# 謝辞

## 著者と原著出版社より

The British Institute of Musculoskeletal MedicineおよびInternational Spine Intervention Societyの長年にわたる脊椎疾患の診断・治療にかかわる研究活動に敬意を表し、心から感謝します。ご協力いただいた患者の皆様にも厚くお礼を申し上げます。
また、本書の執筆にあたり多大なるご協力をいただいた下記の方々に深謝を申し上げます。

### 写真モデル

Emily Hayden; Eva Hajidemetri; John Tanner; Annie Hajidemetri; Gareth Jones; Scott Tindall; Mary Paternoster; Sam Bias Ferrar; Anne Browne; Chris Chea; Louise Cole; Sarah Cookson; David Doma; Amanda Grant; Michelle Grey; Anouska Hipperson; Elizabeth Howells; Christopher James; Gunilla Johansson; Megan Lolls; Zoe Moore; Sean Newton; Caroline Pearce; Yasmin Phillips; Jamie Raggs; Lucy Shakespeare; Rufus Shosman; William Smith; Kirsty Spence; Sheri Staplehurst; and Sally Way.

### 使用施設

Dr Eric Ansell at 999 Medical and Diagnostic Centre.

### 設備

Paul Margolis of Margolis Office Interiors Ltd (www.margolisfurniture.co.uk) for supplying the ergonomic chair.

### 参考写真

Nigel Wright, XAB Design; Gillian Andrews; Keith Davis; Phil Gamble; Eva Hajidemetri; Cobalt ID; Russell Sadur; and Graham Atkins-Hughes.

### イラストレーター

Philip Wilson; Debbie Maizels; Phil Gamble; Mark Walker; Debajyoti Dutta; Mike Garland; Darren R. Awuah; and Jon Rogers.

### その他の資料・協力

Dr. Sue Davidson; Scarlett O'Hara; Nicky Munro; Hugo Wilkinson; Joanne Clark; Margaret McCormack; Scott Tindall; Derek Groves; Glen Thurgood; Len Williams; and the British Weightlifting Association (BWLA).

## 注意事項

本書に記載している情報・アドバイス・ガイドラインは、医師、理学療法士やその他の医療従事者のアドバイスに代わるものではない。

医師や医療従事者に相談せずに、深刻な問題や長期にわたる症状に対して自己診断や自己治療を行わないこと。

すでに医療機関で治療を受けている場合は、自己治療を行う前に必ず医師に相談すること。症状が緩和されない場合は必ず医療機関を受診し、自己判断で薬の服用量を増減しないこと。

どの運動でも組織を損傷するリスクがある。そのため、リハビリテーション・エクササイズや筋力トレーニングを行う際は、十分注意が必要である。各治療およびリハビリテーション・プログラムは、医療従事者の管理下で行うことが重要である。

本書の編集者や協力者は、本書に記載されたエクササイズを医療従事者の管理下で正しく行い、徐々に負荷を上げていくほうが安全であると確信している。エクササイズを行う際には使用する設備が整備されており、かつ安全基準を満たしているかを確認する必要がある。また、インストラクターが応急処置手当ての訓練を含む正式な資格を保持しているか、障害保険の完備がなされているかについて確認すべきである。

本書の出版社、英国医師会（BMA）の会員や関係者、編集顧問、寄稿者は、本書の内容やアドバイスに起因して生じた損傷に対して一切の責任を負わないものとする。

# 英国医師会 腰痛・頚部痛ガイド
解剖、診断、治療、そして生活指導と運動療法の詳細

2013年12月25日　初版第1刷発行
2018年1月15日　初版第2刷発行

監訳者　松平浩、竹下克志
発行者　戸部慎一郎
発行所　株式会社医道の日本社
　　　　〒237-0068　神奈川県横須賀市追浜本町1-105
　　電話　046-865-2161
　　FAX　046-865-2707

Copyright © IDO-NO-NIPPON-SHA, Inc., 2013
ISBN978-4-7529-3102-7 C3047